U0339895

麻醉学
临床应用新进展

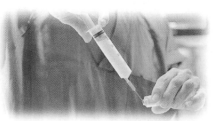

MAZUIXUE LINCHUANG YINGYONG XINJINZHAN

主编　刘　琪　杨仁猛　李　鹤　张涣君

张金星　王　磊　王　建

黑龙江科学技术出版社
HEILONGJIANG SCIENCE AND TECHNOLOGY PRESS

图书在版编目（CIP）数据

麻醉学临床应用新进展 / 刘琪等主编. -- 哈尔滨：
黑龙江科学技术出版社，2024.2

ISBN 978-7-5719-2275-7

Ⅰ．①麻… Ⅱ．①刘… Ⅲ．①麻醉学－研究 Ⅳ.
①R614

中国国家版本馆CIP数据核字（2024）第046332号

麻醉学临床应用新进展
MAZUIXUE LINCHUANG YINGYONG XINJINZHAN

主　　编　刘　琪　杨仁猛　李　鹤　张涣君　张金星　王　磊　王　建
责任编辑　陈兆红
封面设计　宗　宁
出　　版　黑龙江科学技术出版社
　　　　　地址：哈尔滨市南岗区公安街70-2号　邮编：150007
　　　　　电话：（0451）53642106　传真：（0451）53642143
　　　　　网址：www.lkcbs.cn
发　　行　全国新华书店
印　　刷　山东麦德森文化传媒有限公司
开　　本　787 mm×1092 mm　1/16
印　　张　23.5
字　　数　595千字
版　　次　2024年2月第1版
印　　次　2024年2月第1次印刷
书　　号　ISBN 978-7-5719-2275-7
定　　价　198.00元

前言

　　麻醉学是临床医学中发展迅速的学科之一，是一门主要研究临床麻醉、生命功能调控和疼痛诊疗的学科。它运用麻醉相关的基础理论和技术来消除手术引起的疼痛，保证患者的安全，从而为手术创造良好的条件。近年来，基础医学及与麻醉密切相关的生理、药理、病理学等学科的进步，为麻醉学理论和临床工作提供了广阔的发展空间，加之新的麻醉药物与新的医学设备不断出现，极大地促进了麻醉学的进步与发展。面对新科学、新理论和新技术的挑战，为了适应现代麻醉学的发展，培养更多优秀的临床麻醉医师，满足社会对麻醉医师的需求，我们邀请多位具有临床麻醉经验的专家编写了《麻醉学临床应用新进展》一书。

　　本书以麻醉学理论为基础，并结合中西方临床麻醉学领域最新的研究成果，首先介绍了麻醉学相关发展史、麻醉常用方法及监测技术，而后重点讲解了神经外科手术麻醉、心胸外科手术麻醉、普外科手术麻醉、泌尿外科手术麻醉、骨科手术麻醉等，内容包括麻醉前评估、麻醉准备、麻醉方法、麻醉管理和麻醉监测等。本书内容丰富，条理清晰，涵盖知识面广，且始终遵循循证医学的原则，旨在提高临床麻醉医师的麻醉技术水平，培养其严谨的临床思维，具有科学性、权威性、新颖性、强指导性的特点，可供临床麻醉医师与医学院校麻醉专业学生阅读使用。

　　由于麻醉学的理论与实践尚处于不断探索发展的阶段，加之参编人员的临床经验存在一定差异、编写风格不尽相同，书中疏漏和错误之处在所难免。恳请各位同人提出意见与建议，以便本书后期修正。

《麻醉学临床应用新进展》编委会

2023 年 10 月

目 录

第一章 绪 论

第一节 麻醉学的发展史

1842 年 3 月 30 日,美国 Crawford Williamson Long 医师成功为一位实施颈部肿块手术的患者实施了世界上第一例乙醚全麻,但遗憾的是,直到 1848 年他才将这些结果公布于众,发表在《*Southern Medical and Surgical*》,与"现代医学全麻第一人"的称号失之交臂。1846 年,美国牙科医师 Wilian Thomas Morton 在麻省总医院成功演示了乙醚麻醉。乙醚麻醉的成功被认为是近代麻醉学的开端。近代麻醉学经过170 年多的发展,在基础理论与临床实践、麻醉学科的建设、麻醉学专业的发展,以及麻醉学科队伍的建设等各个方面取得了巨大发展。

回顾麻醉学的历史发展可以大致分为古代麻醉(麻醉的萌芽)、近代麻醉(临床麻醉学的形成)、现代麻醉(麻醉的飞速发展)3 个阶段。

一、古代麻醉学

古代的麻醉仅仅以镇痛为主要目的。古人在日常生活或行医时,发现某种物质或措施具有睡眠或镇痛作用,就移用做麻醉,初始麻醉的萌芽阶段跨越了数千年之久。这些早期的镇痛技术和镇痛性物质尽管非常原始,使用也很盲目,有些甚至是利用某种物质的毒性作用,几乎无安全性可言,不符合如今麻醉的基本含义,却能使患者在昏睡或无痛状态下接受手术,消除患者的病痛,对医学,特别是对开展外科手术起到了重要的作用,也为后人进行有关麻醉药物的科学研究提供了宝贵的经验。

从方法学而言,麻醉学是以使用麻醉相关的药物为基础的应用性技术学科。它的发展有赖于化学和药物工业的发展。18 世纪至 20 世纪初,随着西方化学工业的蓬勃发展,加之医学,特别是外科学迅速发展的迫切需要,先后发现和合成了大量的麻醉药,其中有些沿用至今,仍有其独特的应用价值。麻醉管理也从单纯的镇痛发展到从麻醉前、麻醉期间到麻醉后整个围麻醉期间的全面管理。至 20 世纪30~40 年代积累了大量的临床实践经验,逐步形成了近代麻醉学。

二、近代麻醉学

近代麻醉以吸入全麻药与吸入全麻技术、局部麻醉药及神经阻滞技术、静脉全麻药和其他特殊麻醉技术为主要标志。

1

(一)吸入全麻药与吸入全麻技术

氧化亚氮、乙醚和氯仿这几种吸入麻醉药的发现和应用是近代麻醉学的开端。随着氟化学技术的发展,使用氟元素替换氯元素后可以提高药物的稳定性,减小器官毒性,同时降低药物的溶解性,起效快且苏醒快,因此相继开发出氟烷、恩氟烷、异氟烷、地氟烷、七氟烷。现在,氟代醚类已经成为主流的吸入麻醉药物。

除了吸入麻醉药物的发现和应用,吸入麻醉的安全性和可控性是伴随吸入全麻技术的应用及改进才得以不断完善的。气管插管及气管内麻醉方法的问世,无疑是全麻发展的一大进步,它不仅扩大了手术范围,为开胸手术在内的多种外科手术创造了控制呼吸的条件,大大提高了安全性,也为救治呼吸循环衰竭提供了保障,同时还带动了吸入麻醉器械和麻醉机的研发。

目前,各种类型精密复杂的麻醉机,配合气管插管、气管内麻醉的各种技术操作方法已广泛应用于各种全麻及实施复苏术的患者,既能有效维护患者的呼吸功能,增强麻醉的安全性,还能对麻醉气体浓度进行监测,提高麻醉的可控性。

(二)局部麻醉药及神经阻滞技术

局部麻醉技术是伴随局部麻醉药物的发现而发展起来的。1884年,在海德堡举行的眼科会议演示了可卡因滴眼后产生局麻效果。20世纪初,人工合成普鲁卡因成功。1928年,人工合成丁卡因成功。以后相继出现的局麻药包括利多卡因(1943年)、甲哌卡因(1956年)、丙胺卡因(1960年)、丁哌卡因(1963年)、罗哌卡因(1996年)等。由于新的局麻药不断涌现,使用方法不断改进,局部和神经阻滞麻醉,包括椎管内阻滞,已成为目前临床上应用较多的一种麻醉方法。

局部麻醉药物的发现和应用改变了全麻一统天下的局面,由此避免了全麻的某些缺点,也简化了麻醉操作和管理,提高了麻醉安全性,促进了许多新型局麻药的合成和应用,也促成了局部浸润、神经阻滞、椎管内麻醉等局部麻醉技术的形成和发展,也为后来利用局麻药施行静脉内麻醉及静脉复合全麻创造了必备的条件。

(三)静脉全麻药和其他特殊麻醉技术

静脉全麻药的发现较早。1872年,发现静脉注射水合氯醛可产生全身麻醉。1903年,人工合成巴比妥成功。1909年,发现静脉注射普鲁卡因可产生镇痛作用。1932年,开始使用环乙巴比妥钠进行静脉麻醉,同年人工合成硫喷妥钠成功。1933年,开始使用硫喷妥钠进行静脉麻醉,自此掀开了静脉全麻的帷幕。随后相继出现的静脉全麻药包括丙泮尼地(1956年)、羟丁酸钠(1962年)、氯胺酮(1965年)、乙醚酯(1972年)、丙泊酚(1977年)等,这些静脉全麻药的发现极大地丰富了全身麻醉的用药选择。静脉全麻的开展,弥补了吸入全麻的某些不足,如静脉内麻醉加速麻醉诱导,可消除患者紧张不适感及操作简便等,因而扩大了全麻的适用范围。

肌松药的发现始于筒箭毒碱,于1942年首次用于临床,是临床应用最早的非去极化型肌松药。1948年,人工合成十羟季铵。1951年,合成短效肌松药琥珀胆碱,同年应用于临床获得良好效果。随后相继出现泮库溴铵、维库溴铵、阿曲库铵等肌松药,对增强全身麻醉期间的肌松作用和呼吸管理发挥了重大作用。肌松药的使用可使全麻药用量显著减少,不仅可避免深全麻的不良影响,更可主动控制肌松程度,给手术提供良好条件。现在,肌松药辅助下的呼吸管理和呼吸治疗已经走出手术室,扩大到危重症治疗的领域。

其他特殊的麻醉技术,包括低温、控制性降压、体外膜肺氧合等。

三、现代麻醉学

随着麻醉药物的开发及辅助用药的配合应用、麻醉机的研发改进及监测技术的进步，麻醉的精确性和安全性不断得以提高，奠定了现代麻醉学的基础。今天的现代麻醉学已涵盖临床麻醉学、复苏、重症监测治疗学、疼痛诊疗学等诸多重要组成部分，成为一门研究麻醉镇痛、急救复苏及重症医学的综合性学科，既要求有基础医学各学科中有关麻醉的基础理论，又需要广泛的临床知识和熟练的技术操作。

（谭晶金）

第二节　麻醉学科的建立与发展

一、麻醉学科和麻醉专业组织的成立

从 1842 年乙醚麻醉出现到现在，特别是在近半个多世纪，是近代麻醉学飞跃发展的时期，不仅麻醉学技术和理论得到空前进步和日趋完善，而且涌现出大批优秀的麻醉专业人才，集医疗、科研和教学于一身，进行了大量的开拓性工作，麻醉学发展日新月异。麻醉学作为临床医学的一个组成部分，已日益显示出其独特的学科特点和在医疗救治工作中的重要作用，20 世纪中叶麻醉学逐渐从外科学中分化独立出来。随着医学科学的发展，建立起一支专科性更强的麻醉专业化队伍，既是临床医学发展的客观需求，也是临床医学发展的必然趋势。

1848 年，一位 15 岁的女孩死于氯仿麻醉，这是麻醉导致的第一例死亡报道，随后，麻醉药物并发症及麻醉相关病死率逐步得到广泛关注，并推动了由专业人员来实施麻醉管理的共识。1893 年《英国医学杂志》提出，麻醉应该由专业人员来做。1927 年，美国第一个麻醉医师培训基地建立。随后，麻醉医师的需求越来越多。与此同时，麻醉护士还继续为患者提供麻醉服务，但是已经从外科医师指导下转换成在麻醉医师的指导下进行。最终，形成了麻醉护士和麻醉医师组成的麻醉团队。1927 年，Waters 在 Wisconsin 大学建立了美国第一个麻醉住院医师培训基地，开始了麻醉医师的正规培养。世界上第一个麻醉科在纽约大学医学院设立，自此，麻醉学科终于正式从外科学中独立出来。随后世界各国诸多医院，以教学医院为主，也先后设立了麻醉科。

麻醉专业组织最早出现于 19 世纪末和 20 世纪初。1893 年在英国出现了伦敦麻醉医学会。1905 年在美国成立了第一个麻醉医师协会"长岛麻醉医师协会"，1911 年更名为纽约州麻醉医师协会，1936 年，再次改名为美国麻醉医师学会，即 ASA 成立。1941 年，美国医学专业委员会正式承认麻醉为一个新的医学专业，自此麻醉学作为一个医学专业被美国医学会认可。之后在世界各国相继成立了麻醉专门学会。1955 年，成立了世界麻醉医师联盟（WFSA），至今已有107 个国家麻醉学分会参与，1956 年开始，每 4 年举办一次世界麻醉学会。1962 年，亚澳麻醉理事会（AARS）成立，并每隔 4 年召开一次亚澳麻醉学会（AACA）。其他麻醉相关的专业组织包括世界疼痛学会联合会（WFPS）、世界危重病医学会联盟（WFSICCM）等也定期召开学术会议。

麻醉专业的系统论著和杂志创立开始于 20 世纪。1941 年，Gwathmey 出版了第一部比较

全面介绍麻醉的专著《麻醉》。关于麻醉专业杂志,最早于1922年美国麻醉学会主编出版了《麻醉与镇痛杂志》,1923年出版了《英国麻醉学杂志》,1940年《麻醉学杂志》出版,以后陆续在世界各国发行了英、德、法、日、中等语种的麻醉、复苏、重症监测治疗等杂志约50种。这些麻醉专业组织的成立,以及麻醉专著和杂志的创立对于交流学术、发展麻醉学都起了积极的推动作用。这些发展也标明麻醉学作为一门新学科和医学专业已被普遍承认和接受,麻醉学专业已趋于成熟及处于良性的发展阶段。

二、麻醉理论范畴和工作范围的不断扩大

进入20世纪50年代,在临床麻醉学发展的基础上,麻醉的工作范围与领域进一步扩展,麻醉操作技术不断改进完善,麻醉学科和专业进一步发展壮大,迈进了现代麻醉学的发展阶段。伴随着麻醉理论和麻醉学科的范畴不断地更新,麻醉学又分支出若干亚学科,伴随新理论、新知识、新技术的运用,进一步丰富了现代麻醉学的内涵。

传统的麻醉工作仅仅局限于简单给予某些麻醉药,现在,麻醉不只是单纯解决手术止痛,工作范围也不单局限在手术室,麻醉临床工作者的足迹已涉及整个医院。1942年,创建了世界上第一个麻醉后恢复室,这是加强监护病房的早期雏形,也是麻醉专业的最早分化。现今,麻醉学有了进一步的分化和综合,不仅分出了心血管、儿科、妇产科、神经外科等专科麻醉,而且工作范围已经扩大到手术室以外的心肺脑复苏、重症加强监护病房和急救医学。此外,麻醉医师还常规地承担起临床上诊断性和治疗性神经阻滞,以及输液、输血和氧疗等工作。近年来,疼痛门诊和呼吸功能不全的康复治疗门诊也开始在世界各地建立起来。现代麻醉还拥有许多新型的技术手段,例如,低温体外循环技术,多功能多用途麻醉机和呼吸机的应用,电子技术和微电脑监测仪器及质谱仪等先进设备的配置等,使麻醉工作迈入了现代化的发展阶段。

现代麻醉学科的概念不仅包括麻醉镇痛,而且涉及麻醉前、麻醉后整个围术期的准备与治疗,监测手术麻醉时重要生理功能的变化,调控和维持机体内环境的稳态,以维护患者生理功能,为手术提供良好的条件,为患者安全度过手术提供保障,一旦遇有手术麻醉发生意外时,能及时采取有效的紧急措施抢救患者。此外,麻醉科还承担危重患者复苏急救、呼吸疗法、休克救治、疼痛治疗等临床诊疗工作。

三、麻醉学科在临床重要作用的不断延伸和麻醉学科建设的继续发展

麻醉学在临床医学中发挥着重要作用,为外科、妇产科、耳鼻喉科、眼科、口腔科等手术患者提供无痛、安全、肌松、无术中知晓、无不良反应和良好的手术条件以完成手术治疗。同时通过其掌握的复苏急救知识和技术,对各临床科室患者,特别是危重症患者发生的循环、呼吸、肝肾等功能衰竭进行处理,并在加强治疗病房、疼痛诊疗门诊,以及其他有关治疗诊断场合等方面,也都发挥着重要作用。

麻醉学科与其他学科的关系也日益紧密起来。麻醉学是一门基础医学与临床医学密切结合的学科。在基础医学方面以药理、生理、生化、病理生理学为基础。近年来,麻醉学又与生物物理、分子生物、免疫、遗传、生物医学工程学密切联系,进一步探讨和阐明疼痛与麻醉对机体的影响和机制。在复苏和危重症医学方面研究机体死亡与复活的规律。反过来通过临床实践,验证和丰富诸如疼痛学说、麻醉药作用机制、麻醉对遗传的影响等。随着整个医学科学和麻醉学的发展,麻醉学与其他学科的关系将更加密切,相互促进,共同提高。

在科技高速发展、麻醉安全性和可控性不断提高的今天,麻醉医师仅仅关注手术期间麻醉实施的传统工作已经无法适应新时代的需求了。麻醉医师必须思考如何发挥自身优势来改善患者的远期预后,这不仅是社会广大群众对麻醉医师提出的更高要求,也是麻醉学发展的大好契机。如何保障围术期安全、减少麻醉对手术患者造成的长期影响,并积极参与到促进患者术后恢复的临床实践中,将成为麻醉管理质量优劣的新标准。为此,2016年的中华医学会麻醉学分会在年会中特别设立年会主题"从麻醉学到围术期医学",就是为了引导麻醉学科更好地适应围术期医学发展的要求。因此,以患者为中心,通过实施精准麻醉、加强培训和学习、开展科学研究并在临床推广,使麻醉科成为医院临床安全的关键学科、舒适医疗的主导学科、未来医院的支柱学科、科研创新的重点学科、社会熟知的品牌学科,定然会为患者预后的改善带来最大的益处。

(谭　敏)

第三节　我国麻醉学科的历史与现状

一、我国麻醉学科近百年发展史

(一)新中国成立前

我国麻醉学起步较晚。19世纪西方医学开始传入我国。麻醉药物方面的发展包括1847年,乙醚传入中国,Parker首次在中国使用乙醚全身麻醉。次年,氯仿传入国内。1931-1945年的14年抗战期间,麻醉仍以乙醚、氯仿为主,间或使用氯化乙烷,至抗战末期美国大量援助以硫喷妥钠,静脉全麻得以大量使用。

19世纪末和20世纪初,外国教会在全国各地开办医院,进而招收学徒,创办医学校。最早有上海仁济医院(1844年)、广州博济医学堂(1866年)、上海同仁医院(1879年)、天津医学馆(1881年)、北京协和医学校(1903年)、济南齐鲁医学校(1904年)等。辛亥革命后陆续在北京、浙江、奉天等地建立了公立或私立医学专门学校,大部分均附设有医院,但这些医院创设之初都没有麻醉科,而从事麻醉专业的人员也是凤毛麟角。

新中国成立之前,国内的外科手术刚刚兴起,也只有少数几个大城市的大医院才能实施较大的手术,如胃大部切除术,胆囊切除术等。尽管大部分手术的麻醉均由麻醉医师或护士负责,但整体方法简单,设备简陋,技术水平不高,更缺乏创造性的成就。当时国内出版社的麻醉专著也非常少,有1931年亨利、孟合理摘译的《局部麻醉法入门》,1942年陶马利著的《全身麻醉》等。我国麻醉学科在新中国成立之后,才得到迅速发展,出现了根本的变化并取得较大的成就。

(二)新中国成立初期

尽管我国的麻醉学起步较晚,麻醉科于新中国成立后才得以设立,但在老一辈麻醉学家辛勤耕耘及引领下,全国麻醉科的建设发展很快,至20世纪60年代初,临床麻醉已能紧跟世界水平并有自己的创新,如针刺麻醉、中药麻醉,以及从中草药中提制催醒药、肌松药和降压药等,曾引起各国同道们的关注和兴趣。20世纪70年代,麻醉学科建设全面中断。直至20世纪80年代初,我国麻醉科成为外科学的分支学科,是三级学科,归属医技科室。

在此期间,我国麻醉学科发展历程中具有历史性的重要事件和里程碑包括1964年在南京召开麻醉学术会议(以后定为全国第一次麻醉学术会议);1979年在哈尔滨召开第二次全国麻醉学术会议,会上成立了中华医学会麻醉学分会;1981年,《中华麻醉学杂志》创刊;1982年,《国外医学·麻醉与复苏分册》创刊;1986年,徐州医学院试办麻醉学专业(本科);1987年,国家教委将麻醉学列入专业目录等。

过去的半个世纪以来,我国麻醉学科的发展是巨大的,凝聚了几代人的艰辛与心血。20世纪40年代末至50年代初,我国现代麻醉学的开拓者吴珏、尚德延、谢荣在美国中西部的几所医科大学学习麻醉的专业知识,前后回国在上海、兰州、北京等地教学医院建立了麻醉科,充实了麻醉设备,培养专业人才,逐步创建麻醉专业,构架起与美国相似的麻醉学临床与教学框架。这一期间还有李杏芳(上海)、谭蕙英(北京)、王源昶(天津)等也在创建麻醉科室、开展临床麻醉的工作中发挥了奠基作用。在这些先辈的努力下,培养了大批麻醉骨干力量,之后这批人员遍及全国各省市,进一步建立麻醉科室。迄今,在我国县级以上医院,大部分建立了科室组织,配备了麻醉学教研室和麻醉研究室。与此同时,还创办了麻醉专业杂志和各级麻醉学会,2006年,被世界麻醉医师联合会(WFSA)接纳为正式成员,使中国麻醉学科得以跻身世界麻醉学科之列。总之,这些麻醉学科先辈们通过麻醉医疗、教学和科研活动,为新中国麻醉学科的建设、麻醉专业的创立、人才的培养发挥了重大作用,对中国现代麻醉学的发展作出了不可磨灭的贡献。

在临床麻醉工作发展的同时,从20世纪50年代开始,我国麻醉工作者开始参与手术、急诊室及临床各科室心搏、呼吸骤停患者的复苏急救工作,率先实施胸外心脏按压和头部降温等心、肺、脑复苏等措施,积累了丰富的经验,成功地抢救了许多心搏骤停脑缺氧超过临界时限的病例。20世纪50年代末国内有的医院建立麻醉恢复室,20世纪80年代重症监测治疗病室在国内大医院普遍开展,集中训练有素的专业医护人员,采用先进的监测仪器和技术,对重大手术及危重患者的救治充分发挥了作用。20世纪70年代我国疼痛治疗工作有了新进展,在临床以神经阻滞为主,许多医院开设了疼痛诊疗门诊和病室,对某些疼痛的机制开展研究。麻醉科室的创建和健全,不断应用新的麻醉药物和方法,逐步扩大工作范围,使我国麻醉学科得到快速的发展。

(三)确立一级临床科室地位

1989年5月,国家卫健委在通知中明确指出:"近年来,我国医院临床麻醉学科有了较大的发展,其工作性质、职责范围已超出了原'麻醉'词义的范畴,为进一步推动麻醉学科的发展并借鉴其国内外发展经验,同意医院麻醉科由原来的医技科室改为一级临床科室。"通知具体指出了我国麻醉学科发展的主要表现有以下三点:①麻醉科工作领域由原来的手术室逐步扩大到了门诊与病房。②业务范围由临床麻醉逐步扩大到急救、心肺脑复苏、疼痛的研究与治疗。③临床麻醉的工作重点将逐步转向人体生理功能的监测、调节、控制及麻醉并发症的治疗等。

通知希望"各级卫生主管部门和医疗单位根据本通知精神,结合各地医院具体情况,按二级学科的要求与标准,切实加强麻醉科的科学管理工作,重视人员培训,注重仪器装备,努力提高技术水平,使其不断适应医学发展的需要"。这一文件奠定了现代麻醉学在医院中的地位,麻醉学科因而得到了迅速发展。目前,麻醉学科的三级学科正在建立与发展,包括临床麻醉、危重病监护、疼痛治疗和急救复苏。培养高素质的后备人才,是新世纪麻醉专业的需要,也是医学发展的需要。这就要求麻醉科室从住院医师的培养抓起,规范培训,不断改进方法,为将来进一步培养高层次麻醉人才打下坚实的基础。

在学科建设的对外交流和国际协作方面,中华医学会麻醉学分会加入世界麻醉医师联盟曾是几代麻醉学人的夙愿。创立于1955年的世界麻醉医师联盟是全球公认的国际性学术组织,当时中国的麻醉学会还不是国际麻醉协会、亚太麻醉协会的成员,这在一定程度上影响了我国麻醉学科与国际麻醉学科的交流与协作。1981年,谢荣教授赴德国参加第七届世界麻醉学会议以后,我国麻醉界与世界各国同行的往来逐渐密切,积极开展国际和海外麻醉学协会之间的学术交流,进行多场海外专题报告活动,同时邀请多名海外知名专家来华讲学或举办国际专题会议等。经过几代人多方积极的努力,中华医学会麻醉学分会已于2004年底正式加入了WFSA,迄今已有数千人先后成为美国麻醉协会(ASA)、世界疼痛医师学会中国分会(CCWSPC)、国际麻醉研究协会(IARS)等的会员或负责人,在世界平台上展示中国麻醉事业的蓬勃发展,让世界了解中国,亦为世界麻醉学的发展贡献一份力量。

二、我国麻醉学科的现状与差距

(一)我国麻醉学科的现状

20世纪40年代至20世纪50年代初期,我国只能施行简单的乙醚开放滴入法、气管内插管吸入麻醉及单次普鲁卡因蛛网膜下腔阻滞等几种麻醉方法。之后,随着我国医药卫生和工业的发展,麻醉条件逐步有了改善,从国产的吸入麻醉机施行循环密闭式吸入麻醉到轻便空气麻醉机,从单次硬膜外阻滞到应用导管法连续硬膜外阻滞麻醉。20世纪70年代后期,随着改革开放,我国引进了许多国外新的麻醉药物,如恩氟烷、异氟烷、七氟烷、泮库溴铵、阿曲库铵、维库溴铵等麻醉药与辅助药,以及先进的麻醉设备,包括配备精密流量计和挥发器及监测报警装置的现代麻醉机和呼吸机,具有多方面监测功能的呼吸、循环、体温、肌松等生理监测仪等,进一步提高了中国麻醉水平,促进了我国麻醉学科的现代化发展。

经过中国麻醉工作者几代人不懈的努力,麻醉学科有了很大的发展。麻醉学专业在临床麻醉和基础研究方面都取得了巨大的进步,麻醉学科的整体水平得到全面提高,主要表现在下列几个方面。

(1)麻醉学基础研究十分活跃,从细胞水平、基因水平等多层面研究了吸入麻醉药、静脉麻醉药和麻醉性镇痛药及局麻药的作用机制。随着国家对麻醉科研的投入力度越来越大,在国际研究的热门领域,几乎都有中国麻醉学者涉足,麻醉学科已开始迈步走向世界麻醉学领域的研究前沿。另一方面,基础研究带动的新药物、新技术的不断投入和推广使临床麻醉更加方便、快捷、舒适。

(2)建立了现代化麻醉手术系统,麻醉学临床研究也取得了显著进展,包括微创外科的麻醉处理、"快通道"麻醉方案的实施、器官移植等特殊手术的麻醉。特别是进入21世纪以来,随着循证医学的快速发展,临床麻醉取得了长足的进步,麻醉学科的整体水平得到全面提高,与国际上发达国家的麻醉学发展水平之间的差距越来越小。

(3)围术期监测、治疗和重要器官功能保护等在理论研究和临床实施方面开展了大量的工作,如麻醉深度监测、体温监测、血液稀释与血液保护等。监测技术和麻醉设备的更新换代使得中国麻醉学科的装备,尤其是在大城市和沿海地区迅速与国际接轨,增加了临床麻醉的可控性,大大提高了麻醉管理质量和麻醉安全性。

(4)亚专科不断发展,疼痛、重症监测治疗已成为麻醉学科的重要组成部分。疼痛机制得以深入研究,疼痛治疗正在广泛开展,规范化疼痛处理逐步推广应用。我国目前已有80%以上的二级甲等医院麻醉科开展了急慢性疼痛的治疗,较为普遍地建立了疼痛治疗门诊或病房,诊治领域包括术后镇痛、无痛人工流产、有创检查的镇静镇痛、慢性疼痛治疗、癌性疼痛治疗等。规范化疼痛处理是近年倡导的镇痛治疗新观念,已先后制定众多有关临床疼痛的诊疗指南和技术操作规范。

(5)学科人才梯队建设有了长足的发展。大量本科生、研究生进入学科梯队,使麻醉学科的人才结构逐步趋于合理,梯队层次逐年提高。与此同时,原在麻醉队伍中的护士逐步过渡到麻醉的各种辅助工作岗位。伴随着《医师法》的颁布和执业医师制度的执行,麻醉学科已正式进入由医师执业的临床学科行列。近年来,广泛实施的住院医师规范化培训工作,也为今后学科水平的进一步提升打下了基础。

(二)我国麻醉学科的差距

1989年国家卫健委12号文件确定麻醉科为一级临床科室、二级临床学科,但总体而言,我国麻醉学科至今仍是一个发展中的学科,学科发展很不平衡,目前存在的问题包括组织与管理方面、人力方面、设备方面,以及安全隐患问题。

1.外部环境和组织与管理方面的差距

在新一轮医药卫生体制改革的大背景下,我国医院麻醉学科的内外环境都发生了较大的变化,但目前我国大多数医院对麻醉学科的功能和作用尚缺乏准确的定位。由于种种原因,多数医院尤其是基层医疗机构的麻醉学科尚未受到应有的重视,综合性医院麻醉学科的地位并没有得到相应的提高,医院麻醉科的发展相对滞后,其舒适化医疗、保障医疗安全等作用未能得到充分发挥。

而这种对麻醉学科的轻视首先就体现在麻醉科与手术室的混合建制上。麻醉科是医院重要的临床科室,县级以上综合性医院都应成立麻醉科。所谓的麻醉手术科和手术麻醉科都是不符合麻醉发展要求的,这不仅阻碍了麻醉科的发展,也不利于手术室作为一个科室的建设。同时,麻醉科同样有繁杂、技术要求高的任务,因此配备护士编制以配合麻醉医师的工作非常必要,但很多医院麻醉科没有护士编制,或由护士从事麻醉医师工作,这都很不规范。

2.人力方面存在的差距

(1)人员数量配备不足。麻醉科人力资源数量不足是目前二三级医院存在的普遍现象,也是麻醉安全的重大隐患。

(2)人员结构差异明显。表现在公私有别,即公立的医疗机构中,不论是医院,还是基层卫生机构,麻醉医师均以中青年人员为主,而民营医院的麻醉医师以45岁以上中老年为主,人员老化情况较为严重;城乡有别,即城市三级医院、二级医院和社区卫生服务中心的麻醉医师年龄梯队基本上符合老中青结合的梯形结构,但是农村乡镇卫生院麻醉医师出现断层现象,除了部分即将退休的麻醉医师外,普遍年龄结构偏年轻,35～44岁人员力量较弱。

(3)人员素质高低不齐。从学历水平来看,麻醉医师学历的构成情况,三级医院较其他级别的医疗机构要好,农村基层医疗机构(乡镇卫生院)较城市基层医疗机构(社区卫生服务中心)麻醉人员的学历构成层次明显偏低。

(4)连续工作时间过长。麻醉医师,尤其是大型综合性医院的麻醉医师,连续工作的时间大大超过了工作极限,处于疲劳麻醉的边缘。

(5)麻醉医师的职业倦怠不容忽视。调查结果显示,麻醉医师整体情绪衰竭和情感疏离情况属于较轻水平或正常,与相关科室医师水平相当;但是在个人成就感方面处于中度水平,明显低于相关科室。其中,三级医院麻醉医师情绪衰竭情况最为严重,处于高度情绪衰竭和高度情感疏离水平的麻醉医师比例最高,三级医院麻醉医师工作量较大,面对的患者病情较其他二级医院和基层医疗机构的患者复杂,相对处于工作压力和竞争力都较大的环境中,容易产生身心疲惫感。

（6）收入情况不够乐观。在三级医院中,麻醉医师的奖金收入水平在院内处于中上等水平,在二级医院和基层医疗机构中,麻醉医师的奖金收入处于中等水平。

（7）基层医疗机构仍存在资质不够的问题。调查显示,部分麻醉医师的最后学历专业并非麻醉专业或外科专业,而是由其他专业转到麻醉专业,经过一定培训转岗从事麻醉工作。《执业医师法》实施时,其中的"护转医"人员有一部分也取得了执业医师资格。随着执业医师的严格准入,这种情况目前已经不多见。

3.设备方面存在的差距

数据显示,90％以上的医疗机构麻醉设备配备数量都达到了国家的要求,无论是公立医疗机构还是民营医疗机构,无论是城市医疗机构还是农村医疗机构,麻醉设备配备的数量已不是麻醉科存在的主要问题。

目前存在的问题主要在于麻醉设备的检修维护、设备使用和设备质量等几方面。资料显示,90％以上三级医院的麻醉科未配备专门的设备维护工程师,所有的麻醉设备都是发生故障后才找厂家来修,而厂家维修的速度有快有慢,在一定程度上影响手术麻醉的正常开展。同时,90％以上的三级医院缺乏规范的设备定期检修制度,所有设备缺乏必要的检修和维护,在未出现故障之前几乎365天不停歇地运转,一旦麻醉机等关键设备在术中麻醉时出现故障,就会导致重大的安全事故,因此,麻醉设备的检修和维护是麻醉安全中的重要隐患。部分医疗机构虽然在麻醉设备的配备数量上达到了要求,但在麻醉设备的配备质量上还存在一定问题,尤其是民营医疗机构和基层医疗机构,问题更为严重。出于成本考虑,民营医疗机构和基层医疗机构购置的多为功能较为单一的麻醉设备,甚至部分医疗机构为了应付上级的检查,购置一些废置或即将淘汰的麻醉设备以充数量,但实际上这些麻醉设备并不能正常运转,有些麻醉机只剩下给氧用途,真正要抢救患者时就会存在问题。

4.麻醉安全有待提高

麻醉安全一直是中外麻醉学关注和讨论的焦点,美国的麻醉病死率为1/50万～1/20万,但我国缺乏麻醉相关病死率的数据。麻醉事故的降低,既反映出麻醉医师的良好素质和训练,也和药物及仪器设备的改进和发展分不开,更是学科建设绕不开的核心问题。在现阶段及现有的医疗环境中,麻醉学科作为高风险临床科室,因为上述组织管理、人力及物力等多方面原因,存在一些重大安全隐患,需要特别关注及亟待相应措施加以防范。要在这一复杂的医疗过程中实现有效的质量控制,需要积极争取和利用各方面支持和资源,增加设备投入并注重人才培养,既要利用现代化的管理理念,又要结合自身特点,从多角度全方位保障麻醉科医疗质量管理,推进麻醉学科的不断发展。

总之,麻醉学科涉及多学科合作与共建,既是推动"舒适化医疗"的主导学科,又是保障医疗安全的关键学科,既是提高医院工作效率的枢纽学科,也是未来医院的支柱学科和科研创新的重点学科。通过不断努力,还要使之成为社会所熟知和认可的重要学科。麻醉学科的发展应顺应和适应医学各学科的需要,健全学科的合理结构,提升医疗技术水平,凝聚和形成优秀人才群体,进而促进医院建设与发展。麻醉学科发展的最核心要素是人才。科研学术水平的提高、技术的创新离不开人才,先进仪器设备的操作和诊治同样离不开人才,合理的人才梯队更是学科持续发展的动力。麻醉学科发展离不开人才培养、财力支持、物资设备,其中人才培养是关键,领军人物对顶层设计和学科管理的把控是重中之重。

（宁　昊）

第四节　我国麻醉学科的发展趋势与展望

新时代背景下,麻醉学科应抓住机遇,直面挑战,从而促进学科发展。

一、机遇与挑战

(一)社会发展、医学发展及医疗体制改革带来的学科建设的机遇

随着社会的发展、医疗模式的改变,医疗体制改革、竞争机制的引入和卫生改革工作的不断深入,人们对健康的需求不断增长,给围术期手术麻醉安全性、医疗服务效率及社会的经济支付能力带来了巨大挑战。过去的医疗改革,主要是靠"以药养医"的政策来维持,随着社会发展及医疗体制改革,医药的批零差价将逐步取消,今后医院的效益必须来自手术、检查及介入等一系列的医疗活动,从医务人员的劳动价值来体现。而所有这一切,都离不开麻醉学科的工作。麻醉学科会逐步成为提高医院工作效率的枢纽学科。下一轮的医院竞争,前提是效益的竞争。所以,今后医疗的发展趋势必然会推动麻醉学科成为医院提高工作效率的枢纽学科,同时也是为医院赢得社会和经济效益的主要科室,将是医改未来发展的支柱学科。

其次,先进的仪器、设备及许多新药、新技术在围术期的使用,既提高了麻醉安全,又要求麻醉医师必须具备丰富广博的专业知识,且应熟练地掌握现代化仪器的使用。这些都对麻醉安全、服务模式、服务质量提出更高的要求。如何从麻醉学科发展的角度,通过调整专业定位、规范医疗行为、加强患者安全管理建设,来构建起围术期手术麻醉的安全体系,是当下时代背景下的重大课题。

(二)麻醉质量管理与控制带来的学科发展的机遇

随着外科领域的纵深发展,外科专科化趋势明显快于麻醉学科的发展进程,许多外科手术已经打破人体禁区或非生理状况,加上手术数量和复杂程度与日俱增、人口结构愈趋老龄化,必然带来重大手术和危重患者逐渐增多的局面,给麻醉医师带来新的挑战。结合我国目前医疗改革现状,加强医疗质量、促进患者安全变得更为重要和紧迫。近年来,围绕麻醉质量管理与控制做出了一系列举措和革新,包括专注技术革新以解决客观问题、专注管理革新以解决主观问题,以及重视社会、媒体、舆论等外部环境问题。

其中,"建立系统化临床路径,消除个人因素导致的错误"是近几年在管理策略方面的重要更新。临床医疗是临床特色学科的重中之重,是学科存在的前提。特色的麻醉学科来源于特色的临床麻醉病例的有效收集和利用。应改变多年来应付临床任务而缺乏临床病例的有效记录与利用的现状。建立麻醉临床路径,即针对某一疾病建立一套标准化麻醉方案与治疗程序,以循证医学证据和指南为指导来促进麻醉管理的规范化,最终起到规范医疗行为的目的,从而进一步建立信息化麻醉病例数据库。麻醉临床路径应区别于常规的临床路径,在ICD码对应的各种疾病或某种手术名称规范的基础上,强调麻醉前、麻醉中、麻醉后的围术期医学概念,手术、麻醉、护理、检验、心理等学科结合起来,保证治疗项目精细化、标准化、程序化,形成单一病例的标准化与同类病例的规范化。因此,完善临床路径,尽量细化麻醉各项程序,以规范化操作防范麻醉意外是保障临床麻醉安全的重要举措。

（三）快通道麻醉、围术期医学、加速康复医学等带来新的学科发展机遇

加速康复外科最早是 2001 年提出的，其核心思想是指在术前、术中及术后应用各种已证实有效的方法来减少手术应激及并发症，加速患者术后的康复。其运作涉及外科医师、麻醉医师、康复治疗师、护士，也包括患者及家属的积极参与，是一个多学科协作的过程。其中快通道麻醉和充分完善的术后止痛这两个环节是重要的组成部分，以尽量减少围术期的各种应激反应。除此之外，近年来广受青睐的日间手术的麻醉，最早源自欧美发达国家，其实也属于快通道麻醉的工作范围之一。快速康复外科和日间手术都对快通道麻醉技术的实施和推广提出了更高的要求，核心要素在于需要建立一整套科学高效的管理体系和一系列严谨细致的安全保障措施。

进入 21 世纪以来，麻醉医师主导了患者合并疾病的围术期评估与处理工作，对手术患者的围术期安全承担的责任也与日俱增。现在一些欧美国家的麻醉科和我国西京医院等已经更名为"围术期医学科"，麻醉学已经进入"围术期医学"时代。

现代外科的理念也进行了更新。1997 年，丹麦哥本哈根大学 Henrik Kelhet 教授提出加速康复外科的概念，其本人被誉为"加速康复外科"之父。ERAS 指采用一系列有循证医学证据的围术期处理措施，以减少手术患者的生理及心理的创伤应激，达到快速康复，其核心理念是减少创伤和应激。促进术后康复的麻醉管理是 ERAS 的重要组成部分。ERAS 要求采用遵循循证医学证据的一系列围术期优化方案，促进患者术后尽快康复。促进术后康复的麻醉管理强调麻醉科医师在围术期所起的作用，使麻醉科医师从提供最佳手术条件、最小化疼痛和保障围麻醉期患者生命安全，到确保患者的合并疾病得到最佳处理，促进术后患者康复转变。麻醉科医师应当在围术期合理调节应激反应（内分泌、代谢和免疫），使用各种已证实有效的方法（优化术前、术中、术后患者管理等）来降低手术伤害性刺激反应，维持重要器官功能，最小化不良反应（如疼痛、恶心和呕吐等），减少并发症，提高康复质量，从而缩短住院时间，减少住院费用，提高患者满意度。

显然，快通道麻醉技术、围术期医学和 ERAS 的迅速发展和应用，将使麻醉学科面临许多新问题的考量。学科必须顺应医学发展趋势，适应临床诊疗的发展需求，对新问题深入思考和研究，探索出行之有效和安全可靠的新技术与服务项目，以期在围术期医学领域及临床医疗实践中发挥自己应有的、独到的作用。

二、应对挑战

当前，麻醉学科正面临跨世纪学科发展的挑战，科技是这场挑战的核心。如何在原有的学科建设的基础上将麻醉学科推向新的台阶；疼痛诊疗和重症医学这些亚学科的独立发展和迅速剥离，麻醉学科如何应对；生命科学的高度繁荣带来的新技术的更新甚至颠覆性的改变，是否会边缘化麻醉学科；随着神经科学的迅猛发展，麻醉学科会不会掉队；摆在面前的是机遇，更是挑战。

（一）麻醉亚学科的独立发展，是否会从麻醉科剥离

麻醉亚学科的兴起和发展丰富了麻醉学内容，将麻醉技术更多地应用于为人类造福，其中疼痛诊疗和重症医学已经成为麻醉学比较成熟的亚学科，而正在兴起的毒瘾医学（主要代表技术为全麻下快速脱毒）也可能成为下一个麻醉学亚学科。然而，近年来疼痛和重症医学已逐渐脱离麻醉学科。

麻醉亚学科的独立发展不应脱离麻醉的整个学科体系。从历史沿袭而言，疼痛诊疗和重症医学都是麻醉科医师首创，都是麻醉学的重要组成部分之一。即使到今天，欧洲国家仍然是麻醉

科在管理 ICU。从麻醉前门诊、手术室临床麻醉、手术后恢复室及 ICU，全部由麻醉科管理，这仍是目前整个国际麻醉界最通行的组织模式，因为这一模式符合医疗流程的自然规律，符合患者的最大利益，也为医院带来最大的效益。在心内科、呼吸内科等都有自己专科 ICU 的现实情况下，医院综合 ICU 或外科 ICU 的收治对象，主要是围术期间的危重患者。由麻醉科管理 ICU，就可以将手术前对患者病情和机体生理功能的评估和准备、手术中患者生命体征的综合管理、手术后早期的病情判断和及时处理，以及术后疼痛与术后并发症的处置连为一体，真正做到高效、安全的医疗服务。

其次，从规范化培训和人才培养的角度而言，没有麻醉科的工作基础，缺乏神经阻滞技术、危重患者急救和复苏技术，缺乏麻醉药、肌肉松弛药及麻醉性镇痛药的授权和使用经验，如何能开展亚专科的临床工作。因此，亚专科医师的麻醉科工作基础是非常必要的。应当是从经过麻醉学科基础训练 1～2 年后的住院医师中选拔，再经相关亚专科的专业培训后，才可以胜任他们的本职工作。

总之，伴随科学技术的高速发展，必然出现学科越来越多，分工越来越细，研究越来越深入的局面，但从更广阔的范围来看，学科间的联系越来越密切，相互渗透的程度越来越深，科学研究朝着综合性方向发展。未来，各个学科之间的交叉碰撞、知识和资源的整合重组将成为学科发展的总的趋势，在这样的时代背景下，结合历史沿袭、组织管理及人才培养几方面的客观现实，这些本来隶属于麻醉学科的亚专科，其未来发展不能脱离麻醉学科建设的这个大体系。

（二）新技术带来的精准医学，是否会使麻醉科边缘化

随着计算机能力和人工智能的迅猛发展，自动化浪潮已经波及医学领域。以 Nacrotrend 为代表的麻醉深度监测，以靶控输注静脉麻醉、闭环反馈吸入麻醉及强生 Sedasys 麻醉机器人等为代表的计算机辅助麻醉，在提高麻醉精准度的同时，也在挑战麻醉学科的未来发展。

建立在电脑分析基础上的麻醉深度监测，具有安全、无痛、数字化麻醉管理的优势，在指导麻醉药物选用、反映意识状态、麻醉镇静深度等方面具有明显的优势，对提高麻醉安全性和促进术后恢复、减少住院费用等方面具有良好的临床价值。近年来，强生公司子公司 Ethicon Endo-Surgery 开发了麻醉机器人 Sedasys，以静脉注射的方式将处方药注入血液，通过检测与镇静相关的体征信号，可以自动调整或停止输液。尽管美国食品药品监督管理局于 2013 年批准了这一疗法，但目前该技术仅被允许在常规的结肠镜检测手术中使用。

如果麻醉自动化得以推广，将在医学界引发一场自动化改革浪潮。但以目前的技术水平来看，"靶控"并不是"全自动"，麻醉机器人也不是"全能"，即使使用闭环靶控系统或麻醉机器人，仍需要麻醉医师严密观察患者生命体征和把控系统的运行情况。机器能极大辅助人类医疗行为，但尚未达到完全取代人的程度。麻醉医师仍然承担着患者围术期生命体征监测和管理的全部工作，是手术安全的关键所在。麻醉医师应发挥围术期管理的特长，让机器听命于人而非被其替代。

（三）脑科学的快速发展，是否会让麻醉科掉队

全身麻醉离不开对人脑的研究。随着各种测量大脑活动与行为的新技术新手段的出现，脑科学研究得到了快速发展，脑科学正广泛渗透影响着自然科学各个领域，尤其是极大促进了医学、心理学、思维认知科学的发展。目前看来，神经元标记和大范围神经网络中神经环路示踪和结构功能成像技术，大范围神经网络活动的同步检测、分析和操控技术，具有高时间、空间分辨力的新型成像技术，以及电子探针、纳米技术等，都将令研究者们探索大范围的神经元集群功能状态及动态变化成为可能,由此积累的大量数据或许可以帮助人类在探索大脑的路上跨越沟壑、走得更远。

在脑科学的研究过程中,麻醉学科有着悠久的历史,多年来曾围绕全麻机制、防范术中知晓和术后认知功能障碍等展开过一系列脑功能相关的临床诊疗和研究工作。除了前述的多种监测麻醉深度的新理论和新技术之外,得益于脑科学定量多导脑电图监控脑电活动以防范神经系统的损伤,影像学方法(如功能磁共振成像、经颅多普勒等)测定脑血流灌注,通过测定颈静脉球血氧饱和度间接测定脑血氧或直接脑组织氧测定整体脑氧合状态提供信息等领域,都可能是今后麻醉学科获得突破或得以推广的脑科学相关工作。

伴随着全球脑科学研究的浪潮,麻醉学科必须迎头赶上,不能掉队。今后,围术期脑功能保护意识的提高,围术期脑功能监测进入快速发展阶段,从对麻醉深度的监测发展至直接对脑组织氧供需平衡的监测,从有创监测发展至微创监测甚或无创监测,提供的信息更加细致多样。麻醉学科应自始至终在这一领域扎根,发出自己的声音。

三、促进发展

跨学科时代,麻醉学科如何将围术期管理与国家政策、基础建设、领导方式和医院文化相结合,对接高品质围术期管理学术发展前沿,引领高品质围术期管理跨学科合作的创新发展?

围术期医疗模式的提出,强调以手术患者为中心,以围术期医师和/或麻醉科医师为主导,各专业之间互相合作,通过医患双方的共同决策和无缝连接的医疗服务,来实现改善医疗质量、改进医疗服务和降低医疗费用的目的。在中国倡导、推广围术期医学和 ERAS 的观念需要结合国情来进行必要的本土化,结合我国目前的医疗现状,提高医疗质量、保障患者安全是构建围术期医疗安全体系的根本要务。因此,麻醉医师应该顺应麻醉学科发展的历史使命,重新调整学科的专业定位,加强医学教育和培训,规范麻醉医疗行为和加强系统患者安全管理建设,在围术期构建起手术麻醉的安全体系。

随着医学技术、社会经济的发展和对疾病、疼痛的深入认识和研究,舒适医疗应运而生。舒适医疗的核心是无痛医疗。无痛治疗正是由麻醉学科开创的,是麻醉学的重要组成部分之一,是麻醉医师最擅长的技术。在这种新的医疗服务模式下,麻醉学科表现出无可比拟的学科优势,在保证医疗安全的前提下,已经广泛开展了以围术期镇痛和无痛诊疗为核心的医疗服务,在一定范围内真正实现了舒适医疗。舒适医疗服务既是患者的一种诉求,也是临床医师立足以人为本,实现以患者为中心的诊疗思想的一种具体体现,同时又是促进临床医学多学科协作发展的必要条件。麻醉学科的自身特点决定了其在舒适医疗服务中的核心地位,麻醉学科未来发展方向也必然是由安全、无痛转向舒适医疗。

为此,除继续关注镇静镇痛和快速麻醉技术革新之外,还需开放视野,主动提升理念,主动占据高位,从人员编制、设备配置、医学人文、科室管理、运作流程等全方位、多层次适应临床医学对麻醉学科的发展需求。麻醉学科的主动参与和应对,必将在有利于推动医院相关学科发展的同时,进一步优化与整合自身资源,学科建设将更大更强。

(钟照明)

第二章　临床麻醉的常用方法

第一节　静 脉 麻 醉

一、静脉麻醉方法

直接将麻醉药注入静脉内而发生全身麻醉作用称为静脉麻醉。早在19世纪末,法国人静脉注射水合氯醛取得麻醉效果,但真正开始推广是始于速效巴比妥类药的出现,也只六七十年时间。多因麻醉诱导及苏醒迅速而舒适,易为患者所接受;由于静脉麻醉药入血后不能及时消除,控制困难,难以满足复杂、长时间手术的要求,所以单一静脉麻醉只能适用于简单体表手术麻醉诱导、心律转复及门诊患者的处置等。但高效镇静、镇痛、安定类药及肌松药的出现,均可辅助静脉麻醉药进行复合麻醉,以满足各种复杂手术,使静脉麻醉的应用日益扩大。近年来,新型静脉麻醉药丙泊酚的出现,由于显效快,消除迅速,又无蓄积作用,有利于麻醉控制,接近吸入麻醉效应,更扩大了静脉麻醉的适应范围。

(一)静脉单一麻醉

1.硫喷妥钠静脉麻醉

(1)适应证:临床上广泛用于复合麻醉。常配合肌松药做静脉快速诱导进行气管插管术,也可配合吸入麻醉诱导,以降低脑压或眼压。单独应用只适于不需肌肉松弛的小手术。静脉滴入多用于辅助局部麻醉或硬膜外阻滞麻醉。

由于迅速使咬肌松弛,导致舌后坠,易引起或加重呼吸困难,对麻醉后气道可能有阻塞的患者,如颈部肿瘤压迫气道、颏胸粘连、咽喉壁脓肿及开口困难等,禁忌使用。为了避免激发喉痉挛,对口咽部或盆腔、肛门、阴道、尿道内手术,在无气管插管时,也应避免应用此药。此外,对呼吸、循环功能障碍的患者,如肺水肿、心力衰竭及严重休克的患者,也不宜应用。严重肝、肾功能障碍的患者要慎重应用。对巴比妥类药有过敏史和支气管喘息的患者,可加重哮喘发作,应禁忌。

(2)实施方法:①单次注入法是把一定量的硫喷妥钠,经静脉一次注入的方法,可使患者在短时间内意识消失,并使某些反射与呼吸受到一时性抑制,多与肌肉松弛药并用行气管插管术。②分次注入法是经静脉间断分次注药的方法,即单纯用硫喷妥钠麻醉进行手术。当术者将手术准备工作完成后,开始静脉穿刺,用2.5%硫喷妥钠溶液先缓缓注入4～5 mL,待患者意识消失

(睫毛反射消失)时,再缓缓注入同等剂量,密切观察呼吸情况。切皮时患者有反应,如手指屈曲活动或肌肉张力增加时,再追加首次剂量的1/3～2/3量。总剂量应在1.0～1.5 g,最多不超过2 g,否则将引起术后清醒延迟。此法多用于短时间(30分钟以内)的手术,如脓肿切开或清创等不需肌肉松弛的小手术。由于硫喷妥钠早期使下颌关节松弛,容易发生舌后坠现象,所以麻醉前应垫高患者肩部,使头部后仰。由于喉反射较为敏感,一般禁用口咽通气管。当需要短时间肌肉松弛时,如关节脱位手法复位,可并用加拉碘铵20～40 mg溶于2.5%硫喷妥钠溶液10 mL内,缓慢注入后,再准备2.5%硫喷妥钠溶液10 mL,根据入睡程度适量增加,这样肌松药作用集中,硫喷妥钠也不易过量,效果满意。加拉碘铵对呼吸抑制虽差,但用量较大时(成人达80 mg),也可使呼吸抑制,应予注意。

(3)注意事项:硫喷妥钠静脉麻醉时,其深、浅变化较为迅速,应严密观察,以免发生意外。常见的意外为呼吸抑制,主要决定于注射速度。所以麻醉时应准备麻醉机,以便进行人工呼吸或辅助呼吸。对心血管功能不良者可引起血流动力学改变,可使用小浓度(1.25%)、小剂量缓慢注入或改用其他静脉麻醉药。

虽然麻醉过程极平稳,但偶尔可出现反流或舌后坠造成窒息,所以,麻醉中头部不应垫枕头。此麻醉本身不会产生喉痉挛,但却使副交感神经处于敏感状态,一旦给以局部或远隔部位如直肠刺激,可造成严重喉痉挛导致窒息,应高度警惕。如药液漏至皮下,可引起局部皮肤坏死,一旦发生药液外漏时,应迅速用1%普鲁卡因溶液10 mL进行局部浸润,并做热敷,使局部血管扩张,加速药液吸收,以免皮肤坏死。如误注入动脉内,可造成动脉痉挛和肢体缺血性挛缩或坏死,临床表现为剧烈疼痛,注射的肢体末梢苍白、发冷,应立即停止注药,改用2%普鲁卡因溶液5 mL动脉注入,并做臂神经丛阻滞等。

2.羟丁酸钠静脉麻醉

(1)适应证:临床上可与吸入或其他静脉麻醉药进行复合麻醉,适用于大部分需要全身麻醉的手术。因其对循环、呼吸干扰较小,更适合小儿或体弱及休克患者的麻醉。单独应用镇痛效果太差,常需辅以硫喷妥钠基础麻醉或给一定剂量的哌替啶或吩噻嗪类药强化麻醉。也可与局部麻醉或硬膜外麻醉复合应用。对精神过度紧张的患者,还可在入手术室前给药,达到基础麻醉的效果。近年来,还用于重危患者或心脏病患者手术的麻醉诱导。更适宜于气管插管困难不能用肌松药,并需保持自主呼吸的患者麻醉插管。用表面麻醉配合羟丁酸钠,既可松弛咬肌,又能避免患者插管痛苦。如患者嗜酒已显示乙醇慢性中毒、肌肉不时抽搐、癫痫患者及原因不明的惊厥患者,皆为禁忌。恶性高血压、心动徐缓、低钾血症、完全性房室传导阻滞或左束支传导阻滞的患者应慎用。

(2)实施方法:麻醉前用药多选用哌替啶1～2 mg/kg及阿托品0.5 mg肌内注射。羟丁酸钠首次用量成人0.06～0.08 g/kg,小儿0.100～0.125 g/kg,缓慢滴注后5分钟左右患者逐渐入睡,10分钟左右进入睡眠状态,睫毛及角膜反射消失,瞳孔不大,眼球固定,下颌松弛,咽喉反射抑制,如配合气管黏膜表面麻醉,可顺利进行气管插管。麻醉后20～30分钟,血压中度升高,脉搏稍缓。由于羟丁酸钠镇痛作用微弱,疼痛刺激偶尔可引起心律失常或锥体外系反应,因此,羟丁酸钠在临床上已很少单独应用,宜与麻醉性镇痛药或氯胺酮等复合应用才能产生满意的麻醉效果。

羟丁酸钠一次用药可维持60分钟左右,再次用药量为首次剂量的1/2。一般在首次用药后1小时左右补充为宜。如待苏醒后再予补充,需加大剂量,且易出现躁动。长时间手术可以多次反复给药,很少出现耐药现象,最大用量以不超过 10 g 为宜。

(3)注意事项:起效较慢,剂量过大或注射过快,可出现屏气、呕吐、手指不自主活动和肌肉抽动现象,多可自动消失。必要时用硫喷妥钠静脉注射。也可出现呼吸抑制,需行辅助呼吸或控制呼吸。

3.氯胺酮静脉麻醉

(1)适应证:氯胺酮静脉麻醉用于各种短暂的体表手术,例如烧伤创面处置、骨折复位、脓肿切开、外伤或战伤的清创及各种诊断性检查,例如心血管、脑血管、泌尿系统造影等操作,尤其适合于小儿麻醉。也可作为局麻、区域性麻醉的辅助用药,以达到完全镇痛。近年来,国内已广泛用氯胺酮、地西泮、肌松药进行复合麻醉,扩大了临床各科手术的适应证,而且不受年龄限制。还可用于心血管功能不全、休克及小儿等患者。未经控制的高血压、颅内高压患者,胸或腹主动脉瘤、不稳定性心绞痛或新近发生的心肌梗死、心力衰竭、颅内肿瘤或出血、精神分裂症等患者,均为禁忌。又因氯胺酮保持咽喉反射、增强肌张力,所以在口腔、咽喉、气管手术时应慎用。

(2)实施方法:麻醉前需用东莨菪碱抑制分泌,用地西泮或氟哌利多减少麻醉后精神异常。根据给药方式不同,可分为下列两种方法。①单次注入法:除小儿可应用肌内注射外,一般多采用静脉注射,平均剂量为 0.5~3.0 mg/kg,30~90 秒显效,维持 5~15 分钟。肌内注射平均剂量为 4~10 mg/kg,3~5 分钟后入睡,维持 10~20 分钟,镇痛效果可达 20~40 分钟,多次追加时,剂量有递减趋势。用药后先出现脉搏增快,继而血压上升,即为进入外科麻醉期的体征,有时出现无意识的活动,肌张力增强,常与手术操作无关。②连续静脉滴注法:单次注入诱导后,用 0.1% 浓度的氯胺酮溶液静脉滴注维持,滴速为 2~5 mg/(kg·h),适合不需肌肉松弛的手术。氯胺酮总量不宜超过 20 mg/kg,手术结束前提前停药,以免苏醒延迟。

(3)注意事项:①术前饱食患者,仍有发生误吸的可能,应予重视。②麻醉中有时出现一过性呼吸抑制,也为剂量过大所致,在重症、衰弱患者较为多见。偶尔出现喉痉挛现象,给予氧气吸入及停止刺激即可缓解。③单独应用氯胺酮,苏醒时常有精神异常兴奋现象,甚至有狂喊、躁动、呕吐或幻觉、噩梦等现象。因此,麻醉前并用适量巴比妥类、氟哌利多、吗啡或丙嗪类药,多能减轻精神异常,地西泮对减少噩梦的发生率有效。同时术后应避免机械刺激,保持安静也很重要。苏醒前偶尔有舌后坠及喉痉挛现象,均应妥善安置体位,保持气道通畅。

4.丙泊酚静脉麻醉

丙泊酚是一种新型速效静脉麻醉药,作用快,维持时间短,恢复迅速平稳,易于控制,使静脉麻醉扩大了使用范围。

(1)适应证:丙泊酚用药后起效快,苏醒迅速且无困倦感,定向能力可不受影响,故适于非住院患者手术。也可用于 2 小时以上的较长时间麻醉。丙泊酚可使颅内压、眼压下降,术后很少发生恶心、呕吐。抑制咽喉部位反射,可减轻喉部手术操作时的不良反应,且使声带处于外展位。其保护性反射在停药后可很快恢复。随着人们对丙泊酚研究的日益深入,应用领域越来越广泛。

丙泊酚用于心脏手术具有很好的效果。多采用连续静脉滴注,给药逐步达到麻醉所需深度,且多与麻醉性镇痛药合用。并且丙泊酚可降低脑的等电位,对脑的保护作用更优于硫喷妥钠。对心肌收缩性的影响也较后者为少。但尽量避免单次快速注射。

丙泊酚用于小儿麻醉中是安全有效的。但也有研究表明,小儿注药部位疼痛发生率很高,占 20%~25%。选用肘部大静脉给药能明显减少这一不良反应。

对颅脑手术麻醉,丙泊酚可有效地降低颅内压、脑代谢及脑血流,并可保持脑灌注量。丙泊酚还用于 ICU 的危重患者。对需长时间机械呼吸支持治疗的气管插管患者具有良好镇静效应。长时间滴注很少蓄积,停药后不像咪达唑仑延续镇静而是很快清醒,必要时可迅速唤醒患者。

在危重患者应用丙泊酚可降低代谢和需氧量及增加混合静脉血氧饱和度。在高动力型患者可减少扩血管药及 α 受体阻滞药。由于镇痛效果差,常需与阿片类镇痛药配伍用。恶心、呕吐患者用 10 mg 丙泊酚会显著好转。孕妇及产妇禁用。

(2)实施方法:①麻醉诱导,静脉注射丙泊酚 2.5 mg/kg,于 30 秒内推入,患者呼吸急促;78%出现呼吸暂停。2 mg/kg 于 40 秒内推入,呼吸暂停明显低于上述报道,故芬太尼 5 μg/kg 静脉注射后再静脉注射丙泊酚0.8~1.2 mg/kg效果更好。同时丙泊酚对心血管系统有一定抑制作用。表现为血压下降、心率减慢,但能维持正常范围。丙泊酚对心率、动脉压的影响比等效剂量的硫喷妥钠弱,但作用强于硫喷妥钠,能有效抑制插管时的应激反应。②麻醉维持,丙泊酚维持麻醉滴注开始量 140~200 μg/(kg·min);10 分钟后 100~140 μg/(kg·min);2 小时后 80~120 μg/(kg·min);手术结束前 5~10 分钟停药。如用于心脏手术,则用芬太尼 20 μg/kg 诱导后,以 6 mg/(kg·h)输入丙泊酚,10 分钟后减为 3 mg/(kg·h)维持。丙泊酚的血脑平衡时间短,更便于随手术刺激的强弱随时调整镇静强度。如果整个手术过程都需要镇静,可用丙泊酚持续滴入。而当术中需患者清醒与其合作或病情需要精确控制镇静深度时,随时停药或减量,可迅速唤醒患者。这是其他镇静药所不能比拟的优点。③镇静维持,在 ICU 用于镇静时开始 5 分钟滴注 5 μg/(kg·min);每 5~10 分钟逐渐增加 5~10 μg/(kg·min)直至达到镇静的目的。维持轻度镇静的滴速为 25~50 μg/(kg·min);深度镇静为 50~75 μg/(kg·min)。④复合麻醉,丙泊酚问世以来已用于全凭静脉麻醉。如将丙泊酚与氯胺酮合用于全凭静脉麻醉,发现此种配伍能提供稳定的血流动力学状态。且患者不伴有噩梦及异常行为发生,认为丙泊酚能有效地减少氯胺酮的不良反应。此二药用于全凭静脉麻醉是一种较理想的结合。

(3)注意事项:丙泊酚虽有许多优点,但应强调它有较强的呼吸抑制作用。因此,对使用丙泊酚的患者应进行 SpO_2 监测,并由麻醉医师使用。另外,丙泊酚不应和任何治疗性药物或液体混用,可混于 5%葡萄糖溶液中行静脉滴注。在清醒状态下做静脉注射时,为减轻注射部位疼痛,可于溶液中加入 1%利多卡因溶液 1~2 mL。

5.依托咪酯静脉麻醉

当患者有心血管疾病、反应性气道疾病、颅高压或合并多种疾病要求选用不良反应较少或对机体有利的诱导药物时,最适合选择依托咪酯,具有血流动力学稳定性。其主要用于危重患者的麻醉。诱导剂量 0.2~0.3 mg/kg,可用到 0.6 mg/kg,既无组胺释放,又不影响血流动力学和冠状动脉灌注压。对心脏外科冠脉搭桥手术、瓣膜置换手术,冠心病患者,心复律患者,神经外科手术、外伤患者体液容量状态不确定时,可用依托咪酯诱导。依托咪酯持续输注时,血流动力学稳定,可维持自主通气。

6.咪达唑仑静脉麻醉

咪达唑仑是常用的苯二氮䓬受体激动剂。可用于术前镇静用药,以及区域麻醉或局部麻醉术中镇静和术后应用。其优点是抗焦虑、遗忘和提高局麻药致惊厥阈值。但咪达唑仑更适于麻醉诱导,用量0.2 mg/kg,老年患者咪达唑仑剂量宜小,要降低 20%以上。若与阿片类药物和/或吸入性麻醉药合用时,先 0.05~0.15 mg/kg 诱导,再以 0.25~1.00 mg/kg 速度持续输注。足以使患者产生睡眠和遗忘作用,而且术毕可唤醒。注意事项:咪达唑仑主要问题是呼吸抑制,用于镇静或麻醉诱导时,可能发生术后遗忘及镇静过深或时间过长,可用氟马西尼拮抗。

7.右旋美托咪定

右旋美托咪定是高度选择性的 α_2 受体激动剂,具有镇静、催眠和镇痛作用。右旋美托咪定目前被批准用于术后短时间(<24 小时)镇静。它主要作用于蓝斑的 α_2 受体,对呼吸影响小。右旋美托咪定对血压有双相作用:血药浓度较低时,平均血压降低;血药浓度较高时,血压则升高。心率和心排血量呈剂量依赖性降低。镇静时先给予负荷剂量 $2.5\sim6.0\ \mu g/kg$(超过 10 分钟),然后以 $0.1\sim1.0\ \mu g/(kg\cdot min)$ 输注。

8.阿片类静脉麻醉

自 20 世纪中叶大剂量吗啡静脉麻醉用于临床心脏手术以来,阿片类静脉麻醉引起普遍的重视。特别是对心血管抑制极轻,镇痛效能显著,非常适宜于严重心功能不全患者的心脏手术。20 世纪末新型强效合成麻醉性镇痛药芬太尼静脉麻醉用于心脏手术,由于不良反应较吗啡少,且国内已能生产,迅速得以推广。近年来,又有不少新型强效麻醉性镇痛药也已陆续用于静脉麻醉。阿片类静脉麻醉由于肌肉紧张,术中又可能知晓及术后不遗忘,临床上多复合肌松药及镇静安定药,实际上也是静脉复合麻醉。有时也可复合吸入麻醉,明显地降低吸入麻醉药的 MAC。

(1)吗啡静脉麻醉:吗啡静脉麻醉主要指大剂量吗啡($0.5\sim3.0$ mg/kg)静脉注入进行麻醉。突出的优点为对心肌抑制较轻,术中及术后镇痛效果很强,抑制呼吸效应,便于控制呼吸或应用呼吸机。其缺点除了一般性阿片类静脉麻醉的缺点外,静脉注入过快,剂量大于 1 mg/kg 容易出现周围血管阻力下降及释放组胺引起血压下降,虽持续时间不长,但对个别心功能不全患者可能引起危险,需及时输液或用缩血管药。注入过快也可能兴奋迷走神经,出现心动过缓,需用阿托品拮抗。另一个突出的缺点为剂量过大(多见于 1.5 mg/kg 以上),注射后偶尔出现周围血管收缩,血压剧升,可能为代偿反应,促使去甲肾上腺素释放。且不能用追加吗啡剂量以降低血压,必须用恩氟烷或七氟烷吸入、静脉注射氯丙嗪或扩血管药来拮抗。此外,吗啡剂量超过 3 mg/kg,常使术后引起暂时性精神失常、消化道功能紊乱及尿潴留等,所以,近年来已逐渐为芬太尼静脉麻醉所代替。

(2)芬太尼静脉麻醉:大剂量芬太尼静脉注入对血流动力学的影响多与剂量及心脏功能有关。睡眠剂量个体差异很大,常需要 $6\sim40\ \mu g/kg$,一般动脉压、肺动脉压及心排血量均不改变,术后 $3\sim6$ 小时即可苏醒。超过 3 mg 可使心率变慢,但只轻度降低心排血量、血压、体血管阻力及增加每搏量。缺血性心脏病患者给予 $20\ \mu g/kg$ 时可使平均压轻度下降。芬太尼 $5\ \mu g/kg$ 静脉注射后再注射地西泮10 mg 可引起血压显著下降,主要是由于降低体血管阻力所引起,特别对心脏病患者更明显。同样,在芬太尼静脉麻醉后再给 N_2O 吸入,也可显著减少心排血量及增加体血管阻力、肺血管阻力及心率。且其机制不明,应予注意。总之,单纯芬太尼静脉注入对血流动力学影响不大,也不释放组胺及产生扩血管作用,更不抑制心肌。还能降低心肌耗氧量。血浆中消除半衰期及维持时间也比吗啡短,遗忘作用及抗应激作用也比吗啡强,如全麻诱导时气管插管引起心动过速及高血压反应的发生率也远较吗啡为少。所以,近年来已取代吗啡麻醉。由于麻醉时间不但决定于芬太尼的药代动力学,而且还决定于剂量、注药次数及与其他药的相互作用,如辅用咪达唑仑可增强及延长芬太尼抑制呼吸的时间,因此,麻醉设计时根据不同的病情及手术方法确定剂量及复合用药。

1)适应证:与吗啡静脉麻醉适应证相类似。

2)实施方法:①基本方法以 $40\sim100\ \mu g/kg$ 静脉注射诱导,注入半量后即给泮库溴铵 $0.08\sim0.12$ mg/kg,然后将余下芬太尼注入,进行气管插管。术中如出现瞳孔稍有变大、结膜或颜面充血、流泪、皱眉、微动或轻度血压上升、心排血量增加等麻醉变浅改变时,应随时追加芬太尼及肌松药。肌松药也可用加拉碘铵或维库溴铵代替泮库溴铵。此法最适于体外循环下心内手术,特别对心功能不全的患者术后又需要用呼吸机辅助呼吸者。②芬太尼复合神经安定药静脉麻醉,一般芬太尼剂量可以显著减少,如先用咪达唑仑 2 mg 静脉注射,再用芬太尼 10~30 $\mu g/kg$ 及琥珀胆碱或泮库溴铵静脉注射,进行气管插管,术中随时追加1/3~1/2 剂量或吸入七氟烷、异氟烷。如心功能良好,成人可用 2.5% 硫喷妥钠溶液 5~10 mL 代替咪达唑仑静脉注射。心功能不全者应以羟丁酸钠 40~60 mg/kg 代替地西泮。③辅助其他全身麻醉,早在20世纪中叶已有 N_2O 全身麻醉时补充静脉注射芬太尼的报道,目前广泛应用的吸入麻醉药如氟烷、七氟烷等镇痛效果稍差,更常辅用小剂量芬太尼 0.1~0.2 mg 静脉注射。各种静脉复合麻醉也常补充芬太尼 0.1~0.3 mg。由于对呼吸抑制程度个体差异很大,所以术中应注意呼吸管理,术后也应注意呼吸恢复情况。

(3)阿芬太尼静脉麻醉:阿芬太尼能够迅速穿透脑组织,所以阿芬太尼在血浆中的浓度比舒芬太尼和芬太尼稍高即可达到血浆和中枢神经系统的平衡。这种特性可以解释在应用镇静-催眠药前或与其同时应用,小剂量阿芬太尼 10~30 $\mu g/kg$ 静脉注射有效。阿芬太尼 25~50 $\mu g/kg$ 静脉注射和较小睡眠剂量的镇静-催眠药配伍用,常可有效预防喉镜检查及气管插管时明显的血流动力学刺激。对于短小手术,可通过阿芬太尼 0.5~2.0 $\mu g/(kg \cdot min)$ 输注或间断单次静脉注射 5~10 $\mu g/kg$ 补充应用。在同时应用强效吸入麻醉药的平衡麻醉中,相对较低的血浆阿芬太尼浓度可降低异氟烷 MAC 50%。为避免残余的呼吸抑制作用,在手术结束前 15~30 分钟,应减少阿芬太尼的输注或重复给药剂量。

(4)舒芬太尼静脉麻醉:诱导更为迅速,在术中和术后能减轻或消除高血压发作,降低左心室每搏做功、增加心排血量且血流动力学更稳定。舒芬太尼诱导剂量 2~20 $\mu g/kg$,可单次给药或在 2~10 分钟内输注。在大剂量用法中,舒芬太尼的总剂量为 15~30 $\mu g/kg$。麻醉诱导期间大剂量阿片类药引起肌肉强直,可导致面罩通气困难。这表明用舒芬太尼 3 $\mu g/kg$ 行麻醉诱导期间的通气困难是由于声门或声门以上的呼吸道关闭所致。

同时补充应用的药物可显著影响对舒芬太尼的需要。如对于行冠状动脉手术的患者,丙泊酚诱导剂量(1.5±1.0)mg/kg 和总维持量(32±12)mg/kg 可减少舒芬太尼诱导剂量(0.4±0.2)$\mu g/kg$ 和总维持量(32±12)mg/kg。依托咪酯和阿片类药联合应用能提供满意的麻醉效果,且血流动力学波动较小。应用舒芬太尼 0.5~1.0 $\mu g/kg$ 和依托咪酯 0.1~0.2 mg/kg 行麻醉诱导能保持血流动力学稳定性。在平衡麻醉中,用舒芬太尼 1.0~2.0 $\mu g/(kg \cdot h)$ 持续输注维持麻醉,既保持了阿片类药麻醉的优点,又避免了术后阿片作用的延长。

(5)瑞芬太尼静脉麻醉:瑞芬太尼作用时间很短,为了维持阿片类药作用,应该在初始单次给药之前或即刻,即开始输注 0.1~1.0 $\mu g/(kg \cdot min)$。可有效抑制自主神经、血流动力学以及躯体对伤害性刺激的反应。瑞芬太尼麻醉后苏醒迅速,无不适,最具可预测性。

瑞芬太尼的应用使苏醒迅速,且无术后呼吸抑制。以(0.10±0.05)$\mu g/(kg \cdot min)$ 的速度输注,自主呼吸及反应性可恢复,且其镇痛作用可维持 10~15 分钟。一项随机、双盲、安慰剂对照研究证实,在局部麻醉下进行手术的门诊患者,瑞芬太尼以 0.05~0.10 $\mu g/(kg \cdot min)$ 持续输注,同时单次给予咪达唑仑 2 mg,可产生有效的镇静及镇痛作用。在开颅术中以瑞芬太尼(1 $\mu g/kg$)静脉注射后继续以维持量 0.5 $\mu g/(kg \cdot min)$ 输注,复合丙泊酚及 66% 氧化亚氮应用,可提供满意的麻醉效果及稳定的血流动力学,且术后可迅速拔管。在瑞芬太尼麻醉苏醒期,应考虑到在麻醉苏醒前或即刻应用替代性镇痛治疗。有报道用瑞芬太尼麻醉做腹部大手术,围术期应用吗啡 0.15 mg/kg 或 0.25 mg/kg 静脉注射,或芬太尼0.15 mg,并不能立即完全控制术后疼痛。氯胺酮 0.15 mg/kg 静脉注射,维持 2 μg/(kg·min)的应用,可以减少腹部手术中瑞芬太尼及术后吗啡的应用,且不增加不良反应的发生。

小剂量瑞芬太尼输注缓解术后疼痛也已取得成功。在腹部或胸部手术,应用丙泊酚 75 μg/(kg·min)和瑞芬太尼 0.5～1.0 μg/(kg·min)行全身麻醉后,持续输注瑞芬太尼 0.05 μg/(kg·min)或 0.1 μg/(kg·min),可提供充分的术后镇痛。

(二)静脉复合麻醉

任何一种静脉麻醉药很难达到全身麻醉的基本要求,即神志消失、镇痛完全、肌肉松弛及抑制神经反射,且不少静脉麻醉药常有蓄积作用,不能用于长时间手术,会刺激血管引起疼痛及形成血栓,甚至还可出现变态反应。但近年来静脉麻醉用药还出现了不少具有高选择性的强效镇痛药、速效催眠药、新型肌肉松弛药及各种抑制神经反射的神经阻滞药、神经节阻滞药,均可使麻醉者有可能充分利用各药的长处,减少其剂量,以补不足之处。这种同时或先后使用多种全麻药和辅助用药的方法统称为复合麻醉,也有称平衡麻醉或互补麻醉。所有麻醉用药全经静脉径路者,也可称为全凭静脉复合麻醉。

1.静脉复合麻醉药的选择及配方

静脉复合麻醉需要经静脉应用多种静脉麻醉药及辅助用药。静脉麻醉药进入静脉,不易迅速清除。停药后不像吸入麻醉药可经气道排出或迅速洗出。因此,应选择短效、易排泄、无蓄积的静脉麻醉药,同时满足全麻四要素的基本原则。静脉复合麻醉的配方应该因人而异。要尽量少用混合溶液滴注,以避免因不同药代动力学的麻醉药出现不同的效应,致消失时间不同,从而使调节困难,容易混淆体征。或者持续滴注一种药物,再分次给其他药物较易控制。一旦出现不易解释的生命体征改变,应停止静脉麻醉用药,必要时可改吸入麻醉,以明确原因,便于处理。

2.静脉复合麻醉深度的掌握

静脉复合麻醉的麻醉深度已很难按常用的全麻分期体征进行判断。需根据药代动力学、药效动力学及剂量,结合意识、疼痛、肌松及血流动力反应分别调整相关用药。首先要熟悉各药的最低有效滴速(简称 MIR),即此滴速可使半数受试者对疼痛刺激有运动反应。切忌单纯加大肌松药剂量,掩盖疼痛反应及恢复知晓。并可因手术产生过度应激反应,使患者遭受极大痛苦。这种情况已屡见不鲜,应从中吸取教训。还要避免大量应用有蓄积作用的麻醉药,如长期应用硫喷妥钠或地西泮可使患者术后数天不醒。所以,麻醉者必须具备丰富的全麻经验及深知用药的作用时间。

3.静脉麻醉过程中的管理

静脉复合麻醉处理得当,对机体影响极小,但麻醉管理常不比吸入麻醉简单,处理不当,同样引起较严重并发症。首先应用套管针穿刺静脉并保持静脉径路通畅。持续滴注时更应保持滴速稳定并避免输液过多。此外,应密切注意气道通畅及呼吸管理,并遵循吸入麻醉时应注意的事项。几种麻醉药复合应用还应注意交互作用。需依赖于麻醉者的经验、过硬的技术及扎实的基本功。

4.神经安定镇痛麻醉及强化麻醉

神经安定镇痛麻醉也是复合麻醉。法国学者拉波里提出一种麻醉方法,不但阻断大脑皮质,而且也阻断某些外来侵袭引起的机体应激反应,如自主神经及内分泌引起的反应,并称之为"神经节阻滞"或"神经阻滞",配合人工低温曾称之为"人工冬眠",主要应用以吩噻嗪类为主的"神经阻滞剂",即冬眠合剂。临床麻醉时并用神经阻滞剂,可增强大脑皮质及自主神经的抑制,所以称为强化麻醉。由于吩噻嗪类药对机体的作用机制过于广泛,对血流动力学影响又较大,常混淆临床体征及增加麻醉与麻醉后处理的困难。Janssen 提出神经安定镇痛术概念,并用于临床麻醉,也称神经安定麻醉。主要用神经安定药及强效镇痛药合剂,使患者处于精神淡漠和无痛状态,20 世纪中叶开始应用依诺伐(即氟哌利多、芬太尼合剂),迅速得以推广,也属于静脉复合麻醉范畴。

(1)强化麻醉:主要应用吩噻嗪类药增强麻醉效应,使全麻诱导平稳,局麻患者舒适。

1)适应证:强化麻醉多适于精神紧张而施行局部麻醉的患者,尤其对甲状腺功能亢进症和颅脑手术时可降低代谢,还有促进降温的优点。应用东莨菪碱麻醉或氧化亚氮麻醉时,常采用强化麻醉,以增强其麻醉效果。

2)实施方法:主要用药为氯丙嗪 1 mg/kg 或冬眠合剂 1 号(M_1)即氯丙嗪 50 mg、异丙嗪 50 mg 及哌替啶 100 mg(6 mL),也有用二氢麦角毒碱 0.9 mg 代替氯丙嗪,称冬眠合剂 2 号(M_2)。此外,还有乙酰丙嗪、二乙嗪等代替氯丙嗪者。一般多在麻醉前 1 小时肌内注射或入手术室后麻醉前将合剂或氯丙嗪置于 5%葡萄糖溶液 250 mL 中快速滴入或分次从滴壶内输入。然后再进行各种麻醉。

3)注意事项:①强化麻醉常使全麻患者术后苏醒迟缓,而且意识清醒后保护性反射又不能同时恢复。一旦出现呕吐,可能误吸而造成窒息的危险。此外,强化麻醉后过早地翻动患者,容易引起直立性低血压,都增加麻醉后护理的困难,也是近年来应用逐渐减少的原因。②由于强化麻醉后周围血管扩张,头部受压过久,易产生麻醉后头部包块,即局部水肿,继而脱发。因此,术中、术后应不断变换头部位置,并对受压处给以按摩。③强化麻醉中氯丙嗪等用量,应不超过 2 mg/kg。如麻醉失败或麻醉效果不确实时,应及时地改换麻醉方法,切不可盲目增加冬眠合剂用量而增加术后并发症或意外。④椎管内及硬膜外麻醉和腹腔神经丛阻滞时并用氯丙嗪等合剂,可使血压明显下降,偶尔遇到升压困难者,可造成死亡。主要由于氯丙嗪、乙酰丙嗪等具有抗肾上腺素作用,脊椎及硬膜外麻醉或腹腔神经丛阻滞可使交感神经阻滞,二者并用后一旦血压剧降,有可能使肾上腺素类药无效而出现意外。为安全起见,椎管内及硬膜外麻醉时禁用氯丙嗪等药。

(2)神经安定麻醉:基本上类似强化麻醉,是增强麻醉效应的辅助措施,并能减少术后的恶心、呕吐等不适反应。

1)适应证:类似强化麻醉,更常作为复合麻醉中重要辅助用药,偶尔也可用于创伤或烧伤换药时的镇痛措施。有帕金森病、癫痫史及甲状腺功能低下患者等禁用。

2)实施方法:麻醉时肌内注射或静脉注射神经安定类药及强效镇痛药,目前最常用的前者为氟哌利多 0.1~0.2 mg/kg 或咪达唑仑 0.1~0.2 mg/kg,后者为芬太尼 0.1~0.2 mg 或喷他佐辛 30~60 mg。也有用氟哌利多芬太尼合剂依诺伐,但复合麻醉中应用仍根据需要以分开静脉注射为合理,因为氟哌利多作用时间长,而芬太尼作用时间较短。

3)注意事项:芬太尼注入速度过快,偶尔出现胸腹壁肌肉僵硬引起呼吸抑制,则需用琥珀胆碱配合控制呼吸拮抗之。氟哌利多用量过大时,偶尔出现锥体外系反应,可经静脉注入异丙嗪 10 mg 或氯丙嗪 5~10 mg 即可制止,必要时可重复给予。术后适当应用哌替啶,常可起到预防作用。

术后出现呼吸抑制或呼吸暂停,多为芬太尼用量过多,可用纳洛酮 0.2 mg 静脉注入即可解除。

(三)靶控输注静脉麻醉

近年来,随着计算机技术的飞速发展和在临床医学中的广泛应用,麻醉技术也朝着更加安全、可靠,易于管理,可控精确的目标发展。靶控输注(target controlled infusion,TCI)静脉麻醉就是"数字化麻醉管理"的典型代表。靶控输注的发展使静脉麻醉更加方便,易于控制。

1.TCI 的概念及基本原理

TCI 是指将计算机与输液泵相连,根据以群体药代—药效动力学参数编制的软件,通过直接控制"靶部位"——血浆或效应室的麻醉药物浓度,从而控制及调节麻醉深度的静脉输注方法。TCI 与传统用药方法最大的不同是不再以剂量为调整目标,而是直接调整靶浓度,使麻醉医师能像使用吸入麻醉药挥发器那样任意调节静脉麻醉药血药浓度成为可能。

TCI 的基本原理即 BET 方案根据药物的三室模型原理,为了迅速并准确维持拟达到的血药浓度,必须给予负荷剂量,同时持续输注从中央室消除的药物剂量,并且加上向外周室转运的药物剂量,这就是著名的 BET 输注方案。很显然,如果按照上述 BET 给药模式来计算非常复杂,只能通过计算机模拟。计算机控制的药物输注能够成功地达到相对稳定的靶浓度,麻醉医师可以根据临床反应来增加或降低靶浓度。

2.TCI 系统的组成及分类

完整的 TCI 系统主要有以下几个组成部分。①药动学参数:已经证明正确的药物模型以及药动学参数;②控制单位:计算药物输注速度,如控制输注泵的软件和微处理器;③连接系统:用于控制单位和输注泵连接的设备;④用户界面:用于患者数据和靶控浓度(血浆或效应室浓度)的输入。

目前,大多数 TCI 系统仍处于临床试验阶段主要原因在于这些输注设备对输注药物没有进行统一的标准化设置。此外,提供 TCI 的输液泵种类和安全功能也有待进一步研究。由 Kenny 等设计的 Diprefusor 系统是首个面市的 TCI 系统,它是将计算机及其控制软件整合到输液泵的中央处理器,该系统结构紧凑、使用方便、可靠性高。但是,该系统仍具有一些缺陷:只能用于丙泊酚,不能用于 15 岁以下儿童,且只有一个适于年轻健康成年人的参数可以设定。

根据靶控部位的不同可以将 TCI 分为血浆 TCI 和效应室 TCI 两种模式。而根据是否依赖机体反馈信息还可将 TCI 系统分为开放环路系统和闭合环路系统。

血浆 TCI 模式是以药物的血浆浓度为靶控目标的输注方法,开始给予一定的负荷量,当血浆计算浓度达到预定的靶浓度时即维持在这一浓度。效应室浓度随之逐渐升高,将迟滞一定时间(相对于血浆浓度)后最终与血浆浓度平衡一致。这种方法适合于平衡时间较短的药物,同时也适合于年老体弱的患者,因其负荷量较小,循环波动较小。而对于平衡时间长的药物则会导致诱导缓慢。

效应室 TCI 模式则是以药物的效应室浓度为靶控目标的输注方法,给予负荷量后暂时停止输注,当血浆浓度与效应室浓度达到平衡一致时再开始维持输注。与血浆靶控相比,使用同一药物时平衡时间短、诱导快,负荷量较大而使循环波动较大。因此适合于年轻体健的患者。开放环路 TCI 是无反馈装置的靶控,仅由麻醉医师根据临床需要和患者生命体征的变化来设定和调节靶浓度。

闭合环路 TCI 则通过一定反馈系统自动调节靶控装置,根据反馈指标的变化自动调整输注剂量和速度。这样就提供了个体化的麻醉深度,克服了个体间在药代学和药效学上的差异,靶控目标换成了患者的药效反应而不是药物的浓度,最大限度地做到了按需给药,从而避免了药物过量或不足以及观察者的偏倚。例如通过脑电双频谱指数(bispectral index,BIS)指标来反馈调控丙泊酚的 TCI,是目前比较成熟的方法之一。在使用闭合环路 TCI 时要注意反馈指标是否真实、准确,不可盲目相信单一指标而忽略综合评估,避免由于干扰因素造成麻醉深度不当。

3.TCI 技术的临床应用

与传统的静脉麻醉技术相比,TCI 有如下优点:①操作简单,易于控制、调整麻醉深度,安全、可靠;理论上能精确显示麻醉药物的血中或效应器(大脑)部位的浓度。②提供平稳的麻醉,对循环和呼吸的良好控制,降低了麻醉意外和并发症。③能预知患者的苏醒时间,降低术中知晓和麻醉后苏醒延迟的发生率。

鉴于 TCI 的给药模式,最适合应用起效时间和消退时间均很短的药物,即 $t_{1/2}k_{eO}$ 和 $t_{1/2}CS$ 值较小的药物。$t_{1/2}k_{eO}$ 是指恒速给药时,血浆和效应室浓度达平衡的时间(效应室药物浓度达到血浆浓度 50% 所需的时间),其意义是可以决定起效快慢。如果持续输注(或停止输注)5 个 $t_{1/2}k_{eO}$,可以认为效应室的药物浓度达到稳态(或药物基本消除)。

时量相关半衰期($t_{1/2}CS$)是指维持某恒定血药浓度一定时间(血药浓度达稳态后)停止输注后,血药浓度(作用部位药物浓度)下降 50% 所需的时间。它不是定值,而是随输注剂量、时间的变化而变化。其意义是可以预测停药后的血药浓度。采用这两个参数较短的药物才能达到诱导、恢复都十分迅速的目的,又利于在麻醉过程中根据需要迅速调节麻醉深度,真正体现出 TCI 的特点。

目前临床使用的麻醉药物中,以瑞芬太尼和丙泊酚的药代动力学特性最为适合。其他药物如咪达唑仑、依托咪酯、舒芬太尼、阿芬太尼、芬太尼也可以用于 TCI,但其效果不如前二者。至于肌肉松弛药,由于其药效与血浆浓度关系并不密切,而且药代动力学并非典型的三室模型,因此目前不主张使用 TCI 模式,而以肌松监测反馈调控输注模式为宜。

TCI 适用的手术种类:TCI 技术可以应用于目前大多数手术的临床麻醉。TCI 的特点是起效快、维持平稳且可控性好、恢复迅速彻底,因此更加适用于时间短而刺激强度大且变化迅速的手术,例如支撑喉镜下手术、眼科手术、口腔科手术、腹腔镜检查及手术、气管镜检查及手术、胃镜检查、肠镜检查、胆管镜手术、门诊日间手术等。

TC 临床应用的注意事项:①选择适合的患者和手术。②尽量选择 $T_{1/2}keO$ 和 $T_{1/2}CS$ 小的药物。③要结合患者的具体情况选择 TCI 模式(血浆靶控或效应室靶控)。④手术过程中不要以单一靶浓度维持,而应根据手术刺激强度和患者的反应来及时调节靶控浓度。⑤一定要从麻醉开始就使用靶控输注,而不要中途加用靶控输注(由于靶控输注有负荷量)。⑥靶控装置具有自动补偿功能(即换药后可以自动补充换药期间的药量),不需要手动追加或增大靶浓度。⑦手术结束前根据手术进程和药物的 $t_{1/2}CS$ 选择停止输注的时机,不宜过早。⑧注意静脉通路的通畅和注射泵的工作状态,一旦静脉阻塞或注射泵有故障,患者会发生术中知晓。

4.TCI 系统性能的评估

计算机预期浓度与实际血药浓度的一致性反映了 TCI 系统的性能。影响系统性能的因素如下。

(1)系统硬件:主要指输液泵的准确性。目前临床上大多数输液泵的机电化设计已经比较完善,因此来源于系统硬件的误差率很小。

（2）系统软件：主要指药代动力学模型数学化的精度。因为药代模型涉及极为烦琐的运算，运用计算机模拟运算则可以大大提高精确度，而且目前迅猛发展的计算机处理器已经完全可以精确到位。

（3）药代动力学的变异性：这是影响 TCI 系统准确性的最主要来源。包括两个部分，一是所选择的药代模型本身有其局限性，表现为所使用的药代模型（如开放型三室模型）并不能说明药物在机体中的药代学特征，即使运用个体的药代学参数也不能对浓度进行准确的估计。虽然三室模型是 TCI 系统应用最为广泛的药代模型，但是也有其应用的局限性。如模型假设药物进入房室内即均匀分布，而事实上并非如此。个体的生物学变异性或患者生理状态的不同均能改变药代学特性，从而导致模型对浓度预测值的误差。二是 TCI 系统的药代参数只是对群体的平均估计，与个体实际的药代参数之间有着相当的差距。目前已证实生物学的差异性使 TCI 系统的误差不可能低于 20%。

由于缺少静脉麻醉药物浓度的快速测定方式，缺乏广泛接受的针对不同性别、年龄及生理状态的国人的药代模型和药代参数，以及缺乏对静脉麻醉药及阿片类药物敏感而可靠的药效学监测指标，目前的 TCI 仍有诸多不足之处。但其实现了麻醉药由经验用药到定量化用药的跨越，从而提高了麻醉质量及麻醉用药的安全性和合理性。随着计算机辅助麻醉的理论基础及相关知识的发展和进一步完善，TCI 的临床应用范围必将越来越广。

二、麻醉诱导

（一）静脉麻醉诱导剂量的计算

静脉麻醉诱导剂量或称负荷剂量计算公式：dose＝$CT \times V$peak effect，其中 CT 是效应部位的靶浓度，具体由麻醉医师根据临床经验在一定范围内选定（表 2-1 和表 2-2）。Vpeak effect 为峰效应时的分布容积，其算公式：Vpeak effect$/V_1＝Cp'$initial$/Cp'$peak effect，V_1 为中央室分布容积；Cp'initial 为最初血浆药物浓度；Cp'peak effect 为峰效应时血浆药物浓度。

计算静脉诱导剂量公式中之所以选用 Vpeak effect（峰效应时的分布容积），是因为从三室模型出发，如果选用 V_1（中央室分布容积），在药物达到效应室之前已发生再分布和排除，以致计算出的药物剂量偏低。图 2-1 显示单次注射芬太尼、阿芬太尼和苏芬太尼后，达峰效应时血浆药物浓度与最初血浆药物浓度的关系。前者分别为后者的 17%、37%、20%。

表 2-1　丙泊酚诱导和维持麻醉所需血药浓度

	浓度窗（μg/mL）
诱导和插管	
未用麻醉前药	6～9
用麻醉前药	3～4.5
维持	
合用氧化亚氮	2～5,3～7
合用阿片类药	2～4,4～7
合用氧	6～9,8～16
恢复满意通气	1～2
镇静	0.1～1.5,1～2

表 2-2　芬太尼类药维持麻醉所需血药浓度(ng/mL)

	芬太尼	阿芬太尼	苏芬太尼
诱导和插管			
合用硫喷妥钠	3～5	250～400	0.4～0.6
合用氧化亚氮	8～10	400～750	0.8～1.2
维持			
合用氧化亚氮和挥发性麻醉药	1.5～4	100～300	0.25～0.5
合用氧化亚氮	1.5～10.0	100～750	1.25～10.00
合用氧	15～60	1 000～4 000	2～8,10～60
恢复满意通气	1.5	125	0.25

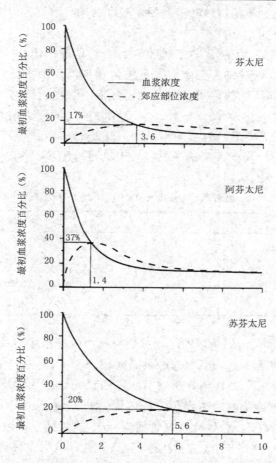

图 2-1　芬太尼、阿芬太尼和苏芬太尼注射后血浆浓度与效应部位浓度的关系

由于在临床浓度范围内,这一比率是恒定的,因此根据上述公式很容易计算出 Vpeak effect(表 2-3)。

根据表 2-3 看出,芬太尼的 Vpeak effect 是 75 L,假如要达到 4.0 ng/mL 的芬太尼效应室浓度,根据公式计算出的芬太尼剂量＝4 ng/mL×75 L＝300 μg,而达峰效应时间为 3.6 分钟。如果要达到 5 μg/mL 的丙泊酚效应室浓度,计算出的丙泊酚剂量＝5 μg/mL×24 L＝120 mg,达峰效应时间为 2 分钟。

表 2-3　单次给药后药物的峰效应分布容积和达峰时间

药物	峰效应分布容积(L)	达峰效应时间(min)
丙泊酚	24	2.0
芬太尼	75	3.6
阿芬太尼	5.9	1.4
苏芬太尼	89	5.6
雷米芬太尼	17	1.6

(二)丙泊酚 TCI 静脉诱导的应用

TCI 静脉诱导操作十分简便,麻醉医师主要是确定一个适宜患者个体的靶浓度。表 2-1 和表 2-2 提供了丙泊酚和芬太尼类药物的麻醉诱导靶浓度的参考数据。但实际应用时主要还是依靠麻醉医师的临床经验来确定。

据一个多中心的临床报道,丙泊酚 TCI 诱导与人工诱导进行比较。562 例患者,年龄 18～85 岁,来自 29 个医疗中心。以对口头指令反应丧失为意识消失的指征。人工诱导组采用注射泵以 1 200 mL/h 的速度注射丙泊酚。TCI 诱导组,血浆靶浓度根据麻醉医师经验来选择。结果 TCI 组平均靶浓度为 5.7 μg/mL(2.5～12.0 μg/mL)。意识消失时丙泊酚用量为(1.69±0.50)mg/kg,明显低于人工诱导组的丙泊酚用量,(2.31±0.75)mg/kg(P<0.01)。意识消失时间,TCI 诱导组为(71±54)秒,高于人工诱导组[(61±31)秒,P<0.05]。患者麻醉前 ASA 分级不同明显影响 TCI 靶浓度(表 2-4)。

表 2-4　患者 ASA 分级与 TCI 丙泊酚诱导靶浓度

分级	TCI 血浆浓度(μg/mL)
平均	5.7(2.5～12.0)
ASA I	6.07
ASA II	5.08
ASA III	4.46

丙泊酚 TCI 静脉诱导意识消失所需的时间长短与所选的靶浓度有关。来自国内的经验,将丙泊酚诱导靶浓度分别设置为 4 μg/mL、5 μg/mL、6 μg/mL 三组,在与咪达唑仑(0.02 mg/kg)和芬太尼(2 μg/kg)联合诱导下,意识消失所需时间随所设靶浓度的增高而减少(表 2-5)。意识消失时三组患者的效应室浓度都尚未达到预定靶浓度,均<3 μg/mL。而丙泊酚的用量三组大体相近,BIS 也均降至 60 左右。3 分钟后行气管插管,此时三组效应室浓度已接近该组的预设靶浓度,BIS 也降至 45 左右。尽管三组效应室浓度不同,但是三组均无气管插管的心血管反应(血压、心率)。

表 2-5　TCI 丙泊酚诱导时各参数变化

		时间	血浆浓度(μg/mL)	效应室浓度(μg/mL)	BIS	剂量(mg)
意识消失	I组	(45.80±12.99)秒	4±0	2.40±0.51	60.00±9.33	93.0±15.5
	II组	(40.30±4.98)秒	5±0	2.40±0.57	64.00±7.27	76.0±12.0

续表

		时间	血浆浓度 ($\mu g/mL$)	效应室浓度 ($\mu g/mL$)	BIS	剂量(mg)
全麻插管	Ⅲ组	(37.80±8.33)秒	6±0	2.70±0.78	64.00±7.00	88.0±14.1
	Ⅰ组	3分钟	4±0	3.40±0.11	45.0±12.4	139.0±13.6
	Ⅱ组	3分钟	5±0	4.30±0.08	46.0±8.3	129.0±10.5
	Ⅲ组	3分钟	6±0	5.20±0.39	46.00±4.56	133.0±12.8

(三)静脉麻醉联合诱导

联合诱导是两种或多种不同麻醉药物联合应用,以达到作用相加或协同的目的,从而可以减少麻醉药各自的用量,减轻可能产生的不良反应。例如,巴比妥类药物硫喷妥钠与苯二氮䓬类药物咪达唑仑联合诱导可以产生明显的协同作用。因为二者共同作用于 GABA 受体(图 2-2)。因此在应用联合诱导时,TCI 丙泊酚的靶浓度应适当降低。

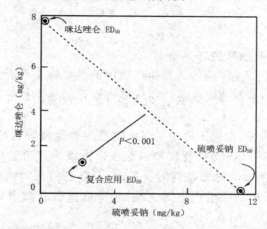

图 2-2　咪达唑仑(M)与硫喷妥钠(T)联合用药对消除意识的半数有效量(ED_{50})的影响

用咪达唑仑 0.02 mg/kg 与丙泊酚联合诱导,此量仅相当于咪达唑仑产生意识消失 ED_{50} 的 1/10。咪达唑仑联合诱导较单纯用丙泊酚诱导明显减少意识消失时的丙泊酚用量(两药呈协同作用,表 2-6)。而用阿芬太尼 0.02 mg/kg 与丙泊酚联合诱导,虽然也减少丙泊酚用量,但两药呈相加作用(表 2-7)。如将咪达唑仑 0.02 mg/kg、阿芬太尼 0.02 mg/kg 与丙泊酚联合诱导,可将丙泊酚诱导意识消失的用量平均减少 86%。

咪达唑仑与丙泊酚联合诱导的协同作用随咪达唑仑剂量的增加而加强(表 2-8)。表中以意识消失作为观察指标,可以看出,随着咪达唑仑剂量的增加,丙泊酚诱导量呈剂量相关的递减。咪达唑仑不同剂量间(0.02 mg/kg、0.04 mg/kg 和 0.06 mg/kg)存在显著性差异。

表 2-6　咪达唑仑与丙泊酚联合诱导的协同作用

意识消失	丙泊酚诱导用量(mg/kg)			
	盐水	咪达唑仑	变化	
ED_{50}	1.07	0.74	+45%	$P<0.01$
ED_{90}	1.88	1.03	+82%	$P<0.01$

表 2-7　阿芬太尼与丙泊酚联合诱导的相加作用

意识消失	丙泊酚诱导用量(mg/kg)			
	盐水	阿芬太尼	变化	
ED_{50}	1.10	0.92	+20%	NS
ED_{90}	1.62	1.24	+30%	NS

表 2-8　不同剂量咪达唑仑与丙泊酚联合诱导

咪达唑仑剂量(mg/kg)	丙泊酚用量(mg/kg)			
	意识消失		BIS_{50}	
0	1.51±0.32		3.09±0.45	
0.02	0.65±0.17	↓58%	1.90±0.31	↓39%
0.04	0.53±0.12	↓65%	1.53±0.31	↓50%
0.06	0.29±0.12	↓81%	1.48±0.28	↓52%

三、麻醉维持

(一)静脉麻醉维持期间给药速率的计算

理论上静脉麻醉维持给药速率应等于药物从体内的总清除率(Cls)乘以血浆浓度。为了维持一个稳定的靶浓度(CT),给药速率应与药物从体内排除的速率相等:静脉麻醉维持的给药速率$=CT\times Cls$。

此计算公式概念浅显易懂,但它不适用于多室模型的静脉麻醉药长时间持续输注时的药代动力学特征。图 2-3 可以看出药物的吸收和消除在以血液为代表的中央室,而药物的分布在1 个或多个假定的周边室,消除和分布是同时进行的,且随着给药时间的延长,药物从中央室分布到周边室的量逐渐减少,其给药量也应随之减少,即以指数衰减形式输注给药:维持给药速率$=CT\times V_1\times(k_{10}+k_{12}e^{-k21t}+k_{13}e^{-k31t})$。

临床医师显然不会用此公式去计算给药速度,但有依据此公式提供的计算好的给药模式,例如维持 1.5 ng/mL 芬太尼血药浓度,给药速率可按下列步骤:最初 15 分钟速率为4.5 $\mu g/(kg \cdot h)$;15~30 分钟速率为 3.6 $\mu g/(kg \cdot h)$;30~60 分钟速率为 2.7 $\mu g/(kg \cdot h)$;60~120 分钟速率为2.1 $\mu g/(kg \cdot h)$。尽管此模式也可提供较精确的血药浓度,但显然不如 TCI 系统计算机控制给药速率来得更为方便。

(二)静脉麻醉维持期间靶浓度的调节

1.手术伤害性刺激对 TCI 靶浓度的影响

手术的伤害性刺激程度在手术中并非一成不变的,不同程度的伤害性刺激,如气管插管、切皮等,所需的血浆靶浓度也不同(图 2-4)。TCI 系统只能帮助你计算和快速达到你所选定的靶浓度,术中伤害性刺激的变化、患者的反应性变化,都要麻醉医师随时观察,及时调整靶浓度。表 2-9列出手术中不同条件下常用静脉麻醉药所需的血浆浓度范围。应该注意的是,提前预防性地改变靶浓度来对抗伤害性刺激,比伤害性刺激后机体出现反应才处理要平稳得多,对机体的干扰和影响也小得多。

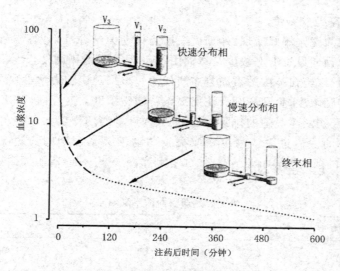

图 2-3 单次注药后三室模型的血浆浓度变化

在快速分布相,药物从中央室(V_1)向快速周边室(V_2)、慢速周边室和体外转运。在慢速分布相,药物从 V_2 向 V_1,以及从 V_1 向 V_3 和体外转运。在终末相,药物从 V_2 和 V_3 向 V_1 转运,从 V_1 排出体外

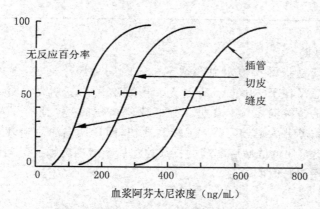

图 2-4 气管插管、切皮和缝皮时所需血浆阿芬太尼浓度

表 2-9 外科手术时所需麻醉药血浆浓度

药物	切皮	大手术	小手术	自主呼吸	清醒	镇痛或镇静
阿芬太尼(ng/mL)	200~300	250~450	100~300	200~250	—	50~100
芬太尼(ng/mL)	3~6	4~8	2~5	1~2	—	1~2
苏芬太尼(ng/mL)	1~3	2~5	1~3	0.2	—	0.02~0.20
雷米芬太尼(ng/mL)	4~8	4~8	2~4	1~3	—	1~2
丙泊酚(μg/mL)	2~6	2.5~7.5	2~6	—	0.8~1.8	1.0~3.0
依托咪酯(ng/mL)	400~600	500~1 000	300~600	—	200~350	100~300
氯胺酮(μg/mL)	—	—	1~2	—	—	0.1~1.0
咪达唑仑(ng/mL)	—	50~250(与阿片类药合用)	50~250(与阿片类药合用)	—	150~200,20~70(与阿片类药合用)	40~100

2.TCI 系统如何降低靶浓度

TCI 系统提高靶浓度比较好实现,计算机根据药代动力学原理,计算出给药模式和泵速,很快可以达到麻醉医师预期设置的靶浓度。然而用 TCI 系统降低靶浓度,计算机所能做的工作就是停泵,然后完全依赖该药在体内的重新分布与代谢。根据药代动力学参数,计算出何时下降到麻醉医师预期设置的靶浓度,再重新开启注射泵维持该靶浓度。这方面,TCI 不如吸入麻醉可以人工干预,通过加快药物从呼吸道的排除,来降低吸入麻醉药的靶浓度。

药物在体内下降的快慢过去认为主要取决于药物消除半衰期的长短。理论上,一般经过 4～5 个半衰期,体内的药物基本排除(表 2-10)。目前又提出一个新的概念药物持续输注后半衰期。

表 2-10 药物消除半衰期

半衰期数量	药物剩余(%)	药物排除(%)
0	100	0
1	50	50
2	25	75
3	12.5	87.5
4	6.25	93.75

3.持续输注后半衰期

持续输注后半衰期是指维持恒定血药浓度一定时间后停止输注,中央室的药物浓度下降 50% 所需的时间。其意义在于它不同于药物消除半衰期($t_{1/2\beta}$)。研究表明,某些具有较长的 $t_{1/2\beta}$ 的药物可以具有较短的持续输注后半衰期。例如,苏芬太尼的 $t_{1/2\beta}$ 比阿芬太尼要长,但如持续输注 8 小时,停止输注后,苏芬太尼较阿芬太尼恢复要快,即持续输注后半衰期要短(图 2-5),反之亦然。图 2-6 可以看出常用的静脉麻醉药的持续输注后半衰期随输注时间的延长而变化。芬太尼和硫喷妥钠明显不适于长时间输注。

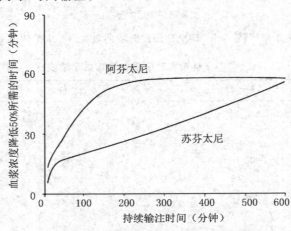

图 2-5 阿芬太尼和苏芬太尼持续输注后半衰期比较

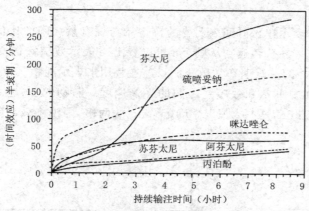

图 2-6　药物持续输注后半衰期

（三）麻醉性镇痛药的应用

镇痛是全麻中重要组分，也是全凭静脉麻醉中的重要成分。TCI 静脉麻醉中同样需要应用麻醉性镇痛药和肌肉松弛药。表 2-1 可以看出麻醉中是否复合用麻醉性镇痛药，对 TCI 丙泊酚靶浓度影响很大。至于麻醉性镇痛药的用法，可以根据经验和临床需要单次或分次注射，也可以持续输注。目前已有 TCI 系统应用麻醉性镇痛药的方法。

1. 适用条件

适用于 TCI 系统的理想镇痛药应该具有：①在血与效应室之间的转运非常迅速。②停药后药物浓度迅速下降。③达到患者清醒和不抑制呼吸的水平。

2. 持续输注益处

阿片类药持续输注较间断给药的益处为：①减少总用药量。②血流动力学稳定。③减少不良反应。④减少追加。⑤意识恢复迅速。

（四）效应部位的浓度

TCI 以血浆药物浓度为指标，而效应部位（室）药物浓度不等于血浆药物浓度，常常有一个滞后现象。图 2-7 以脑电边界频率作为效应部位药物作用的指标，可以看出效应部位的反应曲线明显滞后于血浆药物浓度变化曲线。TCI 应以效应部位浓度为目标，而目前又无法测定效应部位的药物浓度，因此引出 k_{e0} 和 $t_{1/2}k_{e0}$ 的概念。

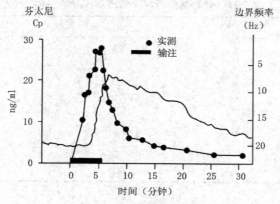

图 2-7　脑电图边界频率

反映效应室芬太尼浓度变化，明显滞后于芬太尼血浆浓度（Cp）的变化

1.k_{e0}

k 为一级速率常数,表示单位时间内药物的转运量与现有量之间的比值,例如 k＝0.1/h,表示剩余药量中每小时有 10％被转运。从图 2-8 可以看出,e 表示效应室;0 表示体外。k_{e0} 本应是药物从效应室转运至体外的一级速率常数。而目前通常用来表示药物从效应室转运至中央室的速率常数,即反映药物在中央室和效应室之间的平衡速度。药物的 k_{e0} 越大,平衡的时间越短。例如丙泊酚 k_{e0} 为 0.239/min,是芬太尼 k_{e0} 0.105/min 的两倍,丙泊酚效应室达峰时间也几乎是芬太尼的两倍。

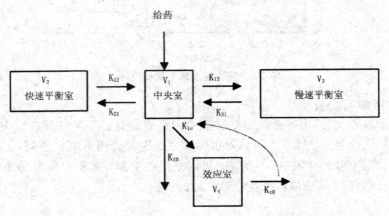

图 2-8　药物在中央室和效应室之间的平衡

2.$t_{1/2}k_{e0}$

维持一个稳态血药浓度时,效应室(生物相)浓度达到血浆浓度 50％时所需的时间为 $t_{1/2}k_{e0}$。可用0.693/k_{e0}来计算。

从表 2-11 可以看出原则上药物的 k_{e0} 越大,$t_{1/2}k_{e0}$ 越小,效应室平衡的时间越快。例如阿芬太尼 k_{e0} 较大,达峰效应时间不到 1 分钟,达峰时单次剂量的阿芬太尼约 60％再分布和排出体外。而芬太尼达峰效应时间要 4 分钟,达峰时 80％以上的药物(单次注射)已再分布和排出体外。图 2-9 可以看出。药物的 $t_{1/2}k_{e0}$ 越小,药物效应室达峰时间越短,效应室浓度占血浆浓度的比值也越高。

表 2-11　静脉麻醉药单次给药后 k_{e0} 和 $t_{1/2}k_{e0}$

药物	K_{e0}(分钟)	$t_{1/2}k_{e0}$(分钟)	效应室达峰效应时间(分钟)
阿芬太尼	1.41	0.96	1.0
雷米芬太尼	1.14	0.76	1.2
依托咪酯		1.5	2
丙泊酚	0.238	2.4	2.2
苏芬太尼	0.227	3.05	4.8
咪达唑仑		4	2.8
芬太尼	0.147	4.7	3.8

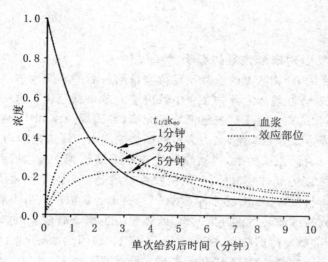

图 2-9 $t_{1/2}k_{eo}$ 对效应室浓度的影响

实线表示注药后血浆浓度变化,虚线表示不同 $t_{1/2}k_{eo}$ 的药物在效应部位浓度的变化

(五)静脉麻醉中知晓

麻醉中知晓包括外显记忆和内隐记忆,一般来说,麻醉下记忆的丧失是呈剂量相关的。表 2-12可以看出,患者术中的记忆功能随着麻醉药剂量的增加逐渐下降。

表 2-12　丙泊酚镇静与记忆功能

丙泊酚剂量	外显记忆保存
8 $\mu g/(kg \cdot min)$	88%
17 $\mu g/(kg \cdot min)$	86%
33 $\mu g/(kg \cdot min)$	65%
67 $\mu g/(kg \cdot min)$	18%

镇静浓度的丙泊酚尚不能完全消除外显记忆,更不能消除内隐记忆。文献报道,丙泊酚输注速率达 110 $\mu g/(kg \cdot min)$,患者意识消失。但有学者报道,一组患者用丙泊酚 110 $\mu g/(kg \cdot min)$复合硬膜外阻滞维持麻醉,根据患者脑电 BIS 的反应,分成 BIS<60 组和 BIS>60 组。两组的 BIS 有显著性差异(72 ± 10.51)与(56 ± 11.86),$P<0.05$,但是无论 BIS 大于或小于 60,两组患者麻醉中的内隐记忆都存在。业已证实,临床认为满意的静脉麻醉,BIS 维持在 60~40,大脑处理听信息的过程仍可发生。大脑仍能接受听刺激,并在一个相当复杂的水平处理这些听信息。即临床满意的麻醉下仍可存在某些形式的记忆,特别是内隐记忆。新近功能型脑成像技术已开始揭示内隐记忆的解剖学基础和证据。

然而记忆只能靠术后调查才能发现。如何在麻醉中确保患者没有记忆,没有知晓,目前一个重要的发现就是中潜伏期听觉诱发电位(MLAEP)与麻醉下内隐记忆之间的联系。AEPI(AEP index)可以作为麻醉下内隐记忆的一个监测指标,它比 BIS 在反映意识的转变和有无记忆方面要更加精确。

四、麻醉恢复

(一)药代动力学特性对麻醉恢复的影响

药物持续输入停止后,药物浓度的下降比负荷剂量给药后的下降要慢。这与输入时间的长短有关。输入时间越长,停止输入后药物在血中效应室衰减得就越慢。这一现象的发生是因为随着输入时间的延长,大的周边室里药物已渐渐地充满,导致周边室和中央室浓度梯度减少,停药后药物由中央室向周边室分布减慢,当中央室的药物浓度小于周边室的药物浓度时,药物将反向流动(图 2-10)。输入时间更长的话,周边室和中央室最终达到平衡,此时继续输入将不会再增加停止输入后药物浓度的衰减变慢的情况,硫喷妥钠就是一个例子。从图 2-10 可以看出,由于硫喷妥钠的清除速率很慢,甚至较短时间的输注后,血中药物浓度从适当麻醉深度恢复过来也要很长时间。前文提到持续输注后半衰期的概念,硫喷妥钠属于有较长的持续输注后半衰期的药物,显然不适合用于静脉麻醉的维持,更不适用于 TCI。而丙泊酚(图 2-11)、雷米芬太尼有优越的药代动力学特点,长时间持续输入停药后恢复十分迅速。

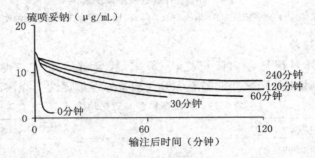

图 2-10　TCI 系统输入靶浓度(15 μg/mL)的硫喷妥钠持续不同时间,停药前后血药浓度的恢复

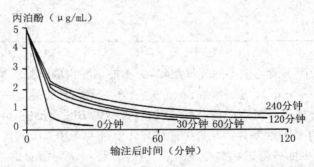

图 2-11　TCI 系统输入靶浓度(5 μg/mL)的丙泊酚持续不同时间,停药前后血药浓度的恢复

(二)根据药代动力学预测麻醉恢复

1.TCI 技术计算药物浓度的下降

TCI 系统根据药代动力学原理可以快速正确地调控血浆中麻醉药和镇痛药的靶浓度,计算并显示效应室的浓度变化。停药后 TCI 系统仍可以继续计算和显示血浆和效应室浓度的下降情况。根据临床经验和药物的治疗窗,可以准确地了解到患者的血药浓度是否已达到清醒或镇静水平。

2.药代动力学和药效学模型预测麻醉药物的恢复时间

利用药代动力学和药效学模型,可以预测效应室药物浓度从麻醉状态降至苏醒可以拔除气管导管的时间。苏芬太尼在麻醉恢复期达到满意通气水平的血药浓度为 0.25 ng/mL。如果术中维持苏芬太尼血药浓度 0.5 ng/mL，持续 2 小时，停药后，从图 2-1 苏芬太尼恢复曲线上可以看出，持续输入 120 分钟，停药后血浆药物浓度下降 50% 大约需要 30 分钟。也就是说 30 分钟后血浆苏芬太尼浓度将从 0.5 ng/mL 降至 0.25 ng/mL，达到了恢复满意通气的水平，可以拔除气管内导管。

五、TCI 存在的问题和注意事项

TCI 系统根据药代动力学原理自动完成预期的静脉给药以产生预计的麻醉或镇痛效应。然而它并不能满足个体间的药代动力学的差异。在不同的患者群体之间药代动力学参数也有较大差异，药效学上的差异可能比药代动力学更明显。现在很多的研究都是针对解决这一差异问题。事实上临床上并不要求绝对精确的靶浓度。系统误差在 ±10%，精确度在 ±30% 临床上就足够了。

TCI 系统可以维持一个稳定的预设靶浓度，但并不能自动适应外科手术刺激或其他因素引起的麻醉期间的生理波动。解决的方法是将 TCI 设计成一个闭环系统。然而即使是设计成闭环系统的 TCI，也有很多问题。首先感受到伤害性刺激以及对伤害性刺激作出反应，加深麻醉都需要一定时间；其次在伤害性刺激发生前用药与伤害性刺激引起机体反应后再用药，其效果、用量和反应差别很大。

TCI 系统显示的血浆和效应室的靶浓度是根据药代动力学推算出来的，前提是假设患者血浆药物浓度为零，实际浓度并不知道。如果系统一旦中断工作，可能会有两种情况：一是操作者人为将注射泵停下来，如注射器内药液走空，需要更换，此时 TCI 系统会将停泵时间记录下来，并继续按药代动力学原理进行计算，一旦注射泵重新工作，可以自动调整泵速，恢复原靶浓度。二是如果退出系统，如发生故障，TCI 重新工作时，不会考虑体内现存药量，仍将机体血浆浓度视为零，如此推算出来的靶浓度将与实际情况误差很大。

（刘　琪）

第二节　椎管内麻醉

椎管内麻醉是将局麻药注入椎管内的不同腔隙，使脊神经所支配的相应区域产生麻醉作用，有蛛网膜下腔阻滞和硬膜外阻滞两种方法，后者还包括骶管阻滞。

一、椎管内麻醉的解剖和生理

（一）椎管内麻醉的解剖基础

1.椎管的骨结构

脊椎由 7 节颈椎、12 节胸椎、5 节腰椎、融合成一块的 5 节骶椎以及 4 节尾椎组成。成人脊椎呈现 4 个弯曲，颈曲和腰曲向前，胸曲和骶曲向后。典型椎骨包括椎体及椎弓两个主要部分，椎弓根上下有切迹，相邻的切迹围成椎间孔，供脊神经通过，位于上、下两棘突之间的间隙是椎管内麻醉的必经之路。

2.椎管外软组织

相邻两节椎骨的椎弓由 3 条韧带相互连接,从内向外的顺序是黄韧带、棘间韧带及棘上韧带。

3.脊髓及脊神经

脊髓上端从枕骨大孔开始,在胚胎期充满整个椎管腔,至新生儿和婴幼儿终止于 L_3 或 L_4,平均长度为 $42\sim45$ cm。93%成人其末端终止于 L_2,终止于 L_1 及 L_3 各占 3%。出生时脊髓末端在 L_3,到 2 岁时,其末端接近成人达 L_2。为避免损伤脊髓,穿刺间隙成人低于 $L_{2\sim3}$,小儿应在 $L_{4\sim5}$。脊神经有 31 对,包括8 对颈神经、12 对胸神经、5 对腰神经、5 对骶神经和 1 对尾神经。每条脊神经由前、后根合并而成。后根司感觉,前根司运动。

4.椎管内腔和间隙

脊髓容纳在椎管内,为脊膜所包裹。脊膜从内向外分 3 层,即软膜、蛛网膜和硬脊膜。硬脊膜从枕大孔以下开始分为内、外两层。外层与椎管内壁的骨膜和黄韧带融合在一起,内层形成包裹脊髓的硬脊膜囊,抵止于第 2 骶椎。因此通常所说的硬脊膜实际是硬脊膜的内层。软膜覆盖脊髓表面与蛛网膜之间形成蛛网膜下腔。硬脊膜与蛛网膜几乎贴在一起两层之间的潜在腔隙即硬膜下间隙,而硬脊膜内、外两层之间的间隙为硬膜外间隙。蛛网膜下腔位于软膜和蛛网膜之间,上至脑室,下至 S_2。腔内含有脊髓、神经、脑脊液和血管。脑脊液为无色透明的液体,其比重为 $1.003\sim1.009$。

(二)椎管内麻醉的生理学基础

1.蛛网膜下腔阻滞的生理

蛛网膜下腔阻滞是通过脊神经根阻滞,离开椎管的脊神经根未被神经外膜覆盖,暴露在含局麻药的脑脊液中,通过背根进入中枢神经系统的传入冲动及通过前根离开中枢神经系统的传出冲动均被阻滞。因此,脊麻并不是局麻药作用于脊髓的化学横断面,而是通过脑脊液阻滞脊髓的前根神经和后根神经,导致感觉、交感神经及运动神经被阻滞。

2.硬膜外阻滞的作用机制

局麻药注入硬膜外间隙后,沿硬膜外间隙进行上下扩散,部分经过毛细血管进入静脉;一些药物渗出椎间孔,产生椎旁神经阻滞,并沿神经束膜及软膜下分布,阻滞脊神经根及周围神经;有些药物也可经根蛛网膜下腔,从而阻滞脊神经根;尚有一些药物直接透过硬膜及蛛网膜,进入脑脊液中。所以目前多数意见认为,硬膜外阻滞时,局麻药经多种途径发生作用,其中以椎旁阻滞、经根蛛网膜绒毛阻滞脊神经根及局麻药通过硬膜进入蛛网膜下腔产生"延迟"的脊麻为主要作用方式。

3.椎管内麻醉对机体的影响

(1)对循环系统的影响:局麻药阻滞胸腰段($T_1\sim L_2$)交感神经血管收缩纤维,产生血管扩张,继而发生一系列循环动力学改变,其程度与交感神经节前纤维被阻滞的平面高低相一致。表现为外周血管张力、心率、心排血量及血压均有一定程度的下降。外周血管阻力下降是由大量的容量血管扩张所致。心率减慢系由迷走神经兴奋性相对增强及静脉血回流减少,右房压下降,导致静脉心脏反射所致;当高平面阻滞时,更由于心脏加速神经纤维($T_{1\sim4}$)被抑制而使心动过缓加重。

(2)对呼吸系统的影响:椎管内麻醉对呼吸功能的影响,取决于阻滞平面的高度,尤以运动神经阻滞范围更为重要。高平面蛛网膜下腔阻滞或上胸段硬膜外阻滞时,运动神经阻滞导致肋间肌麻痹,影响呼吸肌收缩,可使呼吸受到不同程度的抑制,表现为胸式呼吸减弱甚至消失,但只要膈神经未被麻痹,就仍能保持基本的肺通气量。如腹肌也被麻痹,则深呼吸受到影响,呼吸储备能力明显减弱,临床多表现不能大声讲话,甚至可能出现鼻翼翕动及发绀。一般麻醉平面低于T_8不影响呼吸功能,若平面高达C_3阻滞膈神经时,导致呼吸停止。

（3）对胃肠道的影响:椎管内麻醉另一易受影响的系统为胃肠道。由于交感神经被阻滞,迷走神经兴奋性增强,胃肠蠕动亢进,容易产生恶心呕吐。椎管内麻醉下导致的低血压也是恶心、呕吐的原因之一。

（4）对肾脏的影响:肾功能有较好的生理储备,椎管内麻醉虽然引起肾血流减少,但没有临床意义。椎管内麻醉使膀胱内括约肌收缩及膀胱逼尿肌松弛,使膀胱排尿功能受抑制导致尿潴留,患者常常需要使用尿管。

二、蛛网膜下间隙阻滞

将局麻药注入蛛网膜下腔,使脊神经根、背根神经节及脊髓表面部分产生不同程度的阻滞,常简称为脊麻。

(一)适应证和禁忌证

1.适应证

（1）下腹部手术。

（2）肛门及会阴部手术。

（3）盆腔手术包括一些妇产科及泌尿外科手术。

（4）下肢手术包括下肢骨、血管、截肢及皮肤移植手术,止痛效果可比硬膜外阻滞更完全,且可避免止血带不适。

2.禁忌证

（1）精神病、严重神经症及小儿等不能合作的患者。

（2）严重低血容量的患者在脊麻发生作用后,可能发生血压骤降甚至心搏骤停,故术前访视患者时,应切实重视失血、脱水及营养不良等有关情况,特别应衡量血容量状态,并仔细检查,以防意外。

（3）凝血功能异常的患者穿刺部位易出血,导致血肿形成及蛛网膜下腔出血,重者可致截瘫。

（4）穿刺部位有炎症或感染者,脊麻有可能将致病菌带入蛛网膜下腔引起急性脑脊膜炎的危险。

（5）中枢神经系统疾病特别是脊髓或脊神经根病变者,麻醉后有可能后遗长期麻痹,疑有颅内高压患者也应列为禁忌。

（6）脊椎外伤或有严重腰背痛病史者,禁用脊麻。有下肢麻木、脊椎畸形患者,解剖结构异常者,也应慎用脊麻。

（7）败血症患者,尤其是伴有糖尿病、结核和艾滋病等。

(二)蛛网膜下腔穿刺技术

1.穿刺前准备

（1）麻醉前用药:应让患者保持清醒状态,以利于进行阻滞平面的调节。一般成人麻醉前半小时肌内注射苯巴比妥钠 0.1 g 或咪达唑仑 3～5 mg。

（2）麻醉用具:蛛网膜下腔阻滞用一次性脊麻穿刺包,包括22 G 或 25 G 蛛网膜下腔穿刺针,

1 mL和5 mL注射器,消毒和铺巾用具,以及局麻药等。尽可能选择细的穿刺针,24～25 G较理想,以减少手术后头痛的发生率。

2.穿刺体位

蛛网膜下腔穿刺体位,一般可取侧卧位或坐位,以前者最常用。侧卧位时,双膝屈曲紧贴胸部,下颌往胸部靠近,使脊椎最大限度地拉开以便穿刺。女性通常髋部比双肩宽,侧卧时,脊椎的水平倾向于头低位;反之男性的双肩宽于髋部,脊椎的水平倾向于头高位。穿刺时可通过调节手术床来纠正脊椎的水平位。

3.穿刺部位和消毒范围

蛛网膜下腔常选用 $L_{3\sim4}$ 棘突间隙,此处的蛛网膜下腔最宽。确定穿刺点的方法是取两侧髂嵴的最高点作连线,与脊柱相交处,即为 L_4 或 $L_{3\sim4}$ 棘突间隙。穿刺前须严格消毒皮肤,消毒范围应上至肩胛下角,下至尾椎,两侧至腋后线。消毒后穿刺点处需铺孔巾或无菌单。

4.穿刺方法

(1)直入法:用左手拇、示两指固定穿刺点皮肤。将穿刺针在棘突间隙中点,与患者背部垂直,针尖稍向头侧作缓慢刺入,并仔细体会针尖处的阻力变化。当针穿过黄韧带时,有阻力突然消失"落空"感觉,继续推进常有第二个"落空"感觉,提示已穿破硬膜与蛛网膜而进入蛛网膜下腔。如果进针较快,常将黄韧带和硬膜一并刺穿,则往往只有一次"落空"感觉。此时拔出针芯,有脑脊液慢慢流出。穿刺针越细,黄韧带的突破感和硬膜的阻力感消失越不明显,脑脊液流出也就越慢。连接装有局麻药的注射器,回抽脑脊液通畅,注入局麻药。

(2)旁正中入法:改良旁开正中线于棘突间隙中点旁开 0.5～1.0 cm 处做局部浸润。穿刺针与皮肤成30°对准棘突间孔刺入,经黄韧带及硬脊膜而达蛛网膜下腔。本法可避开棘上及棘间韧带,特别适用于韧带钙化的老年患者或脊椎畸形或棘突间隙不清楚的肥胖患者。

(三)常用药物

1.局麻药

与脑脊液的比重相比,可将局麻药分为低比重、等比重和重比重 3 类。低比重局麻药由于比较难控制阻滞平面,目前较少使用。常用 0.5% 丁哌卡因 10～15 mg,或 0.50%～0.75% 罗哌卡因 15 mg,也可用 0.5% 丁卡因 10～15 mg,推荐局麻药用 5%～10% 葡萄糖液稀释为重比重溶液。局麻药的作用时间从短至长依次为普鲁卡因、利多卡因、丁哌卡因、丁卡因。

2.血管收缩药

血管收缩药可减少局麻药血管吸收,使更多的局麻药物浸润至神经中,从而使麻醉时间延长。常用的血管收缩药有麻黄碱(1：1 000)200～500 μg(0.2～0.5 mL)或去氧肾上腺素(1：100)2～5 mg(0.2～0.5 mL)加入局麻药中。

(四)影响阻滞平面的因素

许多因素影响蛛网膜下腔阻滞平面,其中最重要的因素是局麻药的剂量及比重,椎管的形状以及注药时患者的体位。患者体位和局麻药的比重是调节麻醉平面的两主要因素,局麻药注入脑脊液中后,重比重液向低处移动,轻比重液向高处移动,等比重液即停留在注药点附近。

1.局麻药容量

局麻药的容量越大,在脑脊液中扩散范围越大,阻滞平面则越广。重比重药物尤为明显。

2.局麻药剂量

局麻药剂量越大,阻滞平面越广,反之阻滞平面越窄。

3.注药速度

注药速度缓慢,阻滞平面不易上升;当注药速度过快时或采用脑脊液稀释局麻药时,容易产生脑脊液湍流,加速药液的扩散,阻滞平面增宽。一般注药速度 1 mL/(3～5)s。

4.局麻药的特性

不同局麻药,其扩散性能不同,阻滞平面固定时间不同。如利多卡因扩散性能强,平面易扩散。普鲁卡因平面固定时间约 5 分钟,丁卡因 5～10 分钟,丁哌卡因甚至长达 15～20 分钟平面才固定。

5.局麻药比重

重比重液一般配成含 5％葡萄糖的局麻药,使其相对密度达到 1.024～1.026,而高于脑脊液,注药后向低的方向扩散。等比重液一般用脑脊液配制,在脑脊液中扩散受体位影响较小,如加大剂量,对延长阻滞时间的作用大于对阻滞平面的扩散作用。轻比重液用注射用水配制,但由于难以控制平面,目前较少应用。腰椎前凸和胸椎后凸影响重比重局麻药向头端扩散。

6.体位

体位是影响阻滞平面的重要因素。结合局麻药比重,利用体位调节平面需要在平面固定之前进行。如超过时间(15 分钟左右),平面已固定,则调节体位对平面影响不大。

7.穿刺部位

脊柱有 4 个生理弯曲,平卧时 L_3 位置最高,如果经 $L_{2～3}$ 间隙穿刺注药,药液将沿着脊柱的坡度向胸段移动,使麻醉平面偏高;如果经 $L_{3～4}$ 或腰 $L_{4～5}$ 间隙穿刺注药,药液会向骶段移动,使麻醉平面偏低。

8.疾病

腹腔内压腹内压增高如妊娠妇女、腹水患者,下腔静脉受压使硬膜外静脉血流量增加,脑脊液的容量减少,药液在蛛网膜下腔容易扩散。

(五)操作注意事项

1.穿刺针进入蛛网膜下腔而无脑脊液流出

应等待 30 秒然后轻轻旋转穿刺针,如仍无脑脊液流出,可用注射器注入 0.5 mL 生理盐水以确保穿刺针无堵塞。缓慢稍退针或进针,并同时回抽脑脊液,一旦有脑脊液抽出即刻停止退或进针。否则需重新穿刺。

2.穿刺针有血液流出

穿刺针有血液流出,如血呈粉红色并能自行停止,一般没问题。如果出血呈持续性,表明穿刺针尖位于硬膜外腔静脉内,只需稍稍推进穿刺针进入蛛网膜下腔便可。

3.穿刺针进入蛛网膜下腔出现异感

患者述说尖锐的针刺或异感,表明穿刺针偏离中线,刺激脊神经根,需退针,重新定位穿刺。

4.穿刺部位疼痛

表明穿刺针进入韧带旁的肌肉组织。退针后,往中线再穿刺或再行局部麻醉。

5.穿刺困难

穿刺中无论如何改变穿刺针的方向,始终遇到骨骼,应重新正确定位,或可改为旁正中或更换间隙穿刺。

(六)麻醉中及麻醉后并发症处理

1.血压下降和心率减慢

蛛网膜下腔阻滞平面超过 T_4 后常出现血压下降,多数在注药后 15～30 分钟发生,同时伴心率缓慢,严重者可因脑供血不足而出现恶心呕吐、面色苍白、躁动不安等症状。其主要原因是交感神经节前神经纤维被阻滞,使小动脉扩张,外周阻力下降,静脉回心血量减少,心排血量降低所致。心率减慢是由于交感神经部分被阻滞,迷走神经呈相对亢进所致。血压下降的程度,主要取决于阻滞平面的高低,但与患者心血管功能代偿状态以及是否伴有高血压、血容量不足或酸血症等有密切关系。处理:①补充血容量,输注 500～1 000 mL 晶体或胶体液;②给予血管活性药物(麻黄碱、间羟胺等),直到血压回升为止;③心动过缓者可静脉注射阿托品 0.3～0.5 mg。

2.呼吸抑制

因胸段脊神经阻滞引起肋间肌麻痹,可出现呼吸抑制。表现为胸式呼吸微弱,腹式呼吸增强,严重时患者潮气量减少,咳嗽无力,不能发声,甚至发绀,应迅速有效吸氧,必要时面罩加压呼吸。如果发生全脊麻而引起呼吸停止,血压骤降或心搏骤停,应立即进行抢救,支持呼吸和维持循环功能。

3.恶心呕吐

脊麻中恶心呕吐发生率高达 13％～42％。诱因:①血压降低,脑供血减少,导致脑缺氧,兴奋呕吐中枢;②迷走神经功能亢进,胃肠蠕动增加;③手术牵引内脏。一旦出现恶心呕吐,应检查是否有麻醉平面过高及血压下降,并采取相应措施;或暂停手术以减少迷走刺激;一般多能获得良好效果。若仍不能制止呕吐,可考虑使用甲氧氯普胺、氟哌利多及抗五羟色胺止吐剂。

4.脊麻后头痛

由于脑脊液通过硬膜穿刺孔不断丢失,使脑脊液压力降低所致,脊麻后头痛发生率在 3％～30％。典型的症状为直立位头痛,而平卧后则好转。疼痛多为枕部、顶部,偶尔也伴有耳鸣、畏光。女性的发生率高于男性,发生率与年龄成反比,与穿刺针的直径成正比。直入法引起的脑脊液漏出多于旁入法,头痛发生率也高于旁入法。治疗脊麻后头痛的措施包括以下几方面。

(1)镇静、卧床休息及补液:80％～85％脊麻后头痛患者,5 天内可自愈。补液的目的是增加脑脊液的量,使其生成量多于漏出量,脑脊液的压力可逐渐恢复正常。据报道脊麻后头痛的患者,50％的人症状轻微,不影响日常生活,35％的人有不适,需卧床休息,15％的人症状严重,甚至不能坐起来进食。

(2)一般治疗:①饮用大量含咖啡因的饮料,如茶、咖啡、可口可乐等;②维生素 C 500 mg 和氢化可的松 50 mg 加入 5％葡萄液 500 mL 静脉滴注,连续 2～3 天;③必要时静脉输注低渗盐水;④口服解热镇痛药,咖啡因。

(3)硬膜外生理盐水输注:硬膜外输注生理盐水也可用于治疗脊麻后头痛,单次注射生理盐水并不能维持较高的硬膜外压力,而可防止持续脑脊液外漏。

(4)硬膜外充填血:经上述保守治疗 24 小时后仍无效,可使用硬膜外充填血疗法。通过硬膜外充填血以封住脊膜的穿刺孔,防止脑脊液外漏。置针于原穿刺点附近的硬膜外间隙,无菌注入 10～20 mL 自体血,这种方法有效率达 90％～95％。如疼痛在 24 小时后未减轻,可重复使用。如经 2 次处理仍无效,应重新考虑诊断。硬膜外充填血可能会引起背痛等不适,但与其有关的严重并发症尚未见报道。

5.背痛

脊麻后严重的背痛少见。穿刺时骨膜损伤、肌肉血肿、韧带损伤及反射性肌肉痉挛均可导致背痛。手术时间长和截石位手术因肌肉松弛可能导致腰部韧带劳损。尽管住院患者脊麻后背痛发生率低,而门诊青年患者脊麻后背痛发生率高达 $32\% \sim 55\%$,其中约有 3% 患者诉背痛剧烈。处理办法包括休息、局部理疗及口服止痛药,如背痛由肌肉痉挛所致,可在痛点行局麻药注射封闭治疗。通常脊麻后背痛较短暂,经保守治疗后 48 小时可缓解。

6.神经损伤

比较少见。在同一部位多次腰穿容易损伤,尤其当进针方向偏外侧时,可刺伤脊神经根。脊神经被刺伤后表现为 1 或 2 根脊神经根炎的症状,除非有蛛网膜下腔出血,一般不会出现广泛性脊神经受累。最常见神经损伤包括以下 3 种。

(1)短暂性神经综合征:发病率 $4\% \sim 33\%$,可能与下列因素有关。①局麻药的脊神经毒性,利多卡因刺激神经根引起的神经根炎,浓度高和剂量大则危险增加。②穿刺损伤。③神经缺血。④手术体位使坐骨神经过度牵拉。⑤穿刺针尖位置或添加葡萄糖使局麻药分布不均。临床表现:短暂性神经综合征称为亚临床神经毒性的表现,在麻后 $4 \sim 5$ 小时出现腰背痛向臀部、小腿放射或感觉异常,通常为中等度或剧烈疼痛,查体无明显运动和反射异常,持续 $3 \sim 5$ 天,1 周之内可恢复。无后遗运动感觉损害,脊髓与神经根影像学检查和电生理无变化。应用激素、营养神经药、氨丁三醇或非甾体抗炎药治疗有效。

(2)马尾综合征:相关危险因素包括以下几项。①患者原有疾病,脊髓炎症、肿瘤等。②穿刺或导管损伤。③高血压、动脉硬化、脑梗及糖尿病等。④局麻药的浓度过高或局麻药的神经毒性。⑤脊髓动脉缺血。⑥椎管狭窄、椎间盘突出。临床表现:以 $S_{2\sim4}$ 损伤引起的症状为主,如膀胱、直肠功能受损和会阴部知觉障碍,严重者大小便失禁;当 $L_5 \sim S_1$ 受累时可表现为马鞍区感觉障碍;进一步发展可能导致下肢特别是膝以下部位的运动障碍,膝反射、跟腱反射等也可减弱或消失。

(3)发现周围神经损伤,需要积极防治。预防:按指南正规操作,减少穿刺针与操作不当引起的损伤。预防感染,严格无菌技术。控制适当的局麻药浓度和剂量。严格掌握适应证和禁忌证。如老年病患者伴发高血压、动脉硬化、糖尿病和椎管狭窄及椎间盘突出,有明显下肢疼痛与麻木,或肌力减弱,均应慎用或不用椎管内麻醉。治疗:①药物治疗包括大剂量甲泼尼龙冲击疗法。②维生素 B_1 和甲钴胺等。③止痛治疗包括消炎镇痛药、三环抗抑郁药和神经阻滞。④高压氧治疗、康复治疗包括电刺激、穴位电刺激、激光、自动运动和被动运动疗法等。

7.化学或细菌性污染

局麻药被细菌、清洁剂或其他化学物质污染可引起神经损伤。用清洁剂或消毒液清洗脊麻针头,可导致无菌性脑膜炎。严格无菌技术和使用一次性脊麻用具即可避免无菌性脑膜炎和细菌性脑膜炎。

8.持久性的神经损害

极罕见。多由于误注入药液引起化学性刺激或细菌感染导致的脑膜炎、蛛网膜炎、脊髓炎和马尾综合征。阻滞时较长时间的低血压,也可能脊髓前根动脉损伤或严重低血压,可能导致脊髓供血不足,诱发脊髓前动脉综合征。

三、硬膜外间隙阻滞

将局麻药注入硬脊膜外间隙,阻滞脊神经根,使其支配的区域产生暂时性麻痹,称为硬膜外间隙阻滞。

(一)适应证和禁忌证

1.适应证

(1)外科手术:因硬膜外穿刺上至颈段、下至腰段,通过给药可阻滞这些脊神经所支配的相应区域,理论上讲,硬膜外阻滞可用于除头部以外的任何手术。但从安全角度考虑,硬膜外阻滞主要用于腹部及以下的手术,包括泌尿、妇产及盆腔和下肢手术。颈部、上肢及胸部虽可应用,但风险较大和管理复杂。胸部、上腹部手术,目前已不主张单独应用硬膜外阻滞,可用硬膜外阻滞复合全麻。

(2)镇痛:包括产科镇痛、术后镇痛及一些慢性疼痛和癌痛的镇痛可用硬膜外阻滞。

2.禁忌证

(1)由于失血、血浆或体液丢失导致的低血容量,机体常常通过全身血管收缩来代偿以维持正常的血压,一旦给予硬膜外阻滞,其交感阻滞作用使血管扩张,迅速导致严重的低血压。

(2)穿刺部位感染,可能使感染播散。

(3)菌血症,可能导致硬膜外脓肿。

(4)凝血障碍和抗凝治疗,血小板计数低于 $75 \times 10^9/L$,容易引起硬膜外腔出血、硬膜外腔血肿。

(5)颅高压及中枢神经疾病。

(6)脊椎解剖异常和椎管内疾病。

(二)硬膜外间隙阻滞穿刺技术

1.穿刺前准备

麻醉前可给予巴比妥类或苯二氮䓬类药物;也可用阿托品,以防心率减慢,术前有剧烈疼痛者适量使用镇痛药。准备好常规硬膜外穿刺用具。

2.穿刺体位及穿刺部位

穿刺体位有侧卧位及坐位两种,临床上主要采用侧卧位,具体要求与蛛网膜阻滞法相同。穿刺点应根据手术部位选定,一般取支配手术范围中央的相应棘突间隙(表 2-13)。

表 2-13　手术部位与穿刺间隙

手术部位	穿刺间隙	导管方向
胸部手术	$T_{2\sim6}$	向头
上腹部手术	$T_{8\sim10}$	向头
中、下腹部手术	$T_{10}\sim L_1$	向头
盆间隙手术	$T_{12}\sim L_4$	向头或向尾
会阴	$L_{3\sim4}$	向尾
下肢手术	$L_{2\sim4}$	向尾

3.操作方法

(1)穿刺方法:硬膜外间隙穿刺术有直入法和旁正中法两种。颈椎、胸椎上段及腰椎的棘突相互平行,多主张用直入法,穿刺困难时可用旁正中法。胸椎的中下段棘突呈叠瓦状,间隙狭窄,老年人棘上韧带钙化、脊柱弯曲受限制者,宜用旁正中法。穿透黄韧带有阻力骤失感,即提示已进入硬膜外间隙。由于硬膜外静脉、脊髓动脉、脊神经根均位于硬膜外间隙的外侧,而且硬膜外的外侧间隙较狭窄,此法容易损伤这些组织,因此,穿刺针必须尽可能正确对准硬膜外间隙后正中部位。

(2)确定穿刺针进入硬膜外间隙的方法。①黄韧带突破感:由于黄韧带比较坚韧及硬膜外间隙为一个潜在的间隙,硬膜外穿刺针进入黄韧带的一瞬间会有一种突破感。②黄韧带阻力消失:穿刺针抵达黄韧带后,用注射器抽取 2~3 mL 生理盐水并含有一个小气泡,与穿刺针连接,缓慢进针并轻推注射器,可见气泡压缩,也不能推入液体。继续进针直到阻力消失,针筒内的小气泡变形,且无阻力地推入液体,表明已进入硬膜外间隙。但禁止注入空气。③硬膜外间隙负压:可用悬滴法和玻管法进行测试,硬膜外穿刺针抵达黄韧带时,在穿刺针的尾端悬垂一滴生理盐水或连接内有液体的细玻璃管,当进入硬膜外间隙时,可见尾端的盐水被吸入或玻管内液柱内移,约 80%的患者有负压现象。

(3)放置硬膜外导管:先测量皮肤至硬膜外间隙的距离,然后用左手固定针的位置,右手安置导管约 15 cm。然后左手退针,右手继续送入导管,调整导管深度留置硬膜外间隙内为 3~4 cm 并固定导管。

(三)常用药物

用于硬膜外阻滞的局麻药应该具备弥散性强、穿透性强、毒性小,且起效时间短,维持时间长等特点。目前常用的局麻药有利多卡因、丁卡因、罗哌卡因及丁哌卡因。利多卡因作用快,5~12 分钟即可发挥作用,在组织内浸透扩散能力强,所以阻滞完善,效果好,常用 1%~2%浓度,作用持续时间为 1.0~1.5 小时,成年人一次最大用量为 400 mg。丁卡因常用浓度为 0.25%~0.33%,10~15 分钟起效,维持时间达 3~4 小时,一次最大用量为 60 mg。罗哌卡因常用浓度为 0.5%~1.0%,5~15 分钟起效,维持时间达 2~4 小时。丁哌卡因常用浓度为 0.50%~0.75%,4~10 分钟起效,可维持 4~6 小时,但肌肉松弛效果只有 0.75%溶液才满意。

决定硬膜外阻滞范围的最主要因素是药物的容量,而决定阻滞深度及作用持续时间的主要因素则是药物的浓度。根据穿刺部位和手术要求的不同,应对局麻药的浓度作不同的选择。常用的局麻药及特性见表 2-14。可用一种局麻药,也可用两种局麻药混合,最常用的混合液是利多卡因(1.0%~1.6%)、丁哌卡因(0.375%~0.500%)或丁卡因(0.15%~0.30%),以达到阻滞作用起效快、持续时间长和降低局麻药毒性的目的。

表 2-14 常用的药物

药名	浓度(%)	剂量(mg)	起效时间(分钟)	持续时间(小时)
利多卡因	1~2	150~400	3~5	0.5~1.5
罗哌卡因	0.5~1.0	30~300	5~15	2.0~4.0
丁哌卡因	0.25~0.75	37.5~225.0	5~15	2.0~4.0
丁卡因	0.15~0.33	150~300	5~10	2.0~4.0
氯普鲁卡因	2~3	200~900	3~5	0.5~1.5

(四)硬膜外阻滞的管理

1.影响阻滞平面的因素

(1)穿刺部位:胸部硬膜外间隙比腰部的硬膜外间隙小,因此胸部硬膜外间隙药物剂量比较小,其阻滞范围与穿刺间隙密切相关。腰部硬膜外间隙较大,注药后往头尾两端扩散,尤其 L_5 和 S_1 间隙,由于神经较粗,阻滞作用出现的时间延长或不完全。

（2）局麻药剂量：通常需要 1~2 mL 容量的局麻药阻断一个椎间隙。药物剂量随其浓度不同而不同。一般较大剂量的低浓度局麻药能产生较广平面的浅部感觉阻滞，但运动和深部感觉阻滞作用较弱。而高浓度局麻药则肌松较好。持续硬膜外阻滞法，追加剂量通常为初始剂量的一半，追加时间为阻滞平面减退两个节段时，追加注药量可增加其沿纵轴扩散范围。容量越大，注速越快，阻滞范围越广；反之，则阻滞范围窄，但临床实践证明，快速注药对扩大阻滞范围的作用有限。

（3）导管的位置和方向：导管向头侧时，药物易向头侧扩散；向尾侧时，则可多向尾侧扩散 1~2 个节段，但仍以向头侧扩散为主。如果导管偏于一侧，可出现单侧麻醉，偶尔导管置入椎间孔，则只能阻滞几个脊神经根。

（4）患者的情况。①年龄、身高和体重：随着年龄的增长，硬膜外间隙变窄，婴幼儿、老年人硬膜外间隙小，用药量须减少。身高与剂量相关，身材较矮的患者约需 1 mL 容量的局麻药可阻滞一个节段，身材较高的患者需 1.5~2.0 mL 阻滞一个节段。体重与局麻药的剂量关系并不密切。②妊娠妇女：由于腹间隙内压升高，妊娠后期下腔静脉受压，增加了硬膜外静脉丛的血流量，硬膜外间隙变窄，药物容易扩散，用药剂量需略减少。③腹腔内肿瘤、腹水患者也需减少用药量。④某些病理因素，如脱水、血容量不足等，可加速药物扩散，用药应格外慎重。

（5）体位：体位与药物的关系目前尚未找到科学依据。但临床实践表明，由于药物比重的关系，坐位时低腰部与尾部的神经容易阻滞。侧卧位时，下侧的神经容易阻滞。

（6）血管收缩药：局麻药中加入血管收缩药减少局麻药的吸收，降低局麻药的毒性反应，并能延长阻滞时间，但丁哌卡因中加入肾上腺素并不延长作用时间。控制肾上腺素浓度在 1:（400 000~500 000）（2.0~2.5 μg/mL）。禁忌证：①糖尿病、动脉粥样硬化、肿瘤化疗患者。②神经损伤、感染或其他病理性改变。③术中体位，器械牵拉挤压神经。④严重内环境紊乱，如酸碱平衡失衡等。

（7）局麻药 pH：局麻药大多偏酸性 pH 在 3.5~5.5。在酸性溶液中，局麻药的理化性质稳定并不利于细菌的生长。但由于局麻药的作用原理是以非离子形式进入神经细胞膜，在酸性环境中，局麻药大多以离子形式存在，药理作用较弱。

（8）阿片类药物：局麻药中加入芬太尼 50~100 μg，通过对脊髓背角阿片类受体的作用，加快局麻药的起效时间，增强局麻药的阻滞作用，延长局麻药的作用。

2.术中管理

硬膜外间隙注入局麻药 5~10 分钟内，在穿刺部位的上下各 2、3 节段的皮肤支配区可出现感觉迟钝；20 分钟内阻滞范围可扩大到所预期的范围，麻醉也趋完全。针刺皮肤测痛可得知阻滞的范围和效果。除感觉神经被阻滞外，交感神经、运动神经也会阻滞，由此可引起一系列生理扰乱。同脊麻一样，最常见的是血压下降、呼吸抑制和恶心呕吐。因此术中应注意麻醉平面，密切观察病情变化，及时进行处理。

（五）并发症

1.局麻药全身中毒反应

由于硬膜外阻滞通常需大剂量的局麻药（5~8 倍的脊麻剂量），容易导致全身中毒反应，尤其是局麻药误入血管内更甚。局麻药通过稳定注药部位附近的神经纤维的兴奋性膜电位，从而影响神经传导，产生麻醉作用。如果给予大剂量的局麻药，尤其是注药过快或误入血管内时，其血浆浓度达到毒性水平，其他部位（如大脑、心肌）的兴奋性膜电位也受影响，即会引发局麻药的毒性反应。

大脑比心脏对局麻药更敏感,所以局麻药早期中毒症状与中枢神经系统有关。患者可能首先感觉舌头麻木、头晕、耳鸣,有些患者表现为精神错乱,企图坐起来并要拔掉静脉输液针,这些患者往往被误认为癔症发作。随着毒性的增加,患者可以有肌颤,肌颤往往是抽搐的前兆,病情进一步发展,患者可出现典型的癫痫样抽搐。如果血药浓度继续升高,患者迅速出现缺氧、发绀和酸中毒,随之而来的是深昏迷和呼吸停止。

如果血药浓度非常高,可能出现心血管毒性反应。局麻药可直接抑制心肌的传导和收缩,对血管运动中枢及血管床的作用可能导致严重的血管扩张,表现为低血压、心率减慢,最后可能导致心脏停搏。相当多的证据表明,脂溶性、蛋白结合率高的局麻药,如丁哌卡因可能引起严重的心律失常,甚至是心室颤动,这可能与其影响心肌细胞离子通道的特征有关。

2.误入蛛网膜下腔

硬膜外阻滞的局麻药用量远高于脊麻的用药量,如果局麻药误入蛛网膜下腔,可能导致阻滞平面异常升高或全脊麻。

(1)症状和体征:全脊麻的主要特征是注药后迅速发展的广泛的感觉和运动神经阻滞。由于交感神经被阻滞,低血压是最常见的表现。如果 C_3、C_4 和 C_5 受累,可能出现膈肌麻痹,加上肋间肌麻痹,可能导致呼吸衰竭甚至呼吸停止。随着低血压及缺氧,患者可能很快意识不清、昏迷。如用药量过大,症状典型,诊断不难,但须与引起低血压和昏迷的其他原因进行鉴别开来,如迷走-迷走昏厥。当用药量较少时(如产科镇痛),可能仅出现异常高平面的麻醉,这往往就是误入蛛网膜下腔的表现。

(2)处理:全脊麻的处理原则是维持患者循环及呼吸功能。患者神志消失,应行气管插管人工通气,加速输液以及滴注血管收缩药升高血压。若能维持循环功能稳定,30 分钟后患者可清醒。全脊麻持续时间与使用的局麻药有关,利多卡因可持续 1.0～1.5 小时,而丁哌卡因持续 1.5～3.0 小时。尽管全脊麻来势凶猛,影响患者的生命安全,但只要诊断和处理及时,大多数患者均能恢复。

(3)预防措施包括以下 2 条。①预防穿破硬膜:硬膜外阻滞是一种盲探性穿刺,所以要求熟悉有关椎管解剖,操作应轻巧从容,用具应仔细挑选,弃掉不合用的穿刺针及过硬的导管。对于那些多次接受硬膜外阻滞、硬膜外间隙有粘连者或脊柱畸形有穿刺困难者,不宜反复穿刺以免穿破硬膜。老年人、小儿的硬膜穿破率比青壮年高,所以穿刺时尤其要小心。一旦穿破硬膜,最好改换其他麻醉方法,如全麻或神经阻滞。②应用试验剂量:强调注入全量局麻药前先注入试验剂量,观察 5～10 分钟有无脊麻表现,改变体位后若须再次注药也应再次注入试验剂量。首次试验剂量不应大于 5 mL。麻醉中若患者发生躁动可能使导管移位而刺入蛛网膜下腔。有报道硬膜外阻滞开始时为正常的节段性阻滞,以后再次注药时出现全脊麻,经导管抽出脑脊液,说明在麻醉维持期间导管还会穿破硬膜进入蛛网膜下腔。

3.误入硬膜下间隙

局麻药误入硬膜和蛛网膜之间的间隙,即硬膜下间隙阻滞。由于硬膜下间隙为一潜在间隙,小量的局麻药进入即可在其中广泛弥散,出现异常的高平面阻滞,但起效时间比脊麻慢,因硬膜下间隙与颅内蛛网膜下腔不通,除非出现严重的缺氧,一般不至于引起意识消失。颈部硬膜外阻滞时误入的机会更多些。

4.导管折断

这是连续硬膜外阻滞的并发症之一,发生率为 0.057%～0.200%。其原因为以下几方面。①穿刺针割断:遇导管尖端越过穿刺针斜面后不能继续进入时,正确的处理方法是将穿刺针连同导管一并拔出,然后再穿刺,若错误地将导管拔出,已进入硬膜外间隙的部分可被锐利的穿刺针斜面切断。②导管质地较差:导管质地或多次使用后易变硬变脆,近来使用的大多为一次性导管可防止导管折断。如果导管需要留置,应采用聚四氯乙烯为原料的导管,即便如此留置导管也不宜超过 72 小时,若需继续保留者应每 3 天更换一次导管。导管穿出皮肤的部位,应用棉纤维衬垫,避免导管在此处呈锐角弯曲。

处理:传统的原则是体内存留异物应尽可能取出,但遗留的导管残端不易定位,即使采用不透 X 线的材料制管,在 X 线片上也很难与骨质分辨,致手术常遭失败。而残留导管一般不会引起并发症,无活性的聚四乙烯导管取出时,会造成较大创伤,所以实无必要进行椎板切除手术以寻找导管。大量临床经验证明即使进行此类手术也很难找到导管。最好的办法是向患者家属说明,同时应继续观察。如果术毕即发生断管,且导管断端在皮下,可在局麻下做小切口取出。

5.拔管困难

不可用力硬拔。应采用以下方法:①告知患者放松,侧卧位,头颈部和双下肢尽量向前屈曲,试行拔管,用力适可而止。②导管周围肌肉注入 1% 利多卡因后试行拔管。③也可从导管内插入钢丝(钢丝尖端不可进入硬膜外间隙)试行拔管。④必要时使用镇静药或全麻肌松(喉罩通气)状态下拔管。

6.异常广泛阻滞

注入常规剂量局麻药后,出现异常广泛的脊神经阻滞现象,但不是全脊麻。因阻滞范围虽广,但仍为节段性,骶神经支配区域,甚至低腰部仍保持正常。临床特点是高平面阻滞总是延缓地发生,多出现在注完首量局麻药后 20～30 分钟,常有前驱症状如胸闷、呼吸困难、说话无声及烦躁不安,继而发展至通气严重不足,甚至呼吸停止,血压可能大幅度下降或无多大变化。脊神经阻滞常达 12～15 节段,但仍为节段性。

异常广泛的脊神经阻滞有两种常见的原因,包括前述的硬膜下间隙阻滞以及异常的硬膜外间隙广泛阻滞。硬膜外间隙异常广泛阻滞与某些病理生理因素有关,下腔静脉回流不畅(足月妊娠及腹部巨大肿块等),硬膜外间隙静脉丛怒张,老年动脉硬化患者由于退行性变及椎间孔闭锁,均使硬膜外有效容积减少,常用量局麻药阻滞平面扩大。足月妊娠比正常情况时麻醉平面扩大 30%,老年动脉硬化患者扩大 25%～42%。若未充分认识此类患者的特点,按正常人使用药量,会造成相对逾量而出现广泛的阻滞。预防的要点是对这类患者要相应减少局麻药用量,有时减至正常人用量的 1/3～1/2。

7.硬膜穿破和头痛

硬膜穿破是硬膜外阻滞最常见的意外和并发症。据报道,其发生率高达 1%。硬膜穿破除了会引起阻滞平面过高及全脊麻外,最常见的还是头痛。由于穿刺针孔较大,穿刺后头痛的发生率较高。头痛与患者体位有关,即直立位头痛加剧而平卧后好转,所以容易诊断。头痛常出现于穿刺后 6～72 小时,头痛的原因与脑脊液漏入硬膜外间隙有关。一旦出现头痛,应认真对待,因这种头痛可使日常生活受累,甚至可能导致颅内硬膜下血肿。

尽管有许多不同的方法处理穿刺后头痛,但毫无疑问,最有效的方法是硬膜外注入自体血进行充填治疗,一旦诊断为穿刺后头痛,应尽快行硬膜外血充填治疗,治疗越早效果越好。抽取自体血 10～15 mL,注入硬膜外腔,不需要在血中加入抗凝剂,因靠凝血块来堵塞穿刺孔。操作时注意无菌技术,有效率达 90%。

8.神经损伤

硬膜外阻滞后出现持久的神经损伤比较罕见。引起神经损伤的 4 个主要原因为操作损伤、脊髓前动脉栓塞、粘连性蛛网膜炎及椎管内占位性病变引起的脊髓压迫。

(1)操作损伤:①通常由穿刺针及硬膜外导管所致。患者往往在穿刺时就感觉疼痛,神经纤维的损伤可能导致持久的神经病变,但大多数患者的症状,如截瘫、疼痛、麻木,均可在数周内缓解。损伤的严重程度与损伤部位有关,胸段及颈段的脊髓损伤最严重。②损伤可能伤及脊神经根和脊髓。脊髓损伤早期与神经根损伤的鉴别要点为以下内容。神经根损伤当时有"触电"或痛感,而脊髓损伤时为剧痛,偶伴一过性意识障碍;神经根损伤以感觉障碍为主,有典型"根痛",很少有运动障碍;神经根损伤后感觉缺失仅限于 1～2 根脊神经支配的皮区,与穿刺点棘突的平面一致,而脊髓损伤的感觉障碍与穿刺点不在同一平面,颈部低一节段,上胸部低二节段,下胸部低三节段。③神经根损伤根痛以伤后 3 天内最剧,然后逐渐减轻,2 周内多数患者症状缓解或消失,遗留片状麻木区数月以上,采用对症治疗,预后较好。而脊髓损伤后果严重,若早期采取积极治疗,可能不出现截瘫,或即使有截瘫,恰当治疗也可以使大部分功能恢复。治疗措施包括脱水治疗,以减轻水肿对脊髓内血管的压迫及减少神经元的损害,皮质类固醇能防止溶酶体破坏,减轻脊髓损伤后的自体溶解,应尽早应用。

(2)脊髓前动脉栓塞:脊髓前动脉栓塞可迅速引起永久性的无痛性截瘫,因脊髓前侧角受累(缺血性坏死),故表现以运动功能障碍为主的神经症状。脊髓前动脉实际上是一根终末动脉,易遭缺血性损害。诱发脊髓前动脉栓塞的因素有严重的低血压、钳夹主动脉、局麻药中肾上腺素浓度过高,引起血管持久痉挛及原有血管病变者(如糖尿病)。

(3)粘连性蛛网膜炎:粘连性蛛网膜炎是严重的并发症,患者不仅有截瘫,而且有慢性疼痛。通常由误注药物入硬膜外间隙所致,如氯化钙、氯化钾、硫喷妥钠及各种去污剂误注入硬膜外间隙会并发粘连性蛛网膜炎。其他药物的神经毒性:晚期癌性疼痛患者椎管内长期、大剂量应用吗啡,需注意其神经毒性损害。瑞芬太尼因含甘氨酸对神经有毒性,不可用于硬膜外或鞘内给药。试验研究证明右美托咪定注入硬膜外间隙对局部神经髓鞘有损害。如氯胺酮含氯化苄甲乙氧胺等杀菌或防腐剂,可引起神经损伤。粘连性蛛网膜炎的症状是逐渐出现的,先有疼痛及感觉异常,以后逐渐加重,进而感觉丧失。运动功能改变从无力开始,最后发展到完全性弛缓性瘫痪。尸检可以见到脑脊膜上慢性增生性反应,脊髓纤维束及脊神经腹根退化性改变,硬膜外间隙及蛛网膜下腔粘连闭锁。

(4)脊髓压迫:引起脊髓压迫的原因为硬膜外血肿及硬膜外脓肿,其主要临床表现为严重的背痛。硬膜外血肿的起病快于硬膜外脓肿,两者均需尽早手术减压。

1)硬膜外血肿:硬膜外间隙有丰富的静脉丛,穿刺出血率为 2%～6%,但形成血肿出现并发症者,其发生率仅 0.001 3%～0.006 0%。形成血肿的直接原因是穿刺针尤其是置入导管的损伤,促使出血的因素有患者凝血机制障碍及抗凝血治疗。硬膜外血肿虽罕见,但在硬膜外阻滞并发截瘫的原因中占首位。临床表现:开始时背痛,短时间后出现肌无力及括约肌功能障碍,最后发展到完全性截瘫。诊断主要依靠脊髓受压迫所表现的临床症状及体征,椎管造影、CT 或磁共振对于明确诊断很有帮助。预后取决于早期诊断和及时手术,手术延迟者常致永久残疾,故争取时机尽快手术减压为治疗的关键(8 小时内术后效果较好)。预防硬膜外血肿的措施:有凝血障碍及正在使用抗凝治疗的患者应避免椎管内麻醉;穿刺及置管时应轻柔,切忌反复穿刺;万一发生硬膜外腔出血,可用生理盐水多次冲洗,待血色回流变淡后,改用其他麻醉。

2)硬膜外脓肿:为硬膜外间隙感染所致。其临床表现为经过1~3天或更长的潜伏期后出现头痛、畏寒及白细胞计数增多等全身征象。局部重要症状是背痛,其部位常与脓肿发生的部位一致,疼痛很剧烈,咳嗽、弯颈及屈腿时加剧,并有叩击痛。在4~7天出现神经症状,开始为神经根受刺激出现的放射状疼痛,继而肌无力,最终截瘫。与硬膜外血肿一样,预后取决于手术的早晚,凡手术延迟者可致终身瘫痪。硬膜外脓肿的治疗效果较差,应强调预防为主,麻醉用具及药品应严格无菌,遵守无菌操作规程。凡局部有感染或有全身性感染疾病者(败血症),应禁行硬膜外阻滞。

(六)骶管阻滞

硬膜外间隙在骶管的延续部分是骶管间隙,该间隙末端终止于骶裂孔。骶管阻滞是经骶裂孔穿刺进入骶管后将局麻药注入该间隙产生该部脊神经阻滞。

1.适应证

适应证包括:①肛门会阴部手术。②小儿下腹部及腹股沟手术。③连续骶管阻滞可用于术后镇痛。④疼痛治疗,如椎间盘突出压迫神经引起下肢急慢性疼痛。可从骶管注入局麻药和激素。

2.解剖和穿刺方法

确定骶裂孔的骨性标志是位于骶裂孔两侧的骶骨角(S_3的下关节突),骶裂孔为骶尾韧带覆盖。骶管间隙内有脂肪、骶神经、静脉丛及硬膜囊。硬膜囊的终止平面相当于S_2下缘。针尖穿过骶尾韧带进入骶管时有突破感,针穿过骶尾韧带进入骶管间隙后进针角度与构成骶管的骨板相平行与皮肤成70°~80°针尖深度不超过S_2水平。新生儿硬膜囊终止水平在S_4,因此进针深度更浅。穿刺成功后与硬膜为阻滞一样要确认穿刺针在硬膜外间隙内,避免针已穿破硬膜进入蛛网膜下间隙或针尖在静脉内。

3.注意事项

(1)严格无菌操作,以免感染。

(2)穿刺针位于正中线,并不可太深,以免损伤血管或穿破硬膜。

(3)试验剂量3~5 mL。

(4)预防局麻药进入蛛网膜下间隙或误注入血管。

(5)骶管先天畸形较多,容量差异也大,一般15~20 mL。阻滞范围很难预测。

四、腰硬联合麻醉

蛛网膜下间隙和硬膜外间隙联合阻滞简称腰硬联合麻醉。腰硬联合麻醉(combined spinal-epidural anesthesia,CSEA)是脊麻与硬膜外麻醉融为一体的麻醉方法,优先用脊麻方法的优点是起效快、阻滞作用完全、肌松满意,应用硬膜外阻滞后阻滞时间不受限制并可行术后镇痛,同时减少局麻药的用药量和不良反应,降低并发症的发生率。CSEA已广泛应用于下腹部及下肢手术麻醉及镇痛,尤其是剖宫产手术。但CSEA也不可避免地存在脊麻和硬膜外麻醉的缺点。

(一)实施方法

1.穿刺针

穿刺针常用的为蛛网膜下腔与硬膜外腔联合阻滞套管针,其硬膜外穿刺针为17 G,距其头端1～2 cm处有一侧孔,蛛网膜下腔穿刺针可由此通过。蛛网膜下腔穿刺针为25～27 G的笔尖式穿刺针(图2-12)。

2.穿刺方法

穿刺间隙为$L_{2～3}$或$L_{3～4}$。先用硬膜外穿刺针行硬膜外腔穿刺后,再经硬膜外穿刺针置入25 G或26 G的蛛网膜下腔穿刺针,穿破硬膜时有轻轻的突破感,拔出针芯后有脑脊液缓慢流出。蛛网膜下腔穿刺针的侧孔一般朝向患者头端,有利于脑脊液的流出。在蛛网膜下腔内注入局麻药后,拔出蛛网膜下腔的穿刺针。然后置入硬膜外导管,留置导管3～4 cm,退针、固定导管。患者平卧测试和调整阻滞平面,同时注意监测血流动力学变化,低血压和心动过缓者应及时处理。待蛛网膜下腔阻滞作用开始消退,如手术需要,经硬膜外导管注入局麻药行硬膜外阻滞。

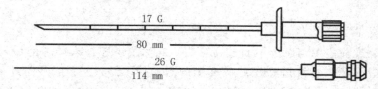

图 2-12　蛛网膜下腔与硬膜外腔联合阻滞套管针

3.用药方法

由于蛛网膜下间隙阻滞作用开始消退时,开始硬膜外间隙注药。因此,无法观察硬膜外试验剂量及其效应,一般采用分次注药方法或持续注药方法(4～6 mL/h)。同时严密观察是否有全脊麻的征象,及局麻药毒性反应。联合穿刺时,硬膜外导管可能误入蛛网膜下腔,通常有脑脊液从导管内流出。因此每次硬膜外腔注药时,须回抽无脑脊液后再注药。并且蛛网膜下间隙与硬膜外间隙的局麻药用药剂量均较小,阻滞平面容易扩散,可能有一部分局麻药经硬膜孔渗入蛛网膜下腔,以及硬膜外间隙的压力改变后,局麻药易在蛛网膜下间隙扩散。

(二)注意事项

(1)硬膜外导管可能会误入蛛网膜下间隙,有脑脊液从导管内流出。因此每次硬膜外间隙注药时,须回抽无脑脊液后再注药。

(2)蛛网膜下间隙与硬膜外间隙的局麻药用药剂量均较小,但阻滞平面容易扩散。可能有一部分局麻药经硬膜破孔渗入蛛网膜下间隙(称为渗漏效应),以及注入局麻药后硬膜外间隙的压力改变,使蛛网膜下间隙的脑脊液容积相应减少,局麻药在蛛网膜下间隙容易扩散(称为容量效应)。多数研究认为容量效应是腰硬联合麻醉平面容易扩散的主要原因。

(3)实施CSEA在蛛网膜下间隙注入局麻药后,如出现硬膜外导管置入困难,会导致蛛网膜下间隙注药后恢复仰卧体位延迟。如果患者侧卧头低位,重比重液将向头侧移动,使阻滞平面过高,可能发生严重低血压,应严密监测并及时处理。如侧卧头高位,重比重液将向尾侧移动,使阻滞平面较低。

(4)穿刺成功后,患者转平卧位测试和调整阻滞平面,同时注意监测血流动力学变化,低血压和心动过缓应及时处理。脊麻丁哌卡因剂量一般12 mg左右,最多用至15 mg。待蛛网膜下间隙阻滞作用固定,根据手术需要,经硬膜外导管注入局麻药行硬膜外阻滞。

(三)风险和并发症

1.阻滞平面异常广泛

CSEA的阻滞范围较一般腰麻或硬膜外阻滞范围广,其原因:①注入硬膜外腔的局麻药经硬脊膜破损处渗入蛛网膜下腔;②硬膜外腔的负压消失,促使脑脊液中局麻药扩散;③硬膜外腔注入局麻药液容积增大,挤压硬脊膜,使腰骶部蛛网膜下腔压力增加,促使局麻药向头端扩散,阻滞平面可增加 3～4 个节段;④脑脊液从硬脊膜针孔溢出,使硬膜外腔的局麻药稀释、容量增加及阻滞平面升高;⑤局麻药在蛛网膜下腔因体位改变而向上扩散;⑥为补救腰麻平面不足,经硬膜外导管注入局麻药量过多。

临床上应尽量避免此类情况的发生,建议对策:①如蛛网膜下腔阻滞平面能满足整个手术需要,则术中硬膜外腔不需用药,仅作为术后镇痛;②硬膜外腔注药应在腰麻平面完全固定后再给予;③避免硬膜外腔一次注入大量局麻药,应分次给予。每次注药后都应测试阻滞平面,根据阻滞平面的高低决定是否继续注药及药量;④密切监测患者的生命体征,必要时加快血容量补充并适当应用升压药。

2.循环呼吸系统并发症

循环呼吸系统并发症主要与麻醉平面过高有关。蛛网膜下腔注入局麻药后,如阻滞平面过高,交感神经受到广泛阻滞,易引起低血压,严重者导致心搏骤停。当腰麻平面过高,尤其是肋间肌和膈肌出现麻痹时,将引起患者严重的呼吸抑制甚至呼吸停止。这种情况多因腰麻作用已开始,而硬膜外置管困难,阻滞平面已经升高,麻醉医师又没能及时发现所致。对老年、全身状况较差或有相对血容量不足的患者后果更为严重。因此,在 CSEA 操作过程中,一定要加强生命体征监测,合理应用局麻药,及时调控腰麻平面。若硬膜外腔置管困难,应及时放弃硬膜外置管并拔除硬膜外穿刺针。

3.神经并发症

(1)马尾综合征:主要表现为不同程度的大便失禁及尿道括约肌麻痹、会阴部感觉缺失和下肢运动能力减弱。引起该综合征的原因:①局麻药对鞘内神经直接毒性,与注入局麻药的剂量、浓度、种类及加入的高渗葡萄糖液和血管收缩药有关。术后镇痛在硬膜外腔导管部位局麻药持续作用。国外有大量蛛网膜下腔应用 5% 利多卡因后引起马尾综合征的报道。②压迫型损伤:如硬膜外血肿或脓肿。③操作时损伤。预防措施:最小有效剂量的局麻药;最低局麻药有效浓度,局麻药注入蛛网膜下腔前应适当稀释;注入蛛网膜下腔的葡萄糖液的终浓度不得超过 8%。

(2)短暂性神经综合征:表现为以臀部为中心向下肢扩散的钝痛或放射痛,部分患者同时伴有背部的疼痛,活动后疼痛可减轻,体格检查和影像学检查无神经学阳性改变。症状常出现在腰麻后的 12～36 小时,2 天～2 周内可缓解,非甾体抗炎药能有效缓解短暂性神经综合征引起的疼痛。病因尚不清楚,可能与注入蛛网膜下腔的局麻药剂量和浓度、穿刺时神经损伤,以及手术体位等因素相关。

(3)穿刺时直接的神经根或脊髓损伤:应严格遵守操作规范,避免反复穿刺,硬膜外穿刺针刺到神经根或脊髓应立即放弃椎管内阻滞。

(4)硬脊膜穿破后头痛:腰硬联合麻醉因其独特的优点目前在临床上得到广泛应用,但仍要注意其可能的风险及并发症。因此,在操作时强调严格掌握适应证及操作规范,术中加强麻醉管理和监测,合理应用局麻药,及时发现和治疗并发症。

(李　鹤)

第三节 周围神经阻滞

周围神经阻滞是将局部麻醉药注入神经干(丛)旁,暂时阻滞神经的传导功能,使该神经支配的区域产生麻醉作用,达到手术无痛的目的。随着神经刺激仪的出现,尤其是近年来超声引导的神经定位,使得周围神经阻滞效果显著提高,并得到广泛的普及。

一、周围神经阻滞的适应证、禁忌证和注意事项

(一)适应证

周围神经阻滞是临床常用的麻醉方法之一,手术部位局限于某一或某些神经干(丛)所支配范围并且阻滞时间能满足手术需求者即可采用。还取决于手术范围、手术时间、患者的精神状态及合作程度。神经阻滞既可单独应用,亦可与其他麻醉方法如基础麻醉、全身麻醉等复合应用。

(二)禁忌证

穿刺部位有感染、肿瘤、严重畸形以及对局麻药过敏者应作为神经阻滞的绝对禁忌证。

(三)注意事项

神经阻滞过程中的注意事项如下。

(1)做好麻醉前病情估计和准备:不应认为神经阻滞是小麻醉而忽视患者全身情况。以提高神经阻滞的效果,同时减少并发症。

(2)神经阻滞的成功有赖于相关的解剖知识、正确定位穿刺入路、局麻药的药理及常见并发症的预防及处理。

(3)明确手术部位和范围,神经阻滞应满足手术要求。

(4)某些神经阻滞可以有不同的入路和方法,一般宜采用简便、安全和易于成功的方法。但遇到穿刺点附近有感染、肿块畸形或者患者改变体位有困难等情况时则需变换入路。

(5)施行神经阻滞时,神经干旁常伴行血管,穿刺针经过的组织附近可能有体腔(如胸膜腔等)或脏器,穿刺损伤可以引起并发症或后遗症,操作力求准确、慎重及轻巧。

(6)常规评估注射压力以降低神经纤维束内注射的发生率,以<100.0 kPa(750 mmHg)的压力注射可以显著减少神经纤维束内注射及高压导致的局麻药入血的发生。

二、周围神经阻滞的定位方法

满意的神经阻滞应具备3个条件:①穿刺针正确达到神经附近;②足够的局麻药浓度;③充分的作用时间使局麻药达到需阻滞神经的神经膜上的受体部位。

(一)解剖标记定位

根据神经的局部解剖特点寻找其体表或深部的标志,如特定体表标志、浅层的骨性突起、血管搏动、皮纹及在皮肤上测量到的定位点深层标志如筋膜韧带、深部动脉或肌腱孔穴及骨骼。操作者穿刺时的"针感",即感觉穿刺的深浅位置,各种深层组织的硬度、坚实感及阻力等。局麻药注入神经干周围后可浸润扩散到神经干表面,并逐步达到神经干完全阻滞。但解剖定位只局限于较细的神经分支,如腕部和踝部神经阻滞成功率高,而较粗神经除了腋路臂丛通过穿透腋动脉

定位外,其他很少使用。

(二)找寻异感定位

在解剖定位基础上,按神经干的走行方向找寻异感。理论上,获得异感后注药,更接近被阻滞神经,其效果应更完善。根据手术范围和时间等决定阻滞方法。应尽可能用细针穿刺,针斜面宜短,避免不必要的神经损伤。目前应用神经刺激器及超声引导神经定位,因此不需找寻异感定位。

(三)神经刺激器定位

1.工作原理

周围神经刺激器产生单个刺激波,刺激周围神经干,诱发该神经运动分支所支配的肌纤维收缩,并通过与神经刺激器相连的绝缘针直接注入局麻药,达到神经阻滞的目的。目前临床使用的神经刺激器都具有较大可调范围的连续输出电流,电流极性标记清晰。

2.绝缘穿刺针选择

尽可能选用细的穿刺针,最好用 22 G。选用 B 斜面(19°)或短斜面(45°)的穿刺针。上肢神经阻滞通常选用 5 cm 穿刺针,腰丛和坐骨神经阻滞选用 10 cm 穿刺针。神经刺激器的输出电流 0.2~10 mA,频率 1 Hz。需一次注入大剂量局麻药时,用大容量的注射器与阻滞针相衔接,以确保在回吸和注药时针头位置稳定。

3.操作方法

将周围神经刺激器的正极通过一个电极与患者穿刺区以外的皮肤相连,负极与消毒绝缘针连接。先设置电流强度为 1.0~1.5 mA,刺激频率为 2 Hz。该强度下局部肌肉收缩程度最小。穿刺针靠近神经时,减少刺激器的输出电流至最低强度(低于 0.5 mA)时仍能引起肌颤搐,可认为穿刺针尖最靠近神经,注入 2~3 mL 局麻药,肌肉收缩立即消除。此时,增加电流至 1 mA,若无肌肉收缩发生,逐渐注射完余下的局麻药。如仍有肌肉收缩,应后退穿刺针重新调整位置及方向。

4.神经刺激效应

使用神经刺激器刺激运动神经分支,观察其支配肌肉的运动有助于精确定位,刺激正中神经、尺神经、桡神经、腓总神经和胫神经支配的肌肉收缩的运动反应(图 2-13)。又如用刺激股神经引发股四头肌颤搐及髌骨上下移动。

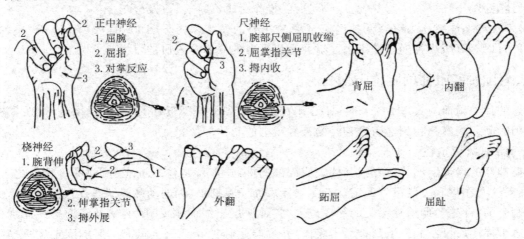

图 2-13　刺激正中神经、尺神经、桡神经、腓总神经和胫神经后的运动反应

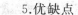

5.优缺点

使用周围神经刺激器定位无须患者诉说异感,可用于意识不清或儿童等不合作患者,提高阻滞成功率,减少并发症发生。但刺激神经可能引起损伤。

(四)超声定位

1.超声技术基础

(1)超声波的物理特性:声源振动的频率>20 000 Hz 的机械波,临床常用的超声频率在 2～10 MHz。超声波有 3 个基本物理量,即频率(f),波长(λ),声速(c),它们的关系是 $c=f-\lambda$ 或 $\lambda=c/f$。波长决定图像的极限分辨率,频率则决定了可成像的组织深度。低频探头(1～6 MHz)成像的极限分辨率为 0.75～0.10 mm,可成像的组织深度 6～20 cm;高频探头(6～15 MHz)成像的极限分辨率为 0.10～0.05 mm,可成像的组织深度<6 cm。当目标结构表浅时,应选用高频探头,反之应选用低频探头。超声波在介质中传播时,遇到不同声阻的分界面,会产生反射。当超声波垂直于不同声阻抗分界面入射时,可得到最佳的反射效果。随着传播距离的增加,超声波在介质中的声能将随之衰减。根据图像中灰度不同,可分为强或高回声、中等回声、低或弱回声、无回声。

(2)超声成像:由于超声在不同组织中传插速度不同,各种组织介面上产生反射波,超声图像就是由超声探头接收到的各个介面反射波信号重造而成的。不同器官组织成分的显像特点:皮肤呈线状强回声;脂肪回声强弱不同,层状分布的脂肪呈低回声;纤维组织与其他成分交错分布,其反射回声强;肌肉组织回声较脂肪组织强,且较粗糙;血管形成无回声的管状结构,动脉常显示明显的搏动;骨组织形成很强的回声,其后方留有声影;实质脏器形成均匀的低回声;空腔脏器其形状、大小和回声特征因脏器的功能状态改变而有不同,充满液体时可表现为无回声区,充满气体时可形成杂乱的强回声反射。大部分外周神经的横截面呈蜂窝状,纵截面为致密高回声,有小部分外周神经则呈现低回声结构。

(3)超声探头:临床应用的超声频率为 2.5～20.0 MHz,频率越高分辨率越好,但穿透性越差;频率越低穿透性越好,但分辨率会下降。对于表浅的神经(<4 cm),应选用 7～14 MHz 的探头,深度>6 cm 的目标神经,应选用 3～5 MHz 的探头。4～6 cm 的目标神经应选用 5～7 MHz 的探头。对于极为表浅的结构,可选用类似曲棍球棒的高频小探头。表浅的神经应选用高频线阵探头,图像显示更清楚,而深部的神经应选用低频率凸阵探头,可增加可视范围,有利于寻找目标神经。探头要先涂上超声胶,然后用已灭菌的塑料套或无菌手套包裹,并用弹性皮筋扎紧。在超声的使用不管是深部或浅部神经,应与周围局部解剖学相结合。目前脉搏波或彩色多普勒技术可以清楚地区分血管及血管中的血流,从而提高对于局部解剖的观察。

(4)多普勒效应:当声波向观察部位运动时,频率增加,远离时则频率减低。目标的移动可发生声波频率的变化,这就是多普勒效应,在医学方面的应用有赖于探测物的移动,如血流、血流方向、血液流量和喘流。在超声引导神经阻滞中探测目标神经附近的血管,区分动脉和静脉,作为引导神经阻滞的重要解剖标志。

2.超声仪简介

麻醉科使用超声引导的神经阻滞时,对超声仪的要求:①图像清晰,特别是近场的分辨率要高;②操作简单容易掌握;③携带方便;④能实时储存图像或片段。目前市场上有多种专为麻醉时使用而设计的便携式超声仪。超声仪的操作步骤如下。

(1)选择和安装超声探头:根据目标神经血管选择探头。一般 6～13 MHz 的线阵探头可满足大部分要求。坐骨神经前路、腰丛一般选择凸阵探头。锁骨下臂丛神经、臀下水平以上的坐骨神经根据患者的胖瘦选择其中一种。线阵探头几乎适合儿童的各个部位。

（2）开机：机器有电源插头和可充电的备用电源。按电源开关开机。

（3）输入患者资料和更换检查模式：按患者信息输入键，出现患者信息输入屏幕，输入患者信息并选择适当的检查模式。检查模式有机器预设的神经、血管、小器官和乳腺等模式。

（4）选择超声模式：超声模式有二维模式、彩色模式、多普勒模式和 M 模式 4 种。神经阻滞用二维模式，鉴别血管时用彩色模式、多普勒模式。

（5）调节深度、增益：根据目标结构的深浅调节深度，并根据图像调节近场、远场和全场增益使目标结构显示清楚。

（6）存储和回放图像：欲储存图像时，先按冻结键冻结此图像，再按储存键储存。也可实时储存动态片段。按回放键可回放储存的图像。

（7）图像内测量和标记：按测量键可测量图像内任意两点的距离。按 Table 键可输入文本。

3.优缺点

（1）优点：超声技术可以直接看到神经及相邻结构和穿刺针的行进路线，如臂丛神经阻滞的肌间沟径路和股神经的腹股沟部位的超声显像十分清晰，此外，还可观察局麻药注射后的局麻药扩散，提高神经阻滞定位的准确性和阻滞效果。超声引导下神经阻滞能减少患者不适，避免局麻药注入血管内或局麻药神经内注射及其相关的并发症。

（2）缺点：超声的使用要有一定的设备和人员培训，增加了操作步骤，且仪器价格昂贵，有待临床普及。

但随着超声设备影像水平不断提高和经济改善，超声定位会逐渐增多，尤其是原来神经阻滞相对禁忌证和患者，如肥胖、创伤、肿瘤等引起的解剖变异，意识模糊，无法合作，已经部分神经阻滞的情况下，超声引导下的神经阻滞有更广阔的临床应用前景。

4.超声引导下外周神经阻滞的准备

（1）环境和器械的准备：虽然神经阻滞可以在手术室进行，但在术前准备室开辟一个专门的空间十分必要。因为神经阻滞起效需要一定的时间，且起效时间因不同的患者、不同的目标神经和不同的局麻药物等因素而有较大变化。麻醉医师可从容地不受干扰地完成操作和效果评估。可用屏风或帘子围住 5 m×5 m 大小的地方，这样创造一个光线相对暗的环境，更容易看清超声屏幕显示，同时也有利于保护患者隐私。必须备常规监护设备、供氧设备、抢救设备和药物。

（2）患者的准备：择期手术需禁食 8 小时，常规开放一外周或中心静脉通路。监测心电图、血压和脉搏氧饱和度。可给予咪达唑仑 0.02～0.06 mg/kg，芬太尼 1～2 μg/kg 进行镇静，对于小儿患者，可静脉注射 0.5～1.0 mg/kg 氯胺酮。对于呼吸障碍的患者使用镇静药物应谨慎。穿刺过程最好鼻导管或面罩吸氧。

（3）探头的选择和准备：对于表浅的神经（<4 cm），应选用 7～14 MHz 的探头，对于深度>6 cm 的目标神经，应选用 3～5 MHz 的探头。对于（4～6 cm），应选用 5～7 MHz 的探头。对于极为表浅的结构，可选用类似曲棍球棒的高频小探头。表浅的神经应选用线阵探头，图像显示更清楚，而深部的神经应选用低频率凸阵探头，可增加可视范围，有利于寻找目标神经。探头要先涂上超声胶，然后用已灭菌的塑料套或无菌手套包裹，并用弹性皮筋扎紧。

（4）其他的用品：消毒液（碘伏、乙醇）、无菌的胶浆、不同型号的注射器和穿刺针。最好准备一支记号笔，可根据解剖标志，大致标记目标结构的位置，有助于减少超声图像上寻找目标结构的时间。

(5)识别超声图像的基本步骤。①辨方向:将探头置于目标区域后,通过移动探头或抬起探头一侧,辨清探头和超声图像的方向。②找标志结构:辨清超声图像方向后,移动探头,寻找目标区域的标志性结构。如股神经阻滞时,先确定股动脉;锁骨上臂丛神经阻滞时,先确定锁骨下动脉。③辨目标神经:根据目标神经和标志性结构的解剖关系(如股神经在股动脉的外侧)和目标神经的超声图像特征,确定目标神经。

5.超声探头、穿刺针与目标神经的相对位置关系

(1)超声探头与目标神经的相对关系:当超声探头与目标神经的长轴平行时,超声图像显示神经的纵切面,当超声探头与目标神经的长轴垂直时,超声图像显示神经的横切面,当超声探头与目标神经的长轴成角大于 0 且小于 90°时,超声图像显示目标结构的斜切面。当超声束和目标结构垂直时,目标结构显示最清楚。

(2)超声探头与穿刺针的相对关系:当穿刺针与超声探头排列在一条直线上时,穿刺针的整个进针途径就会显示在超声图像上,这种穿刺技术被称为平面内穿刺技术。当穿刺针与超声探头排列垂直时,在超声图像上仅能显示针干的某个横截面,这种穿刺技术被称为平面外穿刺技术。

(3)超声探头、穿刺针及目标结构三者的相对关系:根据超声探头、穿刺针及目标结构三者的相对关系,超声引导下的神经阻滞可分为长轴平面内技术、短轴平面内技术、长轴平面外技术、短轴平面外技术。当然也可在超声图像上显示目标结构的斜面后,再使用平面内或平面外的技术进行阻滞或穿刺。大部分超声引导下的神经阻滞使用短轴平面内技术和短轴平面外技术。

三、颈丛阻滞

(一)解剖和阻滞范围

颈丛由第 1~4 颈神经的前支组成。颈丛位于胸锁乳突肌深面、横突外侧,其发出皮支和肌支。颈丛分为深浅两个部分,颈深丛和浅丛的皮支支配的范围包括颈部前外侧和耳前、耳后区域的皮肤。而颈深丛还可阻滞颈部带状肌、舌骨肌、椎前肌肉、胸锁乳突肌、肩胛提肌、斜角肌、斜方肌,并通过膈神经阻滞膈肌。

(二)适应证

单独阻滞适用于颈部浅表手术,但对于难以保持上呼吸道通畅者应禁用颈丛阻滞麻醉。双侧颈深丛阻滞时,有可能阻滞双侧膈神经或喉返神经而引起呼吸抑制,因此禁用双侧颈深丛阻滞。部分患者颈肩部手术时,可实施单侧颈丛-臂丛肌间沟联合阻滞,以完善手术操作区域的阻滞效果。颈神经丛阻滞的适应证:①甲状腺手术;②颈动脉内膜切除术;③颈淋巴结活检或切除;④气管造口术。

(三)标志和患者体位

1.颈浅丛

颈浅丛主要体表标志为乳突、胸锁乳突肌的锁骨头及胸锁乳突肌后缘中点。患者仰卧位或者半卧位,头转向阻滞对侧,充分暴露操作区域皮肤。

2.颈深丛

颈深丛主要体表标志为乳突、Chassaignac 结节(C_6 横突)及胸锁乳突肌后缘中点。在胸锁乳突肌锁骨头外侧缘、环状软骨水平容易触摸到 C_6 横突。然后将乳突与 C_6 横突画线连接起来。画

好线后,乳突尾侧 2 cm 标记为 C_2;乳突尾侧 4 cm 标记为 C_3;乳突尾侧 6 cm 标记为 C_4。

(四)操作技术

1.颈浅丛

消毒后,沿胸锁乳突肌后缘中点进针,突破皮下及浅筋膜,在胸锁乳突肌后缘皮下分别向垂直方向、头侧及尾侧呈扇形各注射局麻药 5 mL。

2.颈深丛

消毒后,沿已确认的各横突间的连线进行皮下浸润。在定位手指间垂直皮肤进针直至触及横突。此时,退针 1～2 mm 并固定好穿刺针,回抽无血后注射 4～5 mL 局麻药。拔针后,按顺序在不同节段水平重复以上步骤。注意,颈深丛阻滞深度绝对不可超过 2.5 cm,以免损伤颈髓、颈动脉或椎动脉。

超声引导的颈丛阻滞体位同上,高频线阵探头放置在颈部环状软骨水平,显示胸锁乳突肌肉后侧缘,位于肌间沟表明的低回声结节即为颈浅丛神经。由于此处神经较为表浅,探头摆放位置横向纵向均可,注射局麻药观察神经被充分浸润包绕即可。目前尚无证据表明,颈深丛超声引导优于传统穿刺方法,超声引导法将高频线阵探头水平置于患者环状软骨水平(即 C_6 横突水平),将探头向头端移动,依次发现 $C_{2\sim5}$ 横突及相应节段的神经根(低回声),在直视下将局麻药注入相应节段的神经根附近。

(五)并发症及预防措施

并发症及预防措施见表 2-15。

表 2-15　颈丛阻滞并发症及预防措施

并发症	预防措施
感染	严格的无菌操作
血肿	避免反复多次进针,特别对于接受抗凝治疗的患者 若意外刺破血管,应在穿刺点持续按压 5 分钟
膈神经阻滞	膈神经阻滞发生于颈深丛呼吸系统疾病肺储存功能下降的患者,应慎用颈深丛阻滞 应避免双侧颈深丛神经阻滞
喉返神经阻滞	引起喉返神经麻痹可引起声音嘶哑和声带功能障碍
穿刺针进入蛛网膜下腔	可造成全脊麻
神经损伤	注射过程中如果阻力过大或患者诉剧烈疼痛时,必须停止注射局麻药
脊髓损伤	大剂量局麻药注入颈丛周围的硬膜鞘内可发生 注射过程中避免大容量、高压力注药是预防此并发症的最佳措施 应该注意脑脊液回抽试验阴性并不能排除局麻药鞘内扩散的可能
局麻药中毒	中枢神经系统毒性反应是颈丛阻滞最常见的并发症 毒性反应往往是由于局麻药误入血管(如局麻药注入椎动脉) 注射过程中要经常回抽
霍纳综合征	交感神经阻滞,阻滞侧面部热、红及眼结膜充血,瞳孔缩小,可自行消退

四、上肢神经阻滞

(一)臂丛阻滞

1.解剖

臂丛发出支配上肢的分支,形成一个由$C_{5\sim8}$和T_1前支组成的神经分支网。自起始端向远端下行,臂丛的各段分别命名为根、干、股、束以及终末分支。$C_{5\sim8}$和T_1前支发出的5个神经根在前中斜角肌间隙内合并形成上干(C_5与C_6)、中干(C_7)和下干(C_8和T_1)3个神经干。臂丛各干在锁骨后面、腋窝顶端分为前后两股。六股形成三束,根据它们与腋动脉的关系分别命名为外侧束、内侧束和后束。从此处开始,各束向远端下行,形成各自终末分支。臂丛阻滞范围为肩部、手臂、肘部。

2.阻滞范围

(1)肌间沟臂丛阻滞范围:肩部、上臂和肘部。肩峰表面及内侧区域的皮肤由锁骨上神经支配,此神经是颈丛的分支。肌间沟臂丛阻滞往往也可阻滞锁骨上神经。这是因为局麻药会不可避免地从斜角肌间隙扩散到椎前筋膜,从而阻滞颈丛的分支。这种常规肌间沟阻滞并不推荐用于手部手术,因为不能充分阻滞下干,并不能阻滞C_8和T_1神经根,若要获得满意的阻滞需追加尺神经阻滞。

(2)锁骨上臂丛阻滞范围:锁骨上阻滞法可阻滞$C_5\sim T_1$节段,适用于肩部远端的整个上肢(包括上臂、肘部以及前臂、手腕和手)的麻醉或镇痛。

(3)锁骨下臂丛阻滞范围:一般包括手、腕、前臂、肘部和上臂远端。腋部和上臂近端内侧的皮肤不在阻滞范围内,属于肋间臂神经支配。

(4)腋路臂丛阻滞范围:肘部、前臂和手部。

3.适应证

臂丛阻滞适用于上肢及肩关节手术或上肢关节复位术。

4.标志和患者体位

常用的臂丛神经阻滞方法为肌间沟阻滞法、锁骨上阻滞法、锁骨下阻滞法和腋路阻滞法。

(1)肌间沟臂丛阻滞法:主要体表标志为锁骨、胸锁乳突肌锁骨头后缘及颈外静脉,画出肌间沟轮廓。患者仰卧位或者半坐位,头转向阻滞对侧,手臂自然置于床上、腹部或对侧手臂上以便于观察神经刺激的运动反应。

(2)锁骨上臂丛阻滞法:主要体表标志为锁骨上缘2 cm、胸锁乳突肌锁骨头外侧缘3 cm做一标记,为锁骨上臂丛阻滞穿刺点。患者仰卧位或者半坐位,头转向阻滞对侧,同时肩部下拉。手臂自然置于身边,若条件允许,嘱患者手腕外展,掌心向上。

(3)锁骨下臂丛阻滞法:主要体表标志为喙突、锁骨内侧头,上述两点连线,垂直连线向下2～3 cm做一标记为锁骨下臂丛阻滞的穿刺点。患者仰卧位,头转向阻滞对侧,麻醉医师站在阻滞的对侧以便于操作。患者的手臂外展、肘部屈曲,有助于保持臂丛与其体表标志之间的位置固定。

(4)腋路臂丛阻滞法:主要体表标志为腋动脉搏动点、喙肱肌及胸大肌。患者仰卧位,头转向阻滞对侧,肘关节向头端成90°弯曲并固定手臂。

5.操作技术

(1)肌间沟臂丛阻滞法:消毒皮肤后,在进针点注射1～3 mL局麻药,进行皮下浸润。定位手指轻柔牢固地施压在前斜角肌和中斜角肌之间,以缩短皮肤与臂丛之间的距离。在锁骨上方3~4 cm(大约2个手指宽度)、垂直于皮肤进针。绝对不可向头侧进针,略向尾侧进针可减少误入颈部脊髓的概率。神经刺激仪最初应设置为1.0 mA。大多数患者,一般进针1~2 cm即可。当电流减少至0.3~0.4 mA时仍能引出所需的臂丛刺激反应后,缓慢注射25~30 mL局麻药,注射期间应多次回抽,排除血管内注射。超声引导的肌间沟臂丛阻滞体位同上,高频线阵探头在颈部获取血管短轴切面,依次由正中向外,可显示甲状腺、颈内动脉、颈外静脉、前斜角肌及中斜角肌等结构。在前斜角肌与中斜角肌之间的肌间沟内,通常可观察到纵形排列的臂丛神经,上下滑动探头,寻找最为清晰的切面以确定穿刺点。由于该部位神经相对浅表,局麻药注入后显示清晰,且颈部皮肤通常具有充足的操作空间。因此,超声引导的肌间沟臂丛阻滞通常使用平面内进针技术。至于选择前路进针或后路进针,视操作者习惯而定。

(2)锁骨上臂丛阻滞法:首先确定胸锁乳突肌锁骨头的外侧,在胸锁乳突肌锁骨头的外侧约2.5 cm处触摸定位臂丛。确认臂丛后,将神经刺激仪与电刺激针连接,设置神经刺激仪的电流强度为1.0 mA。首先前后方向进针,使针几乎垂直于皮肤并轻微朝尾侧缓慢进针,当电流减少至0.3~0.4 mA时仍能引出肩部肌肉收缩,缓慢注射25~35 mL局麻药。超声引导的锁骨上臂丛阻滞体位同上,当掌握肌间沟臂丛阻滞的超声切面后,仅需在肌间沟位置向下滑动探头,即可观察到神经走行逐渐汇聚,并在锁骨上窝水平显示为一扁平椭圆结构,即为锁骨上臂丛神经。在血管神经短轴切面,可清晰地观察到锁骨上臂丛神经、锁骨下动脉、肋骨、胸膜及肺。所以初学者应使用平面内进针技术完成该阻滞,并在操作全程保持穿刺针均在图像内显示,可有效地降低并发症的发生率。值得一提的是,当部分肌间沟臂丛神经显示不清的患者,可先在锁骨上显示神经短轴,并向上滑动探头,此过程中追溯神经走行,以寻找肌间沟的神经分布。

(3)锁骨下臂丛阻滞法:皮肤常规消毒,左手手指放在锁骨下动脉搏动处,右手持2~4 cm的22 G穿刺针,从锁骨下动脉搏动点外侧朝向下肢方向直刺,方向沿中斜角肌的内侧缘推进,刺破臂丛鞘时有突破感。通过神经刺激仪方法确定为臂丛神经后,注入局麻药20~30 mL。超声引导的锁骨下臂丛阻滞体位同上,患侧肢体稍外展。锁骨下标记喙突,即肩关节内侧的骨性突起。高频线阵探头纵行放置在喙突内侧,显示神经短轴切面图像。识别腋动脉,在其周围滑动探头寻找高回声的臂丛神经。与锁骨上阻滞相同,使用平面内进针技术完成该阻滞,可有效地降低并发症的发生率。

(4)腋路臂丛阻滞法:皮肤常规消毒,用左手触及腋动脉,沿腋动脉上方斜向腋窝方向刺入,穿刺针与动脉成20°,缓慢进针,有穿过鞘膜的落空感或患者出现异感后,右手放开穿刺针,则可见针头已刺入腋部血管神经鞘。连接注射器后回抽无血即可注入30~40 mL局麻药。而借助神经刺激仪,腋路阻滞可按不同神经支配区域的肌肉收缩,完成正中神经、尺神经及桡神经的单根阻滞,其优点是麻醉效果确切,同时可降低局麻药用量。超声引导的腋路臂丛阻滞体位同上,高频线阵探头放置于腋动脉上,显示神经短轴切面图像。来回滑动探头,在腋动脉周围寻找正中神经、尺神经和桡神经。此平面肌皮神经已离开血管鞘向喙肱肌走行,且此神经呈较高回声梭形。通常一个切面并不能同时清晰地显示3根神经,可现在分次阻滞,在各自最为清楚的切面完成阻滞。由于腋窝处神经血管走行在一起,使用平面内进针技术,必要时进针过程中进行逐层注射,将神经与血管"分离",降低并发症的发生率。

6.并发症及预防措施

并发症及预防措施见表2-16。

表 2-16 臂丛神经阻滞的并发症及预防措施

并发症	预防措施
感染	严格的无菌操作
血肿	避免刺破颈外动脉
	避免反复多次进针,特别对于接受抗凝治疗的患者
	对于解剖标志难确定的患者,应使用单次注射针定位臂丛
膈肌麻痹	不可避免,对于有呼吸功能障碍的患者,应避免使用肌间沟阻滞或大剂量局麻药
气胸	见于锁骨上或锁骨下入路,应注意进针点及进针角度,确保针远离胸壁
Horner 综合征	见于肌间沟入路
	通常会出现同侧上睑下垂、瞳孔缩小和鼻塞,这与进针点和注入局麻药总量有关
神经损伤	助力过大(>15 psi)时绝不推注局麻药
	注射过程中如果阻力过大或患者诉剧烈疼痛时,必须停止注射局麻药
全脊髓麻醉	见于肌间沟入路
	当电流强度<0.2 mA 时引出运动反应,应退针直到电流强度>0.2 mA 时也能引出同样的运动反应,在注入局麻药,可防止局麻药注入硬脊膜内并扩散到硬膜外腔或蛛网膜下腔
局麻药中毒	一般在局麻药注射过程中或注射后立即发生全身毒性反应。大多数情况是因为局麻药误入血管,或者因为高压注射
	老年体弱患者应避免使用大量长效局麻药
	避免快速、用力推注局麻药
	注射过程中要经常回抽

(二)肘、腕部神经阻滞

腕部神经阻滞指在腕部对尺神经、正中神经和桡神经终末分支的阻滞。这是一项操作简单,几乎没有并发症,对手部和手指的手术非常有效的阻滞技术。该技术相对简单,并发症风险低且阻滞成功率高,是麻醉医师的必备技术。

1.解剖和阻滞范围

手部主要由正中神经、桡神经和尺神经支配。正中神经从腕管穿过并最终发出终末分支和返支,手指的分支支配外侧三个半手指和手掌对应的区域,运动支支配两个蚓状肌和三个鱼际肌。桡神经位于前臂桡侧的前部,在腕部上方 7 cm 处桡神经和桡动脉分离并穿出深筋膜,分为内侧支和外侧支支配拇指背部和手的背部感觉。尺神经发出感觉支,支配小指、无名指内侧一半皮肤以及手掌的相应区域。相应的手掌背侧区域的皮肤也受尺神经感觉支支配。运动支支配三个小鱼际肌、内侧两个蚓状肌、掌短肌、所有的骨间肌和拇收肌。

2.适应证

肘、腕部神经阻滞适用于腕管、手部和手指的手术。

3.标志和患者体位

患者仰卧位,将手臂固定,略微伸腕。

4.操作技术

(1)尺神经阻滞包括肘部尺神经阻滞和腕部尺神经阻滞。①肘部尺神经阻滞:在肱骨内上髁和尺骨鹰嘴间定位尺神经沟,注入局麻 5～10 mL,再在尺神经沟近端扇形注入 3～5 mL。②腕部尺神经阻滞:在附着于尺骨茎突处的尺侧腕屈肌肌腱下方进针,进针 5~10 mm 以恰好穿过尺侧腕屈肌肌腱,回抽无血后,注入 3~5 mL 局麻药。在尺侧腕屈肌肌腱上方皮下注入 2~3 mL 局麻药。阻滞延续到小鱼际肌区域的尺神经皮支。

(2)正中神经阻滞包括肘部正中神经阻滞和腕部正中神经阻滞。①肘部正中神经阻滞:正中神经恰在肱动脉的内侧。在肘部皱褶上 1~2 cm 处摸到动脉搏动后,在其内侧扇形注入局麻药 5 mL。②腕部正中神经阻滞:正中神经阻滞在掌长肌肌腱和桡侧腕屈肌肌腱之间进针,进针至深筋膜,并注入 3~5 mL 局麻药。也可触及骨质后退针 2~3 mm 并注入局麻药。

(3)桡神经阻滞包括肘部桡神经阻滞和腕部桡神经阻滞。①肘部桡神经阻滞:桡神经在二头肌腱的外侧,肱桡肌的内侧,肱骨外上髁水平。在二头肌腱外 1~2 cm 处进针,直至触到外上髁,注入局麻药 3~5 mL。②腕部桡神经阻滞:桡神经在浅筋膜处成为终末分支。在腕上方,从桡动脉前至桡侧腕伸肌后,皮下注入局麻药 5~10 mL 桡神经的解剖位置有众多细小的分支,需要更为广泛的浸润麻醉。应在桡骨近端的内侧皮下注入 5 mL 的局麻药,在另用 5 mL 局麻药进行进一步浸润。

超声引导的腕部神经阻滞体位同上,三处神经可同步完成。在腕横纹向心端 5 cm 处,高频线阵探头显示神经短轴切面图像,神经显示不清楚时可向上追溯。进针点同传统阻滞,平面内进针或平面外进针均可。桡神经在腕部已成为终末支,超声引导的目的为穿刺过程中避开腕部血管,减少并发症。

5.并发症及预防措施

并发症及预防措施见表 2-17。

表 2-17　腕部神经阻滞的并发症及预防措施

并发症	预防措施
感染	严格的无菌操作
血肿	使用 25 G 针,避免刺破表浅血管 避免反复多次进针
神经损伤	注射过程中如果阻力过大或患者诉剧烈疼痛时,必须停止注射局麻药
血管并发症	在腕部和手指阻滞中避免使用肾上腺素
其他	嘱患者注意被阻滞侧的手的保护

五、下肢神经阻滞

(一)腰丛神经阻滞

腰神经根邻近硬膜外腔,可能带来局麻药在硬膜外腔扩散的风险。鉴于以上原因,在选择局麻药的种类、容量和浓度时应当小心,尤其对于老年、虚弱、肥胖患者更应谨慎。当联合坐骨神经阻滞时,可使整个下肢获得阻滞效果。

1.解剖

腰丛由第 12 胸神经前支的一部分,第 1 至第 3 腰神经前支和第 4 腰神经前支的一部分组成。这些神经根从椎间孔发出,分为前支和后支。后支分配下背部皮肤和椎旁肌肉,前支在腰大肌内形成腰丛,并从腰大肌发出,进入骨盆形成各个分支。

腰丛的主要分支有髂腹下神经(L_1)、髂腹股沟神经(L_1)、生殖股神经(L_1/L_2)、股外侧皮神经(L_2/L_3)、股神经和闭孔神经($L_{2、3、4}$)。虽然 T_{12} 神经不是腰神经根,但约有 50% 的可能性,其参与了髂腹下神经的组成。

2.适应证

腰丛神经阻滞适用于髋、大腿前部和膝盖的手术。

3.标志和患者体位

腰丛神经阻滞主要体表标志为髂嵴与棘突,穿刺标记点位于上述连线上,以棘突为起点的 $4\sim5$ cm 处。患者侧卧位,稍前倾,阻滞侧足应置于非阻滞侧腿上,体位与椎管内麻醉类似。

4.操作技术

神经刺激器定位时患者侧卧,髋关节屈曲,手术侧向上。髂嵴连线距中线 $4\sim5$ cm 处为进针点。刺针垂直皮肤进针,如触到 L_4 横突,针尖再偏向头侧,一般深度 $6\sim8$ cm,用神经刺激器引发股四头肌颤搐和髌骨上下滑动,即可确认腰丛神经,注药 $30\sim40$ mL。免高阻力时注射,并且经常回抽,排除意外的血管内注射。

超声引导的腰丛阻滞体位同椎管内麻醉,在背正中线 L_4 水平做轴位扫描并找到棘突。向外侧移动 $4\sim5$ cm,在脊柱旁找到关节突及横突,必要时行矢状面扫面,判断横突间隙及腰大肌位置。视操作者习惯,该处神经阻滞的超声引导轴位切面及矢状面均可。无论是平面内或平面外进针,由于此处阻滞较深,通常穿刺针的显示较差,也可配合神经刺激仪完成阻滞。

5.并发症及预防措施

并发症及预防措施见表 2-18。

表 2-18 腰丛神经阻滞的并发症及预防措施

并发症	预防措施
感染	严格的无菌操作
血肿	避免重复穿刺 接受抗凝治疗的患者最好避免进行连续腰丛阻滞
刺破血管	刺破血管并不常见,但要避免进针过深误入大血管(如腔静脉、主动脉)
神经损伤	注射过程中如果阻力过大或患者诉剧烈疼痛时,必须停止注射局麻药 当电流强度<0.5 mA 时获得刺激反应,应退针直到电流强度在 $0.5\sim1.0$ mA 时也能引出同样的运动反应,再注入局麻药,可防止局麻药注入硬脊膜内引起硬膜外腔或蛛网膜下腔扩散
局麻药中毒	老年体弱患者应避免使用大量长效局麻药 避免快速、高压注射、用力推注局麻药 注射过程中要经常回抽
血流动力学改变	腰丛阻滞可引起单侧交感神经阻滞,局麻药扩散至硬膜外腔可导致严重低血压,避免高阻力注射 避免局麻药向两侧和头侧扩散,腰丛阻滞的患者应密切监测生命体征

(二)坐骨神经阻滞

1.解剖和阻滞范围

$L_4\sim S_4$ 神经根腹支在骶骨前表面的外侧汇合形成骶丛,下行至梨状肌前方,移行为人体最为粗大的神经-坐骨神经。因此,坐骨神经的主要组成为 $L_4\sim S_3$ 神经根,在坐骨大孔穿出骨盆后沿股后侧、腿后肌群的深面下行,在腘横纹上方约 5 cm 水平分离为胫神经和腓总神经两个部分。

坐骨神经的阻滞范围包括部分髋关节、大腿后侧全部皮肤、股二头肌、膝关节以及膝关节下小腿的外侧皮肤。

2.适应证

骨神经阻滞主要用于单侧下肢手术,根据手术部位需要联合腰丛、股神经、隐神经等以便于阻滞范围覆盖手术区域。如联合腰丛阻滞可完成膝关节置换等膝部手术,联合股神经可完成小腿手术,联合隐神经可完成踝关节、跟腱及足部手术。单独坐骨神经阻滞并不能有效麻醉大腿前内侧皮肤,对需要大腿捆扎止血带的患者即便行小腿甚至足部手术,仍需考虑联合腰丛阻滞。单独的坐骨神经阻滞并留置导管可作为术后神经阻滞镇痛。

3.标志和患者体位

(1)臀肌后路:主要体表标志为股骨大转子及髂后上棘。患者侧卧位,与椎管内麻醉体位不同,健侧腿自然伸展,患侧腿膝关节稍弯曲,以便于充分暴露操作区域皮肤。体表标记头股骨大转子及髂后上棘,两者做一连线,连线中点位置垂直向尾骨方向 5 cm 处做一标记,该标记点即为坐骨神经穿出坐骨大孔处的体表标志。

(2)前路:对于体位摆放困难的患者,可选择前路坐骨神经阻滞,其主要体表标志为腹股沟韧带(髂后上棘与耻骨外侧缘连线)及股动脉搏动点。患者平卧,患侧髋关节稍外展以便暴露操作区域皮肤。体表标记腹股沟韧带轮廓,在腹股沟韧带上标记股动脉搏动点。垂直腹股沟韧带,经股动脉搏动点,在外侧 5 cm 处做一标记,即为前路坐骨神经穿刺的体表标志。

4.操作技术

(1)臀肌后路:消毒后,进针标志点处局麻。穿刺针垂直皮肤进针,打开神经刺激仪,电流强度为1.0 mA。在进针过程中,常首先出现臀肌收缩,此时继续进针,当出现足部或小腿后侧肌群抽动收缩,减小神经刺激仪电流。当电流减少至0.3～0.4 mA 时仍有满意的肌群活动,即注入局麻药 20 mL。如有超声引导,可选用经臀肌入路法或臀下入路法完成阻滞,根据患者体型选择凸阵或线阵探头。体位摆放同前,消毒后于体表定位点处垂直于神经走行获得短轴切面图。在该区域中坐骨神经通常位于大转子和坐骨结节之间的筋膜,呈现为强回声的椭圆形结构。通常由探头外侧进针,使用平面内法观察进针深度及方向,当针尖达到坐骨神经时,即注入局麻药20 mL,注射过程中可观察药物扩散情况便于及时调整注射方向和角度。

(2)前路:消毒后,进针标志点处局麻。长度为 15 cm 穿刺针垂直皮肤进针,打开神经刺激仪,电流强度为1.0 mA。在进针过程出现足部或小腿后侧肌群抽动收缩,减小神经刺激仪电流。当电流减少至0.3～0.4 mA时仍有满意的肌群活动,注入局麻药 20 mL。由于前路阻滞较臀肌后路经皮肤到达神经的距离远,且进针角度始终垂直于躯体,所以该法并不适用于术后置管镇痛。在穿刺过程中如触及骨质,多提示针尖触及股骨,此时需退出穿刺针至皮下,稍内旋患肢或穿刺点向内侧移动1～2 cm 后再行穿刺。超声引导的前路坐骨神经阻滞是一种较为复杂的技术,但相较于前路神经刺激仪引导,超声引导可有效降低股动脉及股神经损伤的风险。体位摆放同前,消毒后于体表定位点处,垂直于放置探头以获得短轴切面图。在该区域探头上下、左右移动找到该入路的定位标志股骨小转子。在其内下方,坐骨神经呈现为强回声的扁平结构。观察进针深度及方向,当针尖达到坐骨神经时,注入局麻药 20 mL,注射过程中可观察药物扩散情况便于及时调整注射方向和角度。该法较后路法穿刺针所经过的路径更长,结构更复杂,超声引导过程中如难以观察针尖位置,可配合神经刺激仪完成操作。

5.并发症及预防措施

并发症及预防措施见表 2-19。

表 2-19　坐骨神经阻滞并发症及预防措施

并发症	预防措施
感染	严格的无菌操作
血肿	避免反复多次进针,特别对于接受抗凝治疗的患者
神经损伤	由于坐骨神经为人体最为粗大的神经,为避免在穿刺过程中受机械性损伤,注射过程中如果阻力过大或患者诉剧烈疼痛时,必须停止注射局麻药
血管损伤	前路坐骨神经阻滞时,尽管并不常见,但具有穿刺针误入股动/静脉可能,该操作如有超声引导,可极大的降低误入血管的可能
局麻药中毒	由于注射部位在深部肌肉,其吸收较快。因此,需要避免大容量、大剂量快速注射

(三)股神经阻滞

1.解剖和阻滞范围

股神经源于腰丛,是其最为粗大的分支。因此,股神经来源于 $L_{2\sim4}$ 神经。其在腰大肌与髂肌之间走行,穿过腰大肌外侧缘向下,在腹股沟韧带下部走行至大腿前面。在股三角,股神经、股动脉及股静脉由外向内依次排列。

股神经肌支支配髂肌、耻骨肌;皮支支配大腿前部、内侧、小腿内侧、足部的皮肤;关节支支配髋关节和膝关节。

2.适应证

单独的股神经阻滞主要用于大腿前侧、膝部手术,若联合坐骨神经阻滞则几乎可以完成膝关节以下的所有手术。Winnie 等人曾提出,在股神经阻滞时加大药物容量,可同时阻滞股神经、闭孔神经及股外侧皮神经,以达到低位腰丛阻滞的效果。但最新研究表明,"三合一"阻滞法对闭孔神经基本无效,在需要止血带的手术,应追加闭孔神经阻滞。股神经处留置导管,也是膝关节置换等手术术后镇痛最为常用的方法。

3.标志和患者体位

股神经阻滞主要体表标志为腹股沟韧带和股动脉搏动点。患者侧卧位,下肢自然伸直。如股三角区域暴露不良可垫高臀部,以便于充分暴露操作区域。体表标记腹股沟韧带轮廓,在腹股沟韧带上标记股动脉搏动点。在该波动点外侧 $1\sim2$ cm 处做一标记,即为股神经穿刺的体表标志。

4.操作技术

消毒后,进针标志点处局麻。穿刺针垂直皮肤进针,打开神经刺激仪,电流强度为 1.0 mA。在进针过程中,常首先出现缝匠肌收缩,此时继续进针,当出现股四头肌肌群抽动收缩并伴有髌骨上提运动时,减小神经刺激仪电流。当电流减少至 $0.3\sim0.4$ mA 时仍有满意的肌群活动,注入局麻药 20 mL。操作过程中,可用手按住股动脉搏动点,确认针尖在其外侧探寻神经,以避免血管损伤。

超声引导的股神经阻滞体位同上,消毒后在腹股沟区横置探头以获取股神经短轴切面图。由于股神经相对表浅,通常情况下高频线阵探头可获得清晰图像。在图像中显示出股动脉,在股动脉外侧、髂筋膜内侧、髂腰肌上方显示椭圆形结构即为股神经。超声引导股神经阻滞较其他下肢神经阻滞更容易掌握,由于该部位神经相对浅表,且周围有大血管可提供准确的定位信息,因此超声引导可根据操作者习惯选用平面内或平面外技术。

5.并发症及预防措施

并发症及预防措施见表2-20。

表 2-20　股神经阻滞并发症及预防措施

并发症	预防措施
感染	严格的无菌操作,如有留置导管行术后镇痛,导管留置时间不宜超过48小时
血肿、血管损伤	在神经刺激仪引导穿刺时,尽量避免针尖偏向内侧偏移。如穿刺误入血管,应持续压迫。超声引导在直视下观察进针深度及方向,可有效降低血管损伤及血肿形成的发生率
神经损伤	如果注射阻力过大或患者诉剧烈疼痛时,必须停止注射局麻药
局麻药中毒	由于注射部位在深部肌肉,其吸收较快。因此,需要避免大容量、大剂量快速注射

(四)闭孔神经阻滞

1.解剖和阻滞范围

闭孔神经源于$L_{3\sim4}$神经,自腰丛发出后走行与于腰大肌内侧缘至骨盆,由闭孔穿出。多数人闭孔神经在穿出骨盆前分为前、后支。前支下行于短收肌、长收肌和耻骨肌之间,发出的肌支支配内收肌、皮支支配大腿内侧皮肤。后支下行于短收肌和大收肌之间,发出的肌支支配闭孔外肌、大收肌、短收肌,关节支支配膝关节及髋关节。

2.适应证

闭孔神经阻滞用于下肢联合阻滞,以补充大腿内侧皮肤的感觉阻滞。单独的闭孔神经阻滞,主要运用于膀胱电切手术中。电凝刀在膀胱侧壁操作时刺激闭孔神经,引起内收肌收缩患者大腿内收,进而导致膀胱损伤。这类手术在手术操作前完成手术侧的闭孔神经阻滞可有效降低大腿内收的概率和幅度,降低膀胱损伤的发生率。

3.标志和患者体位

闭孔神经阻滞主要体表标志为耻骨结节。患者仰卧位,下肢稍外旋。标志点位于耻骨结节下、外2 cm处。如行膀胱手术,可先完成椎管内麻醉并摆放手术体位,在完成手术消毒后再行闭孔神经阻滞。

4.操作技术

消毒后,进针标志点处局麻。穿刺针垂直皮肤进针,打开神经刺激仪,电流强度为1.0 mA。在进针过程中,常首先出现内收肌群收缩,减小神经刺激仪电流。当电流减少至0.3～0.4 mA时仍有满意的肌群活动,推荐一侧注入局麻药10 mL。

超声引导的闭孔神经阻滞体位同上,消毒后在腹股沟区股静脉内侧横置探头以获取短轴切面图。大多数情况下,超声引导的闭孔神经阻滞仅需分辨出包绕神经的筋膜,前支在长收肌与短收肌之间,后支在短收肌与大收肌之间。采用平面内进针技术,在前支所在筋膜注入局麻药5 mL,稍退穿刺针调整方向后到达后支所在筋膜注入局麻药5 mL。值得注意的时,由于该法属于筋膜内注射,并未直接定位神经,所以在药物注射过程中,应在直视下观察筋膜扩开效果,及时微调针尖位置以确保筋膜的充分扩张。

(五)腘窝坐骨神经阻滞

1.解剖和阻滞范围

腘窝坐骨神经位于腘窝内,腘窝下界为腘窝皱褶,外界为股二头肌长头,内侧为重叠的半膜肌腱和半腱肌腱。腘窝顶部,坐骨神经在股二头肌肌腱和半膜/半腱肌腱之间的深面,腘动、静脉外侧,沿着神经向远端分出胫神经和腓总神经。

2.适应证

同时行隐神经阻滞,用于小腿手术足和踝关节手术。

3.标志和患者体位

患者俯卧位,膝关节屈曲30°,显露腘窝边界,其下界为腘窝皱褶,外界为股二头肌长头,内侧为重叠的半膜肌腱和半腱肌腱。做一垂直直线将腘窝分为两个等边三角形,穿刺针从此线的外1 cm和膝关节皱褶上7 cm交点处进针。

4.操作技术

(1)神经刺激器定位:后如出现足内收和内旋则阻滞效果更完善,注入局麻药30~40 mL。

(2)超声引导法:患者患肢在上侧卧位或俯卧位,将高频线阵探头置于腘窝行短轴切面扫描,通常在腘窝顶部,在股二头肌肌腱和半膜/半腱肌腱之间的深面可以找到坐骨神经,沿着神经向远端找到其分出胫神经和腓总神经的分叉处固定探头,采用平面内或平面外方式将局麻药20 mL注入坐骨神经或分叉处周围。

(3)隐神经:这是股神经最长的一支纯感觉终末支。在大腿中下1/3交界处,进入内收肌管,相伴而行的有膝降动脉。长内收肌、大内收肌、股内侧肌和前内侧肌间隔共同参与了内收肌管的形成。将高频线阵探头水平放置于大腿远端1/3内收管水平,可见内侧的内收肌筋膜,内含隐神经和伴行血管。采用平面内技术从外向内进针,在筋膜内注入6~8 mL局麻药物。

(六)踝关节阻滞

1.解剖和阻滞范围

支配足的5条神经均可在踝关节阻滞(图2-14)。

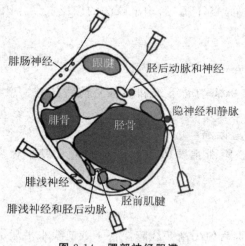

图2-14 踝部神经阻滞

2.适应证

踝关节阻滞可用于足部手术如足跖骨截趾术。

3.标志和患者体位

用枕头将足抬高以便踝部两侧操作。在踝部的上界,腓深神经位于胫前肌腱长伸肌腱之间,足背屈和第一踇趾外伸时很易触到。

4.操作操术

穿刺针在胫前动脉外侧及上述两肌腱之间进针,直至触到胫骨,边退针边注入局麻药5～10 mL。然后从内踝到外踝在胫前皮下注入局麻药10 mL,如此可阻滞外侧的腓浅神经和内侧的隐神经。从内踝的后方进针,指向胫后动脉的下界,足底可有异感。针尖触到骨质后退针1 cm,扇形注入局麻药5～10 mL,可阻滞胫后神经。从跟腱和外踝间中点进针,针尖指向外踝的后表面,触到骨质后稍返针并注药5 mL,可阻滞腓肠神经。

六、腹横肌平面、髂腹下和髂腹股沟神经阻滞

(一)解剖和阻滞范围

腹部的皮肤、肌肉由T_7～L_1神经支配。这些躯干神经走行于腹内斜肌与腹横肌的"腹横平面"内。而在髂前上棘水平,该肌间平面走行髂腹下和髂腹股沟神经。

在腹横平面内注射局麻药,可以阻滞单侧腹部皮肤、肌肉和壁腹膜。而局麻药输注入髂腹下和髂腹股沟神经水平,可阻滞下腹部、腹股沟、大腿上部内侧、会阴区前部。

(二)适应证

超声引导技术的应用开展,使得无运动神经纤维的体表神经阻滞得到了快速的发展,在超声直视下可准确定位神经,即便无法直视神经时,从图像上也可观察药物扩散以判断注射点是否需要调整。因此,超声引导下的腹横平面、髂腹下和髂腹股沟神经阻滞目前已成为临床常用的区域神经阻滞技术。

腹横平面阻滞可用于剖腹手术、阑尾手术、腹腔镜手术、腹壁手术等,但该方法的腹部阻滞范围尚未得到一致结论。尽管有个案报道显示,单独的腹横平面阻滞用于腹部手术,如髂腹下和髂腹股沟神经阻滞可用于腹股沟疝修补的开放手术。但临床中并不是每次阻滞都能得到完全的效果,且腹部手术对内脏牵扯造成的不适,影响了该法的广泛应用。因此,腹横平面内阻滞目前常用于前腹部手术后的术后镇痛。

(三)标志和患者体位

1.腹横平面阻滞

腹横平面阻滞主要体表标志为肋下缘和髂棘腋前线区域。患者仰卧位,暴露出操作区域皮肤。

2.髂腹下和髂腹股沟神经阻滞

髂腹下和髂腹股沟神经阻滞主要体表标志是髂前上棘。患者仰卧位,暴露出操作区域皮肤。

(四)操作技术

1.腹横平面阻滞

标记肋下缘和髂棘,消毒后使用高频线阵探头于腋前线水平显示腹外斜肌、腹内斜肌及腹横肌短轴切面图像。辨认三层肌肉结构,采用平面内进针技术,将局麻药注入腹内斜肌与腹横肌之间的腹横平面。结构辨识不清时,可注射0.5 mL局麻药观察针尖位置及筋膜扩张。可按需要在脐水平上下做多点注射以扩大阻滞范围,每侧输注局麻药20 mL。

2.髂腹下和髂腹股沟神经阻滞

标记髂前上棘,消毒后使用高频线阵探头于髂前上棘内侧显示腹外斜肌、腹内斜肌及腹横肌短轴切面图像。辨认三层肌肉结构,此处常常可观察到并行排列的多个扁平椭圆形低回声区域,

即为髂腹下和髂腹股沟神经阻滞。采用平面内进针技术,将局麻药注入神经周围筋膜各 10 mL,并观察药物扩散,注射中及时调整针尖位置以确保充分浸润神经。

(五)并发症及预防措施

并发症及预防措施见表 2-21。

表 2-21 腹横平面、髂腹下和髂腹股沟神经阻滞并发症及预防措施

并发症	预防措施
感染	严格的无菌操作
血肿	避免反复多次进针,特别对于接受抗凝治疗的患者
内脏损伤	凭借"突破感"进针并不可靠,在暴露三层肌肉结构时,通常可观察到腹膜及更深的肠管,并可通过肠管运动来判断。确保针尖位置,必要时小剂量注射明确针尖位置可避免穿刺针突破腹膜
局麻药中毒	在做多点注射及双侧阻滞时,应严格计算各点用量,避免超量用药

七、胸椎旁及肋间神经阻滞

(一)解剖和阻滞范围

胸椎的两侧有一胸神经穿出走行的间隙,其内侧缘是椎体、椎间盘和椎间孔,外侧缘是壁层胸膜,后侧是肋横突。胸神经根由椎间孔穿出后,在椎旁间隙分为背侧支和腹侧支,背侧支支配椎旁,而腹侧支沿肋骨延伸形成肋间神经。

在胸椎旁间隙注射局麻药,向外可覆盖同水平胸神经根甚至肋间神经,完成该神经支配的单侧肌肉和皮肤。椎旁注射若药物向内扩散,可导致药物向上下相邻间隙扩散甚至进入硬膜外腔。

尽管大容量的局麻药行肋间神经阻滞,药物仍可能扩散至椎旁间隙,具有向上下间隙扩散的可能,但这种情况并不多见。因此,在该点注射时常形成单侧的肋间平面阻滞。

(二)适应证

胸椎旁及肋间神经阻滞主要用于肋骨、胸骨骨折的疼痛治疗;肋间神经痛、肋软骨炎、胸膜炎、带状疱疹及其后遗神经痛的治疗;胸腹部手术的术后镇痛。

(三)标志和患者体位

1.胸椎旁神经阻滞

胸椎旁神经阻滞主要体表标志为棘突。患者侧卧位或坐位,体位摆放与椎管内麻醉体位类似。首先需要从 T_7 开始,标记出患者棘突上缘直至所需阻滞的最低水平。在正中线旁 $2\sim3$ cm,平行于棘突标记做出相应标记点,即为椎旁阻滞进针点。

2.肋间阻滞

肋间阻滞主要体表标志是肋骨。患者侧卧位、坐位或俯卧位,体位摆放与椎管内麻醉体位类似,但俯卧位时要求患者双手自然下垂,以便于充分暴露脊柱区域的皮肤。首先以第 7 肋或第 12 肋为标志,分别描记出肋骨下缘轮廓。在正中线旁 $6\sim8$ cm,与肋骨相交处做出相应标记点,即为肋间神经阻滞进针点。

(四)操作技术

1.胸椎旁神经阻滞

消毒后,进针标志点处局麻。穿刺针垂直皮肤进针,当进针 5 cm 左右时通常可触及骨质,即为横突并记录皮肤至横突的深度。稍退穿刺针,向上或向下调整针尖进针方向,使得穿刺针越过横突 1 cm 左右后,即注入局麻药 5 mL。操作过程中,应首先寻找横突,若进针过深而前端无骨质,穿刺针可能会经横突外侧或两横突之间越过横突进入胸腔。

2.肋间神经阻滞

消毒后,进针标志点处局麻。穿刺针与皮肤成 20～30°向头侧进针,当进针 1 cm 左右时通常可触及骨质,即为肋骨。调整针尖进针方向,使得穿刺针越过肋骨下缘 2～3 cm 后,注入局麻药 5 mL。操作过程中,应首先寻找肋骨,避免盲目进针使得穿刺针直接进入胸腔。

超声引导可直视椎旁间隙结构,了解是否存在变异及注入局麻药后药物扩散情况,从而减少了并发症的发生。超声引导胸椎旁神经阻滞时,患者体位及标志点标记同前,超声探头先通过神经长短轴切面明确穿刺区域解剖(棘突、横突、胸膜等)。明确穿刺间隙后,通过平面内或平面外进针技术,观察进针深度。当针尖显示不清时可推注 0.5 mL 局麻药用于判断,针尖达到合适位置后注入局麻药 5 mL,并在直视下观察药物扩散情况。

(五)并发症及预防措施

并发症及预防措施见表 2-22。

表 2-22　胸椎旁及肋间神经阻滞并发症及预防措施

并发症	预防措施
感染	严格的无菌操作
血肿	避免反复多次进针,特别对于接受抗凝治疗的患者
神经损伤	注射过程中如果阻力过大或患者诉剧烈疼痛时,必须停止注射局麻药
全脊髓麻醉	避免椎旁阻滞时针尖方向指向内侧,注射前回抽用以探测是否有血或脑脊液,注射压力过高或容量过大可能有硬膜外扩散导致双侧阻滞可能
气胸	穿刺过程严格固定穿刺针,防止其无意移动。控制好进针深度,避免损伤胸膜/腹膜甚至内脏
局麻药中毒	注射部位位于深部肌肉,其吸收较快。因此,需要避免大容量、大剂量快速注射

（杨仁猛）

第三章　临床麻醉的监测技术

第一节　呼吸功能监测

一、呼吸频率、呼吸运动和呼吸音

(一)呼吸频率

正常成人静息状态下呼吸为 16～18 次/分,新生儿约 44 次/分,随着年龄增长而逐渐减慢。

1.呼吸过速

指呼吸频率超过 24 次/分,见于发热、疼痛、贫血、甲亢及心力衰竭等。一般体温升高 1 ℃,呼吸增加 4 次/分。

2.呼吸过缓

指呼吸频率低于 12 次/分,呼吸浅慢见于麻醉药或镇静剂过量和颅内压增高等。

3.呼吸深度变化

呼吸浅快见于呼吸肌麻痹、肺部疾病、腹压增高等;呼吸深快见于剧烈运动时,可引起呼吸性碱中毒;严重代谢性碱中毒时可出现深而慢的呼吸,见于酮症酸中毒及尿毒症酸中毒等,称为库斯莫尔(Kussmaul)呼吸。

4.潮式呼吸和间停呼吸

由于呼吸中枢兴奋性降低引起,见于中枢系统疾病如脑炎、颅内压增高、巴比妥中毒等。

(二)呼吸运动

呼吸运动是通过膈肌和肋间肌的收缩和松弛来完成的。正常情况下吸气为主动运动,呼气为被动运动。男性和儿童以腹式呼吸为主,女性以胸式呼吸为主。实际上该两种呼吸运动均不同程度同时存在。肺、胸膜或胸壁疾病可使胸式呼吸减弱而腹式呼吸增强;腹膜炎、大量腹水、妊娠晚期时,腹式呼吸减弱,胸式呼吸增强。

1.呼吸困难

患者主观感觉为通气不足,表现为呼吸费力,严重时鼻翼翕动,张口呼吸,甚至辅助呼吸肌亦参与运动。上呼吸道梗阻时,吸气时出现胸骨上窝、锁骨上窝及肋间隙向内凹陷,称为"三凹征"。因吸气时间延长,又称吸气性呼吸困难。下呼吸道梗阻患者,因气流呼出不畅,呼气用力,呼气时间延长,称为呼气性呼吸困难。心源性呼吸困难,表现为端坐呼吸并伴有呼吸音的变化。

2.咳嗽、咳痰

咳嗽、咳痰是一种保护性反射,借咳嗽反射将呼吸道内的分泌物或异物排出体外。麻醉过程中发生咳嗽、咳痰时,应分析发生的原因,除患者呼吸系统病变外,还与麻醉过浅、吸入药物刺激、误吸、呼吸道出血等有关。急性肺水肿时,咳粉红色泡沫痰。

(三)呼吸音

听诊的顺序从肺尖开始,自上而下分别检查前胸部和背部,而且要在上下、左右对称的部位进行比较。必要时可嘱患者进行较深的呼吸或咳嗽数声后听诊。

呼吸音的监测在于监听呼吸音的强度、音调、时相、性质的改变,鉴别正常与病理性呼吸音及其部位,如哮鸣音、水泡音、捻发音、胸膜摩擦音等。患者与麻醉机接通时,可经气管导管、螺纹管、呼吸囊进行监听,判断呼吸有无异常及有无痰液等。

二、肺容量和通气量

(一)肺容量

肺的总气量可分为 4 个基础容积:潮气量(VT)、补吸气量(IRV)、补呼气量(ERV)与残气量(RV)。由两个或两个以上基础容积之和组成另外 4 种容量:深吸气量(IC)、肺活量(VC)、功能残气量(FRC)与肺总量(TLC)。静息状态下,上述 8 项的测定不受时间限制。

1.VT

在平静呼吸时,每次吸入或呼出的气量,成人约 500 mL。潮气量与呼吸频率决定每分通气量,潮气量小则要求较快的呼吸频率才能保证足够的通气量。

2.IRV

在平静吸气后,再用力吸气所能吸入的最大气量,反映肺胸的弹性和吸气肌的力量。成年男性约 2 100 mL,女性约 500 mL。

3.ERV

在平静呼气后,再用力呼气所呼出的最大气量,反映肺胸的弹性和胸腹肌的力量。立位时大于卧位。成年男性约 900 mL,女性 600 mL。

4.RV

补呼气后肺内不能呼出的残留气量。

5.IC

平静呼气后能吸入的最大气量。IC＝VT＋IRV。IC 与吸气肌的力量大小、肺弹性和气道通畅度都有关系,是最大通气量的主要来源。成年男性约 2 600 mL,女性约 2 000 mL。

6.FRC

平静呼气后肺内存留的气量,FRC＝ERV＋RV。正常男性约 2 300 mL,女性约 1 600 mL。

7.VC

最大吸气后能呼出的最大气量,VC＝IC＋ERV。分为吸气肺活量、呼气肺活量和分期肺活量,正常此三者均相等。阻塞性肺疾病患者吸气肺活量大于呼气肺活量,分期肺活量大于一次肺活量。VC 因年龄、性别、身高而异,可有 20% 的波动,同一人前后测定误差为 ±5%。

8.TLC

深吸气后肺内含有的总气量,TLC＝VC＋RV。

肺量计测定方法:测定前首先向受试者说明试验的目的和方法,以取得合作,让受试者安静休息15分钟。测定时受试者取坐位或仰卧位，但需注明，以便复查时采取相同的体位。受试者含上口器，夹上鼻夹，注意防止漏气。肺量计最初从低速开始运转，待受试者逐渐适应。当潮气曲线稳定并可看到呼气末基线成为一直线时，让受试者深吸气，从而得出深吸气量；恢复平静呼吸，当基线平稳后，从平静呼气做最深呼气，得出补呼气量。上述试验可重复测定以求得最高值。最后让受试者做深吸气后继而做最大呼气，最大呼气动作约需 5 秒完成，以保证得到最大测定值，即为肺活量。

（二）肺通气量

肺通气包括肺泡通气和无效腔通气。肺泡通气指吸入肺泡内并与血液进行气体交换的气量。无效腔通气包括解剖无效腔和肺泡无效腔（也称生理无效腔）。解剖无效腔量指从口腔到呼吸性细支气管以上部分。肺泡无效腔量是指通气良好而血液灌注不良，不能进行充分气体交换的肺泡部分。正常人肺泡无效腔量极小，可忽略不计。因此生理无效腔量基本等于解剖无效腔量。解剖无效腔量一般变化不大（支气管扩张除外），故生理无效腔量变化主要反映肺泡无效腔量变化。

生理无效腔量的增大见于各种原因引起的肺血管床减少、肺血流量减少或肺血管栓塞。肺泡通气量减少见于肺通气量减少和/或生理无效腔增大。

1.每分通气量（MV 或 VE）

潮气量与呼吸频率的乘积。正常值 $6\sim 8$ L/min，MV$>$10 L/min 为通气过度，$PaCO_2$ 降低；MV$<$3 L/min 为通气不足，$PaCO_2$ 上升。

2.肺泡通气量（VA）

VA 指在吸气时进入肺泡的有效通气量。VA$=$（VT$-$VD）$\times$F（呼吸频率），VD 为无效腔量。深而慢的呼吸显然较浅而快的呼吸对 VA 更有利。

3.用力肺活量（FVC）

FVC 即以最快的速度所做的呼气肺活量。正常人 FVC$\approx$VC，男 3 900 mL，女 2 700 mL。若 FVC$<$VC，表明有气道阻塞。

4.用力肺活量

占预计值百分比（FVC%）超过 80% 为正常，同一人前后误差$<$5%，正常 FVC 在 3 秒内呼出 98% 以上，阻塞性通气功能障碍呼出时间延长，限制性通气功能障碍呼出时间缩短。

5.第一秒最大呼出量（FEV_1）

FVC 测定中第一秒内用力呼出的气量。男 3 200 mL，女 2 600 mL。$FEV_1<$1 200 mL 说明有阻塞性通气功能障碍。

6.第一秒最大呼出率（FEV_1%）

FEV_1% 即呼出气占 FVC 的百分比。正常 FEV_1%$>$76%、FEV_2%$>$89%、FEV_3%$>$92%。FEV_1%$<$60% 为阻塞性通气功能障碍。

7.最大呼气中期流速（MMEF）

FVC 测定中提取从 25%$\sim$75% 的那一段中容量变化的流速，使用单位是 L/s。平均值男性为3.37 L/s，女性为 2.89 L/s。MMEF 能反映小气道通气状况，为测定气道阻塞的敏感指标。

8.最大通气量（MYV）

MYV 指每分钟用力呼出和吸入的最大气量。一般以测定 15 秒的最大通气量乘以 4 得出，平均值男性104 L，女性 82.5 L。主要用于估计通气储备功能。MVV 实测值占预计值 80% 以上为正常。阻塞性通气功能障碍 MVV 明显下降,限制性通气功能障碍 MVV 可稍下降。

9.通气储备百分比(MVV%)

MVV%=(MVV-V)/MVV×100,正常 MVV%≥93%。低于 86% 为通气功能不佳,胸部手术需慎重;低于 70% 为通气功能严重受损,为胸部手术禁忌。身体虚弱或有严重心肺疾病者不宜进行这项检查。

(三)肺功能的简易测定

1.屏气试验

先令患者深呼吸数次,深吸一口气屏住呼吸,正常人可持续 30 秒以上。呼吸、循环功能差者,屏气时间少于 30 秒。

2.吹气试验

患者深吸气后,将手掌心对准患者的口,让患者尽快将其呼出,如果感觉吹出气体有力,流速快,且能在大约 3 秒内呼尽,则肺功能正常。常用以下方法。

(1)火柴试验:将点燃的火柴置于患者口前一定距离,让患者用力将火柴吹灭。如不能在 15 cm 距离将火柴吹灭,则可估计 FEV1.0%<60%,FEV1.0<1.6 L,MVV<50 L。

(2)蜡烛试验:与火柴试验相似,患者如能将 90 cm 以外点燃的蜡烛吹灭,估计呼吸功能正常。

(3)呼吸时间测定:置听诊器于患者的胸骨上窝,令患者尽力呼气,然后测定呼吸时间。如果超过7秒,估计 FEV1.0%<60%,FEV1.0<1.6 L,MVV<50 L。

三、呼吸力学

(一)顺应性

顺应性(compliance,C)反映肺与胸廓弹性特征,定义为"单位压力改变时的容积改变",单位为 L/cmH_2O,据所测部位及方法不同分类如下。

1.胸廓顺应性(Cc)

跨胸壁压即胸膜腔内压力与胸廓容积的变化的比值。在潮气量范围内测定正常值是 $0.2 L/cmH_2O$。食管内压力可反映胸膜腔内压力的变化,故可用食管内压力代替胸膜腔压力测定 Cc。

2.肺顺应性(Cl)

胸膜腔内压与气道出口(如口腔内)之压力差与潮气量比较,正常值为 $0.2 L/cmH_2O$。

3.总顺应性(Cr)

指肺与胸廓整体的顺应性。1/Cr=1/Cc+1/Cl,正常值为 $0.1 L/cmH_2O$。

4.静态顺应性(Cst)

静态顺应性(Cst)指在压力与容量改变静止的瞬间所测得的两者之间关系,完全反映了肺与胸廓的弹性回缩特征。在不同的肺容量水平测定其值不同。

5.动态顺应性(Cdyn)

动态顺应性(Cdyn)指在呼吸周期中连续、动态地测量压力与容量变化之间关系所得的结果,除了反映肺与胸廓的弹性回缩特征,还受气流产生阻力等因素的影响。正常肺的 Cdyn 与 Cst 几乎相同,但肺疾病患者气道阻力增加或肺顺应性下降时,其 Cdyn<Cst。

6.比顺应性

比顺应性指某肺容积下的顺应性与该肺容积的比值,同一肺的比顺应性始终不变。胸廓或肺组织病变致扩张受限,则顺应性和比顺应性降低。

(二)最大吸气力(IF 或 MIP)和最大呼气力(EF 或 MEP)

最大吸气力或最大呼气力即最大吸气或呼气时的气道内压力。IF 为负值,EF 为正值,用于估计呼吸肌的肌力。

(三)呼吸功(WOBP)

呼吸功即呼吸时所做的机械功。呼吸功=压力×容积,即胸腔内压力差与肺容量的乘积。或通过积分测得压力-容量环内的面积亦可表示。静息状态下呼吸功正常值为 0.246(kg·m)/min(或 0.3~0.6 J/L)。任何使肺弹性或通气阻力增加者,均可导致呼吸功增加。

(四)肺动力功能监测

1.肺顺应性

在机械通气患者中,气道峰压是呼吸器克服气道阻力和肺、胸廓顺应性的反应。当气道阻力增加或肺顺应性下降时,峰压上升。此外,吸气流速、型式、潮气量、气管导管内径大小亦有影响。将呼吸器停止在吸气末,则得到平台压,这个压力用于克服肺与胸廓的弹性回缩力。用潮气量除以峰压与 PEEP 之差即为肺的动态顺应性。潮气量除以平台压与 PEEP 之差即为肺的静态顺应性,正常值为 60~100 mL/cmH$_2$O。有肺浸润性病变、肺水肿、肺不张、气胸、支气管内插管或任何引起胸廓顺应性减少的患者,其静态顺应性下降。

2.肺活量(VC)和最大吸气力(IF)

在 ICU 患者,当 VC 达到 10 mL/kg,IF<-1.96 kPa(-20 cmH$_2$O)时,患者可以脱机。

3.自发性 PEEP

自发性 PEEP 又称内生性 PEEP(PEEPi)。由于气体滞留肺内,致肺叶过度膨胀,多因呼气时间相对不足或动态气流受限所致。PEEPi 过高可引起肺的气压伤,影响静脉回流,增加自主呼吸患者呼吸做功。

4.气道压力波形

机械通气时可得到吸入及呼出气流图、压力容积环、流速容积环等直观的波形图。参考这图形变化,可调节机械通气参数至最佳状态,以减少气道阻力,避免不必要的 PEEP 及降低呼吸功等。

5.呼吸功(WOBP)

通过测定气道内气流量和食管内压力变化计算或根据压力容积环面积估计。

四、无创脉搏-血氧饱和度

脉搏式氧饱和度仪除可测定指端、耳垂外周循环的血氧饱和度(SpO$_2$)外,同时可得出血管容量曲线,从而测出脉率。

(一)原理

根据 Beer 定律,血红蛋白吸收光线的能力与其含氧浓度相关,氧和血红蛋白吸收 660 nm 波长的可见红光,而还原血红蛋白吸收 940 nm 波长的红外线。用发光二极管发射出上述两种波长光线,通过动脉床,随着动脉波动吸收不同光量,从而可用来监测 SpO$_2$ 及脉搏。

(二)影响测定结果的因素

1.SpO$_2$

多数情况下,SpO$_2$读数是正确的,但有些情况下会出现误差,如严重低氧。当SpO$_2$<70%时,其测定数据可能不准;肢体活动接触不良时发生误读;异常血红蛋白血症,如碳氧血红蛋白或正铁血红蛋白异常增多;某些色素,如藏青、蓝色、洋红等,皮肤颜色太黑或黄疸,以及涂有黑、绿、蓝的指甲油等会影响SpO$_2$读数;严重贫血(血红蛋白<50 g/L)及末梢灌注差(如低血压、低温)时由于信号较弱,亦可出现误读。在临床上应仔细辨别,尽量减小误差。

2.Pleth脉搏

氧饱和度仪监测心率是通过每分钟指脉搏容积图波峰数而得出的,若波峰信号太低,往往影响计数。常见于室温或体温下降、血压下降,以及各种原因引起的外周血管收缩等;若使用大小不合适的探头,或探头固定不当,以及探头位置移动等,均可影响脉率的准确性。

五、呼气末二氧化碳

呼气末二氧化碳浓度(CETCO$_2$)或分压(PETCO$_2$)属无创监测,不仅可监测通气,亦可反映循环功能和肺血流情况。

(一)(ETCO$_2$)监测原理

肺泡CO$_2$浓度受CO$_2$的产量、肺泡通气量和肺血流灌注量的共同影响。呼出气依次为机械无效腔气和解剖无效腔气,最后才是肺泡气。CO$_2$的弥散能力强,肺泡和动脉血CO$_2$很快完全平衡,故正常人PETCO$_2$≈PaCO$_2$,但在病理状态下,受肺泡通气与肺血流(V/Q)及分流(Q_s/Q_t)变化的影响,PETCO$_2$就不能代表PaCO$_2$。

CO$_2$监测仪分为旁流型和主流型,利用红外线传感器测定呼出气红外线衰竭程度,从而测出CO$_2$波形及CETCO$_2$或PETCO$_2$。质谱仪可用于测定PETCO$_2$及其他呼出气成分和含量,如挥发性麻醉药浓度,能连续反映呼出气中各种气体的浓度变化,所需气体样本量亦小,可惜价格偏高。

(二)影响因素

1.影响PETCO$_2$的因素

见表3-1。

表 3-1　影响 PETCO$_2$ 的因素

PETCO$_2$ 值变化	CO$_2$ 产量	肺换气	肺血流灌注	机械故障
升高	高代谢危象	肺换气不足	心排血量增加	CO$_2$ 吸收剂耗竭
	恶性高热	支气管插管	血压急剧升高	新鲜气流不足
	甲亢危象	部分气道阻塞		通气回路故障
	败血症	再吸入		活瓣失灵
	静脉注射碳酸氢钠			
	放松止血带			
	静脉CO$_2$栓塞			
降低或缺如	低温	过度换气	心排血量降低	吸收回路脱落
		呼吸停止	低血压	导管漏气

$PETCO_2$ 值变化	CO_2 产量	肺换气	肺血流灌注	机械故障
		气道严重阻塞	循环血量减少	通气回路失灵
		气道导管误入食管	肺动脉栓塞	
			心搏骤停	

2.影响 Pa-ETCO₂ 的因素

心肺功能正常的患者 Pa-ETCO₂ 约为 0.1 kPa，VD/VT 改变、V/Q 比例失调和 Qs/Qt 增大均可影响 Pa-ETCO₂。VT 越大，Pa-ETCO₂ 越小，但右向左分流的心脏患者 Pa-ETCO₂ 不受VT 影响。致 Pa-ETCO₂ 增加的原因有以下几点。

(1)呼吸系统：致 VD/VT 或 Qs/Qt 增加的因素均可致 Pa-ETCO₂ 增加，此时 $PETCO_2$ 不能反映 $PaCO_2$。常见因素有肺部疾病如肺不张、肺实变、ARDS、肺水肿和气胸等；手术体位如侧卧位开胸手术、俯卧位等；呼吸频率过快；机械通气气道压过高、高频通气(＞60 次/分)等；呼吸机机械故障或回路新鲜气流不足造成 CO_2 重复吸入。

(2)循环系统：肺血流减少，肺血流分布不均或肺血管阻塞时，V/Q 比例失调，PET-CO₂ 降低，Pa-ETCO₂ 增大。见于心搏骤停、肺栓塞、严重低心排患者等。

(3)年龄：随着年龄增大，肺泡无效腔量增多，$PETCO_2$ 降低，Pa-ETCO₂ 增大。

(4)碳酸酐酶抑制剂：如乙酰唑胺等抑制碳酸酐酶，肺泡上皮和血液中 HCO_3^- 不能转变为 CO_2，致 $PETCO_2$ 降低，$PaCO_2$ 升高，Pa-ETCO₂ 增大。

(三)临床意义

1.监测通气功能

无明显心肺疾病患者，$PETCO_2$ 在一定程度上可反映 $PaCO_2$，正常 CETCO₂ 为 5%，而 1% 约等于 1.0 kPa(7.5 mmHg)，因此 $PETCO_2$ 约为 5.0 kPa(38 mmHg)。通气功能改变时，Pa-ETCO₂ 即可发生变化。

2.维持正常通气

全麻期间或呼吸功能不全使用呼吸机时，可根据 $PETCO_2$ 来调节通气量，避免发生通气不足或过度，造成高或低碳酸血症。

3.确定气管导管的位置

肯定看到导管在声门内、有 $PETCO_2$ 的波形、有正常的顺应性环(PV 环)为确定气管导管内的公认准则。

4.及时发现呼吸机的机械故障

如接头脱落、回路漏气、导管扭曲、气道阻塞、活瓣失灵等。

5.调节呼吸机参数和指导呼吸机的撤除

如调节通气量；选择最佳 PEEP；当自主呼吸时 SpO_2 和 $PETCO_2$ 保持正常，即可撤机。

6.监测体内 CO_2 产量

体温升高、静脉注射大量 NaHCO₃、松止血带及恶性高热使 CO_2 产量增多，$PETCO_2$ 增大。

7.了解肺血流变化

CO_2 波形上升呈斜形或 Pa-ETCO₂ 增大，提示肺泡无效腔量增加或肺血流量减少。

8.监测循环功能

休克、心搏骤停时，血流减少或停止，CO_2 浓度迅速降至零，CO_2 波形消失。当 PETCO$_2$ >2.0 kPa(15 mmHg)时,表示肺已有较好血流。提示胸外按压有效,复苏成功。

(张金星)

第二节　循环功能监测

循环功能监测是麻醉医师围术期工作的重要组成部分。在围术期,患者的循环系统不仅要受到麻醉药的影响,而且还会受到外科手术的影响。早期麻醉医师仅仅依靠直观感觉(如呼吸模式、肌张力、瞳孔、体动和皮肤颜色)来判断麻醉深度和患者的循环状态。随着科学的发展,循环监测技术得到突飞猛进的发展,现在人们可以利用这些技术来早期、准确地判断患者的循环功能,指导临床操作和用药。无论监测仪器如何先进,有经验和有责任心的麻醉医师是提高患者安全性的根本保障。本节重点介绍循环监测领域的临床实用技术和方法。

一、心电图监测

心电图(electrocardiography,ECG)是最早进入监测领域的近代监测方法。1906 年,Einthoven 用电流计测量心脏跳动过程中产生的电流,从而首次发明了 ECG。直到 20 世纪 50 年代,商品化的 ECG 才被用于手术室。20 世纪 60 年代后期 ECG 在手术室内得到普遍应用。如今连续 ECG 监测已成为所有麻醉和外科手术中的常规监测。

美国麻醉医师协会(ASA)的基本术中监测标准要求:任何接受麻醉的患者,从麻醉开始至离开手术室前,均应进行连续 ECG 监测。开展围术期 ECG 监测可早期发现和诊断心律失常、传导异常、心肌缺血、心肌梗死、心房和心室肥厚、起搏器功能、预激、药物毒性(如地高辛、抗心律失常药、三环类抗抑郁药等)、电解质紊乱(如钙、钾离子异常等)及其他因素(如心包炎、低温、肺栓塞、脑血管意外和颅内压增高等)导致的心脏电活动异常。

(一)心脏传导系统的解剖和生理

起源于窦房结的心脏冲动快速通过心房到达房室结。正常时,冲动在房室结有 0.04~0.11 秒的延迟,然后通过希氏束和蒲肯野纤维使心室去极化。正常起源于窦房结的冲动使整个心肌去极化至少需0.2 秒。心肌不同部位的动作电位(AP)各有其特点。各种 AP 的特殊相的产生与离子通道(尤其是钠离子、钙离子通道)的激活和灭活有关。

在窦房结细胞,4 相表现为膜电位进行性增高导致舒张期去极化,这是由于钠、钙离子自主内流进入窦房结细胞所致。这种反复的舒张期去极化使窦房结细胞具有起搏功能,而心室肌无此功能。

(二)ECG 复合波的组成

ECG 的轨迹是描述心脏在除极和复极过程中产生电压的总和。电流朝向电极的表示为正电流(波形向上),电流远离电极的表示为负电流(波形向下)。

一个心动周期的标准 ECG 由 P 波、QRS 复合波和 T 波组成,这些波形被规律性出现的时间间隔分开。

P 波代表心房去极化。QRS 复合波代表心室去极化。心房复极波由于隐藏在 QRS 复合波内,所以难以发现。T 波代表心室复极。PR 间期代表窦房结冲动使心房除极、通过房室结到达心室传导系统所需时间。Q-T 间期代表电-收缩间期和心律变异。ST 段代表心室去极化完成至复极开始之间的间期。

(三)心电监测电极放置部位皮肤的准备

适当的皮肤准备有助于减少 ECG 干扰,改善用于监测或诊断目的的 ECG 信号的质量。用乙醇和棉棒小心地擦去放置电极部位皮肤表面层,这样有助于减少皮肤电阻和便于电极粘贴。皮肤上的毛发应刮除以利于电极粘贴和减轻去除电极时患者的不适。湿性或油性皮肤在粘贴电极前应清洁干燥。如果电极可能会由于消毒液或其他液体的浸透而松脱,则应在电极表面粘贴防水胶布。

(四)3 导联和 5 导联 ECG 电极的放置

3 导联 ECG 的 3 个电极分别放在双上肢和左下肢,用于监测标准肢体导联(Ⅰ、Ⅱ、Ⅲ)。如在右下肢加用一个参比电极,可获得加压肢体导联(aVR、aVL、aVF),并可进行计算机心律失常分析。5 导联ECG 的4 个电极分别放在左、右肩部和左、右大腿部。V5电极放在左腋前线第五肋间隙。

临床医生通过这 5 导联 ECG 可监测 7～12 个不同的 ECG 导联(Ⅰ、Ⅱ、Ⅲ、aVR、aVL、aVF和 6 个胸前导联)。虽然许多手术室使用 3 导联 ECG,但 5 导联 ECG 更为优越,因为它使心电监测更完善。如果只有 3 导联 ECG,那么用改良的双极肢体导联帮助诊断特殊异常是没有问题的。一般认为在 40 岁以上近一年未做过 ECG 的患者,有心脏病症状和体征的患者,有心肌缺血、心律失常和安装过起搏器的患者术中需要 12 导联 ECG 监测。

(五)侵入性 ECG 导联

1.心房电图(atrial electrogram,AEG)

在体表 ECG 无法检测到心房电活动的情况下,侵入性导联可有效解决这一问题。电极可以放置在心脏的内表面或外表面,亦可放置于食管或右心房内,这样得到的 ECG 就是心房电图。与体表 ECG 命名不同,心房电图中单极、双极分别指记录装置中侵入性电极的数量。

心房电图中心房波(A 波)与 QRS 复合波的大小变异很大,因而要区别心房波和 QRS 复合波相当困难。虽然单极心房电图记录的心室电活动波形与体表 ECG 相似,但是心房波波幅高大。采用双极导联,尤其是在两电极间的距离较近时,几乎记录不到心室的电活动。如果同时进行体表 ECG 的记录则有助于解决此潜在的问题。因为通过比较心房电图和体表 ECG 记录的时相即能鉴别 QRS 复合波。大多数新的心房电图监护仪可允许同时记录 2 个以上的导联,而大多数的 ECG 机则可满足同时记录 3 个以上的导联。

如果不能同时记录心房电图与体表 ECG,且房室率不同步时,将前后记录到的心房电图与体表ECG 的图形进行比较也可将心房电图中的 QRS 复合波区别出来。另外,在双极心房电图描记无 QRS 复合波时,断开一个电极的连接使其成为单电极心房电图即可描记出明显的 QRS 复合波。

一般情况下双极心房电图较为常用。因为双极心房电图不仅能记录到较大的心房波,而且必要时可改为单极心房电图记录。另外,其侵入性电极的导线能与监护仪的选配部件相连通,通过提供各种更易辨认的 QRS 复合波和心房波,有助于心律失常的诊断。

在心房电图记录中,电极导线、电极的连接和表面电极的放置取决于采用的导联系统(3 导联或 5 导联)以及心房电图监测仪是单导联性或双导联性。

2.食管导联

由于食管远端接近心房(尤其是左心房),因而将电极置入食管可增强对心脏电活动的检测,在麻醉中应用十分方便。食管电极最易探测 P 波,被用于鉴别各种心律失常(如房颤和房扑)。虽然将电极放置在左心室水平有助于后壁心肌缺血的检测,但不常用。根据电极插入食管的深度,可反映心脏不同部位电位的变化见表 3-2。

表 3-2　食管电极符号的意义

符号	电极距闭孔距离(cm)	反映电位变化的部位
E30	30	心房上
E32	32	心房水平
E34	34	心房水平
E36	36	心房水平
E38	38	心房水平
E40	40	心室水平

食管电极种类很多,通常是将一个或两个导电的金属电极放置在类似鼻胃管的橡胶管中或固定在管外壁上,亦可采用患者可吞入的丸形电极和心内起搏电极。目前已有带有 2 个电极的食管听诊器,两电极分别安置在距听诊器远端 7 cm 和 20 cm 的部位,远端的电极通常靠近左心室后壁。

电极的位置应由满意的心房波而定。一般情况下,单极电极放在离门齿或鼻孔 30～40 cm 的地方。而双极电极的位置会因两电极之间的距离不同而需反复调整。呼吸和食管的蠕动可使食管导联出现低频的噪声干扰,增强滤波器功能有助于信号的稳定。带有宽幅低频滤波器的监护仪用于这种记录形式较理想。

3.心腔内电极

虽然很少有人为检测心律失常而将导管置入心脏或中心静脉,但心脏病患者放置中心静脉导管(CVP)或肺动脉导管(PA)的确很多。若将电解质溶液或金属导丝放在管腔内,就可借此导管直接记录到心脏内的电活动。当然,要把从导管远端得到的信号加工处理为心房电图是一个复杂的过程。

高张盐水(≥3％)与 8.4％碳酸氢钠的导电性能优于生理盐水,当噪声明显或信号质量差时提示导管内需补充电解质溶液。充灌电解质溶液的导管末端连接有金属接头,金属接头内亦装满电解质溶液。电极导线与金属接头之间的连接可采用双头绝缘接线夹。如果采用插入式电极,亦可采用具有金属插件的塑料连接器,这样可避免使用绝缘接线夹。记录完毕应将导管内的电解质溶液彻底冲洗干净,以防微电击造成的损伤。将金属导丝穿出导管末端亦可直接进行心腔内的电活动记录,当导丝穿出绝缘的导管时描记的波幅明显增大。用于这种用途的金属导丝必须柔软,通常呈"J"形,导丝与记录导线之间的连接亦可由绝缘接线夹完成。不记录时应将导丝退回导管内或将导丝从导管中撤出,以防止心脏穿孔、心律失常及微电击等危险情况发生。

4.血管内 ECG(intravascular electrocardiography,IVECG)

血管内 ECG 是心腔内 ECG 的一种特殊形式,只是漂浮导管的球囊在右心房内,方法与心腔内ECG 相似。记录的图形是导管经中心静脉进入右心房时的 ECG,P 波的改变可作为导管位置的指示。最常用的记录方法是将侵入性电极与 C 电极的导线连接,其余导联为标准四肢导联。

5.心内膜电极

通过起搏导线或特殊漂浮导管使金属电极与右心房的心内膜接触,即可记录到心房电图。如果电极未与心房内膜接触,即能记录到心腔内的心房电图。

6.心外膜电极

在心脏手术时,可将起搏导线贴附于心外膜(如右心室或右心房)。然后将导线引出体外即成为心外膜电极。导线的体外部分必须绝缘化,通常是将其放置在橡胶手套中。这种方法并发症很少,不需要时即可将导线拔出。将心房导线用绝缘接线夹与电极导线连接即可行心房电图描记。利用这种导线亦可进行超速起搏治疗一些折返引起的心律失常,虽然上述的其他侵入性电极也有类似的功能,但均不如心外膜导线有效。

应用心外膜电极可准确地区别和诊断不同程度的心肌缺血和梗死,能在缺血和坏死区域获得典型的 ECG 表现。而在临床上应用体表电极很难获得如此典型的 ECG。

7.侵入性电极的安全保障

当侵入性电极在心内构成电流回路时,所造成的心脏的微电击可引起心室纤颤。ICU 或手术室有大量的用电设备,所有用电仪器的漏电均可造成对心脏的微电击。为防止使用侵入性电极时该事故的发生,需注意以下问题:①使用侵入性电极时一切不必要的电器均应拔掉插头而不是仅关掉开关;②电极导线与连接导线应有良好的绝缘,且应避开与金属或电器的接触;③患者的身体不应与金属接触;④监护仪漏电应小于 10 μA;⑤记录心房电图时最好使用电池电源;⑥检查电手术装置的接触电极与患者身体的接触情况以及能否正常工作;⑦电极导线与监护仪导线之间加干扰过滤保护装置;⑧尽量减少电手术装置的使用。

(六)干扰术中 ECG 监测的因素

ECG 监测中的干扰可导致错误诊断。在临床工作中,下列情况可能对 ECG 监测具有干扰作用:①ECG 导线或电极松动或连接不当;②电极放置或粘贴不当:如毛发、烧伤组织、皮肤准备不足、胶布、电极松动等;③体动:如寒战、颤抖、外科操作或膈肌运动等;④手术室设备的干扰:如电刀、体外循环机、激光设备、冲洗或吸引设备、诱发电位监测设备、电钻和电锯等;⑤患者与外科医师、护士或麻醉医师的接触。

(七)术中 ECG 的诊断与监测模式的区别

诊断模式用 ST 段和 T 波分析使缺血的诊断更精确。诊断模式将频率在 0.14 Hz 以下信号滤除,但经常导致明显的基线漂移和干扰。监测模式用于滤除引起 ECG 基线漂移和干扰的信号,这一模式滤除所有频率在 4.0 Hz 以下的信号,这有助于消除大部分手术室内的干扰。监测模式可人为地导致 ST 段和 T 波的抬高或降低。

(八)术中 ECG 监测的潜在危险

如果患者没有很好的接地装置,当电极出现短路时可能会导致患者电休克或烧伤。新式的 ECG 监护装置有患者隔离装置,所以很少有此类危险,而老式 ECG 机则不然。

(九)计算机化 ECG 分析的新进展

计算机化的 ECG 分析正被用于探测心律失常和心肌缺血。ST 段监测模式是一个计算机自动监测设备,其通过连续 ECG 监测中几个导联的 ST 段与基础 ST 段值比较来判断心肌缺血。

二、心脏功能监测

心脏有效的射血是维持血液循环的基础,心脏每搏量(stroke volume,SV)是心脏活动的总体表现,而前负荷、后负荷和心肌收缩力是影响心功能的主要因素。下面介绍可用于围术期临床的监测方法。

(一)前负荷

1.左心室舒张末容量(left ventricular end diastolic volume,LVEDV)

当心室功能受损后,首先出现的代偿就是心腔扩大,因此 LVEDV 的增高在非瓣膜患者是表示心肌收缩力下降的重要间接指标。最近由于经食管超声心动图在围术期临床的普及使用,使得连续实时地监测 LVEDV 成为可能。通过连续动态观察左心室短轴的变化,应用标准公式可计算出左心室容量的变化。另一个在临床使用的监测方法是电阻抗导管法,通过在左心室放置一根导管连续测量左心室血液的阻抗变化并将此变化转换成容量的变化,通过计算机整合成实时的压力-容量环。

2.左心室舒张末压(left ventricular end diastolic pressure,LVEDP)

无论在设备要求和技术条件方面,测量 LVEDV 要显得复杂一些。人们试图通过测定 LV-EDP 或其替代指标来反应 LVEDV。在临床大多数情况下,LVEDP 是通过漂浮导管获得的。在心脏外科有时直接通过左心房放置一导管通过二尖瓣到达左心室测定 LVEDP。即使可获得准确的 LVEDP,LVEDV 与 LVEDP 的关系还受心室顺应性的影响。在临床,心肌肥厚、心肌缺血、心内右向左分流、主动脉瓣狭窄、高血压、正性肌力药、心肌纤维化、心包填塞等可使左心室顺应性下降,而主动脉瓣反流、二尖瓣反流、血管扩张药的使用及心脏扩大可增加心室的顺应性。在有上述干扰因素存在时,LVEDP 不能很好地反映 LVEDV 的改变。

3.中心静脉压(central venous pressure,CVP)

在临床大部分情况下,我们仅能获得 CVP 的数据,如何通过它反应 LVEDV 呢?在满足下列条件的情况下,CVP 可用于估计 LVEDP:①三尖瓣、肺动脉瓣、二尖瓣功能正常;②无右心功能不全;③呼吸系统和肺血管无异常。在无三尖瓣功能和右心室顺应性异常时,CVP 可反映右心室前负荷。

(二)后负荷

左心室后负荷是指左心室射血所遇到的阻抗($R=\Delta P/\Delta Q$,R 为阻抗,ΔP 为主动脉内压力变化,ΔQ 为主动脉内流量变化),它由血管阻力和血液流变学性质所决定,不受心功能的影响。在临床不能直接测定左心室后负荷,而往往通过动脉压和体循环阻力和室壁张力来反映左心室后负荷。

1.平均动脉压(mean arterial pressure,MAP)

动脉压主要决定于小动脉阻力,但也受前负荷和心肌收缩力的影响。临床观察发现 MAP 与左心室射血阻抗有良好的相关性,因而被普遍用于简单评价心脏后负荷。

2.体循环阻力(systemic vascular resistance,SVR)

SVR 是一计算值。$SVR=[(MAP-RAP)\times 80]/CO$。式中 MAP 为平均动脉压,RAP 为右心房压,CO 为心排血量。

3.室壁张力或应力

室壁张力或应力是决定心肌耗氧的重要指标。

(三)心肌收缩力

心肌收缩力是评价心功能的最重要指标,目前临床常用的评价心肌收缩力的评价指标是 SV、心排血量(cardiac output,CO)、射血分数(ejection fraction,EF)、每搏功(stroke work,

SW)、心室做功曲线、室壁运动等。

1.SV

前负荷、后负荷和心肌收缩力的改变都可影响 SV,SV 在围术期常可通过 TEE 测得,也可通过心排血量和心率计算,正常值为 60～70 mL。

2.CO

能影响 SV 和心率的因素均可影响 CO。围术期常用的测定方法有漂浮导管热稀释法、连续心排血量测定和 TEE 测定。

(1)热稀释法 CO 测定:是目前临床应用最广的测定方法。其原理是通过放置的漂浮导管近端的房孔注入一定量已知温度的生理盐水,位于肺动脉内导管远端的温度感受器感知注入盐水引起的温度变化,通过计算机标准化处理得出 CO 值。

临床很多因素可影响 CO 测定的准确性。①盐水温度和容量:当注射盐水容量为每次10 mL 时,使用冰盐水和室温盐水对测定结果无影响;注射盐水容量为每次 5 mL 时,应使用冰盐水。②注射速度和间隔时间:注射盐水时应在 2～4 秒内匀速注入,两次注射之间应间隔 60～90 秒。③注射时漏液、速度不均或间隔过短将影响测定结果。④呼吸周期:由于呼吸周期通过改变肺血管阻力从而影响肺血流,所以临床应在呼吸周期的固定点来测定 CO,一般选择在吸气末或呼气末。⑤重复测定:即使严格操作,由于肺血流的不均一性,每次测定都存在差别,因此临床上一般重复测定 3 次取平均值,以提高准确性。

通过观察热稀释曲线的波形形态,剔除有可能是操作不当引起的误差。如在 3 个波形中有 1 个形态和值与其他有非常明显的差别(＞15％)应考虑是误差所致而给予剔除,同时补测 1 次。引起热稀释曲线幅度减低的因素:①CO 非常高或注射盐水容量过少、盐水温度与体温差减小;②热敏探头位置不当或血栓形成;③存在三尖瓣、肺动脉瓣反流或心内分流等;④热敏探头故障、导管常数选择不当和非匀速快速输液。

(2)连续心排量测定:目前在围术期可通过特制的漂浮导管和连续 CO 测定仪能方便地获得连续的 CO 数据,下面简单地介绍这一系统。

连续 CO 测定漂浮导管是在传统的漂浮导管基础上加以改进而完成的,其在导管前部相当于右心室的部位有一加热器,通过开关每 6 秒向血中释放 7.5 W 的热能(量子化释放)加热周围的血液,该部分血液在经右心室流向肺动脉时,热量被稀释,使右心室排入肺动脉的血液温度升高,位于导管尖端的热敏探头感知这一温度变化,利用稀释原理计算出 CO。该种导管操作方法和传统肺动脉导管一样,不增加操作复杂性。导管和监测仪连接后,几分钟内即显示第一次心排血量测定值,以后每隔 30～60 秒显示一次新的测定值,屏幕显示为前 3～6 分钟的 CO 平均值。由于该装置每 6 秒就可获得一个 CO 数据,显示的 CO 是多个(5～10 个)CO 测定值的平均值。因此,可实时、准确地反应 CO 改变。

(3)阻抗法无创 CO 测定:利用在心脏搏动时胸阻抗产生的搏动性变化,在颈部和胸部各放一对电极,并持续通入一小的电流测量胸阻抗。在心脏收缩期测得的胸阻抗的最大变化率与 SV 和心室射血时间成正比。电极位置、胸内液体量、血细胞比容是影响测定准确性的主要因素,因而限制其在临床的广泛应用。

(4)经食管超声和多普勒技术:术中放置食管超声探头可在多平面水平结合多普勒技术测得 CO。二尖瓣、主动脉瓣是常用的监测平面,另外也可在主动脉、肺动脉和肺动脉瓣水平监测,影响测定结果的主要因素是探头位置(如探头超声波方向与血流方向角度过小)和所用平面截面积测定的准确性。

3.EF

EF 是临床广泛应用的评价心肌收缩力的指标。正常时 EF 为 55%～65%。在心功能正常时,EF 受前、后负荷的影响较少,心肌收缩力受损时后负荷的增加和前负荷的减少可明显影响 EF 值。一般认为 EF<40% 时,提示可能有心肌收缩力受损。目前术中监测 EF 值的常用方法是 TEE。

4.心功能曲线

心功能曲线是指心室前负荷与心室做功指数之间关系的曲线。它主要反映心肌收缩力,但也受负荷影响。

5.室壁运动

TEE 在术中的应用为监测心肌局部和整体室壁运动提供了实时动态观察的方法。在局部心肌缺血时,该部位的心肌运动减弱,通过观察心肌运动减弱的程度和范围可以评价缺血区域的大小和其对心功能的影响程度。在左心室短轴平面,通过动态观察短轴缩短的速率可评价心功能的即时改变。

(四)超声心动图在循环功能监测中的应用

1.超声心动图的种类

(1)M 型超声心动图:显示方法系将接收到的回声转换成光点,形成光点扫描,显示在示波屏上。示波屏上从上向下代表被检结构位置与胸壁之间的距离,示波屏上的水平方向代表时间,此光点在示波屏上能自左向右自行扫描。当探头固定在胸壁某探测点时,可测得该处的"距离-时间"曲线,即为超声心动曲线,是一种单声束超声心动图,仅能观察到此声束所经过的一条线上解剖结构的活动情况,亦称"一维超声"。在全面反映组织结构的空间方位上有一定的局限性,但根据曲线图上界面活动所经历时间和距离,能准确地反映心脏、大血管上某一特定点的活动轨迹,从而计算其活动幅度、活动速度等一系列参数。

(2)二维超声心动图(2DE):用各种切面的方式直观地显示心脏、大血管与其解剖结构相一致的每一平面的形态及其活动,可直接观察到心脏各腔室的大小、瓣膜活动的形态及心脏各部分的解剖结构有无缺损或畸形等。

常规的 2DE 检查须根据心脏的解剖定位,运用一定的操作手法,规范出 20 个标准切面。其中最常用的切面有胸骨旁长轴切面、胸骨旁主动脉根部短轴切面、胸骨旁左心室短轴切面、心尖四腔心切面和心尖两腔心切面。

临床上通过二维超声心动图检查可取得以下信息:①了解心脏各腔室及大血管内径的大小,心室壁、室间隔及大血管壁的形态、厚度及活动幅度;②了解心脏各瓣膜的形态异常及活动异常;③了解心脏及大血管畸形的部位及程度;④检查心腔内肿瘤及血栓;⑤心功能测定;⑥测定心包积液等。

(3)多普勒(Doppler)超声心动图:是用超声技术测定心脏及大血管内血流情况的一种方法,可无损伤地测定心脏及血管内任何一点的血流方向、速度和性质,从而判断心内分流和瓣膜狭窄排血量、心内分流量及瓣膜反流量。

多普勒超声检查采用的物理学原理是:入射超声在遇到微小障碍物时会发生散射,此小障碍物又成新的声源,向四周发射超声波。利用这一原理,如将探测仪的两个晶体相对地放在血管两侧,与血流成 45°,从一个晶体发出一定频率的声束通过血管壁至血流,此信号可产生逆向的电压效应,被对侧的晶体所接受。当有血液流动时,声波移动,频率发生变化,产生了发出的声波频率与接收频率间差,此即多普勒频移。根据多普勒频移大小计算出血流量。

临床上,将多普勒超声心动图用于心瓣膜病及先天性心脏病,测定其反流及分流情况,不仅能明确有无病变,而且能在病变程度上加以判断,作出定量诊断。另外,还能进行心功能测定。

(4)三维超声心动图:利用计算机技术,根据心室的实际形态,连续截取不同旋角的二维平面,通过图像的数字化,再重建心室的三维实时图像,在此基础上测算的心室容量有更好的相关性。目前三维超声可显示心腔容量的大小、心室壁局部及整体的运动,并可进行各项心功能参数的测算。最新的三维超声心动图尚能显示某些先天性畸形如房间隔缺损和室间隔缺损的整体轮廓。

用超声技术显示心脏立体结构的同时,若加入时间参数,即为动态三维超声或四维超声;加入血流因素与彩色血流显像或与声学造影共同显示,称多维或五维超声心动图。

(5)血管内超声显像系统(intravascular ultrasound system,IVUS)是一种将先进的计算机处理技术与高频超声装置相结合应用在疾病诊断上的新技术,运用安装在心导管尖端的微型超声探头,从管腔或心腔内观察血管或心内结构的形态学改变。此微型超声探头为高频换能器,发射并接收高频超声,可得到极高分辨率的图像,并能显示组织的微细结构。临床主要用途如下:①IVUS能精确地测量血管腔的狭窄性损害,并能敏感地检出冠状动脉早期粥样硬化病变和粥样斑块内的组织成分,包括钙化及坏死。②在介入性治疗中,IVUS能指导操作的进行,增加成功率,缩短操作时间,能即刻评定疗效。在冠心病的介入性治疗中,IVUS对选择适应证、确定治疗方式、评价疗效及监测并发症均具有十分重要的价值。③在手术中进行心功能监测。将IVUS导管放在左心室内,能对左心室壁各节段的心肌的活动状态做连续监测以评价心功能。

2.经食管超声心动图

将超声探头放在食管内,对心脏大血管进行检查是心脏超声显像技术领域的一大进展。目前所用的经食管超声心动图(transesophageal echocardiography,TEE)多采用二维超声心动图和脉冲多普勒血流计联合应用,并与心电图相结合,利用心电图确定心脏机械收缩时相,二维超声心动图测定瓣环口面积,多普勒血流计测定经过该瓣环口的血流速度,从而计算出每搏量,然后与心率相乘获得心排血量。亦可用M型超声心动图来测定心脏的最大和最小径,然后按公式计算心排血量。

(1)TEE探头:需与设置完善的心脏超声显像仪连接,才能通过食管得到M型、二维及彩色多普勒超声显像。TEE探头是一根像胃镜一样可屈的内腔镜,直径1 cm,长100 cm,不必配备纤维光学装置及吸引器。探头顶部长1.9 cm(单平面探头)或2.9 cm(双平面探头),宽1.4 cm,在顶部侧面装有超声探头,内含48~64片晶体片。探头基部(手柄)有两个可转动的旋钮,能调节探头顶部做前后向90°及侧向70°的转动,转动的目的是寻找合适的图像并使探头紧贴食管壁以得到最清晰的图像。

根据TEE探头头顶部晶体片装置的不同而有单平面、双平面及全平面等不同类型的TEE探头。①单平面探头:为单一的由一定数量晶体片组成的探头,主要显示心脏及主动脉的横截面。将探头适当转动亦能测得一定范围的长轴切面。②双平面探头:探头顶部有两套晶体片装置,位于顶部最远端的晶体片装置显示短轴切面,在其后方的晶片装置显示长轴切面,较单平面者操作简便,只要按动键钮即可。③全平面探头:顶部呈椭圆形,中部膨大,最大宽度16.7 cm,可做0°~180°来回旋转,获得横切、纵切的连续切面。在探头基部手柄处有调节其转动的旋钮,可控制晶体片做±180°的转动,使超声束在±360°的全方位内检查心脏结构,有利于立体地理解心脏病变的空间解剖关系。

(2)TEE探头的插入:检查前患者需禁食4~6小时,肌内注射地西泮10 mg以减少患者对检查的紧张感。清醒患者可用1‰利多卡因溶液做咽喉喷雾麻醉,然后令患者取左侧卧位,颈部略微弯曲,臂部和屈曲的膝关节可增加患者体位稳定,义齿应取下。将超声耦合剂均匀涂抹在超声探头和管体前段上,经咬口器将探头插入患者食管,根据咽腔与食管的解剖特点,将探头保持于咽及食管中线位置,在向前插入TEE探头的过程中,令患者做吞咽动作。

插入方法如下。①手指导引法:操作者将左手食指放在患者舌后部,略向下压,使咽部转变处略变直,使探头易进入咽腔,用另一手将TEE探头在导引手指旁沿口腔中线送入,从导引手指的触觉可感知探头已进入食管。②调节导引法:操作者调节TEE探头手柄上的转轮,将控制左右向方位的转轮固定在中线位置,再调节控制前后向方位的转轮。操作开始时,当探头在舌面上时将前端稍向前弯曲,使探头较易通过咽部转弯处,当感知探头已进入下咽腔时调节探头回到中间偏后弯曲,使其易于进入食管。③采用标准的电视内镜做食管插管法:探头经咬口器进入下咽部,从电视中看清进入镜头的每一部位的解剖结构,术者边看边操作,调节手柄上的转轮,使探头顶部能完全进入食管。此法是TEE探头的最佳插入方法。④对于全麻患者,可在直接喉镜直视下将食管探头插入下咽部进入食管。

当探头进入食管后,一般距门齿30 cm处即可在超声仪示波屏上看到主动脉短轴切面,此为TEE探头到位的标记。根据检查的目的,逐步调节探头的深度和探查的平面,进行详细观察。在操作过程中须进行血压、心率和SpO_2监测。

(3)TEE检查的标准解剖学切面:在TEE检查中,通过调节探头在食管中的深度和方向,可获得一系列从心底至心尖的图像(表3-3)。

表3-3 TEE检查的标准解剖学平面

切面名称	观察部位	插入深度(cm)	详细内容
心底短轴	肺动脉主干	25	
	左心房相关结构		肺静脉
	主动脉根部		冠状动脉、肺动脉瓣和肺静脉
	主动脉瓣		主动脉瓣尖、左心房、房间隔、三尖瓣
心底四腔	左心室流出道	30	左心室、左心房、主动脉瓣
	四心腔		左心房、右心房、左心室、右心室、二尖瓣、三尖瓣、房室间隔
	冠状窦		
左心室短轴	二尖瓣	35	
	中乳头肌		观察右心室
	心室尖		
左心室长轴	心尖长轴	40	左心室流出道
	钝角长轴		从心尖钝角发出的胸骨旁长轴纵切面图像
主动脉切面	在胸腔后部观察	30~35	使TEE探头旋转180°
	降胸主动脉		

1)心底短轴切面:TEE 探头进入食管后,大约在 25 cm 深度处,探头位于左心房的后方,可观察大血管和心房,并能清楚观察主动脉瓣尖。所以在此切面可评估主动脉瓣的解剖和功能。当瓣膜开启和关闭时,瓣膜尖应是一条细线。在收缩期完全向主动脉壁方向开放,在舒张期则呈完全闭合状。

稍微后退 TEE 探头,在大部分患者可观察到左冠状动脉主干和右冠状动脉。虽然检测冠状动脉粥样硬化斑块十分困难,但易发现冠状动脉的动脉瘤样扩张。

2)心底四腔切面图:从心底短轴切面向下进一步插入 TEE 探头并稍伸展其头部,大约在 30 cm 深度处,可获得不同的四腔图,能观察各心腔的纵轴切面。除部分心房壁外,几乎能看到四心腔的全貌。在此水平,容易发现房间隔和室间隔缺损,能准确了解房室瓣的解剖和功能情况,并能观察到冠状窦。

3)左心室短轴切面:TEE 探头的插入深度大约为 35 cm 时,TEE 探头位于心室水平(在一些患者,探头可能已进入胃中),可获得不同的左心室短轴切面图。在左心室功能正常的情况下,所有在左心室短轴切面观察到的心内膜均为一完整的环形图像,而心外膜则为不完整的环形图像(偶尔亦可完整)。

在二尖瓣水平的左心室短轴切面,能观察瓣膜的解剖和形态。在心室中部水平,能观察到左心室垂直轴旁的两个乳头肌。中乳头肌的短轴切面能在环形切面上显示两乳头肌,是最常用于定量或定性评价左心室整体或局部功能的切面。在此切面也可观察到右心室,右心室的图像呈十字形状或三角形。

4)左心室长轴切面:当 TEE 探头插入深度大约为 40 cm 时,使探头部分弯曲可获得左心长轴切面图像。在此深度,探头弯曲并向左旋转可获得从心脏钝角部位发出的左室长轴图像。

5)主动脉切面:当 TEE 探头在食管内的插入深度为 30~35 cm 时,向后旋转探头 180°能观察到胸主动脉降部切面。能观察到大部分胸主动脉,包括主动脉根部、主动脉瓣上 2~3 cm 的升主动脉、主动脉及胸主动脉等。

(4)TEE 的临床应用:TEE 在临床上不仅可以测定心排血量,还可监测前、后负荷,心肌收缩功能如射血分数(EF)、心肌缺陷、局部心室壁的异常活动等。尤其适宜于术中监测。

(5)TEE 检查中的注意事项:TEE 是属无创性监测,但由于探头需进入食管,对食管组织有损伤的可能。因此,临床应用时必须严格掌握适应证,有食管静脉曲张、食管炎和食管狭窄患者都应视为禁忌证。除操作时动作要轻柔外,还需注意以下问题:①对于合作欠佳患者或插入过程中患者感到疼痛或不适时,操作应即停止,以免损伤食管黏膜。②对心脏扩大患者,尤其是二尖瓣病变时左心房巨大,TEE 探头在食管内移动时,由于刺激位于其前方的左心房,易产生各种心律失常。③有报道 TEE 检查后发生感染性心内膜炎,故对已行人工瓣膜替换术患者,或临床有各种感染或疑有感染性心内膜炎者,术前须应用抗生素以预防感染。④肺气肿及肺功能不全患者,操作时易出现心律失常及低氧血症,故须慎用。⑤偶可发生呕吐、支气管痉挛、假性室壁瘤破裂等。

三、体循环压力监测

(一)动脉血压监测

动脉血压是心室射血和外周阻力两者相互作用的结果,而大血管的弹性回缩可使心室的间断性射血变为动脉内的持续血流,同时还能缓冲血压的变化。影响动脉血压的因素有每搏量、心率、外周血管阻力、大动脉的弹性和体循环血容量与血管系统容量的比。一般情况下,收缩压的高低受每搏量和大血管弹性影响较大,而舒张压的高低受心率、外周血管阻力的影响较大。大血管弹性减弱,脉压增大。在临床工作中,动脉血压可通过无创和有创性监测的方法进行测定。无创血压测量在临床上应用广泛,大家都甚为熟悉,在此仅做简单介绍。相比无创性血压监测而言,有创血压监测可为临床提供更多的信息。

1.动脉血压的无创性间接测量法

临床上常用方法有袖带测压法和超声波法。

(1)人工袖带测压法。①搏动显示法:使用弹簧血压表观察指针摆动最大点称收缩指数,显示的收缩压略高于听诊法。袖套充气后,压迫动脉,受压动脉近端的微小搏动,传向弹簧血压表,使指针摆动。而当袖套内压力降低到收缩压时,脉搏波由远端动脉传导,摆动幅度突然停止再增大,收缩压多数情况下接近直接读数,而舒张压则很难由搏动显示法精确定点。显然,真正的舒张压应在最大摆动点和袖套压力波动明显下降点之间,实际上最大摆动点可能就是平均动脉压。临床上常用此法测定收缩压,而舒张压只能是粗略估计。②听诊法:临床最常应用的方法。利用柯氏音原理进行血压测量的方法。柯氏音是血压计袖套放气后在其远端听到的声音,其第一相为清晰响亮的强音;第二相为柔和的连续低杂音;第三相低杂音消失,出现类似第一相的强音;第四相音调突变为减弱的闷浊音;第五相全部声音消失。将听诊器头放置于肘窝动脉搏动处,将袖带充气,使血压高于动脉收缩压,阻断动脉回流,然后慢慢放气,当初次听到血流通过声音(即柯氏音第一相)时,此时的压力即为收缩压;声音变调(柯氏音第四相)时,此时的压力读数为舒张压。③触诊法:袖带充气后,缓慢放气至动脉搏动出现时的压力读数即为收缩压,当放气至动脉搏动呈水冲性质,以后突然转为正常时的压力读数为舒张压。此法所测血压值较听诊法低,一般不常用,但在低血压、休克患者和低温麻醉中听诊有困难时,可用触诊法。④电子血压计:动脉搏动的震荡波经换能器转化,以数字显示收缩压、舒张压和平均动脉压。此法使用方便可自动充气、放气,还能记录波形和数据,可用于各种情况,但所测数值易受外界因素干扰,所以在临床中应仔细鉴别。

使用袖带测压法时,为能得到准确数据,应注意以下事项:①袖套宽度一般应为上臂周径的1/2。小儿袖套应覆盖上臂长度的2/3。袖套过宽,读数值相对过低,袖套过窄读数值偏高。②放气速度应为2～3 mmHg/s。放气过快,灵敏度差;放气过慢,易出现听诊间歇,所测值偏低。③听血压时,在动脉音初出现的压力水平以下 1.3～5.3 kPa(10～40 mmHg)出现一个无音阶段,即为听诊间歇。可误将听诊间歇以后出现的动脉音误认为柯氏音第一相。听诊间歇多见于高血压动脉硬化性心脏病、主动脉瓣狭窄等。④肥胖患者即使使用标准宽度袖带,血压读数仍偏高,此与部分压力作用于脂肪组织有关。

(2)超声波测量血压法:将超声探头放置于动脉搏动处,传递动脉壁搏动经换能器转换间接测量血压的一种方法。此法适用于婴儿麻醉,但在临床中应用并不广泛。

间接血压监测的正常值随年龄、性别、精神状态、体位和活动情况而变化。临床中间接血压测量的动脉血压组成如下。①收缩压:主要代表心脏收缩力和心排血量;②舒张压:主要与冠状动脉血流有关,因为冠状动脉灌注压=舒张压=肺毛细血管楔压;③脉压:收缩压与舒张压的差,正常值为 4.0～5.3 kPa(30～40 mmHg),代表每搏量和血容量;④平均动脉压:心动周期的平均血压。

(3)自动连续无创血压计:过去连续测压主要依赖动脉置管的直接测压,近年来在无创法中突起了一支新军,它可以使用无创法自动连续地测量动脉血压。目前主要有 3 项技术:①Penaz 测定法;②动脉张力测量法;③动脉波推迟检出法。

2.有创直接动脉测压法

(1)适应证:①严重创伤和多脏器功能衰竭,以及其他血流动力学不稳定患者的手术;②大量出血患者手术,如巨大脑膜瘤切除和海绵窦瘘修复术;③各类休克患者的手术。严重高血压、危重患者手术;④术中需进行血液稀释、控制性降压的患者;⑤低温麻醉的患者;⑥需反复抽取动脉血做血气分析等检查的患者。

(2)禁忌证:①Allen 试验阳性者禁行同侧桡动脉穿刺;②局部皮肤感染者更换测压部位;③凝血功能障碍者为其相对禁忌证。

(3)置管部位:虽然动脉压随血管分支而逐渐降低,但在大血管内的压力下降极小,所以理论上任何一支管径大于 3 mm 的动脉血管都可作为监测部位,如桡动脉、尺动脉、肱动脉、腋动脉、股动脉、足背动脉、颞动脉等。

(4)桡动脉穿刺:桡动脉穿刺途径常选用左侧桡动脉。在腕部桡侧腕屈肌腱的外侧可清楚地摸到桡动脉搏动。由于此动脉位置浅表、相对固定,因此穿刺插管比较容易。桡动脉穿刺测压前需常规进行 Allen's 试验,以判断尺动脉掌浅弓的血流是否足够。

1)工具。①聚四氟乙烯套管针:成人选用 18~20 G,小儿选用 22~24 G;②固定前臂用的托手架及垫高腕部用的垫子(或纱布卷);③消毒用棉球、碘酒、乙醇;④冲洗装置:接压力换能器的 DOM、三通开关、延伸连接管及输液器和加压袋等,用每毫升含肝素 2~4 个单位的生理盐水冲洗,以便保持测压系统通畅;⑤电子测压系统。

2)操作方法:①患者仰卧,左上肢外展于托手架上,腕部垫一纱布卷,使腕背伸,拇指保持外展。常规消毒铺巾,清醒患者在腕横线桡动脉搏动的表面用少量局麻药做浸润麻醉,直达血管两侧,以预防穿刺时发生动脉痉挛。②定位:在桡侧屈肌腱和桡骨下端之间纵沟中,桡骨茎突上下均可摸到搏动;术者扪及桡动脉搏动,食指在远端轻轻牵拉,穿刺点在搏动最明显处的远端 0.5 cm。③套管针与皮肤成 45°,对准中指摸到的桡动脉搏动方向,当针尖接近动脉表面时刺入动脉,直至针尾有鲜红的血流溢出为止;然后将穿刺针尾压低至 10°,向前推动穿刺针 1~2 mm,使穿刺针尖完全进入动脉管腔;将套管送入动脉,抽出针芯,即穿刺成功。④如无血流出,将套管压低成 30°进针,并将导管缓缓后退,直至尾端有血畅流为止,然后将导管沿动脉平行方向推进。⑤排尽测压管道通路中的空气,边冲边接上连接管,装上压力换能器和监测仪,调整好零点,加压袋压力保持 26.6 kPa(200 mmHg)。⑥将穿刺针用胶布固定于腕部,以防针滑出。去除腕下垫子,用肝素盐水冲洗 1 次,保持导管畅通,或以每分钟 2~4 滴的速度连续冲洗管道。

(5)动脉压波形的变化及意义:在不同的动脉段记录血压时,可以看到从主动脉到外周小动脉,收缩压逐渐增高而舒张压逐渐降低,平均压也逐渐降低。这是由于动脉波动沿动脉管壁传导过程中在动脉分支处发生折返与后来的动脉波发生叠加的结果。另外,通过动脉波形可以粗略估计循环状态。在心室快速射血期,动脉血压迅速上升,管壁被扩张,形成动脉波形的上升支。上升支的斜率和幅度受心排血速度、心排血量和大血管弹性的影响。心排血速度快、心排血量大,则上升支的斜率和幅度增大;大动脉硬化时其弹性贮器作用减弱,上升支的斜率和幅度也增大。在心室射血后期,射血速度减慢,进入大动脉的血量少于流至外周的血量,大动脉开始回缩,动脉血压也逐渐降低,形成动脉波形的前段。随后心室舒张,动脉血压继续下降形成下降支的其余部分。在舒张期,由于主动脉瓣的关闭,在下降支中形成一个切迹。动脉波形下降支的形态可大致反映外周阻力的大小。外周阻力大时,下降支下降速度较慢,切迹位置较高;而外周阻力小时,下降支的下降速度较快,切迹位置较低。在主动脉瓣关闭不全时,动脉波形的上升支和下降支速度均增快,切迹不明显或消失。

(6)影响直接动脉压测定准确性的因素:①动脉留置针的位置不当或堵塞。当留置针针尖端贴壁或管腔内血栓形成导致管腔部分堵塞时,动脉波形的收缩压明显下降,平均压变化较小,波形变得平坦。如管腔完全堵塞,波形消失,此时由于肝素冲洗液袋中的压力作用于压力传感器,使其显示的压力逐渐增高。因此,在压力监测时,观察压力数据的同时,应观察压力波的形态,出现波形形态异常应及时查找原因,并予以及时排除。②压力传递和转换系统:动脉压力波是由不同频率的压力波组成的复合波,其频率范围一般为 $1\sim30$ Hz,大部分波的频率在 10 Hz 以内。如何真实和准确地将这些波传递至传感器并将其全部有效地转换成电信号,有赖于压力传递和转换系统的材料和组成。任何一个物体都有其固有频率,当压力测定系统的固有频率在动脉压力波的频率范围内时,由于共振作用使测得的压力增高。压力套装内充填的液体对压力波动有消减作用,其指标用 ξ 表示。ξ 的最佳值为 $0.4\sim0.6$,ξ 值过小使测得的收缩压偏高(大于 4 kPa);而 ξ 值过大可过低估计收缩压和过高估计舒张压。平均动脉压对固有频率和善的变化相对不敏感。在临床实践中可通过快速充压试验来测定测压系统的固有频率和善。一般临床所用压力套装的 ξ 为 $0.2\sim0.4$,固有频率为 $20\sim40$ Hz。坚硬的管壁、最小体积的预充液体、尽可能少的三通连接和尽可能短的动脉延长管均可提高测定的准确性。管道内的气泡可降低系统的固有频率。目前的大多数厂家都使用高频波滤过技术以排除高频电信号的干扰。③传感器和仪器故障:在测定过程中有时会由于传感器和仪器故障使压力突然发生改变而导致临床上的慌乱,此时首先应结合其他指标,快速估计患者临床状态,同时观察传感器的平面和快速重新调整零点,判断传感器和仪器工作状态,最终作出判断,切勿盲目处理导致意外。

(7)临床并发症:置管远端动脉栓塞是最主要的并发症,定时用肝素盐水冲洗管道或采用连续冲洗压力套装可减少这一并发症发生。另外血管周围的神经损伤也是操作并发症之一。

(二)中心静脉压监测

中心静脉压(central venous pressure,CVP)是位于胸腔内的上、下腔静脉或右心房内的压力。CVP 监测在临床上应用广泛,是评估血容量、右心前负荷及右心功能的重要指标。

1.适应证

主要适应证:①休克、脱水、失血、血容量不足等危重患者的手术麻醉;②颅内较大、较复杂的手术;③术中需大量输血、血液稀释的患者;④麻醉手术中需施行控制性降压、低温的患者;⑤心血管代偿功能不全或手术本身可引起血流动力学显著变化的患者,如施行脑膜瘤、脑动脉瘤、脑室和脑干肿瘤手术的患者;⑥脑血管舒缩功能障碍的患者。

2.禁忌证

主要包括:①凝血功能严重障碍者避免进行锁骨下静脉穿刺;②局部皮肤感染者应另选穿刺部位;③血气胸患者避免行颈内及锁骨下静脉穿刺。

3.置管部位

围术期监测 CVP 最常用的部位是右侧颈内静脉,因为其解剖位置较固定,在头部易于接近,操作成功率高,并发症少。左侧颈内静脉为第二位选择,因为其置管到位率低,并发症多(胸导管损伤、左胸膜顶穿破等)。在缺血性脑血管病,疑有颈动脉狭窄和施颈动脉内膜剥脱术的患者,宜选用锁骨下静脉或股静脉穿刺插管。

4.操作方法

(1)颈内静脉穿刺插管:具体如下。

1)解剖特点:颈内静脉从颅底颈静脉孔内穿出,在胸锁关节处与锁骨下静脉汇合成无名静脉入上腔静脉。在颈部颈内静脉全程由胸锁乳突肌覆盖。上段颈内静脉位于颈内动脉后侧、胸锁乳突肌胸骨头内侧;中段位于颈内与颈总动脉前外侧下行、胸锁乳突肌锁骨头前缘的下面;下段位于胸锁乳突肌胸骨头与锁骨头构成的颈动脉三角内。右侧胸膜圆顶较左侧低,右侧颈内静脉的穿刺点到乳头的连线几乎与颈内静脉的走行平行。另外,右侧颈内静脉比左侧粗,容易穿刺,且不会有穿破胸膜和胸导管之危险,故临床上多选右侧颈内静脉穿刺插管。

2)穿刺工具:18 G 穿刺针,16 G(成人用)单腔套管针(长约 15 cm),J 型导引钢丝(长 30～45 cm),中心静脉导管。

3)穿刺入路:依据颈内静脉与胸锁乳突肌之间的相互关系,可分别在胸锁乳突肌的前、中、后3 个方向进针。临床中以中间入路较为常用。

4)操作技术:患者取去枕平卧位,头后仰并转向穿刺对侧。常规消毒、铺巾,清醒患者施以局麻后穿刺。①中间入路:穿刺点定位于胸锁乳突肌下端胸骨头和锁骨头与锁骨上缘构成三角的顶点、环状软骨水平处。此点位置高,偏离颈动脉,较为安全。左手食指定点,右手持针,进针方向与胸锁乳突肌锁骨头内缘平行,针尖对准乳头,指向骶尾外侧,针轴与额平面成 45°～60°,进针深度与患者颈部长短和胖瘦有关,瘦小、短颈和小儿患者较表浅,一般为 2.5～3.5 cm,针尖不宜超过锁骨,边进针边抽回血,抽到静脉血后,减小穿刺针与额平面角度(为 30°)。当血液回抽和注入通畅时,固定穿刺针,将套管针外套管插入颈内静脉,或插入导引钢丝,经钢丝置入导管。一般成人从穿刺点到上腔静脉右心房开口处约 10 cm,回抽血液通畅,用肝素生理盐水冲洗,接上中心静脉测压装置测压或输液,用导管固定夹固定好,覆盖敷料。此法穿刺易成功,可经导管快速输液、输血或给药;并发症少,相对较安全,并可经导管鞘插入肺动脉漂浮导管。②前入路:穿刺点定位于胸锁乳突肌中点,针干与额平面成 30°～45°,针尖指向乳头,在胸锁乳突肌中段后面进入颈内静脉。此路进针基本上可避免发生气胸,但易误伤颈总动脉,故在穿刺时操作者应用左手中、食指在中线旁开约 3 cm 处(胸锁乳突肌前缘)向内推开颈总动脉。可减少误伤发生。③后入路:穿刺点定于胸锁乳突肌的外侧中、下1/3 交点或锁骨上 2～3 横指处。穿刺时肩部垫高,头尽量转向对侧,针干一般保持水平位,进针方向在胸锁乳突肌的后面指向胸骨柄上窝。此法进针不宜过深,否则易损伤颈总动脉。

(2)锁骨下静脉穿刺插管:具体如下。

1)锁骨下静脉的解剖特点:锁骨下静脉是腋静脉的延续,起于第一肋骨的外侧缘,成人长3～4 cm,直径为 1～2 cm。其前面为锁骨内侧缘,后面为前斜角肌,下面是第一肋骨上缘。锁骨下静脉越过第一肋上表面,然后向内、向下和轻度向前跨越前斜角肌,与颈内静脉汇合。静脉最高点在锁骨中点略向内侧,此处静脉上缘可高出锁骨上缘。左侧位时锁骨下静脉位于锁骨下动脉的前方略向下,其间有厚0.5～1.0 cm 的前斜角肌分开,从而使穿刺时损伤锁骨下动脉的机会减少。

2)进针入路:文献报道经锁骨上或锁骨下有 7 种径路可用于锁骨下静脉穿刺。临床中较常采用锁骨下入路。

3)锁骨下入路穿刺方法:患者取仰卧位,去枕头低15°。穿刺点位于锁骨中、内1/3 交界处下方1 cm,右手持针保持注射器和穿刺针与额面平行,左手示指放在胸骨上凹处定向,穿刺针指向内侧稍上方,紧贴在锁骨后,对准胸骨柄上切迹进针。进针深度一般为 3~5 cm,穿刺针进入静脉后即可抽到回血。旋转针头使斜面朝向尾侧,以便导管顺利转弯,通过头臂静脉进入上腔静脉。此法优点为可长时间留置导管,导管容易固定护理,颈部活动不受限制等。其缺点为并发症多,容易穿破胸膜,有出血和血肿时不易压迫止血。

4)锁骨上入路穿刺方法:患者仰卧,垫高肩部,头转向对侧,尽量挺露出锁骨上窝。穿刺点位于胸锁乳突肌锁骨头外侧缘、锁骨上约 1 cm 处,针干与锁骨成 45°,针干保持水平或略向前偏 15°指向胸锁关节进针,通常进针 1.5~2.0 cm 即可进入静脉。此法进针方向偏离锁骨下动脉与胸膜,因此安全性好,穿刺成功率较颈内静脉高。而且可长时间置留导管,导管容易固定和护理,颈部活动不受限制。

5.CVP 压力波形的组成

CVP 基本反映右心房内压的变化,一般由 a、c、x、v、y 5 个波组成。

(1)a 波:位于 ECG 的 P 波之后,反映右心房收缩功能,其作用是在右心室舒张末期向右心室排血。

(2)c 波:位于 QRS 波之后,是由于右心室收缩,三尖瓣关闭并向右心房突入,而导致右心房压一过性增高。

(3)x 波:在 c 波之后,随着右心室的继续收缩,右心房开始舒张,使右心房压快速下降所致。

(4)v 波:位于 x 波之后,是由于右心房舒张,快速充盈的结果。

(5)y 波:位于 v 波之后,是由三尖瓣开放,右心房血快速排空所至。

6.CVP 压力波形变化的临床意义

(1)在窦性心动过速时,a、c 波融合;心房纤颤时 a 波消失。

(2)在右心房排空受阻,如三尖瓣狭窄、右心室肥厚、急性肺损伤、慢性阻塞性肺疾病、肺动脉高压时,a 波增大;三尖瓣反流时 v 波增大。

(3)右心室顺应性下降时 a、v 波增大。

(4)在急性心包填塞时 x 波变陡峭,而 y 波变平坦。

7.临床并发症

误穿动脉导致血肿。一般误穿动脉时,拔出针头压迫 5~10 分钟可减少血肿的发生。左侧颈内静脉穿刺时易误伤颈动脉窦、胸导管和胸膜顶。另外如操作不熟练还可损伤臂丛神经、膈神经和颈段脊髓。在置管过程中,如导引钢丝或导管放置过深进入右心房或右心室可导致心律失常。操作不当或长时间留置导管可导致导管周围局部或全身感染。

四、肺循环监测

(一)肺动脉漂浮导管的放置

肺循环的监测一般是通过放置肺动脉漂浮导管来完成的。漂浮导管一般通过颈内静脉或锁骨下静脉在压力波形的指导下放入。

(二)通过漂浮导管可获得的临床信息

1.直接获得的信息

直接获得的信息包括肺动脉收缩压、舒张压、平均压、肺毛细血管嵌顿压、右心房内压、右心室内压、心排血量。在一些特殊的漂浮导管还可连续测定混合静脉血氧饱和度。

2.间接获得的信息

间接获得的信息包括心指数,体、肺循环阻力,左、右心室做功指数,每搏指数,混合静脉血气,全身氧供、氧耗及氧摄取率,肺内或心内分流等。

(三)如何判断导管的正确位置

导管尖端进入肺动脉后在压力显示屏上可出现典型的肺动脉压力波形,导管继续进入可出现嵌顿波(随呼吸波动,类似中心静脉波),放开气囊后出现典型的肺动脉波。此时缓慢向气囊充气,同时观察压力波形改变,当充气至给定体积时(一般成人的漂浮导管为 1.5 mL,小儿漂浮导管为 0.5~1.0 mL)应正好出现嵌顿波,否则应调整位置。

除导管深度外,导管尖端在肺内的位置对测定结果影响也较大。由于导管是通过血流冲击而到达肺动脉远端的,因此其常位于血流丰富的肺区域,只有导管尖端所在的肺血管内压较少受肺泡内压影响时,所测结果才比较准确。在临床如果发现下列情况,表明导管尖端不在最佳肺区域:①肺动脉嵌顿压大于肺动脉舒张末压;②肺动脉嵌顿压曲线为一直线;③在使用 PEEP 时,肺动脉嵌顿压增加大于 50% 的 PEEP 值;④当导管嵌顿时从尖端的孔内不能回抽出血液;⑤在侧位胸部 X 线片上导管尖端应位于左心房水平以下。

(四)并发症和注意事项

临床调查表明,在使用漂浮导管监测时可发生许多并发症,现在将其归为 3 类:穿刺并发症、置管并发症和使用中的并发症。

1.穿刺并发症

使用漂浮导管监测时穿刺并发症与 CVP 监测相似。

2.置管和拔管并发症

在置管和拔管过程中,漂浮导管要通过右心房、三尖瓣、右心室、肺动脉瓣和肺动脉,在其行进过程中可损伤上述结构,导致心律失常,传导阻滞,瓣膜、心肌和肺动脉穿孔,甚至导管在心腔内打结。而上述并发症是难以预计和避免的,临床应用中应高度警惕。

3.漂浮导管使用中的并发症

在使用过程中,最严重的并发症是肺动脉破裂和出血,这一般是由于导管插入过深和气囊过度充气所造成的。临床应在压力波形监测下指导充气,且充气持续时间一般不应长于 30 秒,在心功能不全和肺动脉高压的患者应尽量缩短充气时间。另外,导管壁血栓形成、肺栓塞、感染、心内膜炎可见于长期留置导管的患者。

由于漂浮导管在使用上的局限性和高的并发症发生率,其临床使用价值越来越小,而逐渐被 TEE 等其他技术所取代。

五、混合静脉血氧饱和度监测

混合静脉血氧饱和度($S\bar{v}O_2$)可以反映组织氧摄取情况,可通过计算动-静脉氧分压差来估计心排血量(CO)。20 世纪 80 年代初曾在漂浮导管的基础上加上光纤部分做 $S\bar{v}O_2$ 测定,现已与连续心排血量测定(CCO)同时进行。

(一)$S\bar{v}O_2$ 的生理和病理生理

氧运输量决定于氧含量(CaO_2)与 CO,而 CaO_2 的变化一般不会太大,因此 CO 是氧运输的主要决定因素。机体的氧耗量(VO_2)可以从动脉血 CaO_2 减去静脉血的氧含量(CvO_2)估算。由于血中氧溶解量很少,故氧含量主要是血红蛋白(Hb)结合的氧量。影响 VO_2 的因素有 3 种:

血红蛋白量、动脉血氧饱和度（SaO_2）及 CO。机体的代偿机制有两个，第一是增加 CO；第二是从毛细血管中摄取更多的氧。正常的 SaO_2 为 97%，动静脉血氧饱和度差为 22%，而心功能有很大的代偿潜力。正常人在活动时可以通过增加 CO 来供氧，同时组织摄取氧量也有所增加，所以运动时 $S\bar{v}O_2$ 可以下降至 31%，动静脉血氧饱和度差可以从 22% 增加到 66%。血红蛋白量下降也是影响 VO_2 的一个因素，贫血患者常常是通过增加 CO 来代偿。如 SaO_2 下降至 38%，VO_2 仍能通过代偿而维持正常。所以在慢性肺部疾病中，虽然 PaO_2 及 SaO_2 较低，也可能不发生乳酸酸中毒。

（二）$S\bar{v}O_2$ 监测技术

在肺动脉漂浮导管内安装光导纤维即成为能够持续监测 $S\bar{v}O_2$ 的光纤肺动脉导管。早期监测仪采用两个波长的光束（660 nm 和 805 nm），测出的结果呈两条弧形曲线，经过微机处理才使其成为一条平滑的曲线，但其值常较标准值高。目前连续心排血量加 $S\bar{v}O_2$ 测定的导管仍采用两个光束，并改用丙烯酸系纤维，不吸水，不会引起漂移。同时在曲线拟合方法采用分段法，其精确度有所提高。

（三）影响 $S\bar{v}O_2$ 的因素

$S\bar{v}O_2$ 的变化主要取决于 4 个因素：CO、SaO_2、血红蛋白和全身耗氧的变化，凡是影响此 4 种因素的各种原因均能引起 $S\bar{v}O_2$ 的明显改变（表 3-4）。

表 3-4　引起 $S\bar{v}O_2$ 改变的常见原因

$S\bar{v}O_2$ 的改变	产生机制	原因
增高	氧供增加	心排血量增加。吸入氧浓度提高
（80%～90%）	氧耗减少	低温、脓毒血症、麻醉状态、应用肌松药
减少	氧供减少	贫血、心排血量降低（低血容量、心源性休克）、低氧血症（通气不足、窒息、通气血流比失调、肺内分流、心内右向左分流、肺水肿）
（<60%）	氧耗增加	发热、寒战、抽搐、疼痛、活动增多

增高（80%～90%）或减少（<60%）氧供增加氧耗减少或氧供减少氧耗增加心排血量增加、吸入氧浓度提高、低温、脓毒血症、麻醉状态、应用肌松药贫血、心排血量降低（低血容量、心源性休克）、低氧血症（通气不足、窒息、通气血流比失调、肺内分流、心内右向左分流、肺水肿）、发热、寒战、抽搐、疼痛、活动增多。

（四）麻醉中连续监测 $S\bar{v}O_2$ 的意义

1.连续反映 CO 的变化

影响 $S\bar{v}O_2$ 的四个因素中，全身耗氧量、SaO_2 和 Hb 在短时间内一般是相对恒定的。所以，短时间内 $S\bar{v}O_2$ 的变化一般直接反映了 CO 的变化。

2.反映全身供氧和耗氧之间的平衡

正常的 $S\bar{v}O_2$ 值（60%～80%）正好在血红蛋白氧离曲线的陡直段。因此，决定 $S\bar{v}O_2$ 4 个因素中任一因素的微小变化能在 $S\bar{v}O_2$ 值上明显地反映出来，所以连续监测 $S\bar{v}O_2$ 有助于麻醉医师有效地防治组织缺氧。

3.确定输血指征

手术中和手术后，在 CO、体温和 SaO_2 相对稳定时，$S\bar{v}O_2$ 反映了 Hb 浓度是否能满足血液向组织供氧,从而帮助医护人员确定输血的必要性。现在欧美国家输血指征一般为 $S\bar{v}O_2$ <50%,Hb<70 g/L。

六、组织循环的监测

早期发现和预防组织缺血、缺氧是循环监测的主要目的之一,但目前还没有一种理想的早期发现组织缺血、缺氧的方法。静脉血气、血乳酸测定虽然在一定程度上可反映组织缺血、缺氧情况,但还不够及时和准确。$S\bar{v}O_2$ 虽然能连续实时反映组织氧的摄取情况,但它不能直接反映组织是否缺血、缺氧。远红外分光光度法可实时连续观察组织氧的供应,但仅限于被观察的局部。目前临床比较可靠的早期观察组织缺血、缺氧的方法有氧供-氧耗法(DO_2I-VO_2I)和胃肠张力计法。

(一)氧供-氧耗法

氧供(DO_2I)=CI×(Hb×13.4×SaO_2+0.003×PaO_2)。

氧耗(VO_2I)=CI×[Hb×13.4×(SaO_2-$S\bar{v}O_2$)+0.003×(PaO_2-PvO_2)]。

DO_2I 正常值为400~600 mL/(min·m²)。VO_2I 正常值为150~220 mL/(min·m²)。

在正常状态下人体 DO_2I 与 VO_2I 存在一定的关系,当 DO_2I 在一定范围变动时机体通过增加氧摄取率以保持 VO_2I 恒定,机体无缺氧。当 DO_2I 降至一定值(氧供临界值)时,机体 VO_2I 随 DO_2I 的下降而下降,缺氧敏感组织出现缺氧,机体存在氧债,此期被称为氧供依赖期。临床通过增加 DO_2I 观察 VO_2I 的改变来早期发现患者是否有氧债。在患者代谢率或氧需求相对稳定的情况下,通过治疗增加 DO_2I 后,患者的 VO_2I 随之增加,表明患者在治疗前存在组织缺氧。如增加 DO_2I 后,患者的 VO_2I 维持不变,说明患者不存在组织缺氧,不需要增加 DO_2I。

(二)胃肠张力计法

胃肠道血管网的解剖学特点使其成为对全身缺血、缺氧最敏感的器官。当人体发生缺血、缺氧时(如各种休克),胃肠道血管首先收缩和动静脉短路开放,以保证重要脏器的血液供应,其结果导致胃肠道黏膜缺血、缺氧,无氧代谢增加,其生成的乳酸与 HCO_3^- 中和形成大量 CO_2。同时由于胃肠道血流减少,生成的 CO_2 不能快速通过血流带走,其黏膜内 CO_2 浓度增加并向胃肠道内扩散,使其腔内 CO_2 增加。基于这一原理,Fiddian Green 建立了胃张力计法监测胃黏膜缺血。其利用一特制带硅胶囊的导管,将其放入胃腔,从导管向囊内注入 2~3 mL 的生理盐水,待平衡 60~90 分钟后抽取盐水测其 CO_2 浓度,用 Henderson-Hasselbalch 方程[pH=6.1+lg(HCO_3^-)/($PiCO_2$×0.03),式中 HCO_3^- 为动脉血碳酸氢根浓度,$PiCO_2$ 为胃内 CO_2 浓度]求出胃黏膜内的 pH,以此值预计胃黏膜应激性溃疡的发生。以后此方法被越来越多用于监测临床早期组织缺氧,并指导治疗和判断预后。胃黏膜内 pH>7.35 者无明显组织缺血缺氧,预后明显好于胃黏膜内 pH<7.35 者。但此方法平衡时间长,且有时动脉血 HCO_3^- 并不能代替胃黏膜内 HCO_3^-,所以在一些临床状态下不能准确反映机体的真实改变。

(刘 琪)

第三节 血气分析监测

呼吸和代谢紊乱是外科患者常见的生理功能紊乱。血气分析结果对这些生理功能紊乱的诊断具有决定性意义,而且还能为这些患者的治疗提供客观依据。

一、血气分析仪简介

血液的气体张力和酸碱度等各项参数都是通过血气分析仪测定的。最早的血气分析仪是根据Astrup的酸碱平衡基本理论,由丹麦的 Racliometer 公司生产的。该种血气分析仪 pH 是用电极直接测定,而二氧化碳分压($PaCO_2$)是将血液同 4% 和 8% CO_2 平衡后测定 pH,然后从 pH-logPCO_2 图上查得 PCO_2 值,因而称为 Astrup 血液平衡仪。以后,经过不断的研究发展,生产出了三电极血气分析仪,到 20 世纪 70 年代生产出了全自动血气分析仪。

目前的血气分析仪都是电脑控制的自动分析仪。目前,国内使用的血气分析仪主要有Coming 公司的 178 型和 288 型,丹麦的 Radiometer 公司生产的 ABL 系列,瑞士及奥地利生物医学仪器公司的 AVL 系列和美国 Technicon 公司的 BG 系列自动血气分析仪,其中有些型号还可同时测定电解质。

血气分析仪直接测定的指标只有 pH、PCO_2 和 PO_2,再加上用比色法测定的血红蛋白,其余参数都是通过计算得来。pH 的测定原理是电位差法,用平面型玻璃电极,以甘汞电极为参比电极,氯化钾为盐掺消除界面的电位差,使玻璃电极上的敏感玻璃两侧的氢离子电位差反映全血的pH。PCO_2 测定原理是一个 pH 电极和外面一个电极套构成 CO_2 电极,电极套的顶端有一层可更换的以聚四氟乙烯为材料的 CO_2 透气膜。在电极套和 pH 电极之间有以碳酸氢钠为主的电解质溶液,在血气分析时,血液内的 CO_2 可穿过透气膜,溶解在碳酸氢钠溶液中导致溶液的 pH发生改变,这一改变可由 pH 电极测得,由于它和 logPCO_2 成函数关系,故可求得 $PaCO_2$ 值。测定 PO_2 的氧电极采用极化电极法,氧电极以封闭在玻璃中的铂丝作为阴极,阳极为银/氯化银电极,玻璃柱有一有机玻璃外套,一端是以聚丙烯为材料的 O_2 透气膜,有机玻璃套与玻璃柱之间有缓冲液,电极膜在测量室内和血液接触后,O_2 和 CO_2 可透过该膜进入缓冲液中,CO_2 即为其缓冲。铂阴极上有外加极化电压,O_2 即在铂阴极表面被还原,同时在阳极产生电子。这一电极电流的大小同溶液中 PO_2 高低有关,因此根据电流大小就可计算出 PO_2 值。电极测出 pH、PCO_2和 PO_2,以及比色法测出的血红蛋白值,经计算机计算而获得一系列酸碱平衡参数。因此,血气分析仪的主要构成包括电极、测量室、电化学转换系统、电极定标的有关装置以及程序控制板。程序控制板是血气分析仪的心脏,它控制血样本从样本进口进入仪器后的一系列严格的程序,使血气分析完全自动化完成。再加上显示屏、打印机和恒温装置,大体构成了血气分析仪的主要部分。

二、血液标本的采集和保存

在血气分析中,血液标本的采集和保存是否恰当对测定结果有较大影响。除了有特殊的需要或在特殊的情况下,血气分析都是采动脉血作为标本。

(一)采血部位的选择

理论上从全身任何动脉采集的动脉血都能用于血气分析,但在临床实践中,多采用外周浅表易于扪及、大小合适、针头易于进入的动脉血管。动脉供血区域侧支循环丰富,如果发生动脉痉挛或栓塞,不至于造成组织缺血。桡动脉最符合以上条件,因此也是临床上用于采血做血气分析的最常见部位。如果桡动脉无法穿刺,足背动脉、胫后动脉、颞浅动脉(主要用于婴儿)、肱动脉和股动脉都能用于穿刺采血。但在凝血功能异常的患者,肱动脉和股动脉穿刺应为禁忌,因为这些血管位置较深,穿刺后不能有效地压迫止血,容易造成出血、血肿等并发症,另外,任何经外科手术重建的血管,都不应用于动脉穿刺。

(二)经桡动脉穿刺采血的操作要点及注意事项

(1)患者手掌向上,手腕稍微过伸位,扪及桡动脉。需注意手腕过度伸展则有可能使桡动脉搏动减弱,甚至消失。

(2)穿刺部位的皮肤消毒。

(3)用1‰利多卡因浸润穿刺点,以减轻穿刺时患者的疼痛。如不做局部麻醉,穿刺时患者可能因疼痛和紧张出现过度通气或摒气,这将影响到PCO_2的测定值,进而影响到其他结果。

(4)采血最好用5 mL玻璃空针。因为若使用塑料空针,由于O_2能透过塑料弥散,可能使PaO_2的测定值假性降低,尤其是当PaO_2分压高或标本保存时间长时,O_2的丢失更多。

(5)由于血气分析使用的是全血,抽出的血必须抗凝。肝素是血气分析唯一可用的抗凝剂,其他如草酸盐、乙二胺四乙酸和枸橼酸盐等抗凝剂均不适用。将肝素用生理盐水配制成$1\,000\times10^3$ U/L的溶液,采血前先抽取少量肝素液至针管内,然后弃去针管内多余的肝素溶液。

(6)用22号针头,取同血管纵轴约30°穿刺动脉,这个穿刺角度能最大限度减少不经意伤及下面骨膜引起疼痛的次数。

(7)只要进入动脉,血液在压力作用下将自动进入空针,注意不要用负压去抽取血液,取血量至少2 mL。

(8)获得血标本后,立即排出空针内的小气泡,取掉针头,用橡皮帽封住针管,以确保血标本闭气。

(9)轻轻转动标本5～15秒,以使肝素同血液充分混合。对穿刺部位加压5分钟,如穿刺在肱动脉进行,加压时应以不能扪及桡动脉为有效。

(10)血标本应立即放入含有氯化钠冰水的容器中,使标本迅速冷至4 ℃以下,立即送检。在临床实践中,考虑到仪器的误差和临床对血气分析的要求,一般而言,从采集标本到完成测定时间不超过30分钟,大体上不会对临床诊断造成太大影响。

(11)在血气分析的送检单上应注明抽血的时间、抽血时的情况,如FiO_2、通气参数、患者的体位等,以供结果分析时参考。

(三)影响测定结果准确性的因素

(1)使用塑料空针,在PO_2高时,氧能透过塑料弥散进入大气。另外,空针内的小气泡常难以排尽。由于塑料空针的针芯不能平滑地移动,采血时常需主动抽吸,这样就有可能采到静脉血。

(2)如采血时,用负压抽吸,血液内的气体就有可能溢出成为气泡,如排除这些气泡,测定的血气张力就可能假性降低。

(3)血液被肝素液稀释不影响pH的测定结果,但能降低测定的PCO_2,以及计算的碳酸氢钠值。影响程度直接同稀释程度相关。

(4)如果血液标本不在取出后1分钟内测定或不立即降温至4 ℃以下,测得的PO_2和pH将降低,而PCO_2升高,这是由于氧被白细胞、血小板和网织红细胞所利用。在白细胞增多症或血小板增多症患者,这种影响将较为明显。

(5)血标本中混入气泡会引起血中的CO_2逸出进入气泡(大气中PCO_2接近于0),而PO_2趋向于20 kPa[在一个大气压下PO_2接近20.0 kPa(150 mmHg)]。因此血标本中出现气泡肯定要影响最终结果的分析。在采集血样本时,针管内绝对避免出现气泡是很难做到的,所以采血后要及时排除气泡并采取闭气措施。

(6)温度的影响:温度会影响 pH、PCO_2 和 PO_2 的测定值。患者体温高于 37 ℃,每增加 1 ℃,PaO_2 将增加 7.2%,$PaCO_2$ 增加 4.4%,pH 降低 0.015;体温低于 37 ℃时,对 pH 和 $PaCO_2$ 影响不明显,而对 PaO_2 影响较显著。体温每降低 1 ℃,PaO_2 降低 7.2%。因此,如患者体温有变化,必须在化验单上注明患者的实际体温,实验室测定时即可应用仪器中的"温度校正"按钮校正到患者的实际温度,这样测定结果才会准确,如果送检时不注明患者的体温,则这一校正需要由医师自己进行。

三、血气分析常用指标的正常值及意义

(一)血液酸碱度(血 pH)

血液酸碱度指血浆中 H^+ 浓度的负对数值,是反映人体酸碱状况的重要指标。血液的 pH 受酸碱平衡中的呼吸成分和代谢成分的双重影响,是一个综合指标。动脉血 pH 的正常值为 7.35~7.45,pH 小于 7.35 属酸中毒,pH 大于 7.45 属碱中毒。

(二)动脉血二氧化碳分压($PaCO_2$)

动脉血二氧化碳分压指动脉血中物理溶解的 CO_2 所产生的压力。正常 4.7~6.0 kPa(35~45 mmHg),平均值 5.3 kPa(40 mmHg)。机体 CO_2 产量、肺通气或肺换气发生改变都有可能引起 $PaCO_2$ 的变化。$PaCO_2$ 升高超过 6.0 kPa(45 mmHg),说明有 CO_2 潴留。其原因:①CO_2 生成增加,如在发烧等高代谢状况下;②肺每分通气量降低,如麻醉药和肌松药对呼吸的抑制,机械通气时,通气量不足;③肺部气体交换障碍,如无效腔通气量增加。$PaCO_2$ 降低小于 4.7 kPa(35 mmHg),说明通气过度而使 CO_2 排出过多或 CO_2 生成减少。CO_2 生成减少最常见的原因是低温,低温情况下机体代谢率降低,CO_2 生成减少。另外,代谢性酸中毒或碱中毒引起的生理性代偿,也可能导致肺通气量增加或减少,分别引起低碳酸血症或高碳酸血症。

(三)动脉血氧分压(PaO_2)

动脉血氧分压是动脉血中物理溶解的 O_2 所产生的压力。正常 10.6~13.3 kPa(80~100 mmHg),在正常人,PaO_2 随年龄的增加而进行性降低,见表 3-5。

表 3-5　各年龄组 PaO_2 的正常值范围[kPa(mmHg)]

年龄(岁)	正常值范围	均数
20~29	11.2~13.9(84~104)	12.5(94)
30~39	10.8~13.4(81~101)	12.1(91)
40~49	10.4~13.1(78~98)	11.7(88)
50~59	9.9~12.5(74~94)	11.2(84)
60~69	9.5~12.1(71~91)	10.8(81)

PaO_2 是反映机体氧供的重要指标,血液向组织供氧并不直接取决于血氧饱和度的高低,而是直接同 PaO_2 的高低有关。因为氧从毛细血管中向组织弥散的推动力就是血液和组织间的氧分压差,当 $PaO_2 < 2.7$ kPa(20 mmHg)时,血液和组织间的氧分压差消失,组织就失去了从血液中摄取氧的能力。

PaO_2 的高低主要同 FiO_2、肺部通气/血流比率和气体弥散的有效性有关。在 FiO_2 降低(如

在高原条件下)、肺部通气/血流比明显失调(如肺不张与肺萎缩)或气体经过肺的弥散发生障碍(如 ARDS、肺水肿)等情况下,均可引起 PaO_2 降低。在正常人,通气量的变化对 PaO_2 的影响不明显,也不可能因通气量的不足而造成低氧血症。但在临床麻醉中,静脉给予麻醉性镇痛药和镇静药后,可能引起患者的每分通气量发生迅速、明显的变化,由于人体内氧的贮备很低,通气的突然抑制常导致严重的低氧血症,通气不足是麻醉中发生低氧血症的重要原因。

(四)标准碳酸氢盐(SB)和实际碳酸氢盐(AB)

SB 或 AB 是反映代谢性酸碱失衡的指标。SB 是指在标准条件[全血在 37 ℃,血红蛋白完全氧合及 $PCO_2 = 5.3$ kPa(40 mmHg)]下所测得的血浆 HCO_3^- 的含量,排除了呼吸因素的影响,正常 22～26 mmol/L。AB 为患者血中直接测得的实际存在的 HCO_3^- 值,与 SB 的不同之处在于可受呼吸因素的影响。正常人两者无差异,两者的差值可反映呼吸对血浆 HCO_3^- 影响的程度。如 SB>AB 表示 CO_2 排出增加;AB>SB 表示有 CO_2 潴留。SB>27 mmol/L 提示存在代谢性碱中毒的可能;SB<22 mmol/L 提示代谢性酸中毒的可能,但是必须和 BE 联系起来分析。

(五)碱剩余(BE)和标准碱剩余(SBE)

BE 是指在 $PaCO_2 = 5.3$ kPa(40 mmHg)、37 ℃条件下,全血用强酸或强碱滴定,使血样本的 pH 达到 7.4 所需要的酸或碱的量。正常值(0±3)mmol/L。BE 是酸碱平衡中代谢成分的指标,不受呼吸因素的影响。后来有人发现在 PCO_2 为 9.3 kPa(70 mmHg)时,体外试验证实由于 HCO_3^- 向细胞间液转移,故实际上的 BE 会低于计算值,故提出了以整个细胞外液(包括血液)计算 BE 更为合理。这大致相当于血液中血红蛋白 50 g/L 时的 BE 值。这就是 SBE 的由来。在有的血气分析报道中,SBE 表示为 BEecf(细胞外液 BE),而 BE 表示为 BE-B(全血 BE)。SBE 的参考范围为−2.3～+2.3 mmoL/L。SBE>2.3 mmol/L 为代谢性碱中毒,SBE<2.3 mmol/L 为代谢性酸中毒。

(六)血浆 CO_2 总量(T-CO_2)

T-CO_2 是指存在于血浆中一切形式的二氧化碳的总和,它包括了 HCO_3^-、CO_2(血中溶解的部分),氨甲酰 CO_2、H_2CO_3 等四个主要成分。由于后两部分含量很少,可以忽略不计,因此,它主要还是反映了碳酸盐缓冲系统。与 HCO_3^- 相同,它也受 PCO_2 和氧饱和度的影响,其参考值为 24～32 mmol/L。

(七)缓冲碱(BB)

BB 是指血液中具有缓冲作用的阴离子总和,包括血中 HCO_3^-、血红蛋白(Hb)、血浆蛋白和 $H_2PO_4^-$。全血 BB 正常值为 45～55 mmol/L,平均为 50 mmol/L。它较全面地反映了体内碱储备的总量,但受血浆蛋白和 Hb 及呼吸因素的影响。代谢性酸中毒时,BB 减少;代谢性碱中毒时,BB 增加。

(八)氧总量(C-O_2)

C-O_2 指血液中所含氧量的总和,即除了溶解于血液中的氧量外,还包括与血红蛋白相结合的氧量,其计算公式如下。

$$C\text{-}O_2 = (1.34 \times Hb \times SaO_2) + 0.003\,15\, PO_2$$

式中 1.34 代表每克血红蛋白 100% 饱和时所能结合的氧量,0.003 15 是氧的溶解常数,$PO_2 \times 0.003\,15$ 即为物理溶解的氧量。在一定范围内,C-O_2 同 PO_2 成正比关系,即随着 PO_2 增高,C-O_2 也增加,但是当血氧分压超过 13.3 kPa(100 mmHg)以后,与血红蛋白相结合的氧量并不随着氧分压的增高而继续增加,此时全血含氧量的增加主要靠血浆内物理溶解氧量的增加。

(九)血氧饱和度(SaO_2)

SaO_2是指动脉血中血红蛋白被氧饱和的程度,其值等于血红蛋白的氧容量与氧含量之比乘以100%。

$$SaO_2 = \frac{Hb\ 氧含量}{Hb\ 氧容量} \times 100\%$$

成年人SaO_2的正常值为$92\% \sim 99\%$。血红蛋白和氧的结合与氧分压的高低直接相关,二者的关系构成特殊的"S"形曲线。在曲线上段的平坦部分,PaO_2从$13.3\ kPa(100\ mmHg)$降至$9.33\ kPa(70\ mmHg)$,SaO_2仅减少5%,这一特性使由于各种原因使PaO_2轻度下降时,SaO_2不至明显下降,从而可维持全身组织的氧供。在曲线陡直部分,PaO_2从$5.33\ kPa(40\ mmHg)$降至$4.0\ kPa(30\ mmHg)$,SaO_2降低达$15\% \sim 20\%$,说明在低PaO_2情况下,PaO_2稍有降低即有大量氧自血红蛋白释出,这对组织氧的供应十分有利。从监测角度看,尽管PaO_2对缺氧的判断更为敏感,但在氧分压降至可能导致机体缺氧的范围内,SaO_2变化非常剧烈,因此,SaO_2作为机体氧合功能的监测指标,仍有其特殊的价值。

血红蛋白同氧的亲和力受多种因素影响。血红蛋白同氧的亲和力增高时,氧解离曲线左移,血红蛋白易结合氧,但不易释放氧,此时,尽管SaO_2较高,同样可能造成组织缺氧;血红蛋白同氧的亲和力下降时,氧解离曲线右移,血红蛋白易释放氧,有利于组织的供氧。影响血红蛋白同氧的亲和力的因素见表3-6。

表3-6　影响血红蛋白同氧亲和力的因素

亲和力增加	亲和力降低
碱中毒	酸中毒
低碳酸血症	高碳酸血症
温度降低	温度升高
2,3-DPG 减少	2,3-DPG 增加

(十)肺泡-动脉氧分压差[$P_{(A-a)}O_2$]

[$P_{(A-a)}O_2$]表示肺泡内氧与动脉内氧分压的梯度,是判断肺换气功能是否正常的一项重要指标。[$P_{(A-a)}O_2$]对判断患者有无缺氧及估计缺氧的原因比PaO_2更有意义。

(十一)阴离子隙(AG)

AG是指血浆中非常规测定的阴离子量,包括各种有机酸,如乳酸、β-羟丁酸、丙酮酸、乙酰乙酸及无机酸和蛋白。是由血浆中可测定的主要阳离子(Na^+)与可测定的主要阴离子(HCO_3^-、Cl^-)的相差数计算而来:$AG = (Na^+ + K^+) - (HCO_3^- + Cl^-)$。正常值$8 \sim 16\ mmol/L$,平均$12\ mmol/L$。计算AG对鉴别代谢性酸中毒的类型,识别混合性酸碱失衡,特别是三重酸碱失衡有重要的临床意义。在不少血pH、HCO_3^-"正常"的危重患者,AG明显升高成了诊断代谢性酸中毒的唯一依据。AG升高的代谢性酸中毒,是由于血浆中非常规测定的阴离子产生增多所致,故又称"获酸性代酸"。AG正常,可以是正常酸碱状态,也可以是"失碱性代酸",是由于机体HCO_3^-丢失过多所致。AG缩小可见于低蛋白血症、电解质测定误差等。

四、酸碱失衡的诊断

酸碱失衡是临床上常见的继发于各种疾病的病理生理过程,能否正确判断和及时处理,对整个病程的转归至关重要。酸碱失衡的诊断,除了依靠病史、临床表现外,动脉血气分析对于确定酸碱平衡是否紊乱、是何种类型、有无代偿及代偿的程度等都有重要的作用。单纯性酸碱失衡,尤其是改变典型时判断比较容易。如已发生完全代偿,继发性改变和原发性改变就易混淆。已代偿的代谢性酸中毒与代偿的呼吸性碱中毒单从血气结果就难以区别,在遇混合型酸碱失衡时则更加复杂,以下简介用血气分析结果判断酸碱失衡的原则和方法。

(一)判断酸碱失衡应掌握的原则

1.酸碱失衡原发因素的分析

应结合病史,根据呼吸性指标($PaCO_2$)和代谢性指标(HCO_3^-)与血液 pH 的关系进行判断。如病史中有胃肠液丢失、胰液丢失或严重腹泻,当 HCO_3^- 的变化与 pH 改变方向一致时,如 HCO_3^- 降低、pH 降低或 HCO_3^- 增高、pH 增高提示原发性酸碱失衡为代谢性酸中毒或碱中毒,此时呼吸性指标的变化为代偿性的。如怀疑患者有通气功能障碍,$PaCO_2$ 的变化与血 pH 的变化方向不一致,如 $PaCO_2$ 增高、pH 降低或 $PaCO_2$ 降低、pH 增高,则提示原发性酸碱失衡为呼吸性酸中毒或碱中毒,此时代谢性指标(HCO_3^-)的变化为代偿性改变所致。原发因素的确定常需结合 $PaCO_2$ 和 HCO_3^- 变化的幅度,pH 的变动及是否符合代偿规律和代偿限度来判断。

2.血 pH 正常不能排除酸碱失衡的存在

由于在酸碱失衡时,机体要发生代偿,或者是发生的酸碱失衡是混合性的,这些都可使 pH 保持在正常范围内。pH 正常有三种可能的情况:正常酸碱平衡、代偿性酸或碱中毒或混合性酸碱中毒。

3.急性或慢性酸、碱失衡的判断

必须根据病史、动态血气监测以及相应酸碱失衡的代偿时限,才能得出正确的结论。当病程短,反映原发性因素的指标($PaCO_2$、HCO_3^-)明显异常,而反映代偿性变化的指标改变轻微,血 pH 改变明显时,提示急性酸碱失衡;若病程长,超过相应的酸碱失衡代偿时限,反映原发性因素及代偿变化的指标均明显异常,但 pH 变化不大,则提示为慢性酸碱失衡。

4.混合性酸碱平衡紊乱的判断

混合性酸碱失衡是指同一患者有两种或两种以上的单纯型酸碱平衡紊乱同时存在。由于在同一患者身上不可能同时有 CO_2 过多和过少,因此除呼吸性酸中毒和呼吸性碱中毒不能同时存在外,其余任何两种单纯型酸碱平衡紊乱均可分别组合成混合性酸碱平衡紊乱。在临床上,混合性酸碱平衡紊乱并不少见,并且易与单纯性酸碱平衡紊乱相混淆,此时除结合临床分析外,更重要的是动态观察血气的变化,才能作出正确的诊断。一般是根据单纯型酸碱平衡紊乱判断规则,结合相应的代偿预计公式或诊断图进行诊断,如酸碱失衡已达代偿时限,但另一指标未发生代偿性变化或变化程度达不到代偿能力的最低水平,或超过代偿能力的最高水平,均属于混合性酸碱失衡。

5.结合其他实验室检查,并考虑到治疗因素的影响

酸碱平衡紊乱与电解质紊乱是互为因果的关系,在测定血气分析的同时,必须测定电解质,才能正确地判断酸碱紊乱的原因和类型。治疗因素也可能使酸碱失衡发生变化,例如慢性呼吸性酸中毒时,体内 CO_2 潴留,HCO_3^- 代偿性增高,当用呼吸机辅助通气时,由于 CO_2 的排出而使 $PaCO_2$ 迅速下降,而肾代偿性排泄 HCO_3^- 较缓慢,使血浆 HCO_3^- 与 $PaCO_2$ 比值增高,从而合并代谢性碱中毒。

(二)判断酸碱失衡类型的常用方法

1.采用酸碱失衡代偿预计公式

单纯性酸碱失衡的代偿预计公式及代偿时限是鉴别单纯性酸碱失衡的类型、判断有无混合性酸碱失衡的数字化依据。酸碱失衡代偿预计公式及代偿时限在酸碱失衡的床旁诊断中有着很大的临床实用价值。

2.酸碱图

酸碱图是根据不同类型的酸碱平衡紊乱时动脉血 pH、HCO_3^- 及 $PaCO_2$ 三个变量的变化关系绘制成的坐标图。

3.AG 测定

对于可能合并 AG 增大型代谢性酸中毒的混合型酸碱平衡紊乱,也可通过测定 AG 来进行诊断。若有 AG 增大,则合并代谢性酸中毒。对于 AG 正常型代谢性酸中毒,AG 测定则无诊断意义。

五、血气分析的临床应用

(一)低氧血症的诊断

迄今为止,血气分析仍是判断患者氧合是否充分的最重要并具有决定性意义的方法。PaO_2 是决定血氧饱和度的重要因素,反映血氧合状态较敏感。临床上低氧血症的诊断以及严重程度的判断,也是根据 PaO_2 的高低并参考 SaO_2 的值做出的,见表 3-7。

表 3-7　低氧血症的分级

分级	$PaCO_2[kPa(mmHg)]$	$SaO_2(\%)$
轻度	6.7～10.7(50～80)	＞80
中度	4.0～6.7(30～50)	60～80
重度	＜4.0(＜30)	＜60

PaO_2 降低固然可导致组织缺氧,但在耗氧量增加或一些危重患者组织对氧的摄取或利用发生障碍时,即使 PaO_2 正常,组织同样也可能发生缺氧。因此,在危重患者,常用动-静脉氧分压差 $[P_{(a-v)}O_2]$ 来反映组织对氧的摄取利用情况。在无明显动静脉分流的情况下,$P_{(a-v)}O_2$ 增加说明组织摄氧增加,而差值减小则说明组织摄氧受阻。因此,静脉血氧分压及因此得来的 $P_{(a-v)}O_2$ 可以作为组织缺氧程度的一个指标。

(二)了解肺通气和肺换气情况

在麻醉和手术过程中,血气分析是准确判断患者肺通气和换气情况的最有效的方法。除患者原有肺部疾病外,各种麻醉方法和麻醉药物,手术体位及手术操作均会影响患者的呼吸功能。虽然有脉搏血氧饱和度(SpO_2)、呼气末 CO_2 分压($PETCO_2$)等无创性方法可用于患者的持续监测,但由于方法学本身的一些限制(如易受各种因素干扰,不能测定血氧分压等),使其在呼吸监测中的作用有限。血气分析由于能准确了解患者的氧合和 CO_2 排出情况,并且有助于分析通气异常的原因,故其在呼吸监测中的作用仍是不可替代的。

$PaCO_2$ 是反映肺通气情况的有效指标,在通气量不足或无效腔量过大的情况下,常导致 CO_2 排出障碍,$PaCO_2$ 升高。而在每分通气量过大时,常导致 $PaCO_2$ 过低,长时间低碳酸血症可引起神经-肌肉兴奋性升高,导致肌强直、脑血管收缩、脑血流量减少、中枢神经系统功能障碍;

还可导致血乳酸增加和低钾血症,有导致严重心律失常的危险。因此,不能忽视低碳酸血症的不利影响。测定 $PaCO_2$ 能准确地了解肺通气是否恰当,并做出相应的处理。

根据肺泡气体公式计算出肺泡氧分压(PAO_2),然后计算出肺泡-动脉氧分压差$[P_{(A-a)}O_2]$,是了解肺换气功能的简单和较为准确的方法。在存在解剖性右向左分流、严重的通气/血流比率失调和肺弥散功能障碍时,$P_{(A-a)}O_2$ 增加,临床上常表现出低氧血症。因此,测定 $P_{(A-a)}O_2$ 常能帮助鉴别低氧血症的原因。由于 PaO_2 和 PAO_2 值均受 FiO_2 的影响,使不同 FiO_2 时测得的 $P_{(A-a)}O_2$ 比率值有所不同,现有人主张采用 PaO_2/PAO_2 比率反映肺换气功能。健康人在任何 FiO_2 时 PaO_2/PAO_2 均大于 0.7,在麻醉情况下略有降低。如 PaO_2/PAO_2 比率明显降低,说明存在肺换气功能障碍。

全麻结束后能否拔出患者的气管内导管,虽然必须根据多方面的因素来决定,如患者清醒、自主呼吸恢复且交换量充足、反射恢复、咽喉反射活跃、循环功能稳定等,但最重要并且具有决定意义的条件仍是血气分析的结果。一般认为患者吸入空气时 $PaO_2 > 9.3$ kPa(70 mmHg),$PaCO_2 < 6.0$ kPa(45 mmHg),才能拔出气管内导管。血气值达不到上述要求应暂缓拔管,并作辅助或控制呼吸。对肺部疾病,术前检查证实已有肺功能损害的患者,在血气分析指导下拔管,对确保患者的安全有重要意义。

(三)指导机械通气

机械通气患者,特别是有肺功能异常的患者,血气分析是确定通气是否恰当的必不可少的重要方法。在机械通气过程中,潮气量、通气频率、吸/呼比率、通气方式以及 FiO_2 的选择和调整,都应以血气分析的结果为依据,才能使患者处于一个恰当的通气状态。虽然在通气过程中可以应用 SpO_2、$PETCO_2$ 等监测,但这些都不能完全取代血气分析,其结果应与血气分析结果进行比较。

长期机械通气支持的患者在撤离机械通气的过程中,一般是采用不断降低间歇指令通气的频率,降低呼气末正压和 FiO_2 的方法逐渐脱机。在每次调整通气参数前后,都应做血气分析了解患者对降低通气支持的反应,一般要求 FiO_2 在 0.4 或更低的情况下,PaO_2 应大于 9.3 kPa(70 mmHg)才能进一步降低通气支持,直至患者完全脱离呼吸机。所以,血气分析对于患者平稳、安全地脱离呼吸机是必不可少的重要措施。

(四)术前肺功能评估

在患有慢性肺部疾病的患者,在开胸手术前应进行肺功能检查。如检查表明肺功能中度以上损害,则还应做动脉血气分析,帮助肺功能评估。如在静息、呼吸空气的情况下,$PaO_2 < 6.7$ kPa(50 mmHg),说明患者肺功能已无力承担开胸手术(除非手术治疗能改善患者的通气功能);如 $PaCO_2 > 6.0$ kPa(45 mmHg),表明患者肺功能损害严重,或有肺部进展性疾病,肺的通气储备功能很弱,术后并发症的发生率及出现呼吸衰竭的可能性大大增加,无论何种手术,均为手术的相对禁忌证。

对全肺切除的患者,术前应常规进行总肺功能及动脉血气的测定。当 FEV_1(第 1 秒用力呼气容积)小于 2 L,FEV_1/FVC(1 秒用力呼气容积占用力肺活量比值)小于 50%,MV(每分通气量)小于预计值的 50%,$PaCO_2$ 大于 6.0 kPa(45 mmHg)时,表明全肺切除术后风险较大,一侧肺切除后所余肺组织难以维持机体的正常呼吸功能。

(五)酸碱失衡的诊断

酸碱失衡是外科患者常见的代谢紊乱。特别是在一些危重、急诊患者,需要立即手术治疗原发疾病,而这些患者经常有程度不同的酸碱失衡,不可能等待酸碱失衡纠正后才进行麻醉手术。应在麻醉和手术的同时纠正酸碱失衡。虽然可以根据病史和临床表现大致估计患者有酸碱失衡存在,但酸碱失衡的确认、失衡的类型和严重程度只有通过血气分析才能明确诊断。因此,应在麻醉和手术过程中做血气分析,了解酸碱失衡的类型和严重程度,并进行相应的治疗,以保证麻醉和手术安全进行。

六、持续动脉血气分析

持续动脉血气分析是将血气分析探头经动脉内导管放入动脉血管内,持续测定血液 pH、PaO_2 和 $PaCO_2$ 的变化。传统的血气分析方法是间歇采集动脉血,在体外做血气分析,在抽取血标本和得到分析结果之间常有不同程度的延误,因而不能及早发现病情的变化,并做出及时处理。持续动脉内血气分析就是为克服传统血气分析的这一缺陷而发展起来的。现在,越来越多的危重患者都做动脉置管,做持续动脉血压监测,这使得通过动脉导管做持续动脉血气监测变得更为容易。

(一)持续动脉血气监测的原理

1.测定原理

在体内测定动脉血的 pH、PaO_2 和 $PaCO_2$ 的程序同常规血气分析一样。其主要差异是持续动脉血气测定的传感器是用光学原理,而常规血气分析的传感器是电化学原理将血液中的 $[H^+]$ 和气体浓度转化成电信号。因此,常规血气分析的换能器被称为"电极",而在持续动脉血气分析仪,其换能器被称为"光学传感器"或"Optodes"。二者的工作原理有根本的不同。

光学传感器内有一含指示剂(也称染料)的测定室,指示剂同测定物(此时为 O_2、CO_2 和 H^+)反应后,能够改变穿过测定室光线的波长或强度,光学探测器测得返回光线的变化,就可据此计算出被测定物的浓度。根据对入射光线影响的不同,光学传感器主要采用两种测定技术。

(1)吸收技术:指示剂和被测定物反应后,将吸收入射光线中一些特定波长的光线,吸收程度同被测定物的浓度成比例关系,因而从测定室返回的光线的强度将有所不同。这种光线强度的改变由光学探测器测定,并由电子系统将其转化为电信号,经计算机计算后数字显示测定值。

(2)荧光技术:采用的指示剂为荧光染料,同被测定物反应后,能被入射光线激发,发射一种波长不同于入射光线的光子,这种光子的波长和强度同被测定物的种类和浓度有关,同样经光学探测器测定和电子系统的转化、计算,得出被测定物的浓度。

2.测定传感器

(1)pH 传感器:使用的指示剂染料具有弱的电解性,这使指示剂在溶液中能以酸和碱的形式存在。根据 Henderson-Hasselbalch 公式:$pH = pKa - log[HA]/[A^-]$,$[HA]$ 和 $[A^-]$ 的相对多少就确定了溶液的 pH。采用吸收技术的传感器,$[HA]$ 和 $[A^-]$ 同指示剂结合后,分别吸收不同波长的光线,测定返回的光线后就能确定 $[HA]$ 和 $[A^-]$ 的量,从而计算出 pH。采用荧光技术的 pH 传感器,以酸或碱的形式存在的荧光染料指示剂被不同波长的光激发,但激发出的光线以相同的波长返回,通过测定两种返回光线的比率确定 pH。

(2)CO_2 传感器:PCO_2 的测定原理是使用一种对 pH 敏感的染料作指示剂,测定同血液平衡的碳酸氢溶液中的 $[H^+]$ 改变。传感器用仅能透过 CO_2 的膜同血液隔开。PCO_2 同碳酸氢溶液的 pH 有关:($CO_2 + H_2O \rightleftharpoons H_2CO_3 \rightleftharpoons H^+ + HCO_3^-$),通过测定 $[H^+]$ 而确定 PCO_2。荧光和吸收技术都能用于 PCO_2 的测定。

(3)O_2 传感器：测定 PO_2 最成功的技术是荧光技术。染料指示剂相对较稳定。同氧反应将会降低其荧光强度，荧光强度的减弱程度同氧的浓度成比例关系。以不同波长反射回由光学探测器所接收，由此测得 PO_2。

（二）临床持续血气分析仪

目前用于临床的持续血气分析仪有 CDI1000 型持续血气分析仪和较新型 PB3300 型持续血气分析仪。一台完整的持续血气分析仪包括测定探头、相关的光学和电子设备、校正装置及显示和打印设备。测定探头由三个独立的光学传感器和一个热电偶组成。三个传感器分别是 pH、CO_2、和 O_2 传感器，热电偶测定血液温度变化，用于测定时的温度校正。持续血气分析仪的温度校正不同于传统血气分析仪，后者的血气测定是在固定的37 ℃时进行，而持续血气监测仪是在患者实际血液温度下测定，然后根据计算图表将其校正到37 ℃时的值。

测定探头的直径等于或小于 $620~\mu m$，能通过 20 号动脉内置管放入动脉内，并能保证血管壁和探头之间有足够的间隙，以保证采血和准确的持续动脉压监测。仪器的光学设备包括光源、传送光线的光缆和光学探测器。光源能按传感器的需求发射不同波长的光线，以激发传感器中的指示剂染料。传送光线的光缆，能将激发光波送到传感器，并将传感器反射回的光线传送到光学探测器。光缆采用光导纤维，由于其良好的光导性，光线能够传送很长距离，在光导纤维弯曲时，光的强度几乎没有损耗，保证了测定的准确性。光学探测器测定返回光线的波长和强度。电子设备包括光电换能器和微处理器等。光电换能器将测得的光学信号转变为电信号；微处理器将接收的电信号计算和校正，得出 pH、PCO_2 和 PO_2 值。另外还有显示器和打印机，以数字形式显示血气分析结果。

校准装置是气体张力校准仪。能对三个光学传感器进行自动校准。校准仪内含的缓冲溶液，经一小管通入已知浓度的 O_2 和 CO_2 混合气体，平衡后将测定探头插入进行校准。校准采用两点法，首先进行低点校准，CO_2 和 O_2 浓度分别是 8.4％和 14％，校准时间约为 15 分钟。探头插入动脉内后仍可根据使用者的决定进行校准，此时采用的标准为体外血气分析仪测得的数据。

（三）持续动脉血气分析的准确性

判断持续动脉血气分析的准确性对于确定该项技术的价值和能否用于临床患者的诊断和治疗是必需的。作为一项新技术，其准确性的估计从三个方面进行。

1.体外试验

将持续动脉血气分析的探头放入人工肺机的动脉端，用 CDI1000 持续血气分析仪测定 pH、$PaCO_2$ 和 PO_2。选用的 CO_2 分压范围为 $0\sim133.0~kPa（0\sim1~000~mmHg）$。$O_2$ 分压范围为 $0\sim26.7~kPa（0\sim200~mmHg）$。作为标准的血气分析值，pH 用供研究用的 pH 测定仪测定，其准确度为 ±0.01 pH 单位。PCO_2 和 PO_2 值根据血液 CO_2 和 O_2 的浓度，已知的大气压、饱和水蒸气压计算得来，将测定值和标准值做回归分析。结果表明，所有三个分析指标均有良好的相关关系，$r>0.99$。光学传感器的测定值和标准值之差，pH 为 $-0.000~4$，PCO_2 为 $0.15~kPa（1.096~mmHg）$，PO_2 为 $0.04~kPa（0.326~mmHg）$。在 12 小时的测定期间，测定结果都相当稳定，因而证明此项技术用于体外血气测定相当准确和稳定。

2.动物体内试验

已在多种动物体内进行。通过改变吸入气 O_2 和 CO_2 浓度和通气频率使动脉血的 PCO_2 和 PO_2 值发生变化，静脉滴入碳酸氢钠或盐酸而改变血液 pH。用传统血气分析方法和光学传感器同时测定血气值，以比较持续动脉血气分析的准确性。一项在狗体内进行的，共抽取 663 个血标本的研究表明,传统血气分析测定结果和体内持续测定值的差值平均数:pH 为 -0.02 ± 0.03;PCO_2 是 $0.14\sim0.51$ kPa$[(1.05\pm3.80)$mmHg$]$;$PO_2<20.0$ kPa(150 mmHg)时为 (0.53 ± 1.73)kPa $[(3.97\pm13.00)$mmHg$]$,$PO_2>20.0$ kPa(150 mmHg)时差值增加,这可能同传统血气分析采用的 Clark 电极在高氧分压时准确度降低有关。

3.临床人体试验

持续血管内血气分析由于处于临床试验阶段,操作和条件的控制尚无统一规范,故目前的临床试验结果显示出有较大的差异。一些临床应用的结果表明,光导传感器测定值同传统血气分析相比,准确度高,二者的相关性较好。在临床麻醉患者使用的研究表明,持续血气分析值同传统血气分析测定值的差值均数:pH 为 -0.032 ± 0.042,PCO_2 为 (-0.50 ± 0.62)kPa$[(-3.77\pm4.65)$mmHg$]$,PO_2 为 (-1.20 ± 3.09)kPa$[(-9.03\pm23.2)$mmHg$]$,所有三个指标都低于传统方法测定值,估计和测定期间从动脉导管持续滴入肝素液,导致局部血液稀释所致。在手术过程中,一例明显的空气栓塞和一例单肺通气时即将发生的低氧血症均最先由动脉内光学传感器发现,明显先于其他监测指标,如 SpO_2、$PETCO_2$ 和 CVP 监测。因此,虽然持续动脉血气分析的准确度仍有待于提高,但其用于麻醉和危重患者监测的优越性和价值是非常明显的。而另一些结果表明,光导传感器用于体内测定其准确性和可靠性明显降低。分析可能原因是探头表面有血凝块或纤维蛋白沉积,由于局部代谢耗氧和释放 CO_2,导致测得的 pH、PaO_2 降低,$PaCO_2$ 升高;另外,探头尖端可能接触到血管壁,因而测得的 PO_2 为组织和血液 PO_2 的平均值。对探头进行校准或移动探头位置,常可使测定的准确性提高。这些都表明光学传感器在血管内测定血气的误差是探头位于血管内,探头同血管内环境间的相互作用造成的。因此,目前各生产持续血气分析仪的制造商都在致力于解决这种探头和血管环境间的相互作用问题,以提高测定的准确度和可靠性。

试验和临床研究证实,光学传感器在体外测定,其准确度和可靠性完全比得上传统血气分析仪。而在体内应用所碰到的问题多是由于探头和血管局部环境相互作用的结果,而非此项方法原理和技术本身的原因。当这些体内干扰的问题解决后,持续血管内血气监测将代表危重患者监测技术水平的巨大进步,能在床旁持续显示患者的血气数据,其时间仅为数秒钟,必将明显提高危重患者的监测和治疗水平。

(孙玉玲)

第四节　麻醉气体浓度监测

一、氧气与二氧化碳浓度监测

(一)氧浓度监测

1.极谱电极法

基于氧能接受一个电子的特性,在一个塑料硬管的探测端用复合透气塑料膜与外界隔开,管内安置一个铂丝阴极和一个银阳极,电极浸入电解液中。使用时将探测端插入气路内,在两极上加以极化电压(630~640 mV)。氧透过塑料膜进入电解液中,氧在阴极接受电子被还原(阴极:

$O_2+4H^++4e^-\rightarrow2H_2O)$,银在阳极放出电子被氧化(阳极:$4Ag+4Cl^-\rightarrow4AgCl+4e^-$),这种电子传递形成外回路电流,电流大小与氧分压成正比。电流信号经电子系统处理后显示氧浓度,并设上下限报警。反应较快,在高湿度环境(如呼吸道)也很准确,不受 CO_2 和 N_2O 影响,受机械通气时的正压影响极小。缺点是每 3 年换 1 次电极,每年换 1 次膜,每 3～5 月换 1 次电解液。

2.化学电池法

基于氧能接受一个电子的特性,用透气塑料膜使一个化学电池与外界隔开,氧透入后在金阳极接受电子被还原(阳极缺少电子)同时在铅阴极被氧化(阴极有多余的正电子),产生电位差,所形成的氧化电流与氧分压成正比。优点为非常简便、稳定,无须外界电源和预热,不受湿度和麻醉气体影响,校正容易,反应时间 6 秒,准确性 0.1%。缺点是凡在有氧的环境中电池持续工作,其寿命取决于氧浓度和暴露时间的乘积。随着电池衰老反应时间延长逐渐耗竭,需每年更换一个。

3.顺磁反应法

与其他气体相比,氧分子有强烈的顺磁反应性,当其与磁场的磁性相同时氧体积收缩,磁性相反时氧体积膨胀。将气样与参比气(空气)两条管道引入迅速通断的强磁场缝隙,由于磁场对氧分子的作用力,两管之间产生交替的压差,用灵敏的压差传感器探测,转换成直流电压信号,后者与氧和参比气的分压差成正比。经电子系统处理,以数字和波形显示。反应快,小于 470 毫秒。其优点是稳定,不受麻醉气干扰,无须经常保养,耐用,价廉。缺点是需耗气样约 150 mL/min,不适于紧闭麻醉。

(二)二氧化碳浓度监测

1943 年 Luft 创用红外线测量 CO_2 浓度。基于 CO_2 能吸收特定波长(430 nm)红外线的特性,将气样送入一个透明的样品室,一侧用红外线照射,另一侧用光电换能元件探测红外线的衰减程度,后者与 CO_2 浓度成正比。所测信号和一个参比气(空气或氮气)信号比较,经电子系统放大处理后用表针或数字、图形显示 CO_2 浓度。气样的采取有两种形式,一种称旁气流式,即用细长管从气道抽取气样送入测试室,不同的仪器采气量不同,50～500 mL/min。另一种称主气流式,将测试室串入气道内,不消耗气样,但增加气道无效腔,需在气管插管下使用。两种形式反应都很快,能测每次呼吸的 CO_2 浓度。气样均须除湿,旁气流式用过滤器,主气流式用加温至 40 ℃。

二、吸入麻醉药浓度监测

(一)吸入麻醉药监测技术

1.多道质谱仪

通过采集患者的呼吸气体进入质谱仪分析。质谱仪可接收分析各种气体分子,测定吸入和呼出气中氧化亚氮、二氧化碳、氧、氮、氟烷、安氟醚以及异氟醚的浓度。

2.红外线吸收

采用红外线吸收法测定吸入麻醉药的浓度较为常用,根据所测定的不同药物选择不同的波长,通常可测定氟烷、安氟醚、异氟醚、氧化亚氮、二氧化碳等。新的吸入麻醉药地氟烷和其他吸入麻醉药具有相似的红外吸收的特点,可用红外分析仪进行测定。N_2O 所用红外线波长为 390 nm,卤素麻醉药为 330 nm。一次只能用一种卤素麻醉药,否则结果不准确。

3.Raman 散射原理

利用物质分子对光散射的原理,该仪器可应用于激光散射测定呼吸和麻醉气体。入射光通过气体分子时,根据物质的分子特点可产生特定的散射光频率偏移。Raman 分析仪可分析各种质谱仪能测定的气体。

4.其他方法

快速气相色谱仪、紫外光吸收等。

5.吸入气体监测以及呼气末气体监测

在低流量或循环紧闭麻醉时,监测吸入气体的浓度可以及时了解进入患者体内的药物状况。而测定呼气末吸入药的浓度,可以更为准确地了解患者脑部的药物浓度。分析吸入和呼出气药物的浓度变化趋势,可了解麻醉药在体内的摄取和分布情况,对临床麻醉医师调控理想的麻醉深度十分有益。

(二)吸入全麻的新趋势及对最低肺泡有效浓度的争议

多年来人们一直采用最低肺泡有效浓度(MAC)来评估吸入全麻的深度,然而近年来有学者等对吸入全身麻醉的作用机制、药物在体内摄取过程提出了新的看法,他认为:①吸入麻醉药的体内摄入过程是在一定吸入浓度之下,体内摄入量不会因时间的延长而改变很多。②吸入麻醉药透过肺泡的体内摄取过程是依照 Fick 的原理,也就是说体内摄取量取决于吸入浓度。③过去所用的 MAC 观念不能代表麻醉深度,因为肺泡浓度(MAC)无法代表动脉血中浓度和脑内浓度。④MAC 定义内并未包含任何时间的观念,如要肺泡浓度、动脉血浓度、脑部浓度都达到一个相同点时,一定不能忽略时间因素。⑤近年研究显示,吸入药物的肺泡浓度与动脉血浓度并不完全等同,其次,血中浓度与脑部浓度达到平衡需要较长的时间。鉴于上述的论点,林重远提倡以新的观念"有效血液浓度"来代替既往的 MAC。

学者提出利用 Fick 原理,可以采用一个不采血即可得到混合静脉血的方法,把肺简单化之后体内的摄取率在口部可以算是 CI－CE,即吸入与呼出浓度之差。在肺泡膜的水平体内摄取率是利用 Fick 的原理,膜的透过率是 DAK/X×(CI－CB)。CI 和 CB 分别代表吸入气和混合静脉血中麻醉药浓度。把 DAK/X 当作膜系数 M 时,可改写成 M×(CI－CB)。因为前面两方程式代表体内的摄取率在不同水平的关系,连结之后成为(CI－CE)＝M(CI－CB)。

改写把 M 提出时,成为 M＝(CI－CE)/(CI－CB)。

当功能残气量(FRC),洗入过程(Washing)完成时,CB 可视为"0",M＝1－CE/CI。

混合静脉血中浓度应为 CB＝[CI(M－1)＋CE]/M。

也就是在麻醉任何时间点,可以由吸入呼出浓度差,得到混合静脉血中浓度。通常膜的系数虽然随着不同的吸入麻醉剂而改变,但同一吸入麻醉药物的膜系数是固定的,如异氟醚、安氟醚是 0.4,氟烷是 0.5,地氟烷为 0.2。如此,吸入麻醉药所需深度就与静脉醉药一样可以用有效血液浓度来表示。

(王　磊)

第四章 神经外科手术麻醉

第一节 癫痫手术麻醉

一、概述

世界卫生组织（WHO）对癫痫的定义是：癫痫是多种病因导致的具有发作性症状的脑病。一般分为原发性癫痫和继发性癫痫。原发性癫痫是指无大脑结构或代谢异常，但有遗传因素的癫痫；继发性癫痫是由脑疾病或损伤，如创伤、肿瘤、脑炎、脑血管病或缺血缺氧等引起的以癫痫为主要症状的疾病。

药物治疗仍然是癫痫患者的主要治疗手段，只有在药物治疗无效或不能耐受药物不良反应的局限性病灶患者，才是神经外科手术治疗的适应证。癫痫的神经外科手术治疗主要分为三种：癫痫灶切除术、癫痫放电传导通路阻断术和提高癫痫放电阈值的手术。癫痫外科手术亦可根据是否需要脑电图（EEG）监测和电刺激分为需要 EEG 监测和电刺激、仅需要 EEG 监测和不需要 EEG 监测三种类型。手术中需要 EEG 监测和电刺激的手术主要是感觉、运动区的癫痫灶切除术和前颞叶切除术；手术中仅需要 EEG 监测的手术包括非功能区的单纯癫痫灶切除术、选择性海马杏仁核切除术、多处软脑膜下横切术；手术中不需要 EEG 监测的手术包括大脑半球切除术、胼胝体切开术、Forel 核毁损术和增强癫痫放电的手术（包括迷走神经刺激术、小脑刺激术、脑移植术等）。另外，为了配合癫痫的神经外科手术治疗，更加准确地定位癫痫灶，也常常在正式手术前 1~2 天进行相关皮质电极植入术，以进行 24 小时皮质视频脑电生理监测。

自 1886 年 Victor Horsley 首次成功应用氯仿麻醉为 3 例癫痫患者实施局部皮质病灶切除术以来，随着麻醉药物、监测手段和生物医学工程技术的不断进展，癫痫手术患者的麻醉处理日臻完善，目前已能顺利完成几乎所有癫痫患者的麻醉。

癫痫手术一般是采用全身麻醉，其优点是患者舒适、不动，循环呼吸系统监测完善，可控制颅内压（ICP），并可同时应用诱发电位监测或是手术中唤醒麻醉技术，以观察和保护患者的感觉、运动功能。另外，全身麻醉也适用于小儿癫痫患者。

只有颅内电极植入术、立体定向手术、迷走神经刺激术、小脑刺激术等创伤小、时间短的手术可采用局部麻醉技术，亦称清醒镇静/神经安定镇痛麻醉。另外，切除功能区（尤其是语言功能区）占位病变引发的癫痫病灶，可采用手术中唤醒麻醉，又称为麻醉-清醒-麻醉技术。

二、麻醉药物与癫痫患者的脑电活动

所有的全身麻醉药和部分局部麻醉药均可对脑电活动产生影响。随着浓度变化,大多数全身麻醉药均可诱发 EEG 频率、波幅和波形的改变。一般来讲,麻醉药物可产生一种可逆的与意识障碍病理状态极为相似的电生理学改变,不同麻醉药物所致的 EEG 改变特征不尽相同,而癫痫患者的发病机制在某种意义上也是基于神经结构的异常脑电信号改变。因此,探讨麻醉药物与癫痫患者 EEG 变化之间的关系是一件十分复杂的工作。

(一)全身麻醉药对脑电图影响的规律性

全身麻醉药对 EEG 活动的影响各异,但是随着麻醉深度增强,EEG 的变化还是有其规律可循。一般来讲,随着麻醉深度增强,脑电活动呈慢波化,波幅加大。清醒时 EEG 是以 α 波为主,给药后迅速出现快波期(因目前大多采用多种药物联合快速麻醉诱导,此期持续时间短暂,常不宜捕获),接着 EEG 振幅增加,节律明显变慢,α 波和 β 波频率减少,δ 波频数增加,θ 波变化不明显,此期为适合手术的临床麻醉期;随着麻醉加深,脑电活动可出现爆发性抑制,直至完全停止活动。

(二)麻醉药物对脑电图影响的特异性

不同麻醉药物对中枢神经系统的影响各异,即使是相同种类的麻醉药物其对 EEG 的影响也存在一定的差异,加之中枢神经系统的高度复杂性,而目前采用的监测手段 EEG 又相对粗糙,使得麻醉药物对中枢神经系统的影响变得错综复杂,这里仅是提供经典药物对脑电活动的基本影响,至于具体患者、具体药物应用、手术中和手术后引发的脑电活动改变以及这些改变是否具有临床意义或者是否需要处理均需根据具体情况进行分析判断。

1.吸入麻醉药

吸入麻醉药呈剂量依赖性抑制脑电活动,临床少见低剂量兴奋期。临床常见吸入性麻醉药对脑电活动的影响特点如下。

(1)安氟烷:惊厥性棘波是安氟烷深度麻醉的特征性改变,较高浓度(3%~3.5%)的安氟烷甚至可导致阵挛性抽搐,所以癫痫患者麻醉时应慎用安氟烷。

(2)异氟烷:不诱发惊厥样棘波活动,是癫痫灶切除患者常用的麻醉维持用药。在低浓度异氟烷麻醉时可出现广泛的 β 波,1.5 MAC 时产生突发性脑电活动抑制,超过 2 MAC 时出现等电位 EEG。癫痫患者在异氟烷麻醉下,手术中皮质 EEG 棘波的频率明显低于手术前,但当手术中皮质 EEG 棘波的频率大于 1 次/分时,仍可较好地反映清醒状态下皮质 EEG 棘波出现的频率。另外,据报道异氟烷可用于控制癫痫持续状态。在临床上,1.0~1.3 MAC 的异氟烷可较好地用于癫痫患者的麻醉维持。

(3)七氟烷:七氟烷适用于成年人和小儿麻醉诱导,虽然可导致癫痫样 EEG 改变,但明显弱于安氟烷。有研究发现,0.7~1.3 MAC 的七氟烷可安全应用于癫痫患者的麻醉维持。

(4)地氟烷:地氟烷无致癫痫作用,在浓度超过 1.25 MAC 时可对 EEG 产生明显的抑制作用,并且地氟烷已成功用于癫痫持续状态的治疗。与七氟烷不同,快速增高地氟烷浓度并不导致癫痫样 EEG 改变。

(5)氧化亚氮:吸入 50%~70%氧化亚氮-氧不诱发 EEG 的明显改变,仅导致 α 波节律消除,出现以 β 波为主的快波脑电活动,伴随有 θ 波出现;吸入浓度达 80%时,出现高波幅慢波活动。一般认为,氧化亚氮作为麻醉维持用药对癫痫患者的棘波活动几无影响。但是,将 50%的氧化

亚氮与 1.5 MAC 的七氟烷复合用于癫痫手术患者的麻醉时,癫痫患者 EEG 棘波的频率低于单纯应用 1.5 MAC 的七氟烷时。

2.静脉麻醉药

(1)巴比妥类药物:由于巴比妥类药物的不良反应较大,目前大多数药物已不再用于镇静和催眠。但是,在临床麻醉中,一些超短效巴比妥类药物如硫喷妥钠仍在应用,长效巴比妥类药物仍应用于癫痫的治疗。应用巴比妥类药物后,正常的 α 波常被快速的 β 波替代,进一步增大剂量可出现 δ 波,随后出现突发的抑制和电静止。低浓度时硫喷妥钠具有一定的致癫痫作用,可使癫痫患者产生突发性快棘波,大剂量时则具有抗癫痫作用。硫喷妥钠和苯巴比妥钠均可用于治疗手术后癫痫和癫痫持续状态,但不改变远期疗效。

(2)丙泊酚:丙泊酚麻醉诱导对 EEG 的影响存在剂量相关性,低浓度时 β 波增多,此后可出现高频率的 δ 波和突发性抑制。丙泊酚具有起效快、作用时间短、解痉镇静的抗癫痫效应。在癫痫患者,抑制 EEG 棘慢波出现所需的丙泊酚血浆浓度为 $6.3~\mu g/mL$,此时可出现 EEG 的爆发性抑制。当慢速静脉注射丙泊酚产生镇静作用时,EEG 的常见表现是 β 波活动增多,低剂量丙泊酚对癫痫和非癫痫患者均具有一定的致癫痫性,可激发癫痫波,并可用于手术中癫痫灶的定位。丙泊酚可有效用于对地西泮治疗无效的癫痫持续状态。在北京天坛医院,丙泊酚是癫痫手术患者麻醉维持的主要静脉麻醉药之一。

(3)依托咪酯:依托咪酯是一种超短效的咪唑酯类镇静药物,麻醉中 $60\%\sim87\%$ 的患者可出现神经兴奋症状,并可出现癫痫棘波或症状,在癫痫患者可诱发癫痫样 EEG 改变和症状,可用于手术中癫痫灶的定位。对于有癫痫病史的患者,应用依托咪酯则要谨慎,只有在大剂量时依托咪酯才具有抗癫痫作用。

(4)苯二氮䓬类药物:苯二氮䓬类药物是用于抗癫痫活动的主要药物之一,特别是地西泮类药物应用最多,目前尚未见其在麻醉中或麻醉后出现癫痫。地西泮是通过抑制癫痫灶放电电位向皮质扩散,不能消除癫痫灶的放电。皮质脑电(ECG)监测发现,地西泮用量为 $0.5~mg/kg$ 时,未见对癫痫灶电位具有抑制作用。地西泮能够抑制癫痫灶电位向皮质广泛扩散,有助于癫痫灶定位和确定切除范围。咪达唑仑具有抗癫痫作用,持续静脉输注可有效应用于控制癫痫持续状态。

(5)阿片类药物:阿片类药物对 EEG 的影响呈剂量依赖性,大剂量可导致癫痫发作或 EEG 出现棘波。在应用阿片类药物进行麻醉诱导的患者,60% 可出现癫痫样 EEG 改变,其中 40% 有明显的 EEG 异常,深部脑电获得在给药后 2 分钟时最容易发生改变。所以,在癫痫患者用阿片类药物需要慎重。$10~\mu g/kg$ 的芬太尼和 $50~\mu g/kg$ 的阿芬太尼均能诱发明显的癫痫样脑电活动,尤其是海马部位。单次静脉注射雷米芬太尼 $2.5~\mu g/kg$ 亦可诱发明显的 EEG 棘波活动,所以三种阿片类药物均可用于帮助手术中癫痫灶的定位。但是,目前尚不清楚阿片类药物致癫痫作用的机制,也不清楚所诱发的棘波是否代表癫痫灶活动。

(6)氯胺酮:一般认为,氯胺酮作为非竞争性 NMDA 受体相关性通道阻滞剂,可激发癫痫波,可用于手术中癫痫灶的定位。氯胺酮具有一定的脑保护作用,能够减少癫痫发作相关的脑损害。但是,由于氯胺酮可使中枢神经系统兴奋,有时甚至可发生肢体阵发性强直性痉挛或全身惊厥,所以用于癫痫手术患者麻醉诱导时应配伍用咪达唑仑,以避免出现癫痫大发作。氯胺酮本身具有明显的抗癫痫作用,可用于癫痫持续状态的治疗。

3.局部麻醉药

局部麻醉药对 EEG 具有双向影响,血浆浓度低时利多卡因具有抗癫痫作用,但在高浓度时则有兴奋作用,甚至可诱发癫痫发作,但诱发癫痫常常是发生在超过中毒剂量时,而且首先出现抽搐等中枢神经兴奋症状。因此,手术中进行皮质脑电生理监测时应尽可能避免应用大剂量的局部麻醉药。

4.肌肉松弛药

一般认为神经肌肉阻滞对癫痫活动无明显影响。手术中不应用电刺激的患者可持续应用肌肉松弛药,但需要电刺激的患者在癫痫灶切除或通路切断前最好是应用中、短效肌肉松弛药,保证需要刺激时患者拇内收肌肌力可迅速恢复到正常的 90%。大部分非去极化肌肉松弛药与抗癫痫药物之间具有拮抗作用,在长期接受药物治疗的癫痫患者中,非去极化肌肉松弛药的作用时间可缩短一半,这是因为大部分抗癫痫药物均是肝脏药酶诱导剂,从而加快非去极化肌肉松弛药的代谢。同时,癫痫手术中常用的皮质类固醇药物亦可缩短肌肉松弛药的作用时间。

(三)诱发电位与麻醉

一般来讲,癫痫病灶切除术较少应用诱发电位监测,如果手术中需要应用诱发电位监测(如运动区功能监测,手术中唤醒麻醉监测),则需注意影响诱发电位监测的相关因素。

(四)手术中癫痫灶定位

1.麻醉药物对癫痫灶定位的影响

(1)已经证实,在较低吸入浓度(1 MAC 左右)时,吸入麻醉药异氟烷、七氟烷和地氟烷对癫痫灶定位无影响。

(2)静脉麻醉药物:丙泊酚、依托咪酯和阿片类药物在临床剂量对癫痫灶定位影响较小。

(3)临床用量的局部麻醉药对癫痫灶定位影响较小。

(4)肌肉松弛药对癫痫灶定位无影响。

(5)氯胺酮禁用于癫痫灶定位患者。

2.皮质 EEG 描记

剪开硬脑膜后,将电极直接放置在可能的癫痫灶及其邻近的皮质部位描记 EEG,还可将微电极插入皮质或海马或杏仁核放置深部电极。

3.药物诱发癫痫灶描记

如果皮质脑电描记不能确定癫痫灶,可应用小剂量药物诱发的方法,如美索比妥 10～50 mg、硫喷妥钠 25～50 mg、丙泊酚 10～20 mg 或依托咪酯 2～4 mg。如果患者已经全身麻醉,可给予阿芬太尼 20～50 $\mu g/kg$ 或安氟烷。

三、麻醉前准备

(一)癫痫患者施非癫痫灶治疗手术

1.麻醉前准备

癫痫并非手术禁忌证,当患有其他疾病需要手术治疗时,麻醉选择基本同于非癫痫患者,但手术前应特别重视抗癫痫药物治疗和手术前评估。

2.麻醉方法的选择

根据非癫痫治疗手术需要选择麻醉方法,但必须备好抗癫痫发作的药物。

（二）癫痫患者施癫痫治疗手术

1.麻醉前准备

（1）全身一般情况的评估和准备同一般神经外科手术评估和准备。

（2）需要特殊注意的问题：①与癫痫相关的精神疾病。②应用的抗癫痫药物类型、时间、用量及相关不良反应情况。长期服用抗癫痫药物的患者可能有药物性肝脏损害、骨髓抑制（粒细胞减少或再生障碍性贫血）及皮疹、嗜睡等不良反应。控制癫痫的长效药物应在手术前一周开始逐渐减量或停药，此期间可选用短效抗癫痫药物（如咪达唑仑、丙泊酚或硫喷妥钠等）预防或控制癫痫发作。应用药物控制癫痫应特别注意剂量，以癫痫控制而无明显呼吸抑制为准。长时间应用抗癫痫药物可能存在凝血功能异常，较多见的是应用丙戊酸钠可能存在纤维蛋白原降低。③对手术中需要进行脑电生理监测的患者，除了个别癫痫发作十分频繁者，手术前一天应停用任何具有抗癫痫作用的长效镇静药物，至少于手术前48小时停用抗癫痫药物。④除非抢救性急诊手术，对手术当日麻醉前癫痫发作的患者，应延期手术。⑤注意患者癫痫发作的特征。⑥手术前脑电生理监测。⑦癫痫患者的精神状态，如焦虑等。⑧患者知情和配合，如手术中可能需要短时清醒，但是该过程短暂而无痛。

（3）手术前用药：①一般不需要特殊手术前用药。②高度紧张患者可应用小剂量的镇静或镇痛药物，如咪达唑仑（0.3 mg）、芬太尼（0.05 mg）、盐酸戊乙奎醚（0.02 mg/kg）或东莨菪碱（0.3 mg）等。虽然有人认为手术前应用苯二氮䓬类药物可影响手术中脑电生理监测的结果，但是有学者的经验小剂量咪达唑仑对脑电生理监测无明显影响。③不宜应用大剂量的氯丙嗪或阿托品等，因为其可诱发异常 EEG。④推荐手术前应用糖皮质激素，如地塞米松 10 mg 或甲泼尼龙 80 mg。⑤如果患者手术前出现癫痫发作，首选药物为苯巴比妥、苯妥英钠和地西泮，如苯巴比妥 130 mg 静脉注射（速度＜100 mg/min）。

2.麻醉选择

根据手术特点和患者的具体情况综合考虑。

四、癫痫手术的麻醉

（一）全身麻醉

1.基本原则

根据手术特性、手术中是否应用脑电生理监测和诱发电位监测以及患者的特点，可选用吸入麻醉、静脉麻醉和静吸复合麻醉。麻醉管理和监测的基本原则：①避免应用可诱发癫痫的药物；②适当增加麻醉药物用量；③长时间手术应考虑给予抗癫痫药物；④过度通气可诱发癫痫发作，除非手术需要，应尽量予以避免；⑤由于麻醉药物和手术中生理状态改变可影响抗惊厥药物的血浆浓度，手术后有发生癫痫的可能。

2.全身麻醉的实施

（1）麻醉诱导和气管插管：癫痫手术患者的麻醉诱导大多采用复合用药的方法，基本同普通神经外科手术患者，但应适量降低影响脑电生理监测药物的用量（如苯二氮䓬类药物），常用的药物组合是镇静催眠药物、减轻气管插管心血管反应的药物和肌肉松弛药。气管插管操作应迅速轻柔，防止血压升高和心率增快。必要时可考虑应用纤维光导喉镜实施气管插管。较大手术应进行中心静脉置管和动脉置管监测；手术中出血较多者应充分备血和准备手术中自体血液回收装置。

（2）麻醉维持：麻醉维持可选择吸入麻醉、静脉麻醉或者静吸复合麻醉方式。已经证明，应用 0.7～1.3 MAC 七氟烷/异氟烷实施吸入麻醉是安全的，并且对脑电生理监测影响较小；丙泊酚和瑞芬太尼/芬太尼/舒芬太尼组合的全凭静脉麻醉（TIVA）是安全有效的麻醉维持方法，并且对脑电生理监测的影响小；而静吸复合麻醉则可综合两者的优势。手术中进行硬脑膜外或皮质脑电（ECoG）监测时应适当降低麻醉药物浓度。长期应用抗癫痫药物的患者可能需要增加阿片类药物的用量。手术中适量应用肌肉松弛药，以中短效非去极化肌肉松弛药为主，可酌情减量或延长追加时间。但是，必须注意，因为患者长期应用抗癫痫药物，对肌肉松弛药具有一定的拮抗作用，在浅麻醉状态下患者可能因不能耐受气管导管而出现肌肉紧张或呛咳，有导致手术失败或使患者受到伤害的可能。因此，麻醉科医师应了解常规剂量肌肉松弛药的作用时间在此类患者可明显缩短或效应明显减弱。如果需要依靠肌肉松弛药来预防肌肉强直，则应增加肌肉松弛药剂量，同时应用神经肌肉传递功能监测确定患者的肌肉松弛状态。

如果手术中需要进行诱发电位监测，要适当降低麻醉药物浓度，适时停用肌肉松弛药。在等待残余肌肉松弛作用恢复或应用肌肉松弛药拮抗药期间，需严密观察患者并适当增大阿片类药物用量。手术中 MRI 检查需要特殊仪器，应注意防护。

手术开始前，如果采用唤醒麻醉技术，需进行耳颞神经、枕神经、颞浅神经、框上神经和滑车神经阻滞；手术切皮部位常规局部浸润阻滞；药物常用 0.5%～1.0% 罗哌卡因。另外，剪开硬脑膜前，对硬脑膜区实施局部麻醉也至关重要。

根据相关统计资料，癫痫病灶切除术患者手术中的平均出血量大约为821 mL，除非肿瘤继发癫痫，手术中自体血常可全程回收。但是，由于目前手术入路和手术技巧的提高，手术中出血量有减少的趋势。

有临床研究证明，除非应用特殊抗癫痫药物或患者处于癫痫临床发作，BIS 监测基本上可反映患者的麻醉深度。

手术中癫痫大发作大多是与应用皮质电刺激有关，手术中电刺激前预防性应用小剂量巴比妥类药物（如硫喷妥钠）、咪达唑仑或丙泊酚具有良好的效果；手术后癫痫发作与血液中抗癫痫药物水平改变有关，据报道癫痫患者手术后的血浆药物浓度可明显降低，所以手术后立即应用抗癫痫药物并及时监测血浆药物浓度具有重要意义。应用药物控制癫痫发作时，如果发生呼吸抑制，应立即气管插管给氧和人工呼吸，出现循环功能抑制时应酌情应用血管活性药物。

（3）麻醉苏醒：TIVA 麻醉的苏醒快而平稳，有利于神经功能的观察，如果无特殊要求，可在手术室内拔管，指征同其他神经外科手术，但应注意避免过度呛咳和诱发癫痫发作。手术近结束缝合硬脑膜时，可适当应用抗呕吐药物（如昂丹斯琼），必要时可追加小剂量中长效镇痛药物（如芬太尼、曲马朵、凯纷等），以避免停用短效镇痛药物而引起的躁动。手术中应用肌肉松弛药的患者，手术结束时应给予适量的拮抗药，应避免为恢复自主呼吸而减少通气量，导致体内二氧化碳（CO_2）过度蓄积。手术后送患者入麻醉恢复室观察，强烈建议采用患者自控静脉镇痛方式进行手术后镇痛。

（二）手术中唤醒麻醉

手术中唤醒麻醉又称麻醉-清醒-麻醉技术，是在局部麻醉基础上发展而来，需要特殊注意的问题如下。

（1）在开颅和关颅期间采用全身麻醉，控制或不控制通气，采用吸入麻醉或静脉麻醉。

（2）采用喉罩通气道或气管插管控制气道。

（3）手术中神经功能检测时，患者完全清醒，拔出气道辅助设备。

（4）切除肿瘤后，重新开始全身麻醉，置入气道辅助设备。但是，如果患者的头部固定，重新置入气道辅助设备的难度增加。

（5）大多联合应用丙泊酚和瑞芬太尼维持麻醉。

（6）BIS 监测对唤醒麻醉非常有帮助，BIS 值 70 以上常可唤醒。

（三）局部麻醉

局部麻醉即清醒镇静/神经安定镇痛麻醉，麻醉管理的基本原则如下。

（1）手术前患者良好的心理准备，并且手术医师、麻醉科医师和手术室护士均与患者进行良好的沟通。

（2）进入手术室后常规监测和吸氧。

（3）注意患者体位舒适。

（4）手术开始前进行耳颞神经、枕神经、颞浅神经、框上神经和滑车神经阻滞；手术切皮部位常规局部浸润阻滞；局部麻醉药常用 0.5%～1.0% 罗哌卡因。

（5）手术中尽量减少输液，并避免输入含糖液体，导尿并非常规。

（6）采用短效静脉麻醉药复合阿片类药物，如静脉输注丙泊酚 $[25\sim100\ \mu g/(kg\cdot min)]$ 和瑞芬太尼 $[0.012\ 5\ \mu g/(kg\cdot min)]$。

（7）严密观察患者的呼吸和循环功能。

（8）必要时给予抗呕吐药物（如昂丹斯琼）和镇静镇痛药物（如右旋美托咪啶）。

（9）手术过程的非药物治疗手段包括经常安慰患者、间断地允许患者活动、事先告知下一步可能出现的噪声或疼痛等。

（10）后备计划，如果患者不能继续合作或是出现颅内出血或癫痫持续发作等，则可选用喉罩通气道或气管插管麻醉等方案。

（11）手术接近结束时可应用苯二氮䓬类药物，以提供镇静和遗忘作用。

（李　鹤）

第二节　帕金森病手术麻醉

一、术前准备

术前充分评估患者的病情，包括步态异常、颈部强直和吞咽困难。了解抗帕金森病药物使用情况，如美多巴或苯海索应继续服用至术前。

二、监测

除一般监测外，帕金森病患者长时间大手术应做动脉穿刺置管测压和颈内静脉置管测定中心静脉压，定期动脉血气分析。使用左旋多巴的患者应重点监测心电图，积极防治心律失常。由于帕金森患者体温调节异常，容易发生低体温，故长时间大手术应监测体温，注意保温。

三、全身麻醉诱导

帕金森患者全身麻醉诱导的应注意：①评估有无颈部强直和困难气道，采取应对措施。②帕金森病患者常有吞咽功能障碍，易引起反流误吸，严格术前禁食，快速顺序诱导。③常用静脉麻醉药、麻醉性镇痛药、非去极化肌松药及吸入麻醉药均可用于帕金森患者。④避免应用诱发和加重帕金森病症状的药物，如麻黄碱、氟哌利多、甲氧氯普胺、氟哌啶醇、利舍平、氯胺酮、氯丙嗪等药物。

四、麻醉管理

长时间外科手术中，由于治疗药物左旋多巴的半衰期极短（1～3小时），为了使患者在围术期保持体内稳定的左旋多巴药物浓度，在术中可通过鼻饲加倍剂量的美多巴或苯海索，并维持至术后2天。

术毕拔管前应确保肌松药作用已完全消失。拔管时应注意防治呕吐和误吸。避免使用新斯的明，因其使乙酰胆碱积聚，从而加重帕金森病。术后应尽快恢复服用抗帕金森病药物。

（李　鹤）

第三节　幕上肿瘤手术麻醉

幕上肿瘤主要是指小脑幕以上所有脑组织中生长的肿瘤，包含范围广泛，肿瘤性质繁杂，更因累及多个功能区而具有其独特的病理生理学特性。其不同的病种和病变位置，临床症状多样，对麻醉的配合与要求也有所不同。本节阐述幕上肿瘤手术患者麻醉处理的相关问题。

一、解剖学和生理学特点

（一）幕上肿瘤的解剖学定位及其临床表现

位于小脑幕以上的肿瘤称为幕上肿瘤，包括颅前窝、颅中窝、大脑半球、鞍区、侧脑室及第三脑室的肿瘤，幕上肿瘤以额叶和颞叶者居多，其临床表现为颅内压（ICP）增高和肿瘤的定位体征。临床上常见的幕上肿瘤部位如下。

1.额叶肿瘤

额叶肿瘤发生率居幕上肿瘤的首位。临床表现是以精神症状为主，主要表现为记忆力减退、性格改变、定向力差、进行性痴呆、欣快、易激动等；大多有强握反射（抓住物体即握紧不放）和摸索征（有寻衣摸床现象）。可有癫痫发作，一般为大发作。如果肿瘤是位于主侧半球额下回后部（布罗卡区），可出现运动性失语（能理解他人语言而自己却不能用语言表达）；肿瘤累及中央前回可导致对侧肢体不同程度的瘫痪，并可有局灶性癫痫发作；累及旁中央小叶可出现双下肢运动感觉障碍及大小便障碍。

2.顶叶肿瘤

单纯顶叶肿瘤的症状是以感觉障碍为主，主要表现为皮质感觉（如体形觉、重量觉等）的障碍，对侧半身浅感觉减退。可出现感觉性局限性癫痫。主侧半球肿瘤还可产生失读、失写、失算、失用症。

3.颞叶肿瘤

肿瘤累及颞叶前端内侧尤其是海马沟回时,常有精神运动性癫痫发作。累及主侧半球颞上回则可有感觉性失语。肿瘤累及视放射可出现幻视及视野障碍,表现为对侧同向偏盲和1/4象限盲。

4.枕叶肿瘤

枕叶肿瘤主要表现为视觉障碍,出现对侧同向偏盲,有时出现幻视。

5.丘脑肿瘤

丘脑肿瘤局部症状是以感觉障碍为主。病变对侧感觉障碍,以深感觉障碍最为明显,肢体轻瘫,半身自发性疼痛;病变侧感觉障碍性肢体共济失调,有舞蹈样动作或手足徐动症,被称为丘脑综合征(德热林-鲁西二氏综合征)。如果肿瘤向内发展则精神障碍较为明显,肿瘤向外发展影响内囊则出现"三偏"征(对侧偏瘫、对侧偏身感觉障碍、对侧同向偏盲)。

6.脑室肿瘤

侧脑室肿瘤可因堵塞室间孔,影响脑脊液(CSF)循环而早期引起颅内高压症。如果压迫大脑半球邻近结构可表现相应的症状、体征;第三脑室前部肿瘤常引起视力、视野、内分泌及代谢的改变;第三脑室后部肿瘤常压迫中脑而引起上视不能等;第四脑室肿瘤则表现为阵发性颅内高压(布隆斯区征,突然转动头部时出现间歇性头晕、眩晕、呕吐及视力障碍)及强迫头位(患者自己感到头部保持在某个位置时症状如头痛便减轻)等。

7.蝶鞍区肿瘤

蝶鞍区肿瘤主要导致内分泌症状和视觉症状,垂体腺瘤是其主要代表。根据不同类型的肿瘤分别产生巨人症、肢端肥大症、泌乳闭经、肾上腺皮质功能亢进、肥胖、性功能低下等。如果压迫视交叉即产生视野改变,最典型的是双颞侧偏盲、视力下降。位于鞍上的颅咽管瘤则表现为发育迟缓及其他内分泌功能减退,水、电解质平衡紊乱,因肿瘤压迫也可引起视力下降、视野障碍等。

8.中央区肿瘤

中央区肿瘤是指中央前回、中央后回区的肿瘤,临床表现为运动障碍,病变对侧上、下肢不同程度的瘫痪,温、痛、触觉障碍,局限性癫痫等。

(二)幕上肿瘤的性质

幕上肿瘤有原发和继发之分。原发性幕上肿瘤可源于颅内各种组织,如脑膜、脑血管、脑神经、体及胚胎残余组织等。其以胶质瘤最多、脑膜瘤次之,再次为垂体腺瘤、神经纤维瘤、脑血管畸形等。继发性幕上肿瘤以恶性肿瘤脑转移最为多见。

1.神经胶质瘤

神经胶质瘤是起源于脑部胶质细胞的恶性肿瘤,占脑部原发性肿瘤的30%~40%,是成年人最常见的原发性神经系统肿瘤,主要发生在大脑半球,偶见于脊髓。小脑和脑干的神经胶质瘤多见于小儿,其症状表现取决于侵犯的部位。

2.脑膜瘤

脑膜瘤占颅内肿瘤的15%,好发于中年人,起源于蛛网膜细胞。良性、生长缓慢、分化良好且有完整包膜将脑组织剥离,界线明确,较少浸润周围脑组织,自颅底至大脑镰均可能发生。最常发生在矢状窦旁,其次为蝶骨翼、鞍旁、嗅沟、小脑脑桥角,有少数出现在脑室内。脑膜瘤具有促进相邻颅骨的成骨作用,可表现为骨肥厚的情形。另外,脑膜瘤血管丰富,血液供应大多是来自脑膜上血管。

3.转移癌

大约 70% 的转移性脑肿瘤是经血液扩散而来,并且大都为多发性肿块。转移癌的主要来源是肺、乳房、黑色素瘤,其次为消化道、肾脏、甲状腺的肿瘤等。好发位置是大脑或小脑的皮髓质交界处。MRI 检查可见周边水肿和中心坏死,3%~14% 的脑部转移癌可有出血的表现。

4.淋巴瘤

发生在脑部的原发性恶性淋巴瘤为非霍奇金肉瘤,呈高度细胞浸润且生长快速,常为多发性,好发位置是额叶、顶叶深部、基底神经核及视丘下。大多发生在肿瘤化疗后免疫功能低下或器官移植后接受免疫抑制剂治疗的患者或者是艾滋病患者。根据肿瘤的位置、大小及数量来决定是否进行手术切除。脑部原发性恶性淋巴瘤通常对放射治疗反应良好,肾上腺皮质激素和化学治疗也被广泛采用。

MRI 检查:由于肿瘤细胞成分多而间质液少,所以全部脉冲序列均表现为等或稍低信号,应特别注意与 T_2 加权相图像上其他低信号肿瘤相鉴别,包括脑膜瘤和原始神经外胚层肿瘤(如神经母细胞瘤、髓母细胞瘤、室管膜细胞瘤和松果体母细胞瘤等)。脑部原发性恶性淋巴瘤可累及深部中央灰质团,呈多灶性病变者还应与转移瘤相鉴别。

(三)幕上肿瘤对颅内压的影响

幕上肿瘤可导致颅腔内动力学改变。在最初病变较小、肿瘤生长缓慢时,颅腔内容积增加可通过 CSF 的回流和邻近的脑内静脉收缩进行代偿,从而阻止 ICP 升高。当病变继续扩大,代偿机制耗竭,肿瘤体积增加将导致 ICP 急剧升高。脑室受压到临界点后,患者表现为肿瘤很大,但是神经系统功能受损较轻,ICP 升高和脑组织中线结构移位。如果肿瘤继续增大,ICP 显著增加,则发展为肿瘤中心组织坏死出血和广泛的脑组织水肿。在这样的颅腔顺应性条件下,动脉压轻度增高即可引起脑血流(CBF)显著增加,进而引起颅腔内容积和 ICP 显著增加。当 ICP 增高达到临界点时,颅内容积继续有小量增加,ICP 将迅速增高。如果进行 ICP 监测,压力达到 6.67~13.3 kPa 时,则出现高原波,高原波反复出现,持续时间长,即为临床征象。

ICP 升高可对脑组织产生两种危害即脑缺血和脑疝。脑灌注压(CPP)等于平均动脉压(MAP)减 ICP。如果 ICP 升高大于 MAP 的增加,CPP 降低,进而引起脑缺血。ICP 升高的第二个重要效应就是导致脑疝。脑疝可分为:①大脑镰下疝,幕上大脑半球肿瘤可产生大脑镰下疝,扣带回移过中线,可造成楔形坏死。胼周动脉亦可受压移位,严重者可发生供血区脑梗死。②小脑幕切迹疝,即颞叶内侧沟回通过小脑幕切迹向颅后窝移位疝出。同侧动眼神经受压麻痹、瞳孔散大和光反应消失。中脑的大脑脚受压产生对侧偏瘫。有时对侧大脑脚压迫于小脑幕边缘或者岩骨尖,产生同侧偏瘫。脉络膜后动脉和大脑后动脉亦可受压引起缺血性坏死。最后压迫脑干可产生向下轴性移位,导致中脑和脑桥上部梗死出血,患者表现为昏迷、血压升高、脉搏缓慢、呼吸深而不规则,并可出现去大脑强直;最后呼吸停止、血压降低、心搏停止而死亡。③枕骨大孔疝,小脑幕下颅后窝肿瘤可导致枕骨大孔疝,小脑扁桃体向下移位疝出枕大孔。严重时延髓腹侧压迫于枕大孔前缘;幕上肿瘤亦可伴发枕大孔疝,导致延髓缺血,患者表现为昏迷、血压升高、脉搏缓慢而有力、呼吸深而不规则,随后呼吸停止、血压降低、脉速而弱、终致死亡。

二、手术前评估和手术前准备

(一)手术前评估

患者的手术前评估与其他患者相类似,需要额外注意的是与神经外科医师一起进行神经系统的评估。根据患者的神经功能、一般情况、手术方式制订麻醉计划。

1.手术前神经功能评估

神经功能评估的主要目的是估计 ICP 升高的程度、颅内顺应性和 CBF 自动调节能力损害的程度,以明确在脑缺血和神经损害发生前 ICP 和 CBF 的稳态自动调节能力储存的多少。目的是评估已经存在的永久性和可恢复的神经损害各有多少。与神经外科医师一起,详细了解患者的病史、体格检查和相关的影像学检查。了解手术中将采用的体位、手术入路和手术计划,进行手术前讨论。

2.患者的一般状况

幕上肿瘤手术患者的一般状况尚可。既往有心血管系统病史的患者,应特别注意防治。高血压患者需要注意血压的维持。幕上肿瘤切除术(脑膜瘤或海绵状血管瘤)出血较多,尤其涉及大血管时,手术前评估和准备尤为重要。呼吸系统:40%的脑转移瘤是来自肺(原发性肿瘤、肺部肿瘤放疗和化疗后)。其他:长期使用肾上腺皮质激素治疗的患者,手术前需要注意肾上腺皮质激素补充治疗。患者的凝血功能必须正常,手术前停用阿司匹林不少于 7 天,氯吡格雷不短于 10 天。

(二)手术前准备

1.控制颅内高压、减轻脑水肿

对于手术前存在 ICP 急剧增高和脑疝危象的患者,需采取紧急脱水治疗,如快速静脉滴注 20% 甘露醇、利尿药物和肾上腺皮质激素等,以缓解颅内高压和脑水肿。

2.改善患者的一般状态

因长期 ICP 增高、频繁呕吐、不能进食而出现脱水和电解质紊乱的患者,手术前应同时采取降低 ICP、静脉高营养和纠正电解质紊乱等措施,待全身状况改善 3~5 天和病情稳定后再实施开颅手术。由于中枢介导的内分泌紊乱,如垂体肿瘤合并血糖增高、颅咽管瘤合并尿崩症等,应根据病情进行必要的对症处理。

3.控制并预防癫痫

对于手术前出现癫痫的患者,需要应用抗癫痫药物和镇静药物控制癫痫发作,常用地西泮 10~20 mg 或丙戊酸钠 800 mg 缓慢静脉注射,也可配合冬眠合剂。颞叶或其他部位的脑肿瘤有导致癫痫的可能,但是如果患者无症状,可在手术前 2 天常规口服预防性抗癫痫药物。对癫痫持续状态可静脉应用 2.5% 硫喷妥钠或德巴金缓慢静脉滴注以缓解发作,并推迟手术 1~2 天。

4.制定麻醉方案

对于幕上肿瘤手术患者,手术前制定麻醉方案的要点如下:①维持血流动力学和 CPP 稳定;②避免增加 ICP 的技术和药物;③建立满意的血管通路,以便进行监测和必要时应用血管活性药物或其他;④必要的监测,包括颅外监测(心血管系统的监测)和颅内监测(局部和整体环境的监测);⑤良好的手术环境,创造清晰的手术野,配合手术中神经生理监测,必要时进行手术中唤醒;⑥决定麻醉方式:根据肿瘤的特点和手术要求决定麻醉方法;功能区肿瘤必要时采用手术中唤醒开颅手术。

三、麻醉方法及实施

(一)麻醉前准备

1.手术前用药

手术前持续应用肾上腺皮质激素治疗(垂体轴抑制患者)或其他常规用药(抗癫痫药、抗高血压药或其他心血管系统用药)。常规在手术间内应用麻醉前药物,静脉滴注麻醉性镇静药或镇痛药物,并静脉应用咪达唑仑 0.05 mg/kg。根据患者的心率应用抗胆碱能药物,如阿托品0.5 mg或盐酸戊乙奎醚 0.02 mg/kg。

2.开放血管通路

开放两条或两条以上的超大的血管通路,必要时进行中心静脉穿刺。

(1)中心静脉穿刺:可选用股静脉或颈内静脉。在肿瘤巨大、预计有大量出血危险的患者,可开放两条中心静脉。注意体位对静脉血液回流的影响,保持静脉通路通畅。尤其是体位对颈内静脉回流的影响,上头架后必须观察其血液回流情况,因为颈内静脉回流受阻可升高 ICP。

(2)动脉穿刺:可选用足背动脉或桡动脉穿刺。在肿瘤巨大、预计有大量出血危险的患者要首选桡动脉。一方面手术中可进行血气分析,以监测 $PaCO_2$(过度通气)、血糖浓度、血钾浓度和血红蛋白浓度等指标;另一方面可进行有创动脉压监测,时时监测血流动力学波动。

(3)颈内静脉血氧饱和度监测:使用光导纤维导管血氧饱和度仪可间断或持续监测脑部氧供(SaO_2-SvO_2),以判断全脑血流灌注是否充分(假设 $CMRO_2$ 恒定不变)。

3.监测

(1)心血管系统:监测心电图;有创动脉压和 CVP;脉搏氧饱和度(SpO_2)。必要时放置 Swan-Ganz 导管监测肺毛细血管嵌压(PCWP)、心排血量和每搏心排血量,并连续测定混合静脉血氧饱和度(S_vO_2)、$P_{ET}CO_2$(反映 $PaCO_2$ 的变化趋势,发现静脉气栓);使用经食管电热调节器监测体温,适当控制体温,必要时进行控制性低温(大约 35 ℃)。插入导尿管。

(2)神经肌肉传递功能监测:不要在偏瘫侧肢体进行神经肌肉传递功能监测。在神经生理监测需要控制肌肉松弛药的使用时,需要进行 TOF 监测,以保持神经肌肉传递功能。

(3)呼出气体监测:包括吸入氧浓度(FiO_2)、呼出气 CO_2 曲线图、血气分析等监测,有助于手术中对呼吸功能的连续、全面和综合观察,为早期识别和及时处理各种呼吸功能异常提供保障。

(4)麻醉深度监测:吸入全身麻醉时,监测吸入麻醉药的呼气末浓度和 MAC。BIS 监测在神经电生理监测时尤为重要,既可避免由麻醉过浅所致的手术中知晓,又可避免麻醉过深而影响神经电生理监测的敏感性。听觉诱发电位也有利于对麻醉深度的判断。此外,熵和小波指数等新型麻醉深度测定方法的使用,也可为麻醉深度的判断提供借鉴。

(5)颅内环境和脑功能:颈内静脉血氧饱和度监测可了解脑供氧;诱发电位有利于监测特定中枢神经系统传导通路的完整性;脑组织氧分压监测($btPO_2$)可了解脑缺血高危区域局部组织氧供是否充分;手术中超声监测 CBF、肿瘤血供及其确切位置;手术中 EEG 监测有助于发现麻醉患者全脑或局部脑缺血、缺氧的发生,并且是观察大脑癫痫放电的最好方法,而且能为手术切除癫痫病灶进行定位。

(二)麻醉诱导

1.目标

目标:①控制通气(早期适度过度通气);②控制性低血压/抑制交感神经兴奋(避免知晓、充分镇痛和维持适当的麻醉深度);③保持最佳体位(对 ICP-容量曲线影响最小,确保脑静脉回流通畅)。通过注意上述细节,改善患者的颅腔内压力-容积曲线的状态,保证充足的 CPP,防止麻醉诱导期间 ICP 明显升高。

2.麻醉药物的选择

对于神经外科手术患者,麻醉药物的选择原则上应符合以下标准:①麻醉诱导深度快、半衰期短；②镇静、镇痛作用强，手术中无知晓；③不增加 ICP 和脑代谢；④不影响 CBF 及其对 CO_2 的反应（CBF-CO_2 应答反应）；⑤不影响血-脑屏障功能，无神经毒性作用；⑥临床剂量对呼吸抑制轻；⑦停药后苏醒迅速、无兴奋和手术后精神症状；⑧无残余作用。目前尚无完全符合上述标准的药物，因此需采用联合用药，以扬长避短。同时需要注意满意的通气、合适的体位安置和合理的血压调控等，以尽量达到上述标准。

3.推荐的麻醉诱导方案

麻醉诱导方案的选择应以不增加 ICP 和保持血流动力学稳定为前提。

4.体位

上头钉时疼痛刺激最强。充分镇痛（如单次静脉注射芬太尼 $1\sim3$ $\mu g/kg$ 或舒芬太尼 $0.1\sim0.2$ $\mu g/kg$ 或瑞芬太尼 $0.25\sim0.50$ $\mu g/kg$）、加深麻醉（如单次静脉注射丙泊酚 0.5 mg/kg）和局部麻醉浸润（0.5% 罗哌卡因）可有效抑制血流动力学波动。固定好气管导管，以防止意外性气管导管脱出或因气管导管活动而引起气道损伤。保护双眼，以防角膜损伤。

轻度头高位以利于颅内静脉回流；膝部屈曲可减轻对背部的牵拉。避免头颈部过度屈曲/牵拉（确保下颌与最近的骨性标志间距大于 2 横指）。过度牵拉头部易诱发四肢轻瘫、面部和口咽部严重水肿等，导致手术后拔管延迟（快速拔管几乎不可能）。如果头部侧放，应将对侧肩部用楔形或圆柱状物垫高，以预防臂丛神经牵拉伤。侧卧位、坐位和俯卧位手术均有特殊的注意事项。基本原则是避免一切潜在受压点受压，防止外周动脉、周围神经受压，保证气道通畅。

（三）麻醉维持

1.目标

（1）维持血流动力学和 CPP 稳定，避免升高 ICP。

（2）通过降低 $CMRO_2$ 和 CBF 来降低脑部张力，将颅内环境维持在理想状态，进行神经保护。

（3）避免中枢神经系统觉醒，维持足够的麻醉深度。

（4）配合神经电生理监测，避免麻醉过深影响监测敏感度。

（5）维持正常的体温。避免低温带来的寒战、感染、心肌受损等不良反应。

2.推荐的麻醉维持方案

（1）吸入全身麻醉：吸入全身麻醉不仅操作简单、适用范围广和成功率高，而且可控性强和苏醒快速。适用于"简单"手术（不伴有脑缺血、ICP 增高或脑水肿等问题）。麻醉维持早期进行轻度控制性通气；吸入麻醉药的吸浓度<1.5 MAC；避免联合应用氧化亚氮（N_2O）（脑刺激作用增强）。在进行神经电生理监测时，吸入麻醉药的浓度不宜过高，有资料证明，吸入七氟烷<0.5 MAC时，对皮质体感诱发电位监测的影响轻微。因此，在需要监测皮质体感诱发电位的情况下，可进行静脉麻醉复合少量的吸入麻醉药。

（2）静脉麻醉：全身静脉麻醉可控性强、麻醉维持平稳、能够保护 CBF-$CMRO_2$ 耦联、降低 CBF 和 ICP 以及减轻脑水肿，所以适用范围广泛。常用靶控输注（TCI）方法，药物选择以超短效药物（丙泊酚、瑞芬太尼）居多。但是，静脉麻醉的个体差异较大和操作麻烦，个别患者可发生苏醒延迟或自主呼吸恢复障碍，不可预见性强。对于手术中需要神经电生理监测的手术，与吸入全身麻醉复合应用效果更佳。

3.麻醉期间的管理

（1）切开硬脑膜前应做到适当的脑松弛方法：①充分供氧；②调整体位以利于颅内静脉回流；③维持肌肉松弛和麻醉深度适当；④过度通气使 $PaCO_2$ 维持在 $3.3\sim4.0$ kPa（$25\sim30$ mmHg）；

⑤必要时可在开颅前半小时静脉应用甘露醇 $1\sim2$ g/kg,或加用呋塞米 $10\sim20$ mg。一般可做到脑松弛和 ICP 降低。

(2)硬脑膜切开后可适当减少用药量,并在手术结束前 $1\sim2$ 小时停止使用长效麻醉性镇痛药,以利于手术结束后患者尽快清醒和防止手术后通气不足。吸入麻醉药异氟烷应先于七氟烷和地氟烷停止吸入。

(3)手术中间断应用非去极化肌肉松弛药,以防止患者出现体动,特别是在全凭静脉麻醉时为然。对上位神经元损伤的患者和软瘫患者,应避免肌肉松弛药应用过量。应用抗癫痫药物(如苯妥英钠)的患者对非去极化肌肉松弛药可能呈现拮抗,应酌情增大用药剂量或调整用药频率。

(4)手术中机械通气参数的设定:潮气量 $8\sim12$ mL/kg,每分通气量 100 mL/kg,呼吸次数成年人每分钟 $10\sim12$ 次,保持 $P_{ET}CO_2$ 在 4.7 kPa(35 mmHg)左右。适当的过度通气有助于幕上肿瘤手术患者的手术后恢复。

(5)苏醒应迅速;不出现屏气或呛咳;控制恢复期高血压,常用药物有拉贝洛尔、艾司洛尔、尼莫地平、佩尔地平等,以降低颅内出血的危险。肌肉松弛剂拮抗药应在撤离头架和头部包扎完毕后使用。待患者自主呼吸满意恢复,吸空气后 SpO_2 不低于 98%,呼之睁眼,能点头示意后,方可送回病房或 PACU 或 ICU。

4.抗生素预防感染

在头皮切开前,静脉滴注苯唑西林或第二代头孢菌素。对于长时间手术的患者,手术中可再次预防性应用抗生素。瘤腔较大或手术中出血较多的患者,需要放置脑室内引流或瘤腔内引流,有利于血性引流液的排出。

5.液体治疗和血液保护

液体治疗可达到血流动力学和 CPP 稳定的目的,在此前提下可为手术提供适当的脑松弛。但是,对于神经外科手术患者,手术中输液必须从血-脑屏障功能角度进行专门的考虑。①水能够自由通过血-脑屏障,因此血管内输水可增加脑组织含水量和升高 ICP。等渗葡萄糖液代谢后可留下水分,在神经外科手术中应尽量避免使用。②大多数离子包括钠离子一般均不能透过血-脑屏障,其决定因素主要是血清总渗透浓度(在总血清渗透浓度中,胶体渗透压仅占一小部分,大约为 1 mmol/L)。维持高于正常的血清渗透浓度能降低脑组织含水量,输入大量低渗晶体液则可增加脑组织含水量。③物质通过血-脑屏障的细胞运转过程取决于其分子质量,按浓度梯度由高向低运转。因此,大分子物质很难通过血-脑屏障,如清蛋白对脑组织细胞外液的效应影响很小。④一旦血-脑屏障受到损害(如低氧、头部外伤或肿瘤),则大分子物质可进入脑组织,结果是等渗胶体液和晶体液均可对脑水肿的形成和 ICP 产生同等的影响。因此,幕上肿瘤切除患者手术中液体管理的目标:维持正常的血容量、血管张力和血糖;Hct 保持在大约 30%;轻度高渗,手术结束时总血清渗透浓度<320 mOsm/L。

手术中应避免输注含糖溶液,可选择乳酸林格液(低渗)或 6%羟乙基淀粉。预计大量出血的患者手术中可进行血液回收,并且在良性肿瘤患者可将回收的血液回输。必要时手术前还可进行自体采血和手术中回输。根据具体的手术中出血量来决定异体红细胞和异体血浆的输入,维持凝血功能和 Hct。

(四)麻醉苏醒

1.目标

维持颅内或颅外稳态;预防脑出血,有效控制其诱因,如咳嗽、颅内吸引、呼吸对抗和血压升高等。苏醒期患者应表现安静、合作和能够服从指令。回顾性研究证实,影响手术后并发症的主要因素包括肿瘤严重程度评分(肿瘤位置、大小、中线移位程度)、手术中失血量和输液量、手术时间超过 7 小时和手术后通气。因此,呼吸恢复和手术中维持情况对麻醉苏醒期尤为重要。

2.快速苏醒的条件

对于手术前意识状态良好、心血管系统稳定、体温正常、氧合良好、手术范围不大、无重要脑组织的损伤、不涉及后组脑神经(第Ⅸ～Ⅻ对)的颅后窝手术和非巨大动静脉畸形切除(避免手术后恶性水肿)的患者,手术后可进行快速苏醒。

3.苏醒前的准备和判断

在持续应用超短效镇痛药物(如瑞芬太尼)或吸入麻醉药时,停药前需要注意镇痛药物的衔接。在手术结束前可追加应用长效镇痛药物,如芬太尼或舒芬太尼或曲马朵,待患者呼吸和保护性反射恢复后,拔出气管导管,连接手术后镇痛泵。

4.完善的手术后镇痛处理

对于神经外科手术患者,手术后镇痛处理尤为重要,其对于避免躁动和减轻患者痛苦具有非常重要的意义。可选择多模式镇痛方式,以阿片类药物为主,根据患者一般状态和不同手术部位,可采用不同的药物配方。推荐的配方:①镇痛药物(芬太尼或舒芬太尼)+止吐药物(恩丹司琼);②镇痛药物(芬太尼或舒芬太尼)+非甾体抗炎药物(氟比洛芬酯)+止吐药(恩丹司琼);③镇痛药物(芬太尼或舒芬太尼)+曲马朵+止吐药(恩丹司琼)。

5.神经功能评估

进行一系列简单的基础性评估,包括四肢运动、瞳孔大小和对光反应、能否理解简单的词语并遵循指令,对时间和空间的定位等。

(五)小结

对于幕上肿瘤切除术的患者,麻醉的主要目标如下。

(1)维持正常的血容量和血管张力、正常的血糖浓度、轻度高氧和低碳酸血症、轻度高渗。进而维持非受损区脑组织的稳态平衡,保心血管系统稳定,实施有效的神经保护。

(2)维持健全的 CBF 自动调节功能,保存脑血管对 CO_2 的反应性。

(3)提供和维持一个"松弛的脑",具体方法:①降低 $CMRO_2$、CBF 和 CBV;②适度过度通气,维持 $PaCO_2 \approx 4.7$ kPa(35 mmHg);③严格控制 CPP;④CSF 引流;⑤应用静脉麻醉药;⑥渗透性治疗。

(4)手术后早期拔管,以便于早期和持续性神经功能评估,促进并发症的及时诊断和治疗。

四、脑室镜手术的麻醉

20 世纪 90 年代,微创外科学在医学领域逐步兴起,随着影像学、手术显微镜、神经导航、神经内镜、神经监测和手术器械等的发展与进步,神经外科也开始由显微神经外科阶段步入了微创神经外科阶段,并逐渐成为当代神经外科发展的主流。微创神经外科手术的概念是:在诊断和治疗神经外科疾病时以最小创伤的操作,最大限度地恢复患者的神经解剖、生理功能和心理功能,最大限度地为患者解决病痛,尽量减少医源性损伤和手术并发症。

脑室镜技术是微创神经外科领域的重要组成部分,在非交通性脑积水和脑室内病变治疗方面的应用越来越广泛。手术医师通过颅骨钻孔应用硬质或可曲内镜进入脑室或病变内部进行手术操作,主要适用于梗阻性脑积水的三脑室底部造瘘、内镜辅助的脑室分流、颅内囊性病变的穿刺抽吸以及有分隔的慢性硬脑膜下血肿的清除、脑内血肿清除引流、脑脓肿冲洗引流和内镜辅助的显微外科手术等。

脑积水是神经外科的常见疾病,传统的治疗方法是行脑室-腹腔分流术,但创伤较大,部分患者可发生分流管损坏和堵塞等,往往达不到永久治愈的目的,而通过脑室镜手术在第三脑室底部造口,打通第三脑室和小脑幕下蛛网膜下腔,恢复患者的正常生理解剖结构,使梗阻的 CSF 重新流通,达到治愈的目的。此手术的主要特点是创伤小、手术后恢复快和成功率高达 90%。

与常规手术相比,脑室镜手术的最大优点是避免了开颅手术对脑组织的暴露、切开和牵拉,从而可明显减少对脑组织的损伤,并且治疗效果确切。但是脑室镜也有其固有的缺点,出血可明显影响其可见度,所以手术中应尽量损伤脑血管。另外,目前常用脑室镜的止血设备不尽完善,出现大出血大多需紧急开颅止血。

(一)手术前准备

实施脑室镜手术患者的手术前准备同其他神经外科手术患者,并应需注意脑积水未满意纠正患者可能伴有 ICP 增高的症状,如呕吐、头痛和意识改变等;长期呕吐的患者可能存在严重脱水或电解质紊乱,手术前应尽量予以纠正。手术前应用镇静药物需慎重,最好避免使用。

(二)手术中管理

麻醉的具体目标是手术中制动和保持心血管系统稳定;手术后快速苏醒,以便进行神经功能评定。尽管颅骨钻孔在局部麻醉或满意镇静下亦可完成,但是为了保证手术中制动最好还是选择全身麻醉。据报道,大约 15% 的脑室镜手术后患者出现苏醒延迟,所以应尽量避免应用苯二氮䓬类药物和其他长效镇静药物。部分患者可能在手术前已进行了脑室-腹腔分流术,在进行上腔静脉穿刺时一定要注意避开分流管。N_2O 有使脑室内气泡扩大的危险,应避免使用。

为了获得良好的手术视野,脑室镜手术中需要经内镜进行连续脑室内灌注清除血液和组织,最常用的灌注液为乳酸林格液和生理盐水,后者有引起发热和头痛等炎症反应的报道,灌注液体的种类和用量可影响 CSF 的成分,尤其是长时间手术,可能与手术后神经功能障碍有关。应预先将灌注液加温至 37 ℃,以预防大量液体灌入引起的脑温度降低。有研究发现,内镜内压过高与手术后患者苏醒延迟和手术后并发症有关,所以手术中应注意保持灌入液体和引流液体的平衡,以防过度灌注引起 ICP 急剧升高和脑循环障碍。由于距中心脑血管中枢较近,手术中容易发生心律失常、高血压和心动过缓,大多属自限性,暂停手术后即可缓解。另外,快速灌注可扩张第三脑室,导致脑组织移位和激动下丘脑的某些神经核引起急性循环功能衰竭,甚至心搏停止,所以必须准备好复苏药品,如阿托品和肾上腺素。如果手术中损伤基底动脉引起大出血,通过脑室镜很难止血,有引起死亡的报道,应立即转为开颅手术。

(三)手术后管理

多中心研究发现,脑室镜手术的死亡率仅为 0～1%,但手术中和手术后并发症的发生率为 5%～30%。尽管属于微创手术,脑室镜手术后也必须严密监测。暂时性神经功能障碍是最常见的手术后并发症,发生率可高达 38%,主要表现为苏醒延迟、高钾血症、精神错乱、瞳孔功能障碍、偏瘫和记忆丧失等。有婴幼儿内镜手术后数小时内发生呼吸停止的报道,故应进行呼吸监测。

研究发现,脑室镜手术后患者易发生尿崩症和下丘脑功能障碍,所以手术后应常规进行血电解质监测。晚期并发症(如脑膜炎和脑室炎)可显著增加患者的病死率,应注意预防和及时处理。

(李　鹤)

第四节 颅脑创伤手术麻醉

一、颅脑创伤患者的临床特征

颅脑创伤通常发生在青少年、年轻人和 75 岁以上的老年人，在所有年龄组，男性遭受重度颅脑创伤的发生率是女性的两倍以上。

按照创伤发生时间，创伤性颅脑损伤可分为原发性颅脑损伤和继发性颅脑损伤。原发性颅脑损伤是创伤即刻发生，对颅骨和脑组织的机械撞击和加速减速挤压引起的颅骨骨折和颅内组织损伤，主要有脑震荡、弥散性轴索损伤、脑挫裂伤和原发性脑干损伤等。继发性颅脑损伤发生于创伤后数分钟、数小时或几天后，表现为起源于原发性颅脑损伤的一系列复杂过程，主要有脑缺血、缺氧、脑水肿和颅内血肿。颅内血肿按照来源和部位又分为硬脑膜外血肿、硬脑膜下血肿和脑内血肿等，加重损伤的因素还包括缺氧、高碳酸血症、低血压、贫血和高糖血症，这些因素大多是可以预防的。如果创伤后数小时或数天出现癫痫、感染和败血症可进一步加重脑损伤，必须及时防治。

硬脑膜外血肿通常是由车祸引起，原发性创伤撕裂脑膜中动、静脉或硬脑膜窦，可导致患者昏迷。受损血管发生痉挛和血栓时出血停止，患者可重新恢复意识，在接下来的几小时内血管再次出血，特别是动脉出血时，患者病情可迅速恶化，应立即开始治疗，常需紧急清除颅内血肿。静脉出血性硬脑膜外血肿发展相对比较缓慢。

急性硬脑膜下血肿的临床表现差异较大，轻者无明显表现，重者出现昏迷、偏瘫、去大脑状态和瞳孔放大，也可有中间清醒期。虽然硬脑膜下血肿的最常见原因是创伤，但是亦可源于凝血功能障碍、动脉瘤和肿瘤。如果 72 小时内患者出现症状称为急性，3～15 天内患者出现症状为亚急性，2 周后患者出现症状为慢性。亚急性或慢性硬脑膜下血肿大多见于 50 岁以上患者，有可能无头部创伤史。这些患者临床上表现为局部脑功能障碍、意识障碍或器质性脑综合征，急性硬脑膜外血肿多伴有颅内压（intracranial pressure，ICP）升高。在血肿清除前后需要积极治疗以纠正 ICP 升高以及控制脑水肿和肿胀。

脑内血肿患者轻者无明显症状，重者可深度昏迷，大的孤立性血肿应及时清除。新鲜出血引起延迟性神经功能障碍者也应清除，但有可能预后不佳。根据脑损伤的程度，脑内血肿患者需要积极治疗以控制颅内高压和脑水肿。撞击伤和对冲伤通常导致脑挫伤和脑出血，一般不需要切除挫伤脑组织，但偶尔会切除挫伤的额叶或颞叶脑组织，以控制脑水肿和预防脑疝。

创伤性颅脑损伤患者的典型表现为颅内血肿形成、脑血管自主调节功能障碍、ICP 升高和脑血流（cerebral blood flow，CBF）降低。创伤局部 CBF 降低可导致脑细胞缺血缺氧，引起细胞毒性脑水肿，而创伤性颅脑损伤又常常伴有不同程度的血-脑屏障（BBB）破坏，并发血管源性脑水肿。由于颅腔是一个几乎封闭的结构，颅内血肿和脑水肿形成均可导致 ICP 升高，这时机体会启动代偿机制抑制 ICP 的增加，初期以减少颅内脑脊液（CSF）容量为主，后期全脑 CBF 进一步降低，形成缺血-脑水肿恶性循环，最终导致脑疝的发生。

创伤性颅脑损伤患者的预后与入院时格拉斯哥昏迷评分（GCS）、脑 CT 扫描表现、年龄、循环呼吸功能状态、继发性颅脑损伤的救治等因素有关。重度脑创伤(GCS≤8)患者的死亡率可达33%,轻度(GCS 13~15)和中度(GCS 9~12)脑创伤患者大约50%可遗留残疾和认知功能障碍。

颅脑损伤的全身性影响是多种多样的,可使治疗复杂化,包括心肺[(例如气道阻塞、低氧血症、休克、急性呼吸窘迫综合征(acute respiratory distress syndrome,ARDS)、神经源性肺水肿、心电图改变]、血液(弥散性血管内凝血)、内分泌(垂体功能障碍、尿崩症、抗利尿激素异常分泌综合征)、代谢(非酮症高渗性糖尿病昏迷)和胃肠道(应激性溃疡、出血)。

由于出血、呕吐和脱水利尿治疗等,绝大多数创伤性颅脑损伤患者伴有不同程度的低血容量,但临床上患者大多表现为高血压,是机体为了维持CBF的代偿性反应,高血压反应又可引起反射性心动过缓。当创伤累及心血管运动中枢时可出现各种心律失常,当心电图出现高P波、P-R间期和Q-T间期延长以及深U波、S-T段和T波改变、严重室性期前收缩或传导阻滞时,提示患者预后不良。

吸入性肺炎、液体超负荷和创伤相关的ARDS是颅脑创伤患者肺功能障碍的常见原因,也可出现突发性肺水肿。神经源性肺水肿主要表现为肺循环显著充血、肺泡内出血和蛋白水肿液,特点是发病迅速,与下丘脑病变、α肾上腺素能受体阻滞剂和中枢神经抑制密切相关。目前认为,神经源性肺水肿是由创伤后ICP增高造成交感神经强烈兴奋所致。针对心源性肺水肿的传统治疗方法常常对此无效,结果往往是致命的,其治疗包括药物或手术解除颅内高压、呼吸支持和液体管理等。

颅脑创伤患者可能存在有凝血功能异常,重度颅脑创伤和缺氧性脑损伤后有发生弥散性血管内凝血的报道,可能是由脑组织凝血活酶释放进入循环血液所致。治疗潜在性疾病通常可使凝血功能障碍自然恢复,偶尔需要输入冷沉淀、新鲜冷冻血浆、浓缩血小板和全血。

垂体前叶功能不全是颅脑创伤后的一个罕见并发症,创伤后尿崩症可引起延迟性垂体前叶激素障碍并需要进行替代治疗。颅脑创伤后更易出现垂体后叶功能障碍,颅面部创伤和颅底骨折后患者可出现尿崩症,临床表现为多尿、烦渴、高钠血症、高渗透压和尿液稀释,创伤后尿崩症通常是一过性的,治疗主要基于液体治疗。如果患者不能维持体液平衡,可补充外源性血管升压素。抗利尿激素异常分泌综合征与低钠血症、血浆和细胞外液低渗透压、肾脏钠排泄和尿渗透压大于血浆渗透压等相关,患者出现水中毒表现(如厌食、恶心、呕吐、烦躁、性格改变、神经系统异常等)。这种综合征通常是出现于伤后3~15天,如果治疗得当病程一般不超过15天,治疗包括限制液体,可考虑输入高渗盐水。

许多因素可导致颅脑创伤患者容易发生非酮症高渗性糖尿病昏迷,如类固醇皮质激素的应用、长期甘露醇治疗、高渗性鼻饲、苯妥英钠和液体摄入不足。非酮症高渗性糖尿病昏迷的诊断标准是:高糖血症、尿糖、无酮症、血浆渗透压高于330 mOsm/kg、脱水和中枢神经系统功能障碍等。低血容量和压力过高直接威胁患者的生命。高糖血症通常对小剂量胰岛素的反应良好,对于患有Ⅱ型糖尿病或有肾功能损害的老年患者可间断应用呋塞米预防脑水肿。

美国急诊医学会发表的院前急救管理指南,现已被院前急救人员和急诊医师广泛接受为治疗标准。目前主张在事故现场和救护车内就应开始急救治疗,根据美国颅脑创伤基金会对颅脑创伤的院前治疗指南,急救人员应遵循颅脑创伤救助指南,优先开始初级复苏(气道、呼吸和循环)、评估和治疗、维持呼吸道和血压。在转运患者之前,急救人员应进行合理评估和采取各种措施稳定病情,对于重度创伤患者建议直接运送至具有放射学检查条件和实施开颅手术的医院,最好能在创伤后 2～4 小时内进行颅内血肿清除术。

轻度创伤性颅脑损伤患者大多迅速恢复且不会遗留后遗症。如果无意识丧失史、无恶心或遗忘、神经学检查正常、帽状腱膜下肿胀较轻,患者可在其他人监护下回家观察。中度颅脑创伤患者一般可遵从指令,但可出现病情迅速恶化,应留院密切观察。重度颅脑创伤患者需要充分的心肺方面的生命支持,大多需要手术治疗。

脑实质的原发性损伤或生物力学创伤包括脑震荡、挫裂伤和血肿。必须指出,并非所有的严重颅脑创伤患者均需要手术治疗。虽然患者可能不需要手术处理的创伤,但是大多数患者均有脑水肿和脑挫伤,突发脑阻塞或充血可引起弥漫性脑肿胀。原发性损伤 24 小时后脑白质可出现细胞外间隙水肿。弥漫性脑水肿的非手术治疗包括过度通气、应用甘露醇或呋塞米、巴比妥类药物和 ICP 监测等。

凹陷性颅骨骨折以及急性硬脑膜外、硬脑膜下和脑内血肿通常需要开颅手术治疗。慢性硬脑膜下血肿常常采用颅骨钻孔引流术。凹陷性颅骨骨折给予复位并在 24 小时内清创,以尽量减少感染的风险。在急诊室不要处理碎骨片和贯穿物,因为它们可引起静脉窦或硬脑膜窦填塞。

二、创伤性颅脑损伤手术的麻醉

创伤性颅脑损伤患者的麻醉处理原则是迅速恢复心肺和代谢功能、维持脑灌注压(CPP)和脑氧合、降低 ICP 和脑水肿、避免继发性脑损伤,并提供满意的手术条件。

(一)麻醉前评估

对创伤性颅脑损伤患者的诊治要争分夺秒,应在最短的时间内对患者的创伤程度、呼吸和循环状态进行快速评估,包括既往病史、受伤过程和时间、最后进食水时间、意识障碍的程度和持续时间、ICP 情况以及是否并发颈椎、颌面部和肋骨骨折以及内脏器官出血等。通过已有的辅助检查,如头颅 CT 扫描、MRI 检查、胸部 X 线片、血常规、出凝血时间、血生化、电解质和动脉血气分析等迅速了解患者的一般状态并制订麻醉方案。

(二)呼吸管理

大多数轻、中度创伤性颅脑损伤患者的呼吸功能仍可维持稳定,无须实施紧急气管插管,应尽早给予面罩高流量吸氧,并密切观察,待麻醉诱导后进行气管插管。GCS≤8 分的创伤性颅脑损伤患者,应立即实施气管插管以保护呼吸道通畅、防止误吸、保证足够的通气,避免缺氧、低碳酸血症和高碳酸血症,不必等麻醉诱导后才进行气管插管。虽然气管插管可导致 ICP 进一步升高,但此时控制呼吸道和改善通气更为重要,不可因为顾虑对 ICP 的影响而延误。

气管插管前必须认真评估重度颅脑创伤患者的神经功能状态和合并伤情况。大约 2% 入院时诊断为闭合性头部创伤的患者合并有颈椎骨折,而 GCS≤8 分的患者合并颈椎骨折的发生率可高达 10%,侧位 X 线检查对颈椎骨折的漏诊率可达 20%,因此推荐同时摄前后位和齿状突位的颈椎 X 线片,据报道可使颈椎骨折的漏诊率降低至 7%。对此类患者进行气管插管有导致颈段脊髓损伤的风险,因此除非影像学检查以及明确排除颈椎损伤,否则在气管插管过程中所有患者均应进行颈椎保护。虽然临床上常常推荐对饱胃、颈椎损伤和预计困难气道患者采用光导纤维支气管镜引导清醒气管插管,但是创伤性颅脑损伤患者通常不能合作而难以实行。

在怀疑颅底骨折、严重面部骨折和出血素质时,要避免实施经鼻气管插管。出现中耳腔出血、CSF 耳漏、乳突和眼周瘀斑时应强烈怀疑颅底骨折,颅底骨折时经鼻气管插管有可能将污染物直接带入脑组织,甚至导致脑损伤,因此应尽量避免。目前认为,颅脑创伤患者应以经口气管插管为主,气管插管时由助手用双手固定患者头部于正中位,保持枕部不离开床面可维持头颈部不过度后仰,颈部下方放置颈托也有助于保护颈椎。必须指出,颈椎固定可增加喉镜显露和气管插管操作的难度,而创伤性颅脑损伤者对缺氧的耐受性很差,必须事先准备好应对困难气管插管的措施,如训练有素的助手和各种气管插管设备等,紧急时应迅速实施气管切开。

对于颅脑创伤患者,应保证 PaO_2 在 8.0 kPa(60 mmHg)以上,对于合并肺挫伤、误吸或神经源性肺水肿的患者,需要采用呼气末正压通气(PEEP)来维持满意的氧合,但应尽量避免过高的 PEEP,因为胸膜腔内压升高可影响脑静脉回流和增加 ICP。

一般认为过度通气可通过收缩脑血管和减少脑血容量而达到降低 ICP 的目的,并且通过过度机械通气使动脉血二氧化碳分压($PaCO_2$)维持在 3.3~4.0 kPa(25~30 mmHg)曾经一度是颅脑创伤患者救治的常规,但是近年来其临床应用价值受到了人们的广泛质疑。临床研究表明,颅脑创伤患者在伤后 24 小时内处于脑缺血状态,对于此类患者,过度通气可进一步减少 CBF 和加重脑缺血,所以美国颅脑创伤基金会指出:在创伤性颅脑损伤后的 5 天内,尤其是重度颅脑创伤患者,最初 24 小时内不进行预防性过度通气[$PaCO_2 \leqslant 4.7$ kPa(35 mmHg)]。在难治性 ICP 升高患者应用过度通气控制 ICP 时,$PaCO_2$ 应维持在 4.0~4.7 kPa(30~35 mmHg),以降低脑缺血的相关风险。另外,过度通气的缩血管效应持续时间短暂,研究发现其降低 CBF 的效应仅能维持 6~18 小时,所以不应常规长期应用。目前的指南建议,在过度通气时应连续监测颈静脉球血氧饱和度或 CBF 指导治疗,而且不要使 $PaCO_2$ 降低至 3.3 kPa(25 mmHg)以下。对于创伤性颅脑损伤患者是否采用过度通气,应综合 ICP 和脑松弛等方面进行综合考虑,并且应尽量短时间使用。当患者临床情况不再需要或已有脑缺血的表现时,应将 $PaCO_2$ 恢复至正常水平,但是 $PaCO_2$ 恢复至正常水平也应逐步进行,因为快速升高 $PaCO_2$ 同样可影响生理。

(三)循环管理

控制呼吸道后应立即采取相关措施稳定心血管系统功能。颅脑创伤患者,尤其是年轻人,常常表现为高血压、心动过速和心排血量增加,还可出现心电图异常和致命性心律失常。颅脑创伤后肾上腺素血浆水平剧烈升高可能是导致高循环动力学反应和心电改变的主要原因,可静脉应用拉贝洛尔和艾司洛尔控制高血压和心动过速。

在一些颅脑创伤患者,严重 ICP 升高可导致高血压和心动过缓,称为 Cushing 三联征,在循环系统方面表现为高血压和心动过缓,是机体为了维持脑灌注的重要保护性反射(CPP＝MAP－ICP),所以此时不可盲目地将血压降低至正常水平,因为如果 ICP 升高患者伴有低血压必然严重影响脑灌注。如果心率不低于 45 次/分,一般无须处理;如果应用抗胆碱药物治疗心动过缓,宜选用格隆溴铵,而阿托品则可通过 BBB 导致中枢抗胆碱综合征,患者表现为烦躁、精神错乱和梦幻,甚至可出现惊厥和昏迷,应避免用于创伤性颅脑损伤患者。

创伤性颅脑损伤患者出现心动过速和持续低血压大多提示伴有其他部位出血,应采取进行输液和输血治疗,必要时应用血管活性药物。

创伤性颅脑损伤早期 CBF 大多明显降低,然后在 24~48 小时内逐渐升高。创伤性颅脑损伤后脑组织对低血压和缺氧十分敏感,并且多项研究表明轻度低血压即可对患者的转归产生明显不良影响。所以,目前认为对创伤性颅脑损伤患者应给予积极的血压支持治疗。

正常人的平均动脉压(MAP)在 6.7~20.0 kPa(50~150 mmHg)范围内波动时,通过脑血管自主调节功能可使 CBF 保持恒定,而创伤性颅脑损伤患者的这一调节机制则可受到不同程度的破坏。研究表明,大约 1/3 的创伤性颅脑损伤患者的 CBF 被动地随 CPP 同步改变,所以此时维持 CPP 至少在 8.0 kPa(60 mmHg)对改善 CBF 十分重要[小儿推荐维持 CPP 在 6.0 kPa(45 mmHg)以上]。

对于无高血压病史的创伤性颅脑损伤患者,为了保证 CPP>8.0 kPa(60 mmHg),在颅骨瓣打开前应维持 MAP 至少在 10.7 kPa(80 mmHg)。必须注意,血压过高则可增加心肌负担和颅内出血的风险,应给予降压治疗,但一定要小剂量分次进行,以防低血压的发生。手术减压后(打开颅骨瓣或剪开硬脑膜)ICP 降低至零,此时 CPP=MAP,同时脑干压迫缓解,Cushing 反射消失,很多患者可表现为血压突然降低和心率增快,在此期应维持 MAP 高于 8.0 kPa(60 mmHg),可通过使用血管收缩药和加快输液提升血压。由于颅骨瓣打开后血压降低的程度很难预料,所以不提倡预先预防性应用升压药物。在关颅期一般需要将 MAP 维持在 9.3 kPa(70 mmHg)以上。

(四)液体治疗

常规开颅手术多大多提倡适当限制输液,以减少脑水含量和提供脑松弛。但是,此原则不适用于创伤性颅脑损伤患者。创伤性颅脑损伤患者常常伴有不同程度的低血容量,并且被代偿性高血压状态所掩盖,所以此时液体治疗不能仅以血压为指导,还要观察尿量和中心静脉压(CVP)等的变化,患者常常需要输入大量的液体,尤其是伴有其他部位出血时。

液体复苏时的顾虑是加重脑水肿,动物试验证实血浆总渗透压是影响脑水肿形成的关键因素。当血浆渗透压降低时,无论是正常的还是异常的脑组织均可发生水肿,这主要是因为钠离子不能通过 BBB。输入低于血浆钠离子浓度的含钠液会使水进入脑组织,增加脑水含量。因此,与 0.9%氯化钠溶液相比,0.45%氯化钠溶液和乳酸钠林格液更易引起脑水肿。使用大量等渗晶体液进行液体复苏可引起胶体渗透压降低,导致外周组织水肿。然而,在此方面脑和其他组织的表现明显不同,动物试验发现,在正常脑组织和某些脑创伤模型中,即使血浆胶体渗透压大幅度降低也不会引起脑水肿。由于 BBB 的独特结构,胶体渗透压对脑水移动的影响小于体液总渗透压。

在围术期应特别注意避免血浆渗透压降低,以防加重脑水肿。0.9%氯化钠溶液属轻度高渗液(308 mOsm/L),适用于神经外科手术中的液体治疗,但大量使用可引起高氯性酸中毒。虽然乳酸钠林格液可避免高氯性酸中毒的发生,但是它属于低渗液(273 mOsm/L),大量使用可引起血浆渗透压降低,所以在需要大量输液的情况下,可混合应用上述两种液体,并在手术中定期监测血浆渗透压和电解质作为指导。

关于创伤性颅脑损伤患者手术中晶体液和胶体液的选择一直存在有争议。一项随机对照研究曾经比较了在重症颅脑创伤患者应用 4%清蛋白和 0.9%氯化钠溶液的治疗效果,结果发现 0.9%氯化钠溶液组患者的预后明显优于清蛋白组,提示在重度颅脑创伤患者的液体复苏方面,0.9%氯化钠溶液优于清蛋白。目前认为,对于出血量不大的患者无须输入胶体液,但需要大量输液时应考虑适当应用胶体液。胶体液可选择清蛋白、明胶和羟乙基淀粉等,前两种有引起变态反应的风险,而后者大量使用时可影响凝血功能,要注意创伤性颅脑损伤本身即可引发凝血功能异常。对于低血容量的颅脑创伤患者来讲,新鲜全血才是最佳的胶体液。

甘露醇和呋塞米均可用来降低脑组织细胞外液容量,甘露醇起效快且效果强,目前临床上通常是将其作为脑脱水治疗的首选,临床常用剂量是 0.25~1.00 g/kg。但是,对于 BBB 破坏严重的患者,使用甘露醇则有加重脑水肿的顾虑。因此,如果应用甘露醇后 ICP 明显降低或能够提供脑松弛,可考虑继续应用;如果无效或血浆渗透压已超过 320 mOsm/L,则不推荐继续使用。

近年来高渗盐水(3%或7.5%)用于创伤性颅脑损伤患者的治疗效果引起了人们的广泛的兴趣,尤其是在多发创伤患者的急救方面。高渗盐水可降低 ICP 和升高血压,还可改善局部 CBF,对颅脑创伤患者的低容量复苏极为有用。另外,高渗盐水对脑组织可产生与其他高渗溶液(如甘露醇)相似的渗透性脱水作用。但是,一项随机对照研究结果显示,与传统液体复苏方法相比,高渗盐水并无显著改善患者预后的作用。在某些情况下,如难治性 ICP 升高、需要提供脑松弛和维持血管内容量,高渗盐水可能优于其他脱水利尿药。长期使用高渗盐水的顾虑是血浆渗透压升高所致的生理紊乱,如意识障碍和惊厥等,需要进一步的研究以确定其量-效关系和安全性。

高糖血症与颅脑创伤患者的不良神经系统预后密切相关,所以应尽量避免单纯使用含糖溶液。

围术期应将颅脑创伤患者的血细胞比容维持在 30%以上,不足时应输入浓缩红细胞。闭合性颅脑创伤患者手术中可进行自体血液回收。小儿的血容量较小,单纯的帽状腱膜下血肿和头皮撕裂即可引起相对大量的失血,必须注意维持有效的循环血容量。

(五)手术中监测

1.常规监测

除 ECG、袖带血压、脉搏血氧饱和度、$P_{ET}CO_2$、体温和尿量等常规监测之外,还应定期进行血气、血细胞比容、电解质、血糖、血浆渗透压和凝血功能检查。但必须注意的是,尽早实施开颅手术对创伤性颅脑损伤患者至关重要,所以建立监测手段应以不延误手术治疗为原则。

原则上讲,急诊创伤性颅脑损伤手术患者均应进行有创动脉压监测,但是建议在麻醉诱导后进行。手术中需要大量快速输液的患者,应考虑进行深静脉穿刺置管,此时股静脉穿刺具有成功率高且不影响手术医师头部操作的优点,缺点是无法进行准确的 CVP 监测,而且增加下肢深静脉血栓的发生率,在这些方面颈内静脉和锁骨下静脉置管优于股静脉,但可影响手术医师的头部消毒,在实际工作中应根据具体情况综合考虑。

2.特殊监测

(1)脑电图:CBF 和脑氧饱和度显著降低均可导致 EEG 活动抑制和特征性改变,是诊断脑缺血的敏感指标。但是,麻醉医师必须知道,大多数麻醉药物均能呈剂量依赖性抑制 EEG,并且低温亦可通过降低脑代谢使 EEG 频率减慢。

(2)CBF 监测:大多数监测绝对 CBF 的方法均不适宜在手术中应用,临床上常用的经颅多普勒超声技术是监测相对 CBF 的方法,可连续无创性测量 Willis 动脉环大血管的血流速度,测量 CBF 的相对改变。另外,根据 TCD 的波形,还可定性评估 ICP、CPP、脑血流自动调节和脑血管对 CO_2 的反应性。

(3)ICP 监测:监测方法包括脑室切开术、蛛网膜下腔螺栓法、硬脑膜外探头和纤维光束脑实质内监测法等,其中纤维光束脑实质内监测法亦可同时监测脑温。

(4)体感诱发电位:缺血缺氧可引起诱发电位的传导抑制,由于可监测到皮质下缺血,所以理论上 SEPs 较 EEG 有优势。低温和麻醉药物亦可影响皮质诱发电位,但是与 EEG 不同的是,SEPs 对静脉麻醉药的耐受性较强。

(5)脑组织氧合:将微电极置于脑实质内可监测创伤性颅脑损伤患者脑组织氧分压,有助于评估脑供氧和脑耗氧平衡,缺点是仅能反映局部而不是全脑的氧合水平。

(6)颈静脉球氧饱和度($SjvO_2$)监测:正如上述,组织氧合监测仅可提供脑组织局部信息,而 $SjvO_2$ 监测可连续或间断评估全脑的氧供和氧耗平衡,有助于诊断手术中脑血流灌注不足和过度通气所致的脑缺血,目前在许多神经重症治疗中心已经成为常规。

(六)麻醉实施

1.麻醉诱导

所有颅脑创伤患者均应视为饱胃,虽然清醒气管插管是最安全的气道管理方法,但是在清醒、不合作和挣扎患者实施较为困难。事实上,对于颅脑创伤患者,最简单、快捷的气管插管方法是首先预吸氧,然后进行快速麻醉诱导,麻醉诱导中必须保持环状软骨压迫和头部处于正中位。

根据颅脑创伤患者的心血管状况,几乎所有的静脉麻醉药均可用于麻醉诱导,如丙泊酚、硫喷妥钠、依托咪酯或咪达唑仑等。麻醉诱导的原则是快速建立气道、维持循环稳定和避免呛咳的方式,临床上常用快速麻醉诱导气管插管。首先给患者吸入 100% 氧气数分钟,静脉注射镇静催眠药物后立即给予气管插管剂量的肌肉松弛药,饱食患者不可进行加压通气,待自主呼吸停止即可实施气管插管操作。除非明确排除颈椎损伤,否则气管插管中应保持头部处于正中位,助手持续环状软骨压迫直到确认气管导管位置正确并套囊充气。

伴有低血容量的颅脑创伤患者应用丙泊酚实施麻醉诱导可引起明显的低血压,可选用依托咪酯或咪达唑仑;循环功能衰竭患者可不应用任何镇静催眠药物,置入喉镜前 90 秒静脉注射利多卡因 1.5 mg/kg 可减轻气管插管引起的 ICP 升高。

虽然琥珀胆碱可引起 ICP 升高,但是程度较轻且持续时间短暂,在需要提供快速肌肉松弛时仍不失为一个较好的选择。传统观点认为琥珀胆碱引起的肌颤可升高胃内压和增加反流的概率,但实际上其增加食管下段括约肌张力的作用更强,并不明显增加误吸的发生率。

颅脑创伤患者紧急气管插管时肌肉松弛药的选择一直是存在争议的问题,琥珀胆碱可增加 ICP,然而在急性呼吸道阻塞、饱胃、需要气管插管后进行神经学检查的患者,快速起效和清除的琥珀胆碱的有益作用要超过短暂 ICP 升高带来的风险。

苄异喹啉类非去极化肌肉松弛药(如阿曲库铵)等可引起组胺释放,导致脑血管扩张,引起 CBF 和 ICP 升高,而全身血管扩张又可导致 MAP 和 CPP 降低,所以不主张应用于创伤性颅脑损伤患者。甾体类非去极化肌肉松弛药对 CBF 和 ICP 无直接影响,适用于创伤性颅脑损伤患者,但是泮库溴铵的解迷走作用可使血压升高和心率增快,用于脑血流自动调节机制损害的患者可明显增加 CBF 和 ICP,应谨慎。维库溴铵和罗库溴铵几乎不引起组胺释放,对血流动力学、CBF、CMRO$_2$ 和 ICP 均无直接影响,尤其后者是目前临床上起效最快的非去极化肌肉松弛药,静脉注射 1.0 mg/kg 后大约 60 秒即可达到满意的气管插管条件,尤其适用于琥珀胆碱禁忌时的快速麻醉诱导气管插管。

2.麻醉维持和管理

麻醉维持的原则是不增加 ICP、CMRO$_2$ 和 CBF,维持合理的血压和 CPP,提供脑松弛。除氯胺酮之外,静脉麻醉药均可收缩脑血管,而所有的吸入性麻醉药则均可引起不同程度的脑血管扩张和 ICP 升高。因此,当 ICP 明显升高和脑松弛不良时,宜采用静脉麻醉方法。如果选用吸入麻醉药,浓度宜低于 1MAC。另外,气颅和气胸患者应避免使用氧化亚氮。

临床用量的阿片类药物对 ICP、CBF 和 CMRO$_2$ 影响较小,可提供满意的镇痛作用并降低吸入麻醉药的用量,对于手术后需要保留气管插管的患者,阿片类药物的剂量可适当增大。头皮神经阻滞或手术切口局部麻醉药浸润阻滞有助于减轻手术刺激引起的血压和 ICP 突然增高,避免不必要的深麻醉。

血糖浓度宜维持在 4.4～8.3 mmol/L(80～150 mg/dL),高于 11.1 mmol/L(200 mg/dL)时

应积极处理。应定期监测血浆渗透压并将其控制在 320 mOsm/L 以下。常规应用抗酸药物预防应激性溃疡。创伤性颅脑损伤患者手术后有可能出现惊厥,如果无禁忌证,可考虑在手术中预防性应用抗惊厥药物,如苯妥英钠。

既往曾经将大剂量糖皮质激素应用于创伤性颅脑损伤患者,以期减轻脑水肿。2005 年发表的一项有关重度颅脑创伤后使用糖皮质激素的国际性随机、安慰剂对照研究,观察了 10 008 例成年颅脑创伤患者早期静脉输注 48 小时甲泼尼龙对预后的影响,结果显示糖皮质激素组伤后 2 周内的死亡率和致残率均显著高于对照组,由此得出结论不再常规推荐糖皮质激素用于颅脑创伤的治疗。

颅脑创伤患者液体复苏的目标是维持血浆渗透压和循环血容量、避免胶体渗透压明显降低,应尽可能防治低血压,并维持 CPP 在 8.0 kPa(60 mmHg)以上。目前推荐应用等渗晶体液恢复血容量,应避免输入含糖液体。动物和人体试验均提示高糖血症不利于缺血脑组织的转归。失血量大时应输入新鲜全血,血细胞比容至少应维持在 30%,以保证满意的氧供。

如果病情需要,可放置 ICP 监测探头,以指导液体复苏和预防 ICP 剧烈升高,降低 ICP 对改善 CPP 十分重要。

脑肿胀或手术部位脑膨出可影响手术操作,这可能是由于患者体位不当、合并对侧血肿、静脉回流障碍和脑室出血引起的急性脑积水等因素引起,应及时给予相应的处理。

3.麻醉恢复期管理

手术前意识清楚和手术过程顺利的患者,手术后可考虑早期拔管,并且拔管期应避免剧烈呛咳和循环功能波动。手术前意识障碍的患者,手术后宜保留气管导管,待呼吸循环状态良好、意识恢复时再考虑拔管。为了抑制保留气管导管所致的呛咳反射,在手术结束后可追加应用小剂量的镇静药物和阿片类药物。由于高血压、咳嗽或气管导管引起的屏气均可能引起颅内手术区出血,所以应尽量避免,可选用拉贝洛尔或艾司洛尔控制高血压,巴比妥类药物有助于患者镇静。创伤程度重,预计需要长时间机械呼吸支持的患者,应及时实施气管切开术。

(李　鹤)

第五章 心胸外科手术麻醉

第一节 先天性心脏病手术麻醉

一、先天性心脏病的病理生理特点

先天性心脏病病变类型多,每一种疾病往往有不同程度的分流或者肺血管的病变。根据解剖上的变异和肺血管病变的特点,大多数病变可归纳为以下4类病变中的一种:①导致肺血流量增多的疾病;②导致肺血流量减少的疾病;③导致血流梗阻的疾病;④肺-体循环未交换的病变,如大动脉转位等。前2类病变的疾病都存在异常分流,既包括单纯性分流,也包括复杂性分流。分流的方向取决于分流通路的大小和两侧的相对阻力,同时决定了患者的临床表现。而第3类疾病则通常因为瓣膜或者大血管解剖的变异等不产生分流。第4类由于肺循环和体循环静脉回流的血液混合,可出现体循环的低氧血症;根据肺血管病变是否存在梗阻,肺血流量的病变有增多和减少之分。不同先天性心脏病变的血流特征如下。

(1)肺血流量增多的病变:①房间隔缺损;②室间隔缺损;③动脉导管未闭;④心内膜垫缺损;⑤冠状动脉起源异常;⑥大动脉转位;⑦肺静脉异位引流;⑧永存动脉干;⑨单心室。

(2)肺血流量减少的病变:①法洛四联症;②肺动脉瓣闭锁;③三尖瓣闭锁;④三尖瓣下移畸形;⑤永存动脉干;⑥大动脉转位;⑦单心室。

(3)梗阻性病变:①主动脉瓣狭窄;②肺动脉瓣狭窄;③主动脉缩窄;④非对称性室间隔肥厚。

二、麻醉前评估和准备

(一)麻醉前评估

(1)明确先天性心脏病的病理生理及其对机体的影响。

(2)了解多普勒超声和心导管检查的有关资料。

(3)实验室资料:发绀型患儿可出现红细胞计数增多,凝血功能受到影响,血小板计数减少或血小板功能障碍。新生儿有出血倾向,维生素 K_1 或新鲜冰冻血浆有助于纠正凝血功能。

(二)麻醉前准备

(1)控制心力衰竭、缓解缺氧,调整全身状况到最佳状态。β受体阻滞剂和抗心律失常药应持续使用至麻醉开始,甚至术中也应继续使用。

(2)准备必要的麻醉设备,小儿可采用环路系统麻醉装置。

(3)准备必要的血管活性药物,对重症患者应提前备用,并熟悉剂量和用法。

(三)麻醉前用药

(1)体重<6 kg,可不用术前药。

(2)体重>6 kg,术前 30 分钟口服咪达唑仑糖浆 0.5 mg/kg(最大剂量15 mg),或采用右美托咪定 1 μg/kg 滴鼻。

(四)麻醉监测

1.心电图监测

心电图监测的同时观察肢体导联和胸导联,有利于对心肌缺血的监测。经食管心电图与标准肢体导联相比,P 波更明显,有利于监测心律及传导系统功能情况。但由于 ST 段改变不明显,故在监测心肌缺血方面意义较小。

2.血压监测

无创动脉压测定宜采用宽度适宜的袖带;直接动脉压测定采用经皮桡动脉穿刺置管。①穿刺方法及连接:常规选择左侧桡动脉,22 G 或 24 G 留置针,用硬质管连接至换能器。②留管时间:留管时间与血栓发生率有关。只要病情稳定,应及早拔除留置的套管。③肝素液:建议采用的浓度为 0.002%。

3.CVP 监测

(1)颈内静脉穿刺置管(中路高位):患儿体位为头低 15°~20°;针干与皮肤成 20°~30°;穿刺方向指向同侧腹股沟中点或略外侧;穿刺深度一般不超过 4 cm,穿刺成功后依据患儿年龄选择置入 4~7 F 双腔中心静脉导管,深度约为身长的 1/10 或 1 cm。

(2)颈外静脉穿刺置管术:颈外静脉穿刺置管后测得的压力与右心房压力密切相关($r=0.926$)。颈外静脉压比 CVP 高 0.3~0.5 kPa(2~4 mmHg)。

(3)推荐行超声引导下中心静脉穿刺,若无必要避免行股静脉穿刺,因其导管相关性感染、血栓的发生率较高;若颈内静脉穿刺困难,也可行超声引导下锁骨下静脉穿刺置管。

4.SpO_2

在分析 SpO_2 的临床意义时,应考虑到不同 pH 状态下它与 PaO_2 之间的关系。必须指出,低温及低血压状态下脉率-血氧饱和度仪是否有满意的血管容积波,以及显示的脉率与心电图显示的心率是否基本一致是解释 SpO_2 是否可靠的前提。

5.呼气末 CO_2

维持正常水平的呼气末 CO_2 对稳定血流动力学和麻醉平稳极为重要。对于肺缺血型的先天性心脏病,呼气末 CO_2 值要明显低于 $PaCO_2$,有学者认为,依病情程度不同,该差数介于 1.3~2.7 kPa(10~20 mmHg),临床监测时应予以注意。

6.尿量

尿量达 1 mL/(kg·h),反映肾功能良好及液体平衡适当。

7.温度

(1)非体外循环手术需维持手术室环境温度在 27~30 ℃(早产儿)或 24 ℃(婴幼儿)。

(2)体外循环手术对一般低温者,室温维持在 23~25 ℃,对深低温者,室温应保持 16~18 ℃。变温毯水温在降温期间应控制在 4 ℃,升温期间控制在 38~42 ℃。

(3)所有输注的液体和血制品均应加温,甚至吸入的氧气也应加温湿化。

（4）麻醉期间应连续监测患儿直肠温度、食管温度及鼓膜温度。直肠-鼓膜温差要求<6 ℃，温差增大往往提示冠状动脉灌注不足或头部、下肢静脉血回流减少。

8.TEE

可对手术过程提供最充分且直接的评估，必要时可指导手术过程的修改，目前已用于2.8～3.5 kg的患儿。经颅多普勒超声能测定脑血流速度，发现脑内微小栓子。近红外光谱可实时监测脑组织氧合作用。

三、小儿先天性心脏病的麻醉处理

（一）麻醉处理原则及用药

1.麻醉诱导和维持

常用静脉快速诱导气管插管。对右向左分流的患儿，应防止静脉管道中出现气泡，否则这些气泡将更迅速地进入体循环，可能产生严重并发症。阿片类药物复合静脉麻醉药及非去极化肌松药分次缓慢注射可顺利完成气管插管。

麻醉维持采用适当浓度的吸入全麻药复合阿片类药物、镇静药和肌松药，在良好的呼吸、循环管理条件下使患儿平稳地度过麻醉和手术。

2.麻醉药的选择

（1）吸入麻醉药。①异氟烷：异氟烷的血/气分配系数低，对循环抑制作用弱，抑制程度次序是异氟烷<恩氟烷<氟烷，适用于心血管手术。异氟烷所致的血压降低主要是由体循环阻力（SVR）降低引起，而对心肌抑制较轻，不会诱发心律失常，对肺循环的影响小。②七氟烷：七氟烷具有血/气分配系数低的特点，诱导和苏醒迅速。对呼吸道刺激性小，又有特殊的芳香味，特别适用于小儿麻醉。心肌无显著抑制，抑制交感神经，表现为心率减慢。对冠状动脉有扩张作用，可降低冠状动脉阻力，增加心肌血流量。③地氟烷：血气分配系数为0.42，对气道有刺激性，临床上较少单独用于诱导，苏醒更快。对循环系统的影响与异氟烷相似，其对心肌抑制、血管扩张及血压下降作用比异氟烷小。不增加心肌对儿茶酚胺的敏感性，但深麻醉下可出现心律失常。地氟烷维持麻醉时应注意浓度调节幅度不可过大，否则血压常有剧烈波动。适用于需要术后早期拔管的先天性心脏病患儿。④N_2O：N_2O用于先天性心脏病患者存在争议。N_2O有负性肌力作用，应用于先天性心脏病患儿可引起明显的心肌抑制，故不宜用于心功能差的患儿。体外循环转流结束后初阶段，在使用N_2O时应特别注意它对循环功能的抑制作用，必要时暂停吸入。不主张用于先天性心脏病麻醉。

（2）静脉麻醉药。①咪达唑仑：可增强其他麻醉药的镇痛作用，是心血管手术麻醉中重要的辅助用药。常用于麻醉诱导（0.1～0.2 mg/kg），与阿片类药物合用时应注意SVR下降可能导致血压下降。②依托咪酯：对心血管系统无明显抑制作用，能维持血流动力学稳定，对SVR无影响，适用于心脏手术的麻醉诱导，常用剂量为0.2～0.3 mg/kg缓慢注射。镇痛和肌松作用差，预先静脉注射芬太尼0.1 μg/kg，可减轻或消除诱导期可能出现的肌肉抽搐、强直和局部疼痛。可抑制肾上腺皮质功能，干扰正常应激反应，故不宜长期使用。③氯胺酮：镇痛作用良好，可兴奋血管收缩中枢，使血压升高、心率加快、心排血量增加、心肌氧耗增加。增加SVR，减少右向左分流，从而使发绀患儿的动脉SpO_2有所改善。起效快，麻醉诱导剂量为2 mg/kg。冠状动脉畸形、严重主动脉狭窄、左心发育不良伴主动脉闭锁及升主动脉发育不全等患儿，由于冠状动脉供血相对不足，有引起心室颤动的危险。④丙泊酚：对循环的抑制作用主要表现为血管扩张所致的血压下降及心动过缓和结性心律发生率增加，故只能用于心功能良好的患儿。通常心脏手术麻醉诱

导量为 $1\sim2$ mg/kg 缓慢静脉注射,术中静脉持续输注剂量为 $4\sim8$ mg/(kg·h)。

(3)镇痛药:大剂量芬太尼($25\sim75$ µg/kg)应用于新生儿及婴儿先天性心脏病麻醉,可抑制内分泌及应激反应,术中血流动力学稳定。新生儿用较小剂量的芬太尼(10 µg/kg)也能获得有效的麻醉,但长时间手术仍需用较大剂量。如果与维库溴铵合用,应注意可能发生的心动过缓。体外循环开始前应追加剂量。舒芬太尼有类似芬太尼的药理作用,常用的诱导剂量为 $2\sim4$ µg/kg,维持量为 $0.2\sim0.5$ µg/(kg·min)。阿芬太尼作用时间短,在单次静脉注射 20 µg/kg 后,按 1 µg/(kg·min)静脉滴注维持,血流动力学稳定,减少机体应激反应。瑞芬太尼为超短效阿片类药物,镇痛效果与芬太尼相似,药物可控性好,剂量范围较大,常用剂量为 1 µg/(kg·min),缺点在于手术结束停止输注后镇痛效应很快消失,因此必须在手术后改用镇痛剂量输注,或在缝皮前 30 分钟左右给予镇痛剂量的长效阿片类药物。

(4)肌松药:维库溴铵心血管作用稳定,与芬太尼或丙泊酚合用可发生明显的心动过缓。麻醉诱导剂量通常分别为 0.5 mg/kg 和 0.1 mg/kg,术中静脉持续输注剂量分别为 0.4 mg/(kg·h)和 80 µg/(kg·h)。罗库溴铵的起效时间接近琥珀胆碱,对循环功能影响小,无明显的组胺释放,因此适用于心脏手术的麻醉诱导和维持。小儿单次静脉注射 $0.6\sim0.9$ mg/kg 后 $1.0\sim1.5$ 分钟起效,静脉持续输注用量为 $6\sim8$ µg/(kg·min)。

(二)几种先天性心脏病手术的麻醉管理

1.房间隔缺损

(1)房间隔缺损患儿进行手术时,主动脉插管与上下腔静脉插管时容易出现血压降低及心律失常,应注意及时补充血容量,或经体外循环主动脉插管动脉输血维持血压,必要时应告知外科医师暂停手术操作。

(2)停机后注意较大的房间隔缺损患者一般存在左心室容量偏小及肺动脉高压的问题。其预防措施是在停机前给予正性肌力药物与血管扩张药,充分扩张心血管。

(3)合并肺动脉高压的患儿可以使用硝酸酯类、前列腺素 E_1、NO 或依前列醇吸入治疗。

(4)原发孔型房间隔缺损的患儿常合并二尖瓣裂,必要时行缝合恢复其完整性;同时,应注意走行于下方的房室传导系统,避免出现房室传导阻滞。

(5)房间隔缺损的患儿,左向右分流使右心房容量较高,外科手术解除分流因素后,右心房容量会急剧下降,倘若以 CVP 目标值的标准补充血容量,会出现容量超负荷的可能,因此应直视心脏充盈情况判断容量负荷较佳。

2.室间隔缺损

(1)室间隔缺损的患儿大多数在体外循环下行完成修补手术,气管插管后应注意避免过度通气,低碳酸血症和高氧分压会扩张肺血管,降低肺血管的阻力,加重室间隔缺损的分流量,引起血流动力学的不稳定。

(2)对于室间隔缺损的患者来说,心室间血流自由交通,左心室与右心室均得到了充分的锻炼,如果术中心肌保护效果好,停机后可以使用血管扩张药降低心脏的后负荷及肺动脉压力。

(3)一般不需要使用正性肌力药物支持心功能,或仅使用小剂量多巴胺支持,必要时可用磷酸二酯酶抑制剂。由于其独特的扩张肺血管作用,对于出现右心功能不全的患儿更有益。

3.动脉导管未闭

较粗大或窗型动脉导管未闭患儿需要在体外循环下手术,动脉导管较细、较长的患儿一般不需要体外循环,在控制性降压的情况下经左第四肋间后外侧切口直接缝扎动脉导管即可。术中在吸入强效吸入麻醉药物基础上使用硝普钠控制性降压,钳夹动脉导管时需要将收缩压降至

9.3～10.7 kPa(70～80 mmHg)。

4.主动脉弓缩窄

(1)主动脉弓缩窄手术可以不使用体外循环,在控制性降压下高位阻断近心端主动脉弓、左锁骨下动脉及远端胸主动脉。

(2)用体外循环时,小儿一般采用深低温停循环,成人一般采用深低温上下身分别插管灌注的方法,以保证术中重要脏器的血流灌注。

(3)行右侧桡动脉置管监测血压,主动脉阻断会引起上半身血压升高,此时降压应格外小心,避免因脊髓灌注不足出现术后截瘫;主动脉开放后应积极控制患者的血压,小心血压反常性升高,足够的镇痛剂有助于血压的控制。

5.法洛四联症

(1)法洛四联症患儿肺动脉漏斗部狭窄程度决定了其生理变化,总的表现是肺血流量减少,体循环血流量增多。

(2)当体循环阻力降低或肺动脉漏斗部痉挛时,体、肺循环阻力失衡,右向左分流增加诱发缺氧发作,可使用去氧肾上腺素升高外周血管阻力,减少分流,增加回心血量,减轻漏斗部的痉挛,从而减轻缺氧症状。

(3)术前评估:应根据发绀的程度综合评估,通常法洛四联症的患儿长期慢性缺氧,出现红细胞计数增多,血液黏滞度增加,术前应补充足够的水分。

(4)麻醉期间必须保持气道通畅,避免因气道梗阻诱发缺氧事件的发生;在深麻醉的同时要维持较高的外周阻力和较低的肺血管阻力,既能减少右向左分流又能增加肺血流量,改善氧合。

(5)法洛四联症患儿应注意麻醉后外周血管阻力降低,或右心室流出道痉挛导致右向左分流增加与SpO_2降低,以及停机后由于左心发育不良与肺血流量突然增加导致急性左心衰竭与肺水肿,或术前肺血管发育不全、术中右心保护不良、右室切口过大影响右心室收缩功能,导致停机后急性右心衰竭或全心衰竭。

6.大动脉转位

(1)完全性大动脉转位患儿体循环和肺循环相互独立,呈并列关系,SpO_2的维持依赖于心房、心室及肺动脉与主动脉水平产生的体、肺循环血混合程度。因此,转机前麻醉维持应保证足够的体、肺循环血混合及维持适当的肺血流量。

(2)大动脉转位的患儿术前已开始持续输注前列腺素 E,输注不能中断,同时要避免使用对心肌功能有抑制作用的药物。心肺转流时期增加的肺血管阻力可增加右心负荷,注意右心功能不全的出现。

(刘 琪)

第二节 冠状动脉粥样硬化性心脏病手术麻醉

一、缺血性心脏病的病理生理

当心肌能量需求增加,冠状动脉血流的调节不能满足心肌代谢的需求,出现氧供和氧需失衡时,便会出现心肌缺血。缺血性心脏病即冠心病属于心肌缺血的一种,从病理生理的角度分析,缺血性心脏病是由于冠状动脉粥样硬化导致冠状动脉狭窄或者闭塞,冠状动脉血流量不能满足心肌代谢的需求,导致心肌缺血缺氧。急剧的、暂时的缺血缺氧引起心绞痛;严重的、持续的心肌缺血可引起心肌坏死,即心肌梗死。

麻醉医师熟悉冠状动脉循环解剖,有助于了解麻醉手术期间心肌缺血和梗死的范围及程度,以及病变的部位和手术步骤。冠状动脉循环包括冠状动脉供血和冠状静脉回流。冠状动脉起始于主动脉根部的左、右主动脉窦,沿房室沟分左、右走行,分别提供左、右心的灌注。左冠状动脉主干在前室间沟处分为 2 支,沿前室间沟向下者称左前降支,沿左房室沟到达左心室后壁者称左回旋支,左前降支提供左心室前壁、室间隔前 2/3、心尖及部分右心室前壁和希氏束的血供。右回旋支为左心室外侧壁、前壁、后壁(下壁)的一部分和左心房供血。右冠状动脉沿右心房室沟前行,发出右心房支,约 59% 的窦房结动脉来自右冠状动脉;右冠状动脉在后十字交叉附近分支,向下沿后室间沟走行的一支为后降支,提供左心室膈面血供。

满足心肌氧供需平衡是整个麻醉管理的目标。而心肌氧供的决定因素包括动脉血氧含量和冠状动脉血流。动脉血氧含量=血红蛋白×1.34×氧饱和度%+0.003×氧分压。凡影响血红蛋白含量、动脉 SpO_2 和氧分压的因素,都可以影响动脉血氧含量。决定心肌耗氧的因素如下。①心率:实际上心率加快时,心肌耗氧量超过心率增快的倍数。②心肌收缩功能:反映了心脏的泵功能,心肌收缩增强,耗氧量也增加。但至今尚无方法定时测定心肌收缩功能,以计算心肌耗氧量。③室壁张力:与收缩时心腔内压(后负荷)、心腔大小(前负荷)乘积成正比,而与室壁厚度成反比。

二、麻醉前的评估与准备

(一)患者的一般情况

1.年龄和性别

年龄是该类手术的显著危险因素,随着年龄的增加,心血管手术患者的并发症和病死率会增加;综合分析不同年龄段患者发现,女性患者手术并发症和病死率是男性患者的两倍多。

2.运动耐量

运动耐量可以反映患者整体的功能状态,是一种简单而且敏感的评价心血管风险的指标。

3.并存疾病和外科手术的相关问题

患者如果合并其他系统严重疾病,如合并重度阻塞性、限制性或者混合型呼吸功能障碍等,手术并发症发生的风险就会增加;外科手术本身的复杂程度或者再次手术等也是影响围术期并发症和预后的重要危险因素。

(二)术前心功能评估

冠心病外科治疗的患者术前应全面地进行心脏功能的评估。除了是否有心绞痛或心肌梗死的病史,以及是否存在左心或右心功能衰竭的症状和体征之外,还应通过实验室和辅助检查全面地判断心血管功能。

1.心电图和运动试验

采用动态心电描记和记录装置,以及连续测定 ST 段变化趋势,可提高术前患者心肌缺血的检出率。通过心电图还可发现心肌梗死的部位,评估严重程度;估计左、右心室肥厚和左、右心房扩大程度;检测心律失常等。但正常心电图不能排除冠心病的存在。术前进行运动试验有助于胸痛的诊断,评估冠心病严重程度,以及估计治疗心绞痛的疗效等。对不能进行运动试验的患者,可做多巴酚丁胺负荷试验。

2.X 线检查

行普通后前位和侧位胸部 X 线检查,若显示两侧肺门充血,提示收缩功能不全。冠心病患者的心胸比例＞50%,心阴影增大,提示心功能差,射血分数下降。而心胸比例＜50%,表明射血分数可正常或下降。

3.超声心动图检查

围术期经胸超声心动图检查不仅有助于定量和评估患者瓣膜病变情况、肺动脉高压的严重程度及了解节段性室壁的运动情况,也能评估心室的整体功能和心脏的射血分数。此外,还能发现心脏解剖结构的异常,如房室间隔缺损、室壁瘤、二尖瓣前收缩期前向运动及有无附壁血栓等。术中应用经食管超声心动图实时动态了解心脏围术期的情况。

4.心导管检查和心血管造影

心导管检查目前仍然是心脏手术诊断心脏病变情况和确定冠状动脉病变的金标准。心导管检查可以评估冠状动脉血管有无解剖异常及血管狭窄的严重程度,评价左心室壁的整体和局部功能,如左心室舒张末压、左心室射血分数、二尖瓣反流、舒张容积指数及节段性室壁的运动情况等,以及对急慢性瓣膜病变严重程度的评估。心血管造影有助于详细地了解冠状动脉血管及其分支血管的病变情况。

5.其他辅助检查

如放射性核素显像技术有助于评价心肌灌注和存活区域,但不能提供心脏病变的解剖情况;平板运动试验常作为原因不明的胸部疼痛的初步检查,也可用于测定功能耐量及评价术前缺血和心律失常对预后的影响。

（三）术前用药

术前访视患者除按全麻常规要求外,针对心脏手术患者的特点,冠心病患者术前需进行良好的医患沟通,根据患者的心肺功能耐受情况给予较大剂量的术前药物以充分镇静,可以避免严重不良事件发生。但对使用术前用药的患者应密切观察,注意患者呼吸和循环系统的稳定。

（1）术前不需要停止服用 β 受体阻滞剂。β 受体阻滞剂可减轻血流动力学对手术的反应,降低与心率增快有关的心肌缺血发病率。术前突然停止用药可发生心肌缺血、高血压,以及因 β 受体密度增加而继发心动过速。但服用长效的 β 受体阻滞剂患者出血和低血容量时,反射性心率增快常不明显,不能作为判断的指标。

（2）术前服用钙通道阻滞剂者不必停药。但许多抗高血压药物均可抑制房室传导,引起心动过缓和心肌抑制,尤其是合并 β 受体阻滞剂时,可能发生严重的心肌阻滞,应高度警惕。

（3）服用血管紧张素转换酶抑制剂的患者术中容易发生严重低血压,服用利尿剂患者容易发生电解质紊乱及各种心律失常。脑血管病患者术中、术后需要维持较高的脑灌注压。

（4）洋地黄类药物应在术前 24 小时停药。如心力衰竭合并快室率心房颤动,则洋地黄可持续给药至手术日晨。但体外循环后洋地黄中毒的问题必须重视,及时纠正低钾血症,避免血钙增高和酸碱失衡。

（5）抗心律失常药物一般应持续用药至手术日晨。

（6）抗凝药物如华法林应在术前 3～5 天停药,改为小剂量肝素静脉滴注或低分子肝素皮下注射,普通肝素术前 6 小时停药,低分子肝素术前 12 小时停药。或监测国际标准化比值,保持在1.5 左右。急诊手术或国际标准化比值＞1.8 时,可用凝血酶原复合物或新鲜冰冻血浆逆转其抗凝作用。

（7）抗血小板药如阿司匹林、氯吡格雷应于术前5天停药。急诊手术可输注血小板，改善凝血功能。

三、冠状动脉搭桥术麻醉和围术期管理

冠状动脉搭桥术有不停跳冠状动脉搭桥和体外循环下冠状动脉搭桥手术。其麻醉处理原则为维持血流动力学稳定，维持心肌氧供需平衡，维持或增加心肌血液供应，减少心肌氧耗，维持血容量、水电解质与酸碱平衡，保护心、脑、肺、肾等重要脏器功能。

（一）体外循环下冠状动脉搭桥手术麻醉管理

1.麻醉监测

入手术室后，即以心电图监测，术中通常仅有Ⅱ和V_5导联。连接指端氧饱和度，给予面罩或鼻导管吸氧。常规做桡动脉穿刺置管，直接动脉测压，同时抽动脉血进行血气分析。经颈内静脉或锁骨下静脉置管测CVP，并经静脉输液给药。对于左心室收缩功能减退，大面积室壁收缩低下，局部室壁无收缩或反常运动，存在室壁瘤，或新出现的心肌梗死或重度3支冠状动脉疾病，以及大面积心肌病变，肺动脉高压的患者建议放置漂浮导管监测PAP力。在放置肺动脉导管过程中应严密监测心电图、MAP等，及时处理心律失常、心肌缺血、血压波动等。

2.麻醉诱导

患者左心室收缩功能差时的诱导方法主要以静脉诱导为主，避免吸入强效全麻药。依托咪酯诱导量不影响心率和心排血量，适用于心功能差的患者，但气管插管时不能防止心率和血压升高。其他静脉全麻药如异丙酚、咪达唑仑等，均有不同程度地抑制心肌收缩力，降低SVR和MAP，以及HR增快，故心功能差的患者不宜选用。但异丙酚若采用靶控输注方法诱导，血流动力学稳定性好，常用剂量为$2.0\sim2.5\ \mu g/mL$。对于高龄、体弱和心功能低下者血浆靶控输注较安全，反之，选用效应室靶控输注更为合理。右美托咪定是高选择性α_2肾上腺素能受体激动剂，具有强效镇静作用及抗焦虑和镇痛作用，有利于术中控制心率和血压，对缺血性心脏病手术更为合适，诱导前使用可降低气管插管时的血流动力学波动。对于严重心动过缓、二度以上房室传导阻滞、低血压和容量不足者慎用右美托咪定。舒芬太尼在心脏手术麻醉中的应用日益广泛，其具有镇痛作用强、时效长、血浆浓度稳定及无蓄积等优点，常用剂量为$1\sim4\ \mu g/kg$缓慢静脉注射。肌松药罗库溴铵在临床麻醉中已广泛使用，尤其适合于心功能差的患者做气管插管术；若左心室收缩功能尚佳的患者常伴有高血压，常用的静脉麻醉药是咪达唑仑和异丙酚，辅用右美托咪定。同样可以选用异丙酚效应室靶控输注、右美托咪定持续注射联合的方式。舒芬太尼的用量可根据患者的具体情况选择。诱导初期尚可静脉滴注硝酸甘油（用微泵控制滴速），以预防血压升高，又避免深麻醉抑制循环作用；左冠状动脉主干疾病及危重患者需要依赖较高的交感张力来维持血流动力学稳定。因此，诱导时应避免突然降低交感张力。诱导静脉麻醉的用药剂量更应按患者对药物的心血管反应加以调整，患者的个体差异很大，切忌使用快速诱导法，或按药物常规剂量给药。必要时可用小剂量多巴胺或去甲肾上腺素持续泵注，或术前放置主动脉内球囊，改善冠状动脉灌注压。

3.麻醉维持

麻醉维持方法通常采用静吸复合麻醉。现在常用的吸入麻醉剂如七氟烷、地氟烷、异氟烷等都有不同程度的心肌保护作用，而七氟烷因不增加交感兴奋性，更适合于冠状动脉搭桥术。有临

床和试验研究证实术中七氟烷持续吸入保护心肌的作用更佳。右美托咪定的药物作用特点,使其可以在麻醉维持期持续静脉注射,从而减少静脉麻醉药用量,有助于体外循环中维持血流动力学稳定。应熟悉冠状动脉搭桥术手术程序,通常在切皮、锯胸骨、分离主动脉根部、游离上下腔静脉、置胸导管和缝合胸骨等操作时刺激较大。心功能差、左冠状动脉疾病及其相当的冠心病患者,应避免吸入高浓度全麻药。在强刺激操作前,可先静脉注射舒芬太尼 0.25～0.50 µg/kg。体外循环转流前和转流中也应适当追加肌松药、静脉全麻药等,以维持转流中足够的麻醉深度,避免发生麻醉觉醒,若有麻醉深度监测则效果更佳。体外循环后到手术结束前,仍应维持合适的麻醉深度,继续使用异丙酚、小剂量吸入全麻药,按需追加舒芬太尼及非去极化肌松药,防止浅麻醉引起体动、心率增快和血压升高。

4.体外循环后处理

转流后继续维持循环稳定,预防心动过速、高血压等,以避免各种原因诱发心肌缺血。通常采取以下措施:①保持患者完善的镇痛和镇静;②充分给氧,维持良好通气;③加强各项监测;④维持循环平稳;⑤预防感染,防止术后高热;⑥预防和治疗术后并发症。

(二)不停跳冠状动脉搭桥术麻醉管理

1.麻醉诱导

原则与体外循环下冠状动脉搭桥手术相同。

2.麻醉监测

进行不停跳冠状动脉搭桥术时,暂时钳闭冠状动脉分支难免造成心肌局部缺血。在冠状动脉分支重度狭窄患者,由于心肌局部侧支循环较丰富,足以代偿,可避免发生心肌缺血;当冠状动脉分支狭窄程度不严重时,因局部侧支循环不够丰富而不能代偿时,可诱发心肌缺血,常表现为心律失常、低血压或急性循环虚脱,因此,加强监测十分重要。除常规心电图外,有条件的可选择漂浮导管和 TEE。

缺血性预处理是指吻合血管前以机械或药物造成短时间的冠状动脉缺血的状态,如钳闭冠状动脉、吸入全麻药或阿片类药物等,预处理可减少缺血再灌注损伤。目前,药物预处理的临床研究正在深入,已有越来越多的证据表明吸入全麻药对心肌具有明显的保护作用,可以减少再灌注后心肌的损伤。

为预防血管吻合口血块凝集,即使在非体外情况下也应部分或全部肝素化,可按肝素 1 mg/kg 静脉注射给药,激活全血凝固时间应＞300 秒,根据术中结果追加剂量。

在探查病变血管、放置固定器时,心脏的位置发生扭转,心腔变形,以左回旋支或钝缘支为最甚,其次是后降支和后侧支,常需要给予血管后活性药和扩容,部分严重心脏抑制的患者需要正性肌力药物支持,包括多巴胺、肾上腺素等。血管活性药物包括去氧肾上腺素和去甲肾上腺素。

对伴有心室舒张功能障碍、左心衰竭和肺动脉高压的患者,应注意保护心肌的收缩力。米力农具有正性肌力作用,同时可以改善心肌的顺应性,并可舒张肺动脉和体循环阻力血管,降低左右心的后负荷,对上述患者极为有利。

严重心脏抑制时可加用肾上腺素,安装临时起搏器。

非体外循环冠状动脉搭桥术中对心肌的刺激无法避免,保持稳定的内环境和正常的电解质水平,可以降低心肌的应激性,减少心律失常的发生。低碳酸血症可使冠状动脉发生痉挛,血钾降低,可导致心肌缺血和心律失常。应维持 $PaCO_2$ 5.1～6.0 kPa(38～45 mmHg)、血钾4～5 mmol/L。

非体外循环冠状动脉搭桥术的患者保温非常重要,过低的体温可能导致冠状动脉或移植血管痉挛,并影响凝血功能。围术期患者体温应保持在 36 ℃以上。

在非体外情况下行冠状动脉旁路移植手术,有可能因估计不足而发生意外,如乳内动脉显露不够满意、冠状动脉分支病变估计不足、术中出现血流动力学严重不平稳等。为保证手术安全顺利地进行,需改行体外循环下冠状动脉旁路移植手术,故应备好体外循环。

(刘 琪)

第三节　心脏瓣膜病手术麻醉

心脏瓣膜病是常见病,发病原因较多,包括风湿性、非风湿性、先天性、老年性退变及冠状动脉硬化等,其中以风湿病瓣膜病最为常见。在初发急性风湿热的病例中,有 $50\%\sim75\%$(平均 65%)患者的心脏受累;余 35% 虽当时未见心脏明显受累,但以后 20 年中约有 44% 仍然发生瓣膜病。在 $20\sim40$ 岁人群患心脏病者,约 70% 为风湿性心脏病。成人风湿性心脏病中,$1/3\sim1/2$ 病例可无明显风湿病史。风湿热后可累及心脏瓣膜,甚或侵犯其附属结构(包括瓣膜环、腱索、乳头肌),主要病理改变为胶原纤维结缔组织化和基质部非化脓性炎症。

一、病情、病理特点与估计

(一)二尖瓣狭窄

正常二尖瓣瓣口面积为 $4\sim6~cm^2$,瓣孔长径为 $3.0\sim3.5~cm$,静息时约有 5 L 血液在心脏舒张期通过瓣口。

(1)风湿性瓣膜病变包括前后瓣叶交界粘连、融合;瓣膜增厚、粗糙、硬化、钙化、结疤;腱索缩短、黏着;左房扩大、血液潴留。风湿性炎症也可使左房扩大,左房壁纤维化及心房肌束排列紊乱,导致传导异常,并发心房颤动和血栓形成。房颤使心排血量减少 20%;血栓一般始于心耳尖,沿心房外侧壁蔓延。

(2)瓣口缩小可致左房压上升,左房扩张;由于左房与肺静脉之间无瓣膜,因此肺静脉压也上升而迫使支气管静脉间交通支扩大,血液从肺静脉转入支气管静脉而引起怒张,可能发生大咯血。同时肺毛细血管扩张淤血及压力上升,导致阻塞性肺淤血、肺顺应性下降、通气/血流比减少,血氧合不全,血氧饱和度下降。肺毛细血管压超过血胶体渗透压 $2.7\sim3.7~kPa$($20\sim28~mmHg$),可致肺间质液淤积而出现肺水肿。

(3)肺静脉高压先引起被动性肺动脉压上升,以后肺小动脉痉挛,属代偿性机制;但随时间延长,肺小动脉由功能性痉挛演变为器质性改变,包括内膜增生、中层增厚、血管硬化和狭窄、肺血管阻力增加、肺血流量减少,肺循环阻力增高可高达接近体循环压力,右心负荷增加,肺动脉干扩大,右室肥厚扩大,右房压上升,甚者可致三尖瓣相对关闭不全而导致右心衰竭及外周静脉淤血;另外,由于心肌炎或心肌纤维化也可导致右心功能不全。

(4)二尖瓣狭窄患者的左室功能大部分保持正常,但 1/3 患者的射血分数低于正常;由于右室功能不全,或室间隔收缩力减低,也影响左心功能,长期的前负荷减少可使左室心肌萎缩和收缩力减低。

(5)二尖瓣狭窄的病理生理特点:左室充盈不足,心排血量受限;左房压力及容量超负荷;肺动脉高压；右室压力超负荷致功能障碍或衰竭；多伴心房颤动，部分有血栓形成。

(二)二尖瓣关闭不全

二尖瓣结构包括瓣叶、瓣环、腱索、乳头肌、左房和左室。

(1)二尖瓣任何结构发生病变时，即可引起二尖瓣关闭不全。主要系风湿热引起的瓣膜后遗症，包括瓣叶缩小、僵硬、瘢痕形成；瓣环增厚、僵硬；腱索缩短、融合或断裂；乳头肌结节变和淀粉样变、缩短、融合、功能失调。此外，当二尖瓣后叶黏着于二尖瓣环而与左房相连，导致左房扩大可牵引后叶移位而发生关闭不全。左室扩张使乳头肌向外下移位，导致二尖瓣环受牵拉和扩张，也可发生反流。

(2)二尖瓣关闭不全时，左室收缩期血液除向主动脉射出外，部分血液反流回左房，重者可达100 mL，因此左房容量和压力增高；最初左心泵功能增强，肌节数量增加，容量和重量增大。左房扩大时，75%发生心房颤动。一旦左室功能下降，每搏量减少，反流增剧、肺淤血，可引起肺动脉高压、右室过负荷及心力衰竭。

(3)临床症状主要来自肺静脉高压和低心排量。在慢性二尖瓣关闭不全时，只要维持左心功能，左房与肺静脉压可有所缓解，临床症状较轻。急性二尖瓣关闭不全时，由于发病急而左房、左室尚未代偿性扩大，此时容易出现左房功能不全，左室舒张末压增高和左房压顺应性降低，临床上可早期出现肺水肿。急性二尖瓣关闭不全多因腱索或乳头肌断裂或功能不全引起。腱索断裂可在原有瓣膜病基础上发生；也可因二尖瓣脱垂、外伤及感染性心内膜炎引起；也可因冠心病供血不足、心肌梗死引起。

(4)二尖瓣关闭不全的病理生理特点：左室容量超负荷；左房扩大；右心衰竭、肺水肿；左室低后负荷；多伴有心房颤动。

(三)主动脉瓣狭窄

正常主动脉瓣口面积3～4 cm^2，孔径为2.5 cm。主动脉瓣狭窄可因风湿、先天畸形或老年退变而引起。

(1)风湿炎症使瓣叶与结合处融合，瓣沿回缩僵硬，瓣叶两面出现钙化结节，使瓣口呈圆形或三角形，在狭窄的同时多数伴有关闭不全。

(2)瓣口狭窄后，左室与主动脉压差＞0.7 kPa(5 mmHg)(为正常值)；随着狭窄加重，压差也增大，重者可＞6.7 kPa(50 mmHg)。由于左室射血阻力增加，左室后负荷加大，舒张期充盈量上升，心肌纤维伸展、肥大、增粗，呈向心性肥厚，心脏重量可增达1 000 g，致心肌耗氧增加，但心肌毛细血管数量并不相应增加。因左室壁内小血管受到高室压及肥厚心肌纤维的挤压，血流量减少；左室收缩压增高而动脉舒张压降低，可影响冠状动脉供血，严重者可因心肌缺血而发作心绞痛。

(3)当左室功能失代偿时，心搏量和心排血量下降，左室与主动脉间压差减小，左房压、肺毛细血管压、肺动脉压、右室压及右房压均相应升高，临床上可出现低心排血量综合征。

(4)如果伴发心房颤动，心房收缩力消失，则左室充盈压下降。

(5)主动脉狭窄的病理生理特点为排血受阻，左室压超负荷，心排血量受限；左室明显肥厚或轻度扩张；左室顺应性下降；心室壁肥厚伴有心内膜下缺血；心肌做功增大，心肌需氧增高。

(四)主动脉瓣关闭不全

主动脉瓣或主动脉根部病变均可引起主动脉瓣关闭不全。

(1)慢性主动脉瓣关闭不全的60%～80%由风湿病引起，瓣叶因炎症和肉芽形成而增厚、硬化、挛缩、变形;主动脉瓣叶关闭线上有细小疣状赘生物,瓣膜基底部粘连。其他病因有先天性主动脉瓣脱垂、主动脉根壁病变扩张、梅毒、马方综合征、非特异性主动脉炎及升主动脉粥样硬化等。

(2)主动脉瓣关闭不全时,左室接纳从主动脉反流的血液每分钟可达 2~5 L,致使舒张期容量增加,左室腔逐渐增大,肌纤维被动牵长,室壁增厚,左室收缩力增强,左室收缩期搏出量较正常高,此时左室舒张末压可暂时不上升。但一旦左心失代偿,即出现舒张末压上升,左室收缩力、顺应性及射血分数均下降;左房压、肺小动脉楔压、右室压、右房压均随之上升,最后发生左心衰竭、肺水肿,继后出现右心衰竭。因主动脉舒张压下降可直接影响冠脉供血,可出现心绞痛症状。

(3)急性主动脉瓣关闭不全可因感染性心内膜炎、主动脉根部夹层动脉瘤或外伤引起,由于心脏无慢性关闭不全过程的代偿性左室心肌扩张和肥厚期,因此首先出现左室容量超负荷,最初通过增快心率、外周阻力和每搏量取得代偿,但心肌氧耗剧增;随后由于左室充盈压剧增,左室舒张压与主动脉压差缩小,收缩压及舒张压均下降,同样冠脉血流量也下降而致心内膜下缺血加重,最后出现心力衰竭。

(4)主动脉关闭不全的病理生理特点为左室容量超负荷;左室肥厚、扩张;舒张压下降,降低冠状动脉血流量;左室做功增加。

(五)三尖瓣狭窄

三尖瓣狭窄多为风湿热后遗症,且多数与二尖瓣或主动脉瓣病变并存,由瓣叶边沿融合、腱索融合或缩短而造成。其他尚有先天性三尖瓣闭锁或下移 Ebstein 畸形。

(1)因瓣口狭窄致右房淤血、右房扩大和房压增高。由于体静脉系的容量大、阻力低和缓冲大,因此右房压在一段时间内无明显上升,直至病情加重后,静脉压明显上升,颈静脉怒张,肝大,可出现肝硬化、腹水和水肿等体循环淤血症状。

(2)由于右室舒张期充盈量减少,肺循环血量、左房左室充盈量均下降,可致心排血量下降而体循环血量不足。

(3)由于右室搏出量减少,即使并存严重二尖瓣狭窄,也不致发生肺水肿。

(六)三尖瓣关闭不全

三尖瓣关闭不全多数属于功能性,继发于左心病变和肺动脉高压引起的右室肥大和三尖瓣环扩大,由于乳头肌、腱索与瓣叶之间的距离拉大而造成关闭不全;因风湿热引起者较少见。①其瓣膜增厚缩短,交界处粘连,常合并狭窄;因收缩期血液反流至右房,使右房压增高和扩大。②右室在舒张期尚需接纳右房反流的血液,因此舒张期容量负荷过重而扩大。③当右室失代偿时可发生体循环淤血和右心衰竭。

(七)肺动脉瓣病变

肺动脉瓣狭窄绝大多数属先天性或继发于其他疾病,常与其他瓣膜病变并存,且多属功能性改变,而肺动脉瓣本身的器质性病变很少;因风湿热引起者很少见。在风湿性二尖瓣病、肺源性心脏病、先心病 VSD、PDA、马方综合征、特发性主肺动脉扩张、肺动脉高压或结缔组织病时,由于肺动脉瓣环扩大和肺动脉主干扩张,可引起功能性或相对性肺动脉瓣关闭不全。因瓣环扩大,右心容量负荷增加,最初出现代偿性扩张,失代偿时可发生全身静脉淤血和右心衰竭。

(八)联合瓣膜病

侵犯两个或更多瓣膜的疾病,称为联合瓣膜病或多瓣膜病。

(1)常见的原因是风湿热或感染性心内膜炎,往往先只有一个瓣膜病,随后影响到其他瓣膜。如风湿性二尖瓣狭窄时,因肺动脉高压而致肺动脉明显扩张时,可出现相对性肺动脉瓣关闭不全;也可因右室扩张肥大而出现相对性三尖瓣关闭不全。此时肺动脉瓣或三尖瓣本身并无器质病变,只是功能及血流动力学发生变化。又如主动脉瓣关闭不全时,由于射血增多可出现主动脉瓣相对性狭窄;由于大量血液反流可影响二尖瓣的自由开放而出现相对性二尖瓣狭窄;也可因大量血反流导致左室舒张期容量负荷增加,左室扩张,二尖瓣环扩大,而出现二尖瓣相对性关闭不全。

(2)联合瓣膜病发生心功能不全的症状多属综合性,且往往有前一个瓣膜病的症状部分掩盖或减轻后一个瓣膜病临床症状的特点。例如,二尖瓣狭窄合并主动脉瓣关闭不全比较常见,约占10%。二尖瓣狭窄时的左室充盈不足和心排血量减少,当合并严重主动脉瓣关闭不全时,可因心排血量低而反流减少。又如二尖瓣狭窄时可因主动脉瓣反流而使左室肥厚有所减轻,说明二尖瓣狭窄掩盖了主动脉瓣关闭不全的症状,但容易因此而低估主动脉瓣病变的程度。又如二尖瓣狭窄合并主动脉瓣狭窄时,由于左室充盈压下降,左室与主动脉间压差缩小,延缓了左室肥厚的发展速度,减少了心绞痛发生率,说明二尖瓣狭窄掩盖了主动脉瓣狭窄的临床症状,如果手术仅解除二尖瓣狭窄而不矫正主动脉瓣狭窄,则血流动力学障碍可加重,术后可因左心负担骤增而出现急性肺水肿和心力衰竭。

(九)瓣膜病合并冠心病

部分瓣膜病患者可并存冠心病,因此增加了单纯瓣膜手术的危险性。有学者采取同期施行二尖瓣手术与冠脉搭桥手术,占15%~20%。有医院曾对550例瓣膜病患者于术前施行冠状动脉造影检查,结果并存冠状动脉50%以上狭窄者占13.8%,其中发生于40~49岁者占8.8%,50~59岁者占12.8%,60~69岁者占20.9%。可见在瓣膜手术前如果未发现冠心病,则十分危险。有学者曾遇1例二尖瓣置换术后收缩无力,不能有效维持血压,经再次手术探查证实右冠状动脉呈条索状,当即施行右冠状动脉搭桥,术后心脏收缩恢复有力,顺利康复。为保证术中安全和术后疗效,对瓣膜病患者凡存在心绞痛史、心电图缺血性改变、年龄50岁以上者,术前均应常规施行冠状动脉造影检查。

(十)瓣膜病合并窦房结功能异常

多次反复风湿热链球菌感染,可形成慢性心脏瓣膜病,部分可合并心房颤动,有的可合并窦房结功能异常。对CPB瓣膜手术患者在麻醉诱导前,将心电图二级食管电极经鼻腔置入食管,以观察P波最大的位置,测定三项指标:窦房结恢复时间(SNRT),正常为<1 500毫秒;校正窦房结恢复时间(CSNRT),正常为<550毫秒;窦房结传导时间(SACT),正常为<300毫秒。如果出现上述任何一项异常者,即可判为窦房结功能异常,且这种异常往往在CPB手术后仍然保持。风湿性瓣膜病患者即使术前为窦性心律,但由于麻醉药物的影响以及手术致心肌损伤等原因,常会出现窦房结功能异常。因此,术中保护窦房结功能十分重要,可采取下列保护措施:①维持满意的血压,以保证窦房结供血。②手术操作尽量避免牵拉和压迫窦房结组织,特别在处理上腔静脉插管或阻断时尤需谨慎。③缩短阻断心脏循环的时间。④在阻断心肌血流期间要定时充分灌注停跳液,以使心肌均匀降温,可保护窦房结组织。

二、手术前准备

(一)患者的准备

1.心理准备

瓣膜成形术或瓣膜置换术都使患者经受创伤和痛苦;置换机械瓣的患者还需要终身抗凝,给患者带来不便。这些都应在术前给患者从积极方面解释清楚,给予鼓励,使之建立信心,精神安定,术前充分休息,做到在平静的心态下接受手术。

2.术前治疗

(1)除急性心力衰竭或内科久治无效的患者以外,术前都应加强营养,改善全身情况和应用强心利尿药,以使血压、心率维持在满意状态后再接受手术。

(2)术前存在呼吸道感染或局灶感染者需积极防治,手术应延期进行。

(3)长期使用利尿药者可能发生电解质紊乱,特别是低血钾,术前应予调整至接近正常水平。

(4)重症患者在术前 3~5 天起应静脉输注极化液(含葡萄糖、胰岛素和氯化钾)以提高心功能和手术耐受力。

(5)治疗药物可根据病情酌情使用,如洋地黄或正性肌力药及利尿药可用到手术前日,以控制心率、血压和改善心功能。但应注意,不同类型的瓣膜病有其各自的禁用药,如 β 受体阻滞药能减慢心率,用于主动脉瓣或二尖瓣关闭不全患者,可能反而增加反流量而加重左心负荷;心动过缓可能促使主动脉瓣狭窄患者心搏骤停。二尖瓣狭窄合并心房颤动,要防止心率加快,不应使用阿托品;主动脉瓣狭窄患者不宜使用降低前负荷(如硝酸甘油)及降低后负荷(钙通道阻滞剂)的药物,以防心搏骤停。

(6)术前合并严重病态窦房结综合征、窦性心动过缓或严重传导阻滞的患者,为预防麻醉期骤发心脏停搏,麻醉前应先经静脉安置临时心室起搏器。

(7)对药物治疗无效的病情危重或重症心力衰竭患者,在施行抢救手术前应先安置主动脉内球囊反搏(IABP),并联合应用正性肌力药和血管扩张药,以改善心功能和维持血压。

3.麻醉前用药

除抢救手术或特殊情况外,应常规应用麻醉前用药,包括术前晚镇静安眠药。手术日晨最好使患者处于嗜睡状态,以消除手术恐惧。麻醉前用药不足的患者其交感神经处于兴奋状态,可导致心动过速等心律失常,同时后负荷增加和左心负担加重,严重者可因之诱发急性肺水肿和心绞痛,从而失去手术机会。一般麻醉前可用吗啡 0.2 mg/kg,东莨菪碱 0.3 mg;如若患者心率仍快,麻醉后可再给东莨菪碱。

(二)麻醉前考虑

1.二尖瓣狭窄手术

(1)防止心动过速,否则舒张期缩短,左室充盈更减少,心排血量将进一步下降。

(2)防止心动过缓,因心排血量需依靠一定的心率来代偿每搏输出量的不足,若心动过缓,血压将严重下降。

(3)避免右侧压力增高和左侧低心排血量,否则心脏应变能力更小,因此对用药剂量或液体输入量的掌握必须格外谨慎。

(4)除非血压显著下降,一般不用正性肌力药,否则反而有害;有时为保证主动脉舒张压以维持冠脉血流,可适量应用血管加压药。

(5)房颤伴室率过快时,应选用洋地黄控制心率。

(6)保持足够的血容量,但又要严控输入量及速度,以防肺水肿。

(7)患者对体位的改变十分敏感,应缓慢进行。

(8)术后常需继续一段时间呼吸机辅助通气。

2.二尖瓣关闭不全手术

(1)防止高血压,否则反流增加,可用扩血管药降低外周阻力。

(2)防止心动过缓,否则反流增多。

(3)需保证足够血容量。

(4)可能需要用正性肌力药支持左室功能。

3.主动脉瓣狭窄手术

(1)血压下降时,可用血管收缩药维持安全的血压水平。

(2)除非血压严重下降,避免应用正性肌力药。

(3)避免心动过缓,需维持适当的心率以保证冠脉血流灌注。

(4)避免心动过速,否则增加心肌氧需而形成氧债。

(5)保持足够血容量,但忌过量。

(6)对心房退化或丧失窦性心律者应安置起搏器。

4.主动脉瓣关闭不全手术

(1)防止高血压,因可增加反流。

(2)防止心动过缓,否则可增加反流和心室容量及压力,同时降低舒张压而减少冠脉供血。

(3)降低周围阻力,以降低反流量。

(4)需保证足够的血容量。

5.多瓣膜病或再次瓣膜置换手术

(1)麻醉诱导应缓慢,用芬太尼较安全,需减量慎用吸入麻醉药。

(2)因粘连重,手术困难,出血较多,需维持有效血容量。

(3)心脏复苏后多数需正性肌力药及血管扩张药支持循环。

(4)注意维持血清钾在正常浓度,预防心律失常。

(5)术后约 1/3 患者需安置心脏起搏器。

6.带起搏器手术患者

对瓣膜病合并窦性心动过缓、房室传导阻滞患者,术前多已安置起搏器;对部分双瓣置换或再次瓣膜置换手术患者也需安置起搏器;某些先天性心脏病如二尖瓣关闭不全、法洛四联症等手术也需安置起搏器。起搏器可受到外界的干扰和影响,包括非电源及电源因素。非电源因素如血液酸碱度、血内氧分压及电解质变化,都影响起搏阈值。电源因素如雷达、遥测装置、高频装置等电磁波的干扰。术中应用电烙是常规止血方法,对已安置起搏器的患者术中原则上应避用电烙止血,以防发生心室颤动或起搏器停止工作,但不易做到,故需加强预防措施:①手术全程严密监测心电图,尤其在使用电烙时需提高警惕。②开胸过程或安置起搏器前仔细充分止血,以减少以后使用电烙的次数。③使用电烙前暂时关闭或移开起搏器,尽量缩短电烙的时间。④万一发生心律失常,首先停用电烙,如仍不恢复则心内注药、按摩心脏、电击除颤。

(三)麻醉药物选择

镇痛安眠药、吸入麻醉药及肌肉松弛药对心脏及血管都产生各自不同的作用。对瓣膜病患者选择麻醉药物应作全面衡量,考虑以下几方面问题:①对心肌收缩力是抑制还是促进。②对心率是加快还是减慢;某些病例因心率适度加快而可增加心排血量;心率减慢对心力衰竭、心动过速或以瓣膜狭窄为主的病例可能起到有利作用,但对以关闭不全为主的瓣膜病则可增加反流量而降低舒张压,增加心室容量和压力,使冠状动脉供血减少。③是否扰乱窦性心律或兴奋异位节律点,心律失常可使心肌收缩力及心室舒张末期容量改变,脑血流及冠状血流出现变化,见表 5-1。④对前负荷的影响,如大剂量吗啡因组胺释放使血管扩张,前负荷减轻,对以关闭不全为主的瓣膜病则可能引起低血压;对以狭窄为主的瓣膜病也应维持一定的前负荷,否则也可因左室充盈不足而减少心排血量。⑤用血管收缩药增加后负荷,对以关闭不全为主的瓣膜病可引起反流增加和冠脉血流减少,从而加重病情,此时用血管扩张药降低后负荷有利于血压的维持。⑥对心肌氧耗的影响,如氯胺酮可兴奋循环,促进心脏收缩及血压升高,但增加心肌氧耗,选用前应衡量其利弊。

表 5-1　心律失常对脑血流及冠状血流影响

类型	减少脑血流量/%	减少冠脉血流量/%
房性或室性期前收缩	8～12	5～25
室上性心动过速	14	35
心房颤动伴室率快	23	40
室性心动过速	40～75	60

三、麻醉管理

(一)麻醉诱导

瓣膜病患者都有明显的血流动力学改变和心功能受损,麻醉诱导必须谨慎操作,要严密监测桡动脉直接测压、心电图和脉搏血饱和度。选择诱导药以不过度抑制循环、不影响原有病情为前提:①对轻及中等病情者可用地西泮、咪达唑仑、依托咪酯、芬太尼诱导;肌松剂可根据患者心率选择,心率不快者可用泮库溴铵,心率偏快者用阿曲库铵、哌库溴铵等。②对病情重、心功能Ⅲ～Ⅳ级患者,可用羟丁酸钠、芬太尼诱导,不用地西泮,因可引起血压下降。③对心动过缓或窦房结功能差者,静脉注射芬太尼或羟丁酸钠可能加重心率减慢;对主动脉瓣关闭不全患者可引起血压严重下降,也影响冠状动脉供血而发生心律失常,因此可改用小剂量氯胺酮诱导,对维持血压和心率较容易。④最好应用气相色谱-质谱仪检测血中芬太尼浓度。我们曾用诱导剂量芬太尼 20 μg/kg 和泮库溴铵 0.2 mg/kg,即使不用其他辅助药也能满意完成诱导,注入后 1 分钟测得的血芬太尼浓度为 52.6 ng/mL。据报道,血芬太尼浓度≥15 ng/mL 时,血压升高及心动过速的发生率小于 50%。

(二)麻醉维持

麻醉维持可采用以吸入麻醉为主,或以静脉药物为主的静吸复合麻醉。①对心功能差的患者以芬太尼为主,用微量泵持续输注,或间断单次静脉注射用药。②对心功能较好者,以吸入麻醉药为主,如合并窦房结功能低下者可加用氯胺酮。③诱导持续吸入 1% 恩氟烷,有学者曾采用 NORMAC 吸入麻醉药浓度监测仪观察,1 小时后呼出气恩氟烷浓度平均 0.61%,吸入 2 小时后平均 0.71%;CPB 前平均 0.77%,CPB 结束时平均仅 0.12%,此时临床麻醉深度明显减浅。如果采用芬太尼 50 μg/kg 复合吸入异氟烷麻醉,并采用膜肺 CPB(45±8.9)分钟,异氟烷的排出浓度低于 0.1%。提示采用膜肺排出异氟烷的速度远较鼓泡式肺者缓慢。④在静脉注射芬太尼 20 μg/kg 诱导后,血芬太尼浓度立即达到 52.6 ng/mL,随后用微量泵持续输注芬太尼,劈胸骨前血芬太尼浓度为 23.6～24.1 ng/mL,转流后降为(3.6±0.8)ng/mL,较转流前下降 72%。可见无论吸入麻醉药或静脉麻醉药,经体外转流后其血内浓度都急剧下降,提示麻醉减浅。因此,在体外转流前、中、后应及时加深麻醉,静脉麻醉药可直接注入 CPB 机或经中心静脉测压管注入;吸入麻醉药可将氧气通过麻醉机挥发罐吹入人工肺。

(三)减少术中出血措施

瓣膜置换手术的出血量往往较多,应采取减少术中出血措施,尽量少用库血。措施:①测试单瓣置换手术的库血输注量平均 860 mL,如果施行自体输血,平均仅需库血 355 mL;双瓣置换手术需输库血平均1 260 mL,如果施行自体输血,平均仅需库血 405 mL。②如果采用自体输血结合术中回收失血法,则库血输注量可更减少。在麻醉后放出自体血平均每例(540±299)mL,术中回收出血,再加 CPB 机余血经洗涤后回输,平均每例输注自体血(777±262)mL,围术期输注库血量可减少 52.5%。③CPB 前及中应用抑肽酶,也可显著减少术中出血,效果十分明显。

四、术后急性循环衰竭并发症

复杂心脏 CPB 手术后,容易突发急性心脏功能衰竭或血容量急剧减少,循环难以维持,患者生命难以保证,其中严密监测、尽早发现、抓紧抢救是手术成功的关键。

(一)CPB 手术后的临床监测与早期诊断

对下列临床监测情况需高度重视:①精神状态异常,表现为烦躁、躁动、精神恍惚、反应淡漠甚至昏迷。②肢体紧张度异常或瘫痪。③皮肤颜色变暗甚至发绀。④心电图示心率减慢或心律失常,甚至呈等电位直线。⑤尿量减少或无尿。⑥动脉压急剧下降或脉压很小,需首先排除测压管道不通畅、凝血或误差等情况。⑦中心静脉压突然降低或严重升高,需首先排除液体未输入或输入过多过速。⑧检查心脏起搏器或辅助循环装置的工作是否正常,排除其故障。⑨胸腔引流液突然急剧增加,鉴别引流液性质是否与血液接近。⑩血红蛋白浓度明显下降;血清钾很低或很高;血气 pH 下降,呼吸性或代谢性酸中毒;ACT 显著延长等。

(二)急性循环衰竭的抢救措施

心搏骤停或严重心低排综合征的临床表现为无脉搏、无呼吸、无意识状态,提示血液循环已停止,全身器官无灌流,首先大脑受到缺血严重威胁。因此,必须采取紧急抢救措施,包括:①尽早心肺复苏(CPR),施行有效胸外心脏按压、人工呼吸及应用针对性药物。②主动脉内球囊反搏(IABP),常用于瓣膜术后急性心低排综合征,以支持心脏充盈,减少心肌氧需,增加冠脉灌注,从而改善血流动力学及心肌供血。尽早开始是抢救成功的关键。③急症体外循环再手术,常用于瓣膜术后出血,常见左房顶破裂,左室后壁破损,瓣周漏、卡瓣等情况。有学者在 1984－1995 年期间共施行 CPB 手术 18 513 例,其中急症 CPB 抢救手术 130 例,占 0.7%。Rousou 在 1988－1993 年间 3 400 余例 CPB 手术中,有 16 例急症 CPB 抢救再手术,存活率56.3%,以往13 例只施行 CPR 抢救,存活率仅 15.4%。提示及时采用 CPB 再手术抢救可明显提高生存率。④在心脏或肺脏功能严重衰竭时,应用体外膜肺氧合(ECMO)抢救具有明显提高生存的效果,可使肺脏和心脏做功减少,全身供血恢复,不致缺氧,文献有使用 ECMO 长达 1 个多月而获得成功的报道。

(刘　琪)

第四节　食管疾病手术麻醉

食管起自颈部环状软骨水平,终止于 T_{11} 或 T_{12} 胸椎,直径约 2 cm,长 25 cm。在颈部位于气管后,进胸后微向左侧移位,在主动脉弓水平又回到正中,在弓下再次向左移位并通过膈肌。行程中有 3 个狭窄,分别位于颈部环状软骨水平、邻近左侧支气管水平与穿过膈肌水平。食管外科将食管人为地分为 3 段。即环状软骨水平至进胸水平($C_6 \sim T_1$)为颈段食管,胸廓内部分($T_{1\sim10}$)为胸段食管,膈肌水平以下为腹段食管。

食管手术的麻醉应考虑患者的病理生理、并存的疾病与手术性质。大部分食管手术操作复杂。术前反流误吸造成呼吸功能受损伤,食管疾病本身影响进食造成营养不良。食管疾病常伴吞咽困难与胃食管反流,因而气道保护是食管手术麻醉应考虑的重点。

一、麻醉前评估

食管手术术前访视中应注意的问题主要有以下三方面:食管反流、肺功能与营养状况。

(一)反流误吸

食管功能障碍易引起反流,长期的反流易导致慢性误吸。对有误吸可能的患者应进行肺功能评价并进行合理治疗。反流的主要症状有胃灼热、胸骨后疼痛或不适。对反流的患者麻醉时应进行气道保护。行快速诱导时应采用环状软骨压迫的手法,或采用清醒插管。麻醉诱导时采用半坐位也有一定帮助。

(二)肺功能

食管疾病引起反流误吸的患者多存在肺功能障碍。恶性食管疾病的患者常有长期吸烟史。对这些患者应行胸部 X 线检查、肺功能检查与血气分析了解肺功能状况。术前应行胸部理疗、抗生素治疗、支气管扩张药治疗,必要时可使用激素改善肺功能。

(三)营养状况

食管疾病因吞咽困难导致摄入减少,加上恶性疾病的消耗,患者有不同程度的营养不良。营养不良对术后恢复不利,因此术前应改善患者的营养状况。

二、术前用药

食管手术术前药的使用原则与一般全身麻醉术前药的使用原则相同。由于反流误吸的可能增加,这类患者术前镇静药的用量应酌情减量。由于手术刺激造成分泌的增加,抗胆碱药(阿托品 0.4 mg 或胃肠宁 0.2 mg 肌内注射)的使用非常必要。为防止误吸还应使用抗酸药(西咪替丁或雷尼替丁)与胃动力药。

三、监测

手术需要的监测水平主要根据患者病情、手术范围、手术方式以及手术中发生意外的可能性大小确定。麻醉医师的经验也是决定监测水平的影响因素。常规监测心电图、血压与血氧饱和度。应建立可靠的静脉通道。对需要长时间单肺通气的患者与术中术后需要严密观察心血管功能的患者应行有创血压监测。液体出入量大以及手术对纵隔影响明显的应考虑中心静脉置管。

四、内镜食管手术的麻醉

大部分食管手术术前需要接受胃镜检查明确病变的位置与范围。在食管狭窄病例，胃镜检查还能起到扩张性治疗的作用。

电子胃镜诊断性检查的麻醉并不复杂，大多数病例仅在表面麻醉下接受胃镜检查。由于患者存在一定程度的吞咽困难，胃镜检查中镇静药的使用应谨慎。使用镇静药一定要保留患者的气道保护性反射。

对不能配合表面麻醉的患者与行普通胃镜检查的患者多实施全身麻醉。选择较细的气管导管固定于一侧口角一般不妨碍胃镜检查。根据气管插管的难易程度可选择清醒插管与静脉快速诱导插管。麻醉维持可采用吸入麻醉、静脉麻醉或静脉吸入复合麻醉，为保证患者制动，可采用中短效肌肉松弛药。手术结束后拮抗肌肉松弛药，待患者完全清醒后拔管。

胃镜检查术后疼痛很轻，术后镇痛的意义不大。对反流明显的患者应采用半坐位。

病情严重不能耐受手术的患者，为解决吞咽问题可采用食管支架技术。食管支架的放置不需开胸，一般在胃镜辅助下放置。食管异物的取出同样多在胃镜辅助下实施，不需开胸。

五、开胸食管手术的麻醉

食管手术采用的手术入路较多，腹段食管手术仅通过腹部正中切口即可，麻醉原则与腹部手术麻醉相同。大部分食管手术为胸段食管手术，需要开胸，部分手术甚至需要颈胸腹部联合切口。由于左侧主动脉的干扰，食管手术多采用右侧开胸。为创造理想的手术野，减轻对肺的损伤，麻醉一般采用单肺通气。

对一些肺功能差不能耐受开胸的患者可采用颈部与腹部联合切口的术式。经颈部与膈肌食管裂孔游离食管并切除。但此术式游离食管时对后纵隔的刺激可导致明显的循环功能抑制，游离食管还可能造成气管撕裂，因此临床上应用较少。

食管切除后一般以胃代替。在胃不能与食管吻合的情况下需要与空肠或结肠吻合，使手术难度增加，手术切口自然需要开胸与开腹联合。空肠一般用于游离移植，需要显微外科参与。代结肠的位置可以在皮下，胸骨后或胸内肺门前后。

开胸食管手术的麻醉一般采用全身麻醉。应根据手术范围与患者病情选择使用麻醉药。范围大的手术还可考虑胸部硬膜外麻醉辅助全身麻醉及用于术后镇痛。

麻醉诱导应充分考虑误吸的可能，做好预防措施。为方便手术操作，开胸手术应尽量使用隔离通气技术。

手术中麻醉医师应了解外科医师的操作可能带来的影响，并与外科医师保持密切交流。手术操作可能导致双腔管或支气管堵塞囊位置改变影响通气，对纵隔的牵拉与压迫可导致循环功能的剧烈变化。手术中遇到上述情况，麻醉医师应及时提醒外科医师，双方协作尽快解决问题。

手术近结束时应留置胃管，胃管通过食管吻合口时应轻柔，位置确定后应妥善固定，避免移动造成吻合口创伤。留置胃管的目的在于胃肠减压，保护吻合口。

六、麻醉恢复

由于存在误吸的可能，拔管应在患者吞咽、咳嗽反射恢复，完全清醒时进行。因此，拔管前应拮抗肌肉松弛药,有良好的术后镇痛。

拔管时机的选择需考虑患者病情与手术范围。术前一般情况好,接受内镜检查、憩室切除等短小手术的患者多在术后早期拔管。气管食管瘘手术后气道需要一段时间的支持,因此拔管较晚。为促进呼吸功能恢复,拔管前应有良好镇痛。

对于不能短时间内拔管的患者应考虑将双腔管换为单腔管。换管一般在手术室进行,换管要求一定的麻醉深度。采用交换管芯的方法较简便,一些交换管芯还能进行喷射通气。有条件时亦可在气管镜帮助下换管。

七、术后并发症

食管手术后并发症主要来自三方面,术前疾病影响导致的并发症、麻醉相关并发症与手术相关并发症。

(1)术前因反流误吸造成肺部感染、继发性哮喘使肺功能降低的患者术后拔管困难。营养不良的患者肌力恢复慢易造成术后脱机困难。

(2)麻醉相关的并发症主要为麻醉诱导与拔管后的误吸。应掌握严格的拔管指征。拔管时患者应清醒,能排除分泌物,有良好的镇痛作用。拔管时采用半坐位利于引流,可减少误吸的发生。术后疼痛影响分泌物排除造成局部肺不张、肺炎时可能需要再次插管进行呼吸支持。

(3)手术相关并发症与手术方式有关。术后吻合口瘢痕形成可导致食管狭窄,可采用扩张治疗。胃镜检查可能导致食管穿孔,食管穿孔引起纵隔炎可能危及患者生命,应禁食禁水并静脉注射抗生素治疗,必要时行食管部分切除。食管切除手术的术后并发症还包括吻合口漏。

(田　颖)

第五节　气管疾病手术麻醉

气管、支气管与隆突部位的疾病经常需要手术治疗。这些部位手术的麻醉有一定特殊性,麻醉医师必须了解该部位疾病的病理生理与手术特点,以制订麻醉计划。本节不包括气管切开手术的麻醉。

气管手术麻醉中应用的通气方式可总结为以下5种:①经口气管插管至病变气管近端维持通气,该法适用于短小气管手术。由于气管导管的存在,吻合气管时手术难度增加。插入气管导管时对病变的创伤可能导致呼吸道急性梗阻。②间断喷射通气,经口插入细气管导管或手术中放置通气导管至远端气管或支气管行喷射通气。该法利于手术操作,但远端通气导管易被肺内分泌物阻塞,喷射通气还可能造成气压伤。③高频正压通气,该法与间断喷射通气类似。④体外循环,由于需要全身抗凝,可能导致肺内出血,现基本不用。⑤手术中外科医师协作在远端气管或支气管插入带套囊的气管导管维持通气。该法目前应用最普遍。

一、气管疾病

先天性疾病、肿物、创伤与感染是气管疾病的常见病因。先天性疾病包括气管发育不全、狭窄、闭锁与软骨软化。肿物包括原发肿物与转移肿物。原发肿物以鳞状细胞癌、囊腺癌与腺癌多见。转移肿物多来自肺癌、食管癌、乳腺癌以及头颈部肿瘤。创伤包括意外创伤与医源性创伤。气管穿通伤与颈胸部顿挫伤可损伤气管,气管插管与气管切开也可造成气管损伤。气管手术中居首位的病因是气管插管后的气管狭窄,气管肿物次之。

二、近端气管手术的麻醉

近端气管切除重建手术一般采用颈部切口与胸部正中切口。由于手术操作使气管周围支持组织松弛,在气管插管未通过气管病变的情况下可能引起气道完全梗阻。麻醉诱导插管后静脉吸入复合维持麻醉。暴露病变气管后向下分离,切开气管前 10 分钟停用氧化亚氮。于气管前贯穿气管全层缝一支持线,缝支持线时气管导管套囊应放气以防损伤。在气管切口下 2 cm 处穿结扎线,切开气管后外科医师将手术台上准备好的钢丝强化气管导管插入远端气管。连接麻醉机维持麻醉与通气。病变气管切除后,以缝合线牵拉两气管断端,麻醉医师通过患者头颈部俯屈可帮助两气管断端接近。如果切除气管长,两气管断端不能接近,应行喉松解使气管断端接近。气管断端采用间断缝合,所有缝合线就位后彻底吸引气管内的血液与分泌物,快速拔出远端气管的气管导管,同时将原经口气管插管管口越过吻合口,麻醉与通气改此途径维持。缝合线打结后应检查是否漏气。气管导管交换中应防止气管导管进入一侧支气管。

手术结束待患者完全清醒后拔除气管导管。由于手术室条件好,气管导管最好在手术室拔除。吻合口水肿较常见,因而拔管前应准备纤维气管镜与其他再插管的物品。拔管后气道通畅,病情稳定后应送入 ICU 继续严密观察。ICU 应做好再插管的准备。为减轻吻合口张力,患者应保持头俯屈体位。

三、远端气管与隆突手术的麻醉

靠近隆突部位的气管切除与隆突成形术一般采用右侧开胸入路,必要时行左侧单肺通气。麻醉的一般原则与近端气管手术相同。手术中通气可以采用全程单肺通气与部分单肺通气。全程单肺通气采用单腔气管导管或双腔管行支气管插管。部分单肺通气则需要手术中交换气管导管,即开始行双肺通气,暴露病变气管后手术台上行支气管插管后单肺通气。病变切除吻合口缝合线就位后拔除支气管插管,同时将主气管内的气管导管向下送入支气管,吻合完毕再将气管导管退回主气管内。手术结束后拮抗肌肉松弛药,待自主呼吸良好,患者清醒后在手术室拔管。拔管时同样应准备纤维支气管镜等再插管的设备。

四、术后恢复

气管手术后患者应在 ICU 接受密切监护。进入 ICU 后最好行胸部 X 线检查以排除气胸。患者应保持头俯屈的体位减轻吻合口张力。面罩吸入湿化的高浓度氧气。隆突手术影响分泌物排出,必要时可使用纤维支气管镜辅助排痰。术后吻合口水肿可引起呼吸道梗阻,严重时需要再插管。由于体位的影响,ICU 插管最好使用纤维支气管镜。术后保留气管导管的患者应注意气管导管的套囊不应放置于吻合口水平。需要长时间呼吸支持的患者可考虑气管切开。

靠近喉部位的气管手术后易出现喉水肿,表现为呼吸困难、喘鸣与声嘶。治疗可采用改变体位(坐位)、限制液体、雾化吸入肾上腺素等措施,喉水肿严重时需要再插管。

术后疼痛治疗的方案应根据手术方式、患者痛阈与术前肺功能确定。近端气管手术的术后镇痛可采用镇痛药静脉注射、肌内注射以及患者自控给药的方式。远端气管与隆突手术的术后镇痛可选择硬膜外镇痛、胸膜内镇痛、肋间神经阻滞镇痛与患者自控镇痛等方式。

患者在 ICU 过夜,病情稳定后可返回病房。

(刘　琪)

第六节　肺切除手术麻醉

一、术前准备

肺切除术常用于肺部肿瘤的诊断和治疗,较少用于坏死性肺部感染和支气管扩张所引起的并发症。

(一)肿瘤

肺部肿瘤可以是良性、恶性或者为交界性。一般情况下,只有通过手术取得病理结果才能明确肿瘤性质。90%的肺部良性肿瘤为错构瘤,通常是外周性肺部病变,表现为正常肺组织结构紊乱。支气管腺瘤通常为中心型肺部病变,常为良性,但有时亦可局部侵袭甚至发生远处转移。这些肿瘤包括类癌、腺样囊性癌及黏液表皮样癌。肿瘤可阻塞支气管管腔,并导致阻塞远端区域反复性肺炎。肺类癌起源于 APUD 细胞,并可分泌多种激素,包括促肾上腺皮质激素(ACTH)、精氨酸加压素(AVP)等。类癌综合征临床表现不典型,有时更类似于肝转移征象。

肺的恶性肿瘤可分为小细胞肺癌(占 20%,5 年生存率为 5%～10%)和非小细胞肺癌(占 80%,5 年生存率为 15%～20%)。后者包括鳞状细胞癌(表皮样瘤)、腺癌和大细胞(未分化)癌。上述肿瘤均最常见于吸烟者,但腺癌也可发生于非吸烟者。表皮样瘤和小细胞肺癌常表现为支气管病变的中央型肿瘤;腺癌和大细胞肺癌则更多表现为常侵犯胸膜的周围型肿瘤。

1.临床表现

肺部肿瘤的临床症状有咳嗽、咯血、呼吸困难、喘鸣、体重减轻、发热及痰液增多。发热和痰液增多表明患者已出现阻塞性肺炎。胸膜炎性胸痛或胸腔渗出表明肿瘤已侵犯胸膜;肿瘤侵犯纵隔结构,压迫喉返神经可出现声音嘶哑;侵犯交感神经链可出现霍纳综合征;压迫膈神经可使膈肌上升;如压迫食管则出现吞咽困难,或出现上腔静脉综合征。心包积液或心脏增大应考虑肿瘤侵犯心脏。肺尖部(上沟)肿瘤体积增大后可因侵犯同侧臂丛的 C_7～T_2 神经根分支,而导致肩痛和/或臂痛。肺部肿瘤远处转移常侵及脑、骨骼、肝脏和肾上腺。

肺癌尤其是小细胞肺癌,可产生与肿瘤恶性扩散无关的罕见症状(癌旁综合征),其发生机制包括异位激素释放及正常组织和肿瘤之间的交叉免疫反应。如果异位激素分泌促肾上腺皮质激素(ACTH)、精氨酸加压素(AVP)及甲状旁腺素,则分别会出现库欣综合征、低钠血症及低钙血症。Lambert-Eaton(肌无力)综合征的特征是近端性肌病,肌肉在反复收缩后肌力增强(不同于重症肌无力)。其他的癌旁综合征还有肥大性骨关节病、脑组织变性、周围性神经病变、移动性血栓性静脉炎及非细菌性心包炎。

2.治疗

手术是可治性肺部肿瘤的治疗选择之一。如果非小细胞肺癌未侵及淋巴结、纵隔或远处转移,则可选择手术切除;相反,小细胞肺癌很少选择手术治疗,因为确诊时几乎无可避免地出现转移,小细胞肺癌多选用化疗或化疗与放疗结合治疗。

3.肿瘤的可切除性或可手术性

肿瘤的可切除性取决于肿瘤的解剖学分期,而肿瘤的可手术性则取决于手术范围和患者的生理状况。确定肿瘤的解剖学分期有赖于胸部 X 线片、CT、支气管镜和纵隔镜等检查结果。同侧支气管旁和肺门淋巴结转移的患者可接受切除手术治疗,但同侧纵隔内或者隆突下淋巴结转移者的切除手术则受到争议。对于斜角肌、锁骨上、对侧纵隔或对侧肺门淋巴结转移者,一般均不予手术切除。如无纵隔转移,则有些医疗中心亦对肿瘤采取包括胸壁在内的扩大性切除;同样,无纵隔转移的肺尖部(上沟)肿瘤经过放疗后亦可手术切除。手术范围的确定原则是既要达到最大限度地治疗肿瘤,亦要保证手术后足够的残肺功能。在第 5 肋或第 6 肋间隙经后路开胸实施肺叶切除术是大多数肺部肿瘤选择的手术方式;对于小的周围型肺部病变或肺功能储备差的患者可选择肺段切除和肺楔形切除手术。如肿瘤侵犯左、右主气管或肺门则需实施患侧全肺切除术。对于近端型肺部病变及患者肺功能较差者可选择袖状肺切除术来取代全肺切除术,即切除受累的肺叶支气管及部分左或右主支气管,并在切除后将远端支气管与近端支气管进行吻合。肿瘤累及气管时可选考虑实施袖状肺切除术。肺叶切除术的死亡率为 $2\%\sim3\%$,而全肺切除术的死亡率为 $5\%\sim7\%$。右全肺切除术的死亡率较左全肺切除术高,可能是因为右侧手术切除了更多的肺组织。胸部手术后发生死亡大多数是心脏原因引起。

4.全肺切除术的手术原则

全肺切除手术可行性虽然是一个临床问题,但术前肺功能检查结果可为手术方式的选择提供初步的参考意义,根据术前患者肺功能受损程度可预测患者手术风险大小。表 5-2 列出了实施全肺切除术患者术前肺功能检查中各指标的意义。如果患者虽未达到上述标准但又需施行全肺切除术,则应进行分区肺功能检查。评价全肺切除术可行性的最常用指标是术后第 1 秒用力呼气量预计值(FEV_1),如果 FEV_1 预计值>800 mL 即可手术。在第 1 秒用力呼气量中各肺叶所占的比例与其血流量百分数有很好的相关性,而后者可用放射性核素(^{133}Xe、^{99m}Tc)扫描技术进行测量,术后 FEV_1=剩余肺叶的肺血流量百分数×术前总 FEV_1。

表 5-2　全肺切除术患者术前肺功能检查中各指标的意义

检查	患者高危因素
动脉血气	PCO_2>6.0 kPa(45 mmHg)(呼吸空气);PO_2<6.7 kPa(50 mmHg)
FEV_1	<2 L
术后预计 FEV_1	<0.8 L 或<40%(预计值)
FEV_1/ FVC	<50%(预计值)
最大呼吸容量	<50%(预计值)
最大氧耗量	<10 mL/(kg·min)

注:FEV_1,第 1 秒内用力呼气量;FVC,用力呼吸容量。

一般来说,病肺(虽无通气但有血流灌注)切除后不仅不会影响患者的肺功能,反而还可改善血氧饱和度。如术后第 1 秒用力呼气量(FEV_1)预计值小于 800 mL 但还需行全肺切除术,术前应评价残肺的血管能否耐受相对增加的肺血流,但目前尚无此类评价。如果患者术前肺动脉压超过 5.3 kPa(40 mmHg)或氧分压低于 6.0 kPa(45 mmHg),则不易行全肺切除术;此类患者可行患侧肺动脉阻塞介入治疗。

全肺切除术后的并发症常涉及呼吸和循环系统,术前有必要对这两个系统的功能进行评价。如患者能登上 2～3 层楼而无明显气喘则提示其可耐受手术,不需其他进一步检查。患者活动时的氧耗量可作为预测术后患病率和死亡率的有用指标,如氧耗量大于 20 mL/kg 的患者术后发生并发症的可能性较小;如氧耗量低于 10 mL/kg 的患者手术后患病率和死亡率则极高。

(二)感染

肺部感染常表现为肺部单个结节或空洞样病变(坏死性肺炎)。为了排除恶性病变或明确感染类型,临床上常需实施开胸探查术。而对于抗生素治疗无效、反复性脓胸及大咯血等空洞性病变可行肺叶切除术。产生此类表现的肺部感染既可能是细菌(厌氧菌、支原体、分枝杆菌、结核)引起的,也可能是真菌(组织胞质菌、球孢子菌、隐球菌、芽生菌、毛霉菌及曲霉菌)引起的。

(三)支气管扩张

支气管扩张是一种支气管长期扩张状态,是支气管长期反复感染和阻塞后的终末表现。常见病因有病毒、细菌和真菌等感染,误吸胃酸及黏膜纤毛清除功能受损(黏膜上皮纤维化及纤毛功能异常)。扩张后支气管的平滑肌和弹性组织被富含血管的纤维组织代替,故支气管扩张患者容易咯血。对于保守治疗无效的反复大量咯血且病变定位明确后可手术切除病变。如果患者的病变范围较大则可表现为明显的慢性阻塞性通气障碍特征。

二、麻醉管理

(一)术前评估

接受肺组织切除术的患者大部分有肺部疾病。吸烟对慢性阻塞性通气障碍和冠心病患者均是重要的危险因素,接受开胸手术的许多患者常合并存在这两种疾病。术前实施心脏超声检查不仅可评估患者的心脏功能,同时可确定是否有肺心病的证据(右心扩大或肥厚);如果在心脏超声检查时应用多巴酚丁胺可有助于发现隐匿性冠心病。

对于肺部肿瘤患者应仔细评估肿瘤局部扩张引起的局部并发症和癌旁综合征。术前应仔细审阅胸部 X 线片、CT 及磁共振等检查结果。气管或支气管的偏移会影响气管插管和支气管的位置。气道受挤压的患者麻醉诱导后可能会引起通气障碍。肺实变、肺不张及胸腔大量渗液均可导致低氧血症,同时应注意肺大疱和肺脓肿对麻醉的影响。

接受胸科手术治疗的患者术后肺部和心脏并发症发生率均增加。对于高危患者而言,如果术前准备充分在一定程度上可减少术后并发症。外科手术操作或肺血管床面积减少致右心房扩张均可导致围术期心律失常,尤其是室上性心动过速。这种心律失常的发生率随年龄和肺叶切除面积的增加而增加。

对于中、重度呼吸功能受损的患者术前应慎用或禁用镇静药。虽然抗胆碱类药物(阿托品 0.5 mg 或格隆溴铵 0.1～0.2 mg 肌内注射或静脉注射)可使分泌物浓缩及增加无效腔,但可有效地减少呼吸道分泌物,从而可提高喉镜和纤维支气管镜检查时的视野质量。

(二)术中管理

1.准备工作

对于心胸手术来说,术前的准备工作越充分,就越能避免发生严重的后果。其中最常见的包括肺功能储备差、解剖上的异常、气道问题和单肺通气时患者很容易出现低氧血症,事先通盘考虑必不可少。另外,对于基本呼吸通路的管理,还需要事先准备一些东西,比如说各种型号的单腔和双腔管、支气管镜、CPAP、大小型号的麻醉插管的转换接头、支气管扩开器等。

如果手术前准备从硬膜外给患者使用阿片类药物,那么应该在患者清醒时候进行硬膜外穿刺,这比将患者诱导之后再进行操作要安全。

2.静脉通路

对于胸科手术,至少需要一条畅通的静脉通路,最好是在手术侧的深静脉通路,包括血液加温器,如果大量失血还需要加压输液装置以保证快速补液。

3.监测

一侧全肺切除的患者、切除巨大肿瘤特别是肿瘤已经侵犯胸壁的患者和心肺功能不全的患者需要直接动脉测压,全肺切除或巨大肿瘤切除的患者可以从深静脉通路放置 CVP 监测,CVP可以反映血管容量、静脉充盈状态和右心功能,可以作为补液的一个指标。肺动脉高压或左心功能不全的患者可以放置肺动脉导管,可以通过影像学保证肺动脉导管没有放置到要切除的肺叶里面。要注意的是不要将 PAC 的导管放置到单肺通气时被隔离的肺叶里面,这样会导致显示出的心排血量和混合静脉血氧气张力不正确。在肺叶切除患者中要注意 PAC 的套囊会明显增加右心的后负荷,降低左心的前负荷。

4.麻醉诱导

对于大多数患者,面罩吸氧后使用快速静脉诱导,具体使用什么药物由患者术前的状态决定。在麻醉深度足够之后使用直视喉镜,避免支气管痉挛,缓和心血管系统的压力反射,这可以通过诱导药物、阿片类药物或两者同时使用来实现。有气道反应性的患者可以用挥发性吸入药物来加深麻醉。

气管内插管可以在肌松剂的帮助下进行,如果估计插管困难,可以准备支气管镜。尽管传统的单腔管能适用于大多数的胸科手术,单肺通气技术还是使得它们变得更容易。但如果外科医师的主要目的是活检而不是切除,采用单腔管更合理,可以在气管镜活检之后再放置双腔管代替单腔管。人工正压通气可以帮助防止肺膨胀不全,反常呼吸和纵隔摆动,同时还能帮助控制手术野以利于手术完成。

5.体位

在诱导、插管、确定气管导管的位置正确之后,摆位前还要保证静脉通路的通畅和监护仪的正常工作。大多数的肺部手术患者采用后外切口开胸,术中患者侧位,正确的体位很重要,它能避免不必要的损伤和利于手术暴露。患者下面的手臂弯曲,上面的手臂升到头上,将肩胛骨从手术范围拉开。在手臂和腿之间放置体位垫,在触床的腋窝下放置圆棍,保护臂丛,同时还要小心避免眼睛受压,避免损伤受压的耳朵。

6.麻醉维持

现在使用的所有麻醉方法都可以保证胸科手术的麻醉维持,但是大多数的麻醉医师还是使用一种吸入麻醉药(氟烷、七氟烷、异氟烷或地氟烷)和一种阿片类药物的复合麻醉。吸入麻醉药的优点在于:①短期的剂量依赖式的支气管扩张作用。②抑制气道反应。③可以吸入高纯度的氧气。④能快速加深麻醉。⑤减轻肺血管收缩带来的低氧血症。吸入麻醉药在浓度变化小于1 MAC 的范围对 HPV 影响很小。

阿片类药物的优点在于:①对血流动力学影响很小。②抑制气道反应。③持续的术后镇痛效应。如果术前已经使用了硬膜外的阿片类药物,那么静脉使用要注意用量,以免引起术后呼吸抑制。一般不推荐使用氧化亚氮,因为这会使吸入氧气的浓度下降。与吸入性麻醉药一样,氧化亚氮会减轻肺血管收缩带来的低氧血症,而在一些患者中还会加剧肺动脉高压。去极化肌松药的使用在麻醉维持过程中能保持神经肌接头的阻断作用,这有效地帮助外科医师将肋骨牵开。在牵开肋骨的时候要保持最深的麻醉深度。牵拉迷走神经引起的心动过缓可以通过静脉使用阿托品来解除。开胸时静脉回心血量会因为开胸侧的胸腔负压减少而下降,这可以通过静脉补液速度得到纠正。

对于一侧全肺切除的患者要严格控制输液量。输液的控制包括基本量的补充和失血的损耗两个方面,对于后者通常输注胶体液或是直接输血。侧位的时候输液有一个"低位肺"现象,就是指在侧位的时候液体更容易在重力的作用下向位于下面的肺集中。这个现象在手术中尤其是在单肺通气的时候会增加下位肺的液体流量并加重低氧血症。另外,不通气肺由于外科操作的影响,再通气的时候容易发生水肿。

在肺叶切除中,支气管(或残存的肺组织)通常会被一个闭合器分离。残端通常要在3.0 kPa(22.5 mmHg)的压力下检验是否漏气。在肋骨复位关胸的时候,如果使用的是单腔管,手动控制通气可以帮助避免使用肋骨闭合器的时候损伤肺边缘。在关胸前,要手动通气并直视观察确认所有的肺已经充分膨开。随后可以继续使用呼吸机通气直至手术结束。

(三)术后管理

1.一般管理

大多数患者术后都会拔管以免肺部感染。有些患者自主呼吸未恢复不能拔除气管导管,需要带管观察以待更佳的拔管时间。如果使用的是双腔管,术毕的时候可以换成单腔管进行观察。如果喉镜使用困难可用导丝。

患者术后一般在PACU、ICU观察病情。术后低氧血症和呼吸性酸中毒很常见。这通常是由外科手术对肺造成的压迫或由于疼痛不敢呼吸引起的。重力作用下的肺部灌注和封闭侧肺的再通气水肿也很多。

术后约有3%的患者出现出血,而死亡率占其中的20%。出血的症状包括胸腔引流的增加(>200 mL/h)、低血压、心动过速和血小板容积下降。术后发生室上性心律失常很多,需要及时处理。急性右心衰竭可以通过降低的心排血量和升高的CVP、血容量减少和肺动脉楔压的变化表现出来。

常规的术后管理包括右侧半坡位的体位、吸氧(40%~50%)、心电监护、血流动力学监测、术后的影像学检查和积极的疼痛治疗。

2.术后镇痛

肺部手术的患者术后使用阿片类药物镇痛和与之相关的呼吸抑制的平衡是一个矛盾。对于进行胸科手术的患者而言,阿片类药物比其他的方法具有更好的镇痛效果。注射用的阿片类药物静脉给药只需要较小的剂量,而肌内注射则剂量要大得多。另外,使用患者自控镇痛(PCA)也是个不错的办法。

长效的镇痛药,如0.5%的罗哌卡因(4~5 mL),在手术切口的上下两个肋间进行封闭也能收到很好的镇痛效果。这可以在手术中直视下进行,也可以在术后操作。这个方法还能改善术后的血气结果和肺功能检查,缩短住院时间。如果略加以变化,还可以在术中采用冰冻镇痛探头,在术中对肋间神经松解进行冰冻,达到长时间镇痛的效果。不足的是这种方法要在24~48小时之后才会起效。神经的再生在一个月左右。

硬膜外腔注射阿片类药物同时使用局麻药也有很好的镇痛效果。吗啡5~7 mg与10~15 mL盐水注射可以维持6~24小时的良好镇痛。腰段硬膜外阻滞的安全性更好,因为不容易损伤脊髓根,也不容易穿破蛛网膜,但这只是理论,只要小心操作,胸段硬膜外阻滞同样是安全的。当注射亲脂性的阿片类药物如芬太尼时,从胸段硬膜外腔注射比腰段具有更好的效果。有些临床医师提议多使用芬太尼,因为这种药物引起的迟发性呼吸抑制较少。但不管是从哪个部位注射药物进行镇痛,都要密切监测以防并发症。

有些学者提出了胸膜腔内镇痛的方法,但遗憾的是,临床看来这并不可行,可能是由于胸管的放置和胸腔内出血。

3.术后并发症

胸科手术的术后并发症相对多见,但大多数都是轻微的,并可以逆转。常见血块和黏稠的分泌物堵塞呼吸道,会引起肺膨胀不全,所以需要及时吸痰,动作轻柔。严重的肺膨胀不全表现为一侧肺或肺叶切除后的支气管移动和纵隔摆动,这时候需要治疗性的支气管镜,特别是如果肺膨胀不全合并大量的黏稠分泌物。一侧肺或肺叶切除之后还常常导致小的裂口存在,这多是由于关胸不密合引起的,多在几天内自动封闭。支气管胸膜瘘会导致气胸和部分肺塌陷,如果在术后24～72小时发生,通常是由于气管闭合器闭合不牢所致。迟发的则多是由于闭合线附近气管组织血运不良发生坏死或是感染所致。

有些并发症少见但需予以足够的重视,因为它们是致命的,术后出血是重中之重。肺叶扭转可以在患侧肺叶部分切除,余肺过度膨胀时自然发生,它导致肺静脉被扭转,血液无法回流,很快就会出现咯血和肺梗死。诊断方法是靠胸部X线片发现均匀的密度增高以及支气管镜下发现两个肺叶的开口过于靠近。在手术侧的胸腔还可能发生急性的心脏嵌顿,这可能是由于手术后两侧胸腔的压力差造成的严重后果。心脏向右胸突出形成嵌顿会引起腔静脉的扭转从而导致严重的低血压和CVP的上升,心脏向左胸突出形成嵌顿则会在房室结的位置造成压迫,导致低血压、缺血和梗死。心脏X线片的表现是手术侧的心影上抬。

纵隔手术的切除范围大,会损伤膈神经、迷走神经和左侧喉返神经。术后膈神经损伤会表现为同侧的膈肌抬高影响通气,全胸壁切除同样会累及部分膈肌造成类似的结果并合并连枷胸。肺叶切除一般不会导致下身瘫痪。低位的肋间神经损伤会导致脊髓缺血。如果胸腔手术累及到硬膜外腔,还会产生硬膜外腔血肿。

(四)肺切除的特殊问题

1.肺大出血

大量咯血指的是24小时从支气管出500～600 mL的血量,所有咯血病例中只有1%～2%是大咯血。通常在结核、支气管扩张、肿瘤或是经气管活检之后发生。大咯血是手术急症,大多数病例属于半择期的手术而非完全的急诊手术,即便如此,死亡率还是高达20%以上(如果用内科药物治疗,死亡率高于50%)。必要时可对相关的支气管动脉进行栓塞。最常见的死亡原因是气道内的血块引起的窒息。如果纤维支气管镜不能准确定位,那么患者有必要进入手术室行刚性气管镜检查。可以人工堵塞支气管暂时减缓出血或使用激光对出血部位进行烧灼止血。

患者需要保持侧卧位,维持患侧肺处于独立的位置达到压迫止血的目的,要开放多条大容量静脉通路。麻醉术前药一般不需给予清醒患者,因为他们通常都处于缺氧状态,保持持续吸入纯氧。如果患者已经插管,可以给予镇静药帮助患者预防咳嗽。另外,套囊或其他的气管栓子要放置到肺被切除后。如果患者还没有实行气管插管,那就行清醒下气管插管。患者通常会吞咽大块的血块,所以要把他们当作饱胃的患者来处理,插管时要取半右上位并持续在环状软骨上加力。双腔管有助于分隔患侧肺和正常肺,还能帮助将两侧肺独立切除互不干扰。如果放置双腔管困难,也可以放置大管径的单腔管。Univent管是内带可伸缩的气管套囊的单腔管,也可应用。如果气管腔有大块的血栓,可以考虑使用链激酶将其溶解。如果有活动性的出血,可以使用冰盐水使其流速减慢。

2.肺大疱

肺大疱可以是先天的,也可以继发于肺气肿。大型的肺大疱可以因为压迫周围肺组织从而影响通气。最大的麻醉风险来源于这些肺大疱的破裂形成张力性气胸,这可以发生在任意一侧肺。诱导期间保持患者的自主通气直到双腔管套囊已将两侧肺隔离。许多患者无效腔增大,所以通气是要注意防止二氧化碳蓄积。氧化亚氮要避免使用,因为那会导致肺大疱破裂,表现为忽然出现的低血压、支气管痉挛和气道压峰值的升高,需要立即放置胸腔引流管。

3.肺脓肿

肺脓肿源于肺部感染、阻塞性的肺部肿瘤和全身性感染的散播。麻醉要点是尽快隔离两侧肺以免感染累及对侧。静脉快速诱导、插入双腔管保持患侧肺的独立,立即将两侧套囊充气,保证在翻身摆体位的时候脓肿不会播散。在术中对患侧肺多次吸引也可以尽量减少对侧肺的感染机会。

4.支气管胸膜瘘

支气管胸膜瘘继发于肺切除术、肺部气压伤、肺脓肿穿破和肺大疱破裂。绝大多数患者采用保守治疗,只有胸腔引流和全身的抗生素治疗失败的患者需要手术治疗。麻醉的重点是考虑患者的通气障碍、必要时使用正压通气、可能存在的张力性气胸和肺脓肿对对侧肺的污染。肺脓肿由于多在瘘口附近,所以术后很快就会被吸收。

有些临床学者建议如果存在大的瘘就在清醒时插入双腔管,或是经静脉快速诱导插管。双腔管可以隔离两肺、可以对健侧肺单肺通气,对于麻醉处理很有帮助。术后可以在条件允许时拔管。

(刘　琪)

第七节　肺移植手术麻醉

一、术前准备

肺移植是终末期的肺部疾病或肺动脉高压的治疗手段。接受此手术的患者一般都有呼吸困难并且预后很差。适应证随原发病的不同而不同。肺移植主要的病因:①肺泡纤维化;②支气管扩张;③慢性阻塞性肺气肿;④α_1-抗胰岛素物质缺失;⑤肺淋巴瘤;⑥特发性肺间质纤维化;⑦原发性肺动脉高压;⑧Eisenmenger综合征。手术例数受合适的供体数量限制。患者大多在静息时或仅有轻微活动后即出现气短并有静息状态下的缺氧[$PaCO_2 < 6.7$ kPa(50 mmHg)]和氧需求量增加。进行性$PaCO_2$增加也很常见。患者可能有呼吸机依赖。心肺联合移植不是必需的,因为患者的右心功能不全可以在肺动脉高压得以纠正后好转,但患者要求左心功能良好,没有冠心病和其他严重疾病。

单肺移植一般被用于慢性阻塞性肺疾病的患者,双肺移植则被应用于肺泡纤维化、肺气肿和血管性疾病的患者。年轻的患者做双肺移植的较多。Eisenmenger 综合征的患者需要做心肺联合移植。

供体器官的选择基于大小和 ABO 配型。血清病毒学检查也必不可少。

二、麻醉管理

(一)术前处理

术前处理应有效调和受体与供体的状态,尽量减少移植缺血时间,避免移植前非必要的麻醉时间延长。术前可给予口服环孢霉素、抗酸剂、H_2 受体拮抗剂和甲氧氯普胺。患者通常对止痛药敏感,所以术前药通常可以等患者进入手术室之后再给。诱导前还可给予咪唑硫嘌呤。

(二)术中处理

1.监护

与心脏手术一样,术中的有创监测要注意无菌原则。由于三尖瓣反流的存在,放置漂浮导管监测 PAC 会有一定难度。深静脉穿刺应在诱导后完成,因为患者在清醒时通常难以平卧。当手术进行到肺切除时,要及时将漂浮导管后撤(如果漂浮导管是放置在手术侧),在移植完毕后可以把它重新放回肺动脉。要注意避免静脉液体中进入气泡。卵圆孔未闭的患者由于右心室动脉高压的存在有发生栓塞的危险。

2.诱导和麻醉维持

采取头高位,可选快速诱导。也可用氯胺酮、依托咪酯和阿片类药物的一种或几种进行慢诱导,这样可以避免血压骤降。使用琥珀酰胆碱或其他非去极化肌松药插管。从诱导到插管完毕要保持回路内压力,避免通气不足和高碳酸血症,以免进一步导致肺动脉高压。低血压要使用血管活性药物(多巴胺等)维持而避免液体扩容。

麻醉维持通常是阿片类药物的持续输注,可结合或不结合使用吸入麻醉药。术中通气困难常见,进行性 $PaCO_2$ 升高时有发生。呼吸机要适时调节,维持动脉 pH 的正常以免出现碱中毒。肺泡纤维化的患者分泌物很多,要及时吸痰。

3.单肺移植

单肺移植可以不用进行体外循环,取后外侧切口,置左侧双腔管或单腔管,术中行单肺通气。是否采用体外循环取决于术中对于患侧肺的夹闭和与之对应的肺动脉夹闭时的反应,如果出现持续的血氧饱和度<88%,或是忽然出现的肺动脉高压,提示需要体外循环。前列腺素 E_1、硝酸甘油等可用于控制肺动脉高压防止右心衰竭。有时也必须使用多巴胺来维持血压。如果确实需要体外循环,左侧开胸则行股动脉-股静脉短路,右侧开胸则行右心室-主动脉短路。

供体肺切除后,将其与受体进行肺动脉、肺静脉和气管吻合,用网膜包裹帮助血供恢复。所有工作结束后可用支气管镜对吻合口进行观察。

4.双肺移植

双肺移植可用一个"蚌壳式"的胸廓切除,正常的体外循环很少用到。如果患者 CO_2 张力长期高则容易导致碱中毒,常需静脉给予酸剂。

5.移植后处理

供体肺吻合后,双肺通气得以恢复,移植后气道压以维持双肺膨胀良好为佳。吸入氧气浓度应小于 60%。通常用甲泼尼龙,以免血管痉挛。在保存液被冲出供体肺时常常会引起高钾血症。移植后停止体外循环,将漂浮导管放回到肺动脉,适当给予肺血管活性药物和收缩药物是必需的。移植前后,经食管超声心动图可以帮助诊断左、右心衰竭的发生和判断肺血流情况。

移植会扰乱神经反射、淋巴回流和支气管血液循环。呼吸节律不会受影响,但隆突以下的咳嗽反应会消失,部分患者会出现气道反应增高。肺血管收缩很常见。淋巴回流的阻断可导致肺积水增多和移植肺的水肿。术中补液要最少化。支气管血液循环受阻则会导致吻合口缺血坏死。

(三)术后处理

术后处理应尽早拔管,最好行胸段硬膜外镇痛。术后常发生急性应激反应、感染、肾衰竭和肝衰竭。肺功能恶化可能继发于应激反应和再灌注损伤。偶尔需要暂入氧舱。为鉴别应激和感染,需时常进行气管镜检和气管镜下的活检。院内革兰阴性杆菌、巨细胞病毒、假丝酵母菌、曲霉菌和间质性浆细胞肺炎菌为感染的常见病原。其他的并发症包括外科并发症如膈神经损伤、迷走神经损伤和左侧喉返神经损伤。

(李　霞)

第八节　先天性膈疝手术麻醉

一、病理及临床特点

(1)先天性膈疝的发病率约为 1/4 000。

(2)膈疝分型:①后外侧型膈疝约占 80%,经 Bochdalek 孔疝出,又称胸腹裂孔疝,多为左侧,疝入物多为胃、小肠、结肠、脾和肝左叶等腹腔脏器。②食管裂孔型占 15%～20%,一般较小,不损害肺功能。③Morgagni 裂孔型约占 2%。

(3)新生儿期膈疝临床表现为呼吸急促和发绀,哭吵或喂奶时加剧。哭吵时患侧胸腔的负压加大,使更多的腹腔脏器疝入胸腔,造成呼吸极度窘迫。

(4)消化系统症状比较少见,疝入胸腔内的肠管嵌闭或伴发肠旋转不良时出现呕吐。

(5)体格检查:患侧胸部呼吸运动明显减低,呼吸音消失,纵隔移位,心尖冲动移向对侧。当较多的腹腔内脏进入胸腔内,呈现典型的舟状腹。

(6)胸部 X 线片:需与先天性肺叶气肿相鉴别。

(7)伴随畸形:①肠旋转不良(40%);②先天性心脏病(15%);③泌尿系统异常;④神经发育异常;⑤Cantrell五联症(包括脐膨出、前侧膈疝、胸骨裂、异位心、室间隔缺损等心内缺损)。

(8)手术治疗为经腹径路行内脏复位和修补膈缺损。

二、术前准备

(1)护理患儿时将其置于半卧位和半侧卧位。可以插入鼻胃管持续低压吸引,以防止胸腔内的内脏器官充气加重对肺的压迫。

(2)对呼吸困难的患儿应给予气管内插管及机械通气治疗。使用肌松药便于控制呼吸,减少挣扎,降低氧耗,同时使气道压力下降,减轻肺损伤。

(3)避免气道压力过高,防止发生张力性气胸。

(4)高频通气可能促进气体交换,减少气道压力的波动。

(5)通过过度通气、持续输注芬太尼、吸入一氧化氮,降低肺血管阻力。

(6)术前建立可靠的静脉通路,首选上肢外周静脉。

(7)注意保暖,密切监测患儿的中心体温变化。

三、麻醉管理

(1)采用静吸复合麻醉方法。麻醉诱导和维持可给予芬太尼。吸入低浓度的异氟烷或七氟烷。氧化亚氮使肠管扩张,损害肺功能,故不宜使用。

(2)采用氧气/空气混合通气,纯氧通气有引起早产儿晶状体后纤维增生的危险。

(3)术中监测气道压力,吸气峰压一般不超过 $2.5\sim3.0\ kPa(25\sim30\ cmH_2O)$。

(4)动脉穿刺置管连续监测血压并及时进行血气分析。颈内静脉置管监测中心静脉压并指导补液治疗。

(5)膈疝修补后不要即刻张肺,以免造成肺损伤。

(6)术后送 ICU 继续呼吸治疗,其中部分患儿可能需要较长期的呼吸机支持。

(李 霞)

第九节 纵隔肿瘤手术麻醉

上、前、中纵隔的汇合处正好位于上腔静脉中段、气管分叉、肺动脉主干、主动脉弓以及心脏的头侧面。对于成人,这个区域的大部分肿瘤是支气管肺癌和淋巴瘤的肺门淋巴结转移;而婴幼儿多为良性的支气管囊肿、食管重叠或者畸胎瘤。这个区域的肿瘤可以引起气管隆嵴处的气管支气管树、肺动脉主干及心房(和上腔静脉)的压迫和阻塞。胸部 CT 是最重要的诊断方法,因为它可以确定这些关键组织的压迫程度和大小。纵隔肿瘤麻醉中最常见的并发症为气道压迫,一篇综述中 22 例患者有 20 例出现气道梗阻。虽然气道梗阻是最主要的症状,但常常此时其他两到三个器官也有不同程度受压和存在并发症的潜在可能性,麻醉中如不特别注意,也没有丰富经验,每一个并发症都有可能危及生命,引起急性衰竭和死亡。总之,纵隔肿瘤麻醉的主要处理原则如下:尽可能选择局部麻醉;全麻前尽可能进行化疗或放疗;如果必须全麻,应用纤维支气管镜检查气管支气管,并且清醒插管并保持自主呼吸。下面将分别讨论主要并发症及其麻醉管理。

一、气管支气管压迫

大部分引起气道梗阻的前纵隔肿瘤源自淋巴组织,但是也有一部分源自囊液瘤、畸胎瘤、胸腺瘤和甲状腺瘤等良性病变。在进行化疗或放疗之前应做组织学诊断。大部分有气道梗阻的纵隔肿瘤患者,首先需要面临诊断手术的麻醉(如颈部或斜角肌的淋巴活检、霍奇金病的开腹活检)。重要的是,术中出现严重气道问题的患者不是术前均有呼吸道受压症状。

这些患者的麻醉管理有两点要优先考虑:①第一,肿瘤压迫气道常常可危及生命,因为压迫阻塞通常发生在气管分叉处,位于气管导管的远端,打断自主呼吸可导致气道梗阻。对于有气管压迫和扭曲的患者,气管插管时,若导管口贴在气管壁上或者导管通过狭窄部分时,管腔被完全堵塞或形成一锐角,均可引起气道完全阻塞。考虑到全麻存在潜在的致死性气道阻塞可能,因此手术时尽量首选局部麻醉。②第二,淋巴瘤对化疗或放疗的反应通常极佳,胸部 X 线片显示治疗后肿瘤显著缩小,症状也有所好转。有些患者即使不活检,其细胞性质也有较大可能预知。因此,如有可能,淋巴瘤患者应在全身麻醉前进行化疗或放疗。

如果肿瘤位于上、前和中纵隔,患者表现呼吸困难和/或不能平卧而需活检,则尽可能选择局麻。如细胞类型对化疗或放疗敏感,在进一步外科治疗前,应先行化疗或放疗。经过这些治疗后,应仔细复习肿瘤的放射学表现,并对肺功能做出动态评估。

如果患者没有呼吸困难且能平卧,应做 CT 扫描、流速-容量环及超声心动图检查以评估肿瘤的解剖和功能位置。如果三种检查结果之一呈阳性,即使没有症状,活检时也应选择局麻。

如果使用全麻,那么诱导前应在局麻下以纤维支气管镜对气道进行评估。纤维支气管镜外套加强型气管导管,在纤维支气管镜检查完以后,插入气管导管。全麻诱导采用半斜坡卧位。整个手术保留自主呼吸,避免使用肌松剂,以防胸腔内压力波动过大,使已软化的气管支气管系统发生塌陷。在场人员应该具备快速改变患者为侧卧或俯卧位的能力。应随时准备好一硬质通气支气管镜,以通过远端气管和隆突部位的梗阻,同时应备好体外循环相关人员和设备。

术后前几个小时,必须严密观察患者,因器械操作后肿瘤水肿而体积增大,有可能发生气道阻塞而需再次插管和机械通气。

二、肺动脉和心脏的压迫

纵隔肿瘤压迫肺动脉和心脏的情况非常罕见,因肺动脉干部分被主动脉弓和气管支气管所保护。

肺动脉压迫的处理原则与气管支气管压迫一样。因这类患者需诊断性操作(如组织活检),故大多数患者是第一次施行麻醉。这些患者的术前评估同支气管压迫患者。若知道细胞类型或高度怀疑,首先可考虑放疗;若可能,所有诊断性操作应在局麻下进行,若患者要求全麻或患者在仰卧位、坐位、前倾位甚至俯卧位时症状加重,期间可考虑给予全麻,并且整个过程中保留自主呼吸,维持良好的静脉回流、肺动脉压和心排血量。可考虑增加容量负荷和给予氯胺酮等来维持静脉回流、肺动脉压和心排血量。术前也需备好体外循环。

三、上腔静脉综合征

上腔静脉综合征是由上腔静脉的机械阻塞引起。上腔静脉综合征的发生原因按发病率多少包括支气管肺癌(87%)、恶性淋巴瘤(10%)、良性病变(3%),如中心静脉高价营养管、起搏器导管产生的上腔静脉血栓、特发性纵隔纤维化、纵隔肉芽肿及多结节性甲状腺肿。上腔静脉综合征的典型特征包括由于外周静脉压增加[可高达 5.3 kPa(40 mmHg)]引起上半身表浅静脉怒张;面颈部、上肢水肿;胸壁有侧支循环静脉和发绀。静脉怒张在平卧时最明显,但大多数病例在直立时静脉也不会像正常人一样塌陷。颜面部水肿明显,眼眶周围组织肿胀以至于患者不能睁开双眼,严重的水肿掩盖了静脉扩张症状。大部分患者有呼吸道症状(呼吸急促、咳嗽、端坐呼吸),这是由于静脉淤血和黏膜水肿阻塞呼吸道引起,这些均是预后不良的征兆。同样地,患者精神行为改变也是脑静脉高压和水肿特别严重的征象。发展慢的上腔静脉阻塞,症状出现也较隐蔽;急性阻塞时,所有的症状进展极明显。上腔静脉综合征最典型的放射学特征为上纵隔增宽。静脉造影可以确诊(但不是病因学诊断),病因学诊断可通过开胸探查、胸骨切开、支气管镜、淋巴活检等方式来确诊。

大部分伴有上腔静脉综合征的恶性肿瘤患者可先行化疗和放疗（指未完全阻塞的患者）。但是，对于完全阻塞或几乎完全阻塞的患者（通常表现为脑静脉高压和/或呼吸道阻塞的症状），以及经放疗、化疗后无效的患者，应考虑行旁路术或采用正中胸骨切口手术切除病变。这种手术通常非常困难，因为组织分界不清，解剖变形，中心静脉压异常高及出现不同程度纤维化。

拟行上腔静脉减压术的患者麻醉前评估应包括仔细的呼吸道检查。面颈部的水肿同样可以出现在口腔、口咽部和喉咽部。另外，呼吸道还可能存在外部的压迫和纤维化，正常运动受限，或存在喉返神经损害。如果疑有气道压迫，应行 CT 扫描。

为减轻气道水肿，患者以头高位护送到手术室。在麻醉诱导前，所有患者均行桡动脉穿刺置管。根据患者情况术前可从股静脉置入中心静脉导管或肺动脉导管，至少应在下肢建立一大口径静脉通道。术前用药仅限于减少分泌物。麻醉诱导方法取决于气道评估结果。如果诱导前患者必须保持坐位才能维持呼吸，那么应选择使用纤维支气管镜或喉镜清醒插管。

术中最主要的问题是出血。相当多的失血是由于中心静脉压太高。由于术野组织的解剖变形，手术相当困难，随时可能发生动脉出血。因此，当胸骨切开时手术室内应有备血。

术后，特别是纵隔镜、支气管镜检后上腔静脉的压迫并没解除，则可能发生急性呼吸衰竭而需气管插管和机械通气。这种急性呼吸衰竭的机制还不清楚，但最可能的原因是，上腔静脉综合征可引起急性喉痉挛和支气管痉挛，呼吸肌功能受损（恶性病变患者可能对肌松药有异常反应），肿瘤加重了气道的阻塞。因此，这些患者在术后几小时应密切监护。

（杨仁猛）

第六章　普外科手术麻醉

第一节　甲状腺疾病手术麻醉

甲状腺是重要的内分泌腺之一，主要分泌甲状腺激素，对机体的代谢、生长发育、神经系统、心血管系统和消化系统等具有重要的作用。甲状腺的功能受诸多因素的调节，甲状腺激素分泌增加或减少均可导致机体内分泌代谢紊乱。一些甲状腺疾病可通过手术治疗，许多手术患者也可伴随甲状腺功能障碍，故应了解甲状腺解剖生理特点和甲状腺手术的麻醉特点，选择适当的麻醉方法和麻醉药物，保证患者术中安全，防止各种并发症发生。

一、甲状腺解剖生理特点和手术麻醉特点

(一)甲状腺的解剖和生理特点

人类甲状腺起源于第一对咽囊之间的内胚层，胚胎第5周在咽底壁出现一正中突起，即为甲状腺原基，以后逐渐向下凹陷形成甲状腺囊，并向下发展至颈前方。甲状腺位于颈前下方软组织内，大部分位于喉及气管上段两侧，其峡部覆盖于第2～4气管软骨环的前面。有时甲状腺向下深入胸腔，称为胸骨后甲状腺，当其肿大时，常压迫气管引起呼吸困难。甲状腺由许多球形的囊状滤泡构成。滤泡衬以单层上皮细胞，滤泡细胞分泌甲状腺素和三碘甲状腺原氨酸，二者释放进入血液后，即组成甲状腺激素。而滤泡旁细胞则分泌降低血钙水平的激素，即降钙素。

甲状腺激素的主要生理功能：①促进细胞内氧化，提高基础代谢率，使组织产热增加。甲状腺激素能促进肝糖原酵解和组织对糖的利用；促进蛋白质的分解，如骨骼肌蛋白质分解，出现消瘦和乏力；并增加脂肪组织对儿茶酚胺和胰高血糖素的脂解作用，加快胆固醇的转化和排泄。正常的基础代谢率为±10％。②维持正常生长发育，特别对脑和骨骼发育尤为重要。甲状腺功能低下的儿童，表现为智力下降和身材矮小为特征的呆小病。③甲状腺激素能增强心肌对儿茶酚胺的敏感性。④甲状腺功能亢进时可出现易激动，注意力不集中等中枢神经系统兴奋症状。⑤甲亢时食欲亢进，大便次数增加，此与胃肠蠕动增强及胃肠排空加快有关。

(二)甲状腺手术麻醉特点

甲状腺手术麻醉方法的选择应考虑以下几个因素：①甲状腺疾病的性质和手术范围。②甲状腺功能状况。③有无声带麻痹，气管、大血管和神经受压及对通气功能影响。④患者全身状况及其他并发症。⑤患者的精神状况和合作程度。

164

对于不伴有呼吸道压迫症状的甲状腺功能亢进的患者,可采用局部浸润麻醉或颈丛神经阻滞,对病情复杂或伴有全身器质性疾病或不合作者选用气管内全身麻醉。

二、甲状腺肿瘤手术

甲状腺肿瘤包括甲状腺囊肿、甲状腺良性肿瘤及恶性肿瘤。甲状腺良性肿瘤包括甲状腺腺瘤、良性畸胎瘤等,多发生于20～40岁的女性,病理变化主要包括滤泡性和乳突状腺瘤及不典型腺瘤,以滤泡性腺瘤最常见。多数患者无任何症状或稍有不适而被发现颈部肿物,多数为单个,表面光滑、边界清楚、无压痛、可随吞咽上下移动,罕见巨大瘤体可产生邻近组织器官受压。部分甲状腺腺瘤可发生癌变,癌变率为10%～20%,因此,主张早期手术治疗。对于单个小瘤体,可采用局部浸润或颈丛神经阻滞,或颈部硬膜外阻滞,必要时静脉辅助镇静或镇痛药物。术中保持患者清醒以利于配合手术医师检查声带功能,避免喉返神经损伤。

甲状腺恶性肿瘤主要包括:①乳头状腺癌(60%～70%),好发于年轻女性,且易发生颈部淋巴结转移,患者多无自觉症状,且生长缓慢,故一般就诊较晚。②滤泡状腺癌(约占20%),可发生于任何年龄,但以年龄较大者多见。多为单发,边界不清,较少发生淋巴结转移,多经血液转移到肺和骨骼。此类患者需行原发病灶切除及颈部淋巴结清除术,故常选用气管内麻醉。③未分化癌(10%～15%),常见于老年人,恶性程度甚高,极易发生颈部淋巴结和血液转移。可广泛侵犯周围邻近组织和器官,患者常伴有呼吸困难、吞咽困难、颈静脉怒张等。一般选择放射治疗。对某些晚期患者,由于局部压迫症状严重,如出现严重呼吸困难,需要手术治疗以解除气管压迫,一般在表面麻醉下行清醒气管插管,保持呼吸道通畅后再施行手术。

三、甲状腺功能亢进症手术

甲状腺功能亢进症是由各种原因导致正常甲状腺素分泌的反馈机制失控,导致循环中甲状腺素异常增多而出现以全身代谢亢进为主要特征的疾病总称。根据引起甲状腺功能亢进的原因可分为原发性、继发性、高功能腺瘤三类。原发性甲状腺功能亢进症最常见,其发病机制目前认为可能是一种自身免疫性疾病。患者年龄多在20～40岁,甲状腺弥漫性肿大,两侧对称,且常伴有眼球突出。

(一)麻醉前评估

麻醉前访视患者时,可根据其症状、体征及实验室检查评估其甲状腺功能亢进症的严重程度。

1.临床表现

(1)性情急躁,容易激动,失眠,双手平行伸出时出现震颤。

(2)食欲亢进,但却体重减轻、怕热、多汗、皮肤潮湿。

(3)脉搏快而有力(休息及睡眠时仍快),脉压增大,病程长者可出现甲亢性心脏病,严重病例可出现心房颤动,甚至充血性心力衰竭。

(4)突眼征常发生于原发性甲状腺功能亢进症患者,双侧眼球突出、眼裂开大,上下眼睑不能完全闭合,以致角膜受损,严重者可发生溃疡甚至失明。

(5)甲状腺弥漫性对称性肿大,严重者可压迫气管等,但较少见,可扪及震颤,并闻及血管杂音。

(6)内分泌紊乱,无力、易疲劳等。

2.特殊检查

(1)基础代谢率:常用计算公式为基础代谢率＝(脉率＋脉压)－111。测定时应在完全安静、空腹时进行(一般是早晨清醒后未起床时),正常值为±10%,增高 20%～30% 为轻度甲亢,30%～60% 为中度,60% 以上为重度。

(2)甲状腺摄[131]I率测定:正常甲状腺 24 小时内摄取[131]I量为人体总量的 30%～40%,如果 2 小时内甲状腺摄取[131]I量超过人体总量的 25%,或 24 小时超过人体总量的 50%,且吸[131]I高峰提前出现,均可诊断甲亢。

(3)血清 T_3、T_4 含量测定:甲亢时,血清 T_3 可高于正常 4 倍左右,而 T_4 仅为正常值的2倍半。

(4)促甲状腺素释放激素(TRH)兴奋试验,静脉注射 TRH 后,促甲状腺激素不增高,则有诊断意义。

3.病情评估

根据上述临床表现及特殊检查以及是否曾发生甲状腺危象等可以对病情严重程度进行评估。一般应经过一段时间抗甲状腺功能亢进药物治疗,待病情稳定后才考虑手术,否则,围术期间易发生甲状腺危象。如果甲状腺功能亢进症症状得到基本控制,则可考虑手术,具体包括:①基础代谢率小于＋20%。②脉率小于 90 次/分,脉压减小。③患者情绪稳定,睡眠良好,体重增加等。

(二)麻醉前准备

1.药物准备

药物准备是术前降低基础代谢率的重要措施。有两种方法:①先用硫脲类药物降低甲状腺素的合成,并抑制机体淋巴细胞自身抗体产生,从而控制因甲状腺素升高而引起的甲亢症状。待甲亢症状被基本控制后,改用碘剂(Logul 液)1～2 周,再行手术。②开始即服用碘剂,2～3 周后甲亢症状得到基本控制,便可进行手术。

硫氧嘧啶类药物包括甲硫氧嘧啶和丙硫氧嘧啶,每天 200～400 mg,分次口服,咪唑类药物,如甲巯咪唑、卡比马唑每天 20～40 mg,分次口服。碘剂含 5% 碘化钾,每天3次,第 1 天每次 3 滴,以后每天每次增加 1 滴,至每次 16 滴为止。由于抗甲状腺药物能引起甲状腺肿大和动脉性充血,手术时易出血,增加了手术的困难和危险,因此服用后必须加用碘剂2周,使甲状腺缩小变硬,有利于手术操作。必须说明的是,碘剂的作用在于抑制蛋白水解酶,减少甲状腺球蛋白的分解,从而抑制甲状腺素的释放,并减少甲状腺的血流量。但停用碘剂后甲状腺功能亢进症状可重新出现,甚至比原来更严重,因此,凡不准备实施手术者,不要服用碘剂。对于上述两种药物准备无效者或不能耐受者,现主要加用 β 受体阻断药,如普萘洛尔。普萘洛尔能选择性地阻断各种靶器官组织上的 β 受体对儿茶酚胺的敏感性,而改善甲状腺功能亢进症的症状,剂量为每 6 小时口服一次,每次 20～60 mg,一般 1 周后心率降至正常水平,即可施行手术。由于普萘洛尔在体内的有效半衰期不足 8 小时,所以最后一次口服应在术前 1～2 小时,手术后继续服用 1 周左右。患哮喘、慢性气管炎等患者忌用。

2.麻醉前用药

根据甲状腺功能亢进症状控制的情况和将采用的麻醉方法综合考虑,一般来说,镇静药用量较其他病种要大。可选用巴比妥类或苯二氮䓬类药物,如咪达唑仑 0.07～0.15 mg/kg。对某些精神高度紧张拟选择气管内麻醉的患者,可加用芬太尼 0.1 mg、氟哌利多 5 mg 肌内注射,具有增强镇静、镇痛、抗呕吐的作用。为了减少呼吸道分泌物,可以选用 M 受体阻滞药,一般选用东莨菪碱。应该强调的是,对于有呼吸道压迫或梗阻症状的患者,麻醉前镇静或镇痛药应减少用量或避免使用。

(三)麻醉方法的选择

1.局部浸润麻醉

局部浸润麻醉对于症状轻,病程短或经抗甲状腺药物治疗后,病情稳定,无气管压迫症状,且合作较好的患者可采用局部浸润麻醉,特别适用于微创手术。选择恰当浓度的局麻药,一般不加肾上腺素,以免引起心率增快,甚至心律失常。充分皮内、皮下浸润注射,虽然可完全消除手术所致疼痛刺激,但由于甲状腺功能亢进症患者精神紧张状态确非一般,加上甲状腺手术体位和术中牵拉甲状腺组织引起不适反应,术中必须静脉注射镇痛或镇静药,故现在已极少采用局部浸润麻醉于甲状腺功能亢进症患者。

2.颈丛神经阻滞或连续颈部硬膜外阻滞

颈丛神经阻滞的麻醉效果较局部浸润麻醉优良,一般可获得较好的麻醉效果,但仍未摆脱局部麻醉的缺点,如手术牵拉甲状腺时患者仍感不适,此外,若手术时间较长者,麻醉作用逐渐消退,需要加用局部浸润麻醉或重新神经阻滞等。颈部硬膜外阻滞能提供最完善的镇痛效果,同时因阻滞心脏交感神经更利于甲状腺功能亢进患者,可用于防治甲状腺危象,更适用于手术前准备不充分的患者。术中可适量辅以镇痛药及镇静药,如芬太尼及氟哌利多等,以减轻术中牵拉甲状腺所致的不适反应。手术中可能因硬膜外阻滞平面过广、静脉辅助药作用等出现呼吸抑制。故麻醉期间需严密观察患者呼吸功能变化,避免呼吸道梗阻及窒息发生,同时准备气管插管用具。

3.气管内麻醉

气管内麻醉是目前采用最广泛的麻醉方法,适合甲状腺较大或胸骨后甲状腺肿,伴有气管受压、移位、术前甲状腺功能亢进症状尚未完全控制或精神高度紧张不合作的患者。气管内麻醉能确保患者呼吸道通畅,完全消除手术牵拉所致的不适,增加了手术和麻醉安全性。不足之处是术中无法令患者配合以确定是否损伤喉返神经,此外,若患者术中发生甲状腺危象则体征可能不够明显,必须予以重视。总之,应根据病情选择合理的麻醉药物和麻醉诱导方式并完成气管内插管术,且采用必要的监测技术,使患者平稳渡过手术期。

(1)全身麻醉诱导和气管插管术:困难气管内插管常发生于甲状腺手术患者,麻醉前应有足够的思想和技术准备,包括准备不同内径的气管导管、不同型号的喉镜,甚至纤维支气管镜。对于有呼吸道压迫症状者,宜选择表面麻醉下清醒气管内插管。对于大多数甲状腺功能亢进症患者,若症状控制较好,且不伴有呼吸道压迫症状者,可采用快速诱导气管内插管。但必须注意,凡具有拟交感活性或不能与肾上腺素配伍的全麻药,如乙醚、氟烷、氯胺酮均不宜用于甲状腺功能亢进患者。其他药物,如硫喷妥钠、异丙酚、琥珀胆碱、恩氟烷、异氟烷等均可选用。麻醉诱导过程中充分吸氧去氮,诱导务必平稳,避免屏气、呛咳,插管困难者可借助插管钳、带光源轴芯或纤维支气管镜等完成气管插管。有气管受压、扭曲、移位的患者,宜选择管壁带金属丝的气管导管,且气管导管尖端必须越过气管狭窄平面。完成气管插管后,应仔细检查气管导管是否通畅,防止导管受压、扭曲。甲状腺手术操作不仅可使声带及气管与气管导管壁彼此摩擦,而且可直接损伤气管壁,易引起喉头气管炎症,导致声嘶、喉痛,甚至喉痉挛、喉水肿而窒息。另一方面术后创面出血也可压迫呼吸道,这些因素均可导致患者术后呼吸道梗阻。

(2)全身麻醉维持:恩氟烷、异氟烷、地氟烷、七氟烷、芬太尼、维库溴铵、罗库溴铵等,对甲状腺功能几乎无影响,且对心血管功能干扰小,对肝、肾功能影响小,可优先考虑使用。至于麻醉作用较弱的药物,如氧化亚氮、普鲁卡因,对甲状腺功能亢进的患者可能有麻醉难以加深的可能,必须增加其他药物或复合以恩氟烷或异氟烷吸入或异丙酚静脉点滴。一组来自因垂体瘤所致的继发性甲状腺功能亢进症的研究表明,麻醉维持选择较高浓度异丙酚 $8\sim10$ mg/(kg·h),可达到较恰当的动脉血浓度($2\sim4$ μg/mL),此时异丙酚的清除率也较高(2.8 L/min)。而乙醚、氟烷和氯胺酮则禁用或慎用于甲状腺功能亢进患者。

(3)气管拔管:手术结束后待患者完全清醒,咽喉保护性反射业已恢复后方可考虑拔除气管导管。由于出血、炎症、手术等诸因素,拔除气管导管后,患者可突然发生急性呼吸道梗阻。为预防此严重并发症,必须等患者完全清醒后,首先将气管导管退至声门下,并仔细观察患者呼吸道是否通畅,呼吸是否平稳,如果情况良好,则可考虑完全拔除气管导管,并继续观察是否出现呼吸道梗阻。一旦出现呼吸道梗阻,则应立即再施行气管插管术,以保证呼吸道通畅。

四、并发症防治

(一)呼吸困难和窒息

呼吸困难和窒息多发生于手术后 48 小时内,是最危急的并发症。常见原因:①手术切口内出血或敷料包扎过紧而压迫气管。②喉头水肿,可能是手术创伤或气管插管引起。③气管塌陷,由于气管壁长期受肿大甲状腺压迫而发生软化,切除大部分甲状腺后,软化之气管壁失去支撑所致。④喉痉挛、呼吸道分泌物等。⑤双侧喉返神经损伤。临床表现为进行性呼吸困难,发绀甚至窒息。对疑有气管壁软化的患者,手术结束后一定待患者完全清醒,先将气管导管退至声门下,观察数分钟,如果没有呼吸道梗阻出现,方可拔管。如果双侧喉返神经损伤所致呼吸道梗阻,则应行紧急气管造口术。此外在手术间或病房均应备有紧急气管插管或气管造口的急救器械,一旦发生呼吸道梗阻甚至窒息,可以及时采取措施以确保呼吸道通畅。

(二)喉返神经或喉上神经损伤

喉返神经或喉上神经损伤手术操作可因切断、缝扎、牵拉或钳夹喉返神经后造成永久性或暂时性损伤。若损伤前支则该侧声带外展,若损伤后支则声带内收,如两侧喉返神经主干被损伤,则可出现呼吸困难甚至窒息,需立即行气管造口以解除呼吸道梗阻。如为暂时性喉返神经损伤,经理疗及维生素等治疗,一般 $3\sim6$ 个月可逐渐恢复。喉上神经内支损伤使喉部黏膜感觉丧失而易发生呛咳,而外支损伤则使环甲肌瘫痪而使声调降低,一般经理疗或神经营养药物治疗后可自行恢复。

(三)手足抽搐

手足抽搐因手术操作误伤甲状旁腺或使其血液供给受累所致,血钙浓度下降至 2.0 mmol/L以下,导致神经-肌肉的应激性增高而在术中或术后发生手足抽搐,严重者可发生喉和膈肌痉挛,引起窒息甚至死亡。发生手足抽搐后,应立即静脉注射 10% 葡萄糖酸钙 $10\sim20$ mL,严重者需行异体甲状旁腺移植。

(四)甲状腺危象

在甲亢未经控制或难以良好控制的患者,由于应激使甲亢病情突然加剧的状态即为甲亢危象。可发生于各个年龄组的患者,以老年人多见。甲亢危象是一种危重综合征,危及甲亢患者的生命,常因内科疾病、感染、精神刺激、分娩、手术、创伤、[131]I 治疗、甲状腺受挤压等原因而诱发。其发生率可占甲亢患者的 $2\%\sim8\%$,死亡率高达 $20\%\sim50\%$。围术期出现高热(>39 ℃)、心动过速（＞140 次/分，与体温升高不成比例）、收缩压增高、中枢神经系统症状（激动、谵妄、精神病、癫痫发作、极度嗜睡、昏迷）及胃肠道症状（恶心、呕吐、腹泻、黄疸）等，应警惕甲亢危象的发生。与手术有关的甲亢危象可发生于术中或术后，多见于术后 6～18 小时。由于甲状腺危象酷似恶性高热、神经安定药恶性综合征、脓毒症、出血及输液或药物反应，应注意鉴别。术后甲亢危象的患者临床常表现为烦躁不安、神志淡漠，甚至发生昏迷。少数患者临床表现不典型，可表现为表情淡漠、乏力、恶病质、心动过缓，最后发展为昏迷，称为淡漠型甲亢危象，临床应高度警惕。

（1）预防措施：充分有效的术前准备是预防围术期甲亢危象的关键。应用抗甲状腺药物进行对症治疗和全身支持疗法。

（2）静脉滴注 10％葡萄糖液和氢化可的松 300～500 mg。

（3）明确诊断后即经胃管注入甲巯咪唑，首剂 60 mg，继用 20 mg，每 8 小时一次。抗甲状腺药物 1 小时后使用复方碘溶液（Lugol 液）5 滴，每 6 小时一次，或碘化钠 1.0 g，溶于 500 mL 液体中静脉滴注，每天 1～3 g。

（4）有心动过速者给予普萘洛尔 20～40 mg 口服，每 4 小时一次。艾司洛尔为超短效 β 受体阻断药，0.5～1.0 mg/min 静脉缓慢注射，继之可根据心率监测，泵注维持治疗。严重房室传导阻滞、心源性休克、严重心力衰竭、哮喘或慢性阻塞性肺疾病患者忌用。有心力衰竭表现者可使用毛花苷 C 静脉注射，快速洋地黄化有助于治疗心动过速和心力衰竭，亦可应用利尿剂和血管扩张药（如尼卡地平、乌拉地尔）降压和降低心脏负荷。

（5）对症处理：保持呼吸道通畅，增加吸入氧浓度，充分给氧。高热者积极降温，必要时进行人工冬眠，抑制中枢及自主神经系统兴奋性，稳定甲状腺功能，降低基础代谢率。冬眠药物可强化物理降温效果，但应避免水杨酸盐降温，因大量水杨酸盐也会增加基础代谢率。纠正水、电解质和酸碱平衡。注意保证足够热量及液体补充（每天补充液体 3 000～6 000 mL）。

（6）若应用上述治疗措施仍不见效，病情恶化时，可考虑施行换血疗法、腹膜透析或血液透析。

（五）颈动脉窦反射

颈动脉窦是颈内动脉起始处的梭形膨出，在窦壁内富含感觉神经末梢，称之为压力感受器。甲状腺手术刺激该部位时，可引起血压降低，心率变慢，甚至心搏骤停。术中为了避免该严重并发症发生，可采用局麻药少许在颈动脉窦周围行浸润阻滞，否则一旦出现，则应暂停手术并立即静脉注射阿托品，必要时采取心肺复苏措施。

（王　恒）

第二节　甲状旁腺疾病手术麻醉

一、甲状旁腺的解剖和生理

甲状旁腺来源于内胚层，上下甲状旁腺分别发生于第Ⅳ和第Ⅲ咽囊。一般情况下，共 4 个甲状旁腺，它们通常位于甲状腺的外科囊内，紧密附着于左右两叶甲状腺背面的内侧。每个甲状旁腺的体积长 5～6 mm，宽 3～4 mm，厚 2 mm，重 30～45 mg。甲状旁腺的血液供应一般来自甲状腺下动脉。甲状旁腺分泌甲状旁腺素,其生理作用是调节体内钙磷代谢,与甲状腺滤泡旁细胞分泌的降钙素一起维持体内钙磷平衡。

二、甲状旁腺的病理生理

引起原发性甲状旁腺功能亢进的甲状旁腺病变有腺瘤(约占 85%)、增生(约占 14%)、腺癌(约占 1%)。甲状旁腺功能亢进在临床上可分为三种类型:①肾型甲状旁腺功能亢进,约占70%,主要表现为尿路结石,与甲状旁腺功能亢进时尿中磷酸盐排出较多,有利于尿石形成有关。②骨型甲状旁腺功能亢进,约占 10%。表现为全身骨骼广泛脱钙及骨膜下骨质吸收。X 线片显示骨质疏松、变薄、变形及骨内多个囊肿。患者病变骨常感疼痛,易发生病理性骨折。③肾骨型甲状旁腺功能亢进,约占 20%,为二者的混合型。表现为尿路结石和骨质脱钙病变。此外,有部分患者可合并消化性溃疡、胰腺炎和胆石症,严重者可出现甲状旁腺危象。

三、甲状旁腺功能亢进手术的麻醉

(一)病因及分类

甲状旁腺激素(PTH)的分泌量主要受血钙水平的反馈调节。甲状旁腺功能亢进症(甲旁亢)是指由 PTH 分泌量过多导致高钙血症、低磷血症、骨质损害和肾结石等综合病症,可分原发性和继发性两种。原发性甲旁亢由甲状旁腺本身病变引起的 PTH 过度分泌,以高钙血症和低磷血症为特征。甲状旁腺本身病变包括甲状旁腺腺瘤(80%)和增生(15%),甲状旁腺癌罕见,其中 90% 以上伴发甲旁亢。甲状旁腺囊肿更罕见,占甲状旁腺肿瘤的 1.5%~3.2%。多见于 35~65 岁人群,女性为男性 2~3 倍,尤其是绝经后妇女更易发生。继发性甲旁亢是由于各种原因所致的低钙血症,刺激甲状旁腺,使之增生肥大,分泌过多 PTH,常见于慢性肾功能不全、维生素 D 缺乏、骨软化症等。尚有异位甲旁亢,由甲状旁腺以外的组织分泌 PTH 或类似活性物质而引起。肺、胰腺、乳腺癌和淋巴组织增生性疾病的组织是常见的异位病灶。

(二)临床表现、诊断及治疗

常见的甲旁亢症状有倦怠、四肢无力等神经-肌肉系统症状;食欲缺乏、恶心、呕吐、便秘、胃十二指肠溃疡等消化系统症状;烦渴、多尿、肾结石、血尿等泌尿系统症状;骨痛、背痛、关节痛、骨折等骨骼系统症状。伴随症状有皮肤瘙痒、痛风、贫血、胰腺炎和高血压,但也有少数患者无症状。

甲旁亢起病缓慢,早期往往无症状或仅有非特异的症状,诊断主要依据临床表现和实验室检查,高钙血症、低磷血症和高尿钙是诊断甲旁亢的主要依据。近年来,采用 PTH 的测定有助于判断高钙血症是否由甲状旁腺功能亢进所引起。

手术切除过多分泌 PTH 的肿瘤或增生的甲状旁腺组织是治疗甲旁亢最有效的手段。

(三)术前评估与准备

(1)肾脏功能损害是甲旁亢患者常见的严重并发症。约 65% 的甲旁亢患者合并肾结石(磷酸盐或草酸盐),约 10% 的甲旁亢患者有肾钙盐沉着症。因此,有 80%~90% 的甲旁亢患者有不同程度的肾功能损害。术前应注意血尿素氮、肌酐及尿比重,以评估肾功能损伤情况及相应的电解质失衡对心血管系统的影响,如高血压、室性心律失常、QT 间期缩短等。

(2)甲状旁腺功能亢进患者多因长期厌食、恶心、呕吐和多尿等原因导致严重脱水和酸中毒,术前应尽可能予以纠正。

（3）术前应注意预防和处理高钙血症危象,通常甲旁亢患者必须先行内科治疗,给予低钙、高磷饮食,控制高钙血症,将血钙降至 3.5 mmol/L 以下的安全水平,并以钠制剂拮抗钙的作用。高钙血症易导致心律失常,在降低钙浓度的同时应给予相应治疗。

（4）由于 PTH 可动员骨钙进入血液循环,造成骨组织内钙含量下降,引起骨质疏松,同时患者亦可能存在病理性骨折,因此在搬运、安置患者体位及麻醉插管操作时,应注意操作轻柔,避免给患者造成意外伤害。

（四）麻醉选择与术中管理

甲旁亢患者手术麻醉对麻醉药物和麻醉方法的选择没有特殊要求,主要根据患者自身的病理生理改变和手术情况决定。对定位明确、无异位甲状旁腺、无气管压迫患者,身体状况较好可选用局麻或颈神经丛阻滞。对于全身情况差、严重肾功能不全、电解质紊乱或心功能障碍患者,局麻和颈丛阻滞影响更小。对探查性手术或多发性肿瘤,以及有气管压迫与恶心、呕吐的患者,宜选择全身麻醉。气管内插管全身麻醉具有保持气道通畅,充分给氧和防止二氧化碳蓄积的优点。

麻醉方法和管理基本类同于甲状腺手术,但应考虑此类患者多有肾功能不全,因此在选择麻醉药物时应注意到患者的肾功能状态,由于氟元素对肾脏有毒害作用,不宜使用异氟烷、七氟烷。甲旁亢患者多有肌无力症状,由于高钙血症可引起神经-肌肉接头对去极化肌松药敏感,对非去极化肌松药存在抵抗现象,故有肌张力降低的患者,应酌情减少肌肉松弛药的使用剂量。首次肌松效应不易预测,可以小剂量用药并根据肌松效应来决定临床用量,建议使用周围神经刺激器监测神经-肌肉接头功能,以指导肌松剂的应用。因为术中需仔细分离和鉴别甲状旁腺腺体或肿瘤,有时甚至需打开纵隔探查和等待病理报告,时间冗长,注意全麻维持的平稳。

术中牵扯气管,在颈动脉窦附近操作时,患者可出现血压下降及心率减慢须暂停手术,在其附近用局麻药封闭,同时适当加深麻醉,静脉注射阿托品,遇有严重低血压时,可用血管收缩药如麻黄碱。术中应加强监测,严密观察病情变化,尤其是加强心血管功能、心电图的监测,但心电图监测 QT 间期并不是血钙浓度改变的可靠指标。术中应注意观察患者的呼吸、心律变化,维持水、电解质平衡。

术中需做好高钙血症危象的预防和急救准备。血钙异常增高是甲旁亢特征性表现的病理生理学基础。在血浆总蛋白为 65 g/L 的患者,血清钙＞3.75 mmol/L 即有诊断意义。血钙达 3 mmol/L 时,一般患者均能很好地耐受。血钙＞3.75 mmol/L 即可发生高钙血症危象。患者出现精神症状如幻觉、狂躁甚至昏迷、四肢无力、食欲缺乏、呕吐,多饮、多尿,抑郁,心搏骤停,广泛的骨关节疼痛及压痛。X 线片可见纤维囊性骨炎、虫蚀样或穿凿样改变。若抢救不力,可发生高钙猝死。因此,血钙＞3.75 mmol/L 时,即使临床无症状或症状不明显,也应当按照高钙血症危象处理。处理措施包括:输液扩容,纠正脱水（补充生理盐水 2 000～4 000 mL/d,静脉滴注）;在恢复正常血容量后,可给予呋塞米 40～80 mg/(2～4)h,利尿并抑制钠和钙的重吸收;应用糖皮质激素;依据生化检测结果,适量补充钠、钾和镁;必要时可行血液透析或腹膜透析降钙。在严重高钙血症或一般降钙治疗无效时,可静脉给予二磷酸盐（如羟乙膦酸钠）或依地酸二钠（EDTA）或硫代硫酸钠等。

（五）术后处理

（1）术后应注意呼吸道通畅,适当给氧和严密观察病情,以防止喉返神经损伤、血肿压迫等因素导致的术后呼吸道梗阻。

（2）术后 2～3 天内仍需注意纠正脱水，以维持循环功能的稳定。术后 2～3 天内继续低钙饮食，并密切监测血钙变化。手术成功者，血磷迅速恢复正常，血钙和血 PTH 则多在 1 周内降至正常。

（3）甲旁亢术后亦可并发短暂或永久性的低钙血症，其发生率有报道为 13%～14%。血钙于术后 1～3 天内降至过低水平，患者可反复出现口唇麻木和手足搐搦，应每天静脉补给 10% 葡萄糖酸钙 30～50 mL。症状一般于 5～7 天改善。若低钙持续 1 个月以上，提示有永久性甲状旁腺功能低下，则必须按甲状旁腺功能减低症进行长期治疗。

（王　恒）

第三节　乳腺疾病手术麻醉

目前和麻醉医师相关的乳腺手术主要是恶性肿瘤的切除和根治，以及配合整形外科进行一期乳房再造术。对于乳腺肿物性质不明的患者，一般是先在局麻下行活检、切除，然后行快速冰冻，根据病理结果以决定下一步治疗方案。因此在术前访视时，对于可能行全麻下乳腺癌根治术的患者应该给予足够的重视。

一、术前访视

对乳腺手术患者的术前访视，除了一般的访视项目，重点关注患者的心肺功能外，还应该评估患者的插管条件。目前，乳腺癌根治术多使用喉罩通气，术前访视时注意患者的张口度、颈部活动度及下颌大小。在少数情况下，患者已经存在肿瘤的肺内转移，或者已经接受放射治疗和化学药物治疗，对于这类患者，应该重点关注其肺功能、血常规及肝肾功能，预计拔管有困难的患者，应该事先和外科医师沟通，联系 ICU 备床。由于患者往往需要在手术期间接受肿物性质是恶性的可能，有时会情绪激动，此时需要进行适当的劝慰。

二、术中管理

对于乳腺肿物的活检操作，一般是在局部麻醉下完成，对于某些危重症患者，可能需要麻醉医师进行监护。对这类患者应该慎用镇静药物，以免导致呼吸抑制，甚至循环波动。对于乳腺根治手术，大多采用全身麻醉的方式。

对于技术熟练的乳腺外科医师来说，乳癌根治术一般不会超过 2 小时，此时我们往往选择喉罩通气技术，该技术刺激小，患者术后咽喉部不适发生率较低。但是如果预计手术时间超过 2 小时或者患者存在喉罩禁忌证时，气管插管仍然是首选气道技术；有些患者需要在行乳腺癌根治术的同时进行乳房再造，此时也应该选择气管插管。

对于一般情况良好的患者，经口快速诱导是常用方法，麻醉的维持可以使用吸入麻醉药，也可以使用异丙酚，同时应用复合阿片类镇痛药物。是否使用肌松药视患者的情况而定，如果患者在麻醉维持过程中没有自主呼吸，可以不使用肌松药。但是由于手术时间相对较长，同时在外科操作过程中对神经、肌肉的牵拉往往会造成操作不便，因此建议在诱导时加用肌松药，不仅方便插管、插喉罩，还方便外科医师的操作，同时可以确保喉罩的位置不会因为患者的体动而发生改变。在手术结束准备拔管时，注意最后一次肌松药的追加时间，同时加用新斯的明和阿托品合剂拮抗残余肌松药。

在乳腺手术过程中,往往需要将手术侧的胳膊悬吊到头架上,因此在悬吊过程中务必仔细,防止骨骼肌肉拉伤及神经损伤。在手术完成时,务必先松开悬吊的手臂,禁止暴力旋转头架。

在手术完成时,乳腺外科医师一般需要立刻佩戴胸带,以便压迫止血。在此操作完成之前,适当的减浅麻醉是必要的,以便缩短患者苏醒时间,但是应该防止患者在佩戴胸带时因为体位的变动、喉罩位置的变动而发生躁动。因此在佩戴胸带完成之前,维持适当的麻醉深度是必要的。在佩戴胸带过程中,患者上身是抬离床面的,麻醉医师应该注意保护患者的头部和颈部,同时暂时断开螺纹管,防止由于牵拉造成喉罩、气管插管的位置变动。胸带佩戴完后,将患者放置于手术床后再进行苏醒及拔除喉罩、气管插管。

三、术后管理

术后疼痛多见于乳腺癌根治术后患者,可以采用患者自控镇痛(patient controlled analgesia,PCA)技术或者高位硬膜外镇痛。对于不愿意使用PCA的患者,嘱外科医师术后根据需要使用肌内注射、口服镇痛药物。

(王　恒)

第四节　急腹症手术麻醉

急腹症主要与炎症,实质脏器破裂,空腔脏器穿孔、梗阻,以及脏器扭转、出血和损伤等有关。这类患者往往起病急、病情危重、病情复杂、剧烈疼痛及多为饱胃状态,急症手术术前不允许有充裕的时间进行全面检查和麻醉前准备,因而麻醉的危险性大,麻醉并发症发生率高。麻醉处理包括以下五个方面的内容:①对患者病情严重程度进行正确与恰当的评估,并仔细了解各系统和器官的功能状态;②术前采取相应治疗措施改善生命器官功能;③尽量选用患者能承受的麻醉方法与麻醉药;④麻醉全程进行必要监测,并随时纠正生命器官活动异常;⑤积极防治术后并发症。

一、急性肠梗阻

任何原因引起肠内容物通过障碍统称肠梗阻,是常见的外科急腹症,主要临床表现为腹胀、腹痛、恶心呕吐、肛门停止排气排便等,按肠壁有无血运障碍分为单纯性和绞窄性肠梗阻。绞窄性肠梗阻应及早手术,如果患者已处于休克状态,必须边抗休克边紧急手术,一旦延误手术时机,纵然手术能切除坏死肠段,严重的感染将使并发症及病死率增加。由于急性肠梗阻患者有呼吸受限,严重水、电解质和酸碱失衡,以及可能发生的感染性休克,术前应尽量纠正,补充血容量,并做胃肠减压,麻醉应选择气管内插管全身麻醉,一般情况好的患者也可选择连续硬膜外阻滞麻醉。术中加强生命体征和血流动力学监测,对严重休克的危重患者,应行中心静脉压和/或直接动脉压监测。麻醉期间要保持呼吸道通畅和有效通气量,预防胃反流和误吸。

(一)病理生理特点
1.单纯机械性肠梗阻

水、电解质失衡和代谢紊乱是单纯机械性肠梗阻的主要病理生理特点。正常情况下,小肠内的大量液体除少部分是经口摄入外,大部分是胃肠道消化腺的分泌液。据统计,成人每天有 5～10 L 水进入小肠,其中大部分被重吸收,仅 500 mL 或更少的液体进入结肠。因此,一旦小肠出现单纯机械性梗阻,肠腔内大量液体和气体无法向下正常运行,导致梗阻的近端肠腔内容物积聚,梗阻部位越低,内容物积存越明显。虽然高位小肠梗阻的肠腔内积聚液量少,但由于肠腔急性扩张引起的反射性呕吐严重,大量水、Na^+、K^+、Cl^-、H^+ 丢失,引起低氯、低钾、代谢性碱中毒和脱水。随着脱水程度加重,患者出现血容量减少、心率增快、中心静脉压降低、心排血量降低和血压下降,进而影响肺脏的通气功能和肾脏的排泄功能,最终引起酸中毒和氮质血症。

2.绞窄性肠梗阻

梗阻的肠壁发生血供障碍称为绞窄性肠梗阻。绞窄性肠梗阻除梗阻本身造成水、电解质丢失外,同时存在血运障碍造成毛细血管通透性增加所致的血浆和血细胞丢失,因而其水电解质丢失、代谢障碍和血流动力学变化比单纯机械性肠梗阻更明显。同时,由于肠黏膜受损,毒素吸收和细菌移位致脓毒症,当梗阻肠壁血供严重受阻时,则发生肠壁坏死、破裂和穿孔,大量细菌和毒素进入腹腔,最终造成多器官功能障碍或衰竭。

3.结肠梗阻

结肠梗阻造成水、电解质丢失一般较机械性小肠梗阻轻。若回盲瓣正常,很少出现逆流性小肠扩张,但易危及肠壁血供,引起绞窄性肠梗阻;若回盲瓣功能不全,可伴低位小肠梗阻的表现。当结肠内积气引起肠壁极度扩张时,易发生穿孔,引起弥漫性腹膜炎。

(二)麻醉前准备

1.纠正水、电解质和酸碱平衡失调

急性肠梗阻患者由于频繁呕吐及大量消化液积存在肠腔内,可引起急性脱水。其所丧失的体液与细胞外液相同,因而血清钠浓度和血浆渗透压仍在正常范围。细胞内液在脱水初期无明显变化,若体液丧失持续时间较长,细胞内液外移,可引起细胞脱水。患者表现为尿少、厌食、恶心、乏力、唇舌干燥、眼球下陷、皮肤干燥松弛等。若短时间内体液丧失达体重的 5%(大约相当于丢失细胞外液 20%),患者会出现脉搏细数、肢端湿冷、血压不稳或下降等血容量不足症状,严重者出现低血容量性休克。高位肠梗阻时丧失大量胃液,Cl^- 和 K^+ 丢失可引起低 Cl^- 性和低 K^+ 性碱中毒。

术前应针对细胞外液减少程度快速补充平衡盐液或等渗盐水,恢复细胞外液容量。如果患者已有血容量不足表现,提示细胞外液丧失量已达体重的 5%,若体重为 50 kg,可给予平衡盐液或等渗盐水 2 500 mL;如无明显血容量不足表现,可给上述量的 1/3～2/3,同时测定血细胞比容,精确计算补液量,一般血细胞比容每升高 1%,欠缺液体 500 mL。等渗盐水中含 Na^+ 和 Cl^- 各为 154 mmol/L,血清含 Na^+ 和 Cl^- 分别为 142 mmol/L 和 103 mmol/L,即等渗盐水中 Cl^- 含量比血清高 50 mmol/L,正常情况下肾脏有保留 HCO_3^- 和排 Cl^- 的功能,Cl^- 大量进入体内后不致引起血 Cl^- 明显升高,但在重度缺水或处于休克状态,肾血流量减少,排 Cl^- 功能受到影响时,如果静脉补充大量等渗盐水可引起高 Cl^- 性酸中毒。常用的平衡盐液有 1.86%乳酸钠液加复方氯化钠液(1:2)和 1.25%碳酸氢钠加 0.9%氯化钠液(1:2),二者电解质成分与血浆含量相仿,既可避免输入过多 Cl^-,又对酸中毒的纠正有一定帮助。但应注意患者处于休克状态,所选用的平衡盐液以醋酸钠复方氯化钠液为佳,乳酸钠复方氯化钠液可增加血中乳酸盐含量,不利于纠正代谢性酸中毒。

慢性肠梗阻患者,由于消化液持续性丧失,缺水少于失钠,故血清钠低于正常范围,细胞外液

呈低渗状态,又称低渗性脱水,术前应根据细胞外液缺钠多于缺水和血容量不足的程度,采用含盐溶液或高渗盐水治疗。

2.胃肠减压

通过胃肠减压,吸出胃肠道内的气体和液体,可减轻腹胀,降低肠腔内压力,减少肠腔内的细菌和毒素,改善肠壁血液循环,利于改善局部病变。同时,有效的胃肠减压也是减少围麻醉期呕吐误吸的重要措施之一。

3.抗生素应用

单纯机械性肠梗阻患者一般不需预防性应用抗生素。绞窄性肠梗阻可引起细菌移位,发生严重多菌混合感染,导致败血症、腹膜炎、感染性休克、多器官功能障碍综合征等,所以早期正确地应用抗生素,对降低患者的并发症和病死率有重要意义。选择抗生素的原则是要"早、重、广",即要在采集血培养标本后1小时开始应用抗生素(早),而且要静脉给予抗生素(重),以及要选用能抑制所有可疑菌种的广谱抗生素或多种抗生素联合应用(广)。

(三)麻醉管理

急性肠梗阻患者若不存在低血容量休克或感染性休克,且低血容量在术前已得到很大程度纠正,可采用连续硬膜外阻滞麻醉,经 $T_{9\sim10}$ 或 $T_{10\sim11}$ 间隙穿刺,头端置管,可获得较为良好的肌肉松弛和最低限度的呼吸循环抑制,患者术中神志清醒,可避免呕吐误吸,尤其适用于饱胃患者。对有水、电解质和酸碱失衡,腹胀明显,呼吸急促,血压下降和心率增快的休克患者,选用气管内插管全身麻醉较为安全。麻醉诱导和维持过程中应强调预防呕吐误吸,所用药物以不进一步加重循环抑制为宜。硬膜外联合全麻,镇痛、镇静、硬膜外局麻药用量均明显减少,具有镇痛、肌松良好、苏醒快、拔管早、术后镇痛好、便于术后管理及并发症少等优点,但避免硬膜外腔和静脉同时给药,不失为老年高危患者较理想的麻醉方法。

麻醉过程中,对于休克患者,应继续抗休克治疗,以维持心脏、肺脏和肾脏等重要器官的功能,预防急性呼吸窘迫综合征、心力衰竭和肾衰竭。注意输血、输液的速度以及晶体与胶体液的比例,维持合适的血红蛋白浓度和血细胞比容,必要时在中心静脉压和肺动脉楔压指导下补液。对术前应用抗生素的患者,术中应注意抗生素与肌松药相互作用。麻醉苏醒期应避免呕吐和误吸,待患者神志完全清醒、咳嗽吞咽反射恢复、呼吸循环功能稳定,可慎重拔除气管内导管。完善的术后镇痛有利于术后早期胃肠功能恢复,消除腹胀并保护肠黏膜功能,防止细菌移位,促进吻合口愈合。

二、上消化道大出血

消化道大出血是指呕血、大量黑便、便血,导致血压、脉搏明显变化或血红蛋白浓度降到 100 g/L 以下,或血细胞比容低于 30% 的临床病症。由于患者发病前个体情况不同,有学者提出当患者由卧位改为直立时,脉搏增快 10~20 次/分,收缩压下降 2.7 kPa(20 mmHg)可作为诊断急性大出血的标准。引起上消化道大出血的常见原因为胃十二指肠溃疡出血、门静脉高压引起的食管-胃底静脉曲张破裂出血等,经内科治疗 48 小时仍难以控制出血时,常需紧急手术治疗。

(一)患者特点

有效循环血量急剧减少是各种原因所致上消化道大出血的共同特点。如果患者面色苍白、皮肤湿冷、站立时眩晕,表明失血量已达全身总血量的 15%;站立时收缩压下降 2.7~4.0 kPa(20~30 mmHg)表明失血量已达 25% 以上;平卧时出现休克症状时,表明失血已达 50% 或更多。由门静脉高压引起的食管-胃底静脉曲张破裂出血患者还具有以下特点:①均有不同程度的肝硬化;②由于纤维蛋白原缺乏、血小板减少、凝血酶原时间延长、第V因子缺乏、纤溶酶活性增强等原因,易发生凝血功能障碍;③腹水造成大量蛋白丢失,加上水钠潴留,患者表现为低蛋白血症。

(二)麻醉前准备

麻醉前多有程度不同的出血性休克、严重贫血、低蛋白血症、肝功能不全及代谢性酸中毒等,术前均需抗休克综合治疗,待病情初步纠正后方能实施麻醉。急性失血患者必须迅速扩容以恢复有效循环血量,选择液体的原则是首先补充血容量,其次是提高血红蛋白浓度,最后应考虑凝血功能。总输液量不应受估计失血量的限制,扩容治疗应以能维持动脉压、正常的组织灌注及尿量为依据。失血量在30%以下时,用3倍失血量的醋酸钠林格液能有效提升血压;失血量超过30%时,应补充一定量胶体液,如羟乙基淀粉、明胶等。急性失血性休克患者慎用葡萄糖液,以免引起高渗性昏迷和加重缺血、缺氧性脑损伤。大量输液引起的血液稀释有利于改善微循环和保护肾功能,以往认为血细胞比容在30%时最有利于组织血供,近年来认为20%尚属安全,但对孕妇及老年人应慎重。在大量失血超过全血量40%时,应补充全血或浓缩红细胞,以维持血细胞比容在20%以上,或血红蛋白在70 g/L以上。大量输入液体或库血可引起血小板减少,血小板数量降至 $50×10^9$/L以下时,应补充血小板。

严重循环紊乱患者应监测中心静脉压以指导输液速度和输液量,既往无明显心脏病患者,中心静脉压变化能准确反映血容量状态;有心功能受损者,可监测肺动脉楔压和心排血量,动态观察中心静脉压、肺动脉楔压及心排血量变化更有意义。常规放置尿管监测尿量,既可作为补充血容量的指标,又能早期发现肾衰竭。动脉血气分析可综合评价酸碱平衡状态、呼吸功能及组织氧合情况等,对治疗有重要指导作用。

(三)麻醉管理

上消化道大出血患者宜选用气管插管全身麻醉,为避免误吸,应采用清醒气管插管,麻醉维持以不进一步加重循环抑制为前提,麻醉诱导和维持可选用对心肌和循环抑制轻的依托咪酯、氯胺酮、咪达唑仑、芬太尼、氧化亚氮等。对门静脉高压症引起的食管-胃底静脉曲张破裂出血患者,除遵循上述原则外,还应注意以下问题:①避免使用对肝脏有损害的药物,如氟烷或高浓度安氟烷,可用氧化亚氮、七氟烷、地氟烷、氯胺酮、苯二氮䓬类药物等。②肌松药应首选顺式阿曲库铵,因该药在生理pH和体温下经霍夫曼消除,不依赖于肝脏或肾脏;维库溴铵主要经胆汁排泄,用于肝硬化患者时效延长;泮库溴铵仅少量经胆汁或肝脏排泄,可适量应用。③麻醉中避免缺氧和二氧化碳蓄积。④适量给予新鲜冰冻血浆、冷沉淀物或血小板,以补充凝血因子。

术中根据患者血压、中心静脉压或肺动脉楔压、尿量等变化,继续输血、输液治疗,维持血压在12.0 kPa(90 mmHg)以上,尿量在30 mL/h以上和血细胞比容不低于30%。肝硬化患者术中易发生低血糖,其原因如下:①肝糖原储备少,不易分解为葡萄糖。②肝硬化时胰岛素灭活减少,胰岛素水平相对较高;但由于手术应激,肝硬化后肝细胞的胰岛素受体失灵,不能利用胰岛素,血糖并不降低;一些挥发性麻醉药可抑制胰岛素释放和减少糖原合成,可产生高血糖。肝硬化患者虽然血糖不低,但因肝糖原储备减少,手术时间长时仍应补充适量葡萄糖0.1~0.2 g/(kg·h);肝硬化患者常有低血钾,故输入GIK溶液较好。低蛋白血症患者可补充清蛋白,使血浆清蛋白高于25 g/L,以维持血浆胶体渗透压和预防肺间质水肿。

三、胃十二指肠溃疡穿孔及胃癌穿孔

多数患者有长期溃疡病史及营养不良等情况,胃肠道穿孔可发展成严重弥漫性腹膜炎,引起剧烈腹痛、大量失液、高热及严重水、电解质和酸碱失衡,发生感染性休克,术前应予以相应处理,除补充血容量、纠酸外,对严重营养不良、低蛋白血症或贫血者,宜适量输血或血浆。围术期重点是预防心、肺等重要脏器出现并发症。

(一)病理生理改变

胃十二指肠溃疡或胃癌穿孔后,大量具有化学腐蚀性的胃十二指肠内容物进入腹腔,其成分包括食物、酸性胃液、碱性十二指肠液、胆汁、胰液、胰酶及多种细菌等,迅速引起弥漫性腹膜炎,此期主要是强酸、强碱对腹膜的强烈刺激引起剧烈腹痛和大量渗出,也称为化学性腹膜炎。腹膜大量渗出最终导致低血容量性休克。穿孔数小时后大量细菌繁殖,逐渐出现细菌性腹膜炎,病情进一步发展,感染加重,细菌毒素吸收,在原有低血容量休克的基础上出现感染性休克,最终导致多器官功能障碍。

(二)麻醉前准备

1.一般准备

(1)监测患者体温、脉搏、呼吸、血压、尿量,必要时行中心静脉插管监测中心静脉压。

(2)行胃肠减压,避免胃十二指肠内容物继续进入腹腔。

(3)根据可能的病原菌选择有针对性的、广谱的抗生素,必要时复合用药,避免感染加重。

2.液体复苏

胃十二指肠穿孔后,腹腔大量渗液,可出现不同程度的脱水,严重者出现休克。腹膜渗出液的电解质含量与细胞外液相似,平均 Na^+ 为 138 mmol/L、Cl^- 为 105 mmol/L、K^+ 为 4.9 mmol/L,故输液应以等渗盐水或平衡盐液为主,并根据血压、脉搏、尿量和中心静脉压调整输液速度和输液量以纠正电解质及酸碱平衡紊乱。

(三)麻醉管理

(1)对穿孔时间短,进入腹腔的胃十二指肠内容物量少,呼吸、循环功能稳定的患者可采用硬膜外阻滞麻醉,经 $T_{7\sim8}$ 或 $T_{8\sim9}$ 间隙穿刺,头端置管,阻滞范围以 $T_4\sim L_1$ 为宜。为消除内脏牵拉反应,进腹前可适量给予哌氟合剂。若阻滞平面超过 T_3,则胸式呼吸被抑制,膈肌代偿性活动增加,可影响手术操作;此时,如再使用较大剂量辅助药物,可显著抑制呼吸而发生缺氧和二氧化碳蓄积,甚至心脏停搏。因此,麻醉中除严格控制阻滞平面外,应加强呼吸监测和管理。

(2)对于感染性休克、内环境紊乱、饱胃、腹胀或呼吸急促的患者,宜选择气管内插管全麻,便于呼吸管理和充分供氧。积极抗休克治疗,补充血容量,以晶体液为主,适当补充胶体液或血浆,以维持胶体渗透压;对低蛋白血症或贫血患者,适量补充清蛋白或浓缩红细胞。在液体治疗的同时,合理应用血管活性药物(首选去甲肾上腺素),提升动脉压,恢复心肌收缩力,促进血液循环,改善微循环状态,促进组织灌流,保护重要器官和组织功能。必要时应用小剂量糖皮质激素提高对儿茶酚胺的敏感性,缩短休克恢复时间。围麻醉期全面监测呼吸、体温、脉搏氧饱和度、尿量和心电图等各种生理指标,必要时监测有创动脉压和中心静脉压,及时纠正电解质紊乱和酸碱平衡失调及贫血状态。

(王 恒)

第五节　门静脉高压症手术麻醉

一、门静脉高压症的病理生理特点

　　门静脉位于两个毛细血管网之间，一端是胃、肠、脾、胰的毛细血管网，另一端是肝小叶内的肝窦，曾形象地被比喻为一棵大树的树干，其根分布在内脏器官，而树冠和树枝则为肝脏和肝内的门静脉分支；门静脉主干是由肠系膜上、下静脉和脾静脉汇合而成，其中 20% 的血液来自脾，门静脉的左右两干分别进入左右半肝后逐渐分支，其小分支和肝动脉小支的血流汇合于肝小叶内的肝窦（肝的毛细血管网），然后汇入肝小叶的中央静脉，再汇入小叶下静脉、肝静脉，最后汇入下腔静脉；门静脉无瓣膜，其压力通过流入的血量和流出阻力形成并维持。门静脉的血流受阻、血液淤滞时，会引起门静脉系统压力的增高。临床表现有脾大和脾功能亢进、食管-胃底静脉曲张和呕血、腹水等，具有这些症状的疾病称为门静脉高压症；门静脉正常压力为 $1.3\sim2.4$ kPa（$13\sim24$ cmH$_2$O），平均为 1.8 kPa（18 cmH$_2$O），比肝静脉压高 $0.5\sim0.9$ kPa（$5\sim9$ cmH$_2$O）。门静脉高压症是指门静脉压力超过 2.5 kPa（25 cmH$_2$O），或门静脉和肝静脉压力梯度差大于 1.2 kPa（12.5 cmH$_2$O）时所产生的综合征。

　　按门静脉阻力增加的部位，可将门静脉高压症分为肝前、肝内和肝后三型。肝内型又可分为窦前、窦后和窦型；肝炎后肝硬化或肝寄生虫病是肝内型常见病因；而肝前型门静脉高压症常见的病因是肝外门静脉血栓形成、先天性畸形（闭锁、狭窄等）和外在压迫（转移癌、胰腺炎等）；肝后型门静脉高压症的病因见于巴德-吉亚利综合征、缩窄性心包炎、严重右心衰竭等。

　　正常的肝窦血管床需要一定压力来维持门静脉血流量，当不同原因引起门静脉血流受阻或流量增加，即导致门静脉压力升高（门静脉高压），可以发生下列病理变化：①脾大、脾功能亢进。门静脉血流受阻后，首先出现充血性脾大。门静脉高压症时，可见脾窦扩张，脾内纤维组织增生，单核吞噬细胞增生和吞噬红细胞现象。临床上除有脾大外，还有外周血细胞减少，最常见的是白细胞和血小板减少，称脾功能亢进。②交通支扩张。由于正常的肝内门静脉通路受阻，门静脉又无静脉瓣，门静脉系与腔静脉系之间存在的交通支大量开放，并扩张、扭曲形成静脉曲张。一般认为存在四个主要的交通支，即胃食管、痔、脐周和腹膜后。在扩张的交通支中，最有临床意义的是在食管下段、胃底形成的曲张静脉，可引起破裂，导致致命性的大出血。③腹水。门静脉压力升高，使门静脉系统毛细血管床的滤过压增加，同时肝硬化引起的低蛋白血症，血浆胶体渗透压下降及淋巴液生成增加，促使液体从肝表面、肠浆膜面漏入腹腔而形成腹水。门静脉高压症时，虽然静脉内血流量增加，但中心血流量却是降低的，继发刺激醛固酮分泌过多，导致水钠潴留而加剧腹水形成。④门静脉高压症时，由于自身门体血流短路或手术分流，造成大量门静脉血流绕过肝细胞或因肝实质细胞功能严重受损，致使有毒物质不能代谢与解毒而直接进入体循环，从而对脑产生毒性作用并出现精神神经综合征，称为肝性脑病。门静脉高压症患者自然发展成为肝性脑病的不到 10%，常因胃肠道出血、感染、过量摄入蛋白质、镇静药、利尿剂而诱发。

　　肝脏是合成几乎所有凝血物质的场所，同时也合成抗凝物质、纤溶酶原。而且肝脏也负责清除激活的凝血因子、纤溶酶原激活物及纤维蛋白降解产物。因此，严重的肝病患者可出现凝血障碍,维生素 K 吸收减少,凝血因子Ⅱ、Ⅶ、Ⅸ、Ⅹ的合成减少,纤维蛋白原缺乏,异常纤维蛋白原血症,纤溶亢进,血液中出现抗凝物质;多数门静脉高压症的患者有肝硬化和明显肝功能损害,表现为血浆清蛋白减少、凝血机制障碍和出血倾向、水钠潴留和腹水。持续门静脉高压导致脾脏淤血肿大,脾功能亢进,从而引起全血细胞减少,使得贫血和出血倾向进一步加重。此外,重症门静脉高压症患者还常并发肾功能不全,导致氮质血症和少尿。长期门静脉高压必有侧支循环形成,出现食道下段和胃底静脉曲张。部分患者曲张静脉破裂出血,可导致严重休克甚至死亡。

二、麻醉前准备

非手术治疗仅对一部分患者起到暂时性止血的作用,手术治疗仍是治疗门静脉高压症的主要手段。外科手术的目的是防治食管-胃底静脉曲张破裂所致的大出血,切除巨脾、消除脾功能亢进以及治疗顽固性腹水,并不是从根本上改善肝脏本身的病变。

门静脉高压症的患者手术和麻醉的风险取决于术前肝功能受损的程度。目前肝功能的评估仍多采用 Child 肝功能分级。肝功能 Child 分级与手术的病死率有明显相关性。据统计,门静脉高压症患者行手术治疗,其 Child 分级分别为 A 级、B 级、C 级时,相应的病死率分别为 $0\sim10\%$、$4\%\sim30\%$ 和 $19\%\sim76\%$。但 Child 分级的各项指标仅反映肝功能受损的程度及在静息状态下的代偿能力,不能敏感地预测应激状态下肝脏所必要的储备功能。麻醉前准备应包括以下几个方面。

(一)加强营养,改善肝功能

(1)给予高热量、多种维生素和低脂肪饮食;如有肝性脑病,宜限制蛋白质摄入。高碳水化合物可提供能量,增加肝糖原贮备,维护肝脏功能。对食欲缺乏的患者可给予葡萄糖、胰岛素和钾(每天 10% 葡萄糖 1 000 mL,普通胰岛素 24 U 和氯化钾 1.5 g,应用 1 周左右)。适当的高蛋白饮食和补充氨基酸可促进肝细胞再生,特别是高百分比的支链氨基酸更为需要。B 族维生素对糖、蛋白质和脂肪代谢具有重要作用,维生素 C 和维生素 E 可增加肝细胞抗氧化能力。大出血后危重患者视具体情况给予肠外和肠内营养支持。维护肝脏功能可使用各种有效的护肝药物,如肝细胞生长因子、肝细胞再生刺激因子、胰高糖素-胰岛素等。

(2)适当纠正低蛋白血症,改善全身状况。最好使血浆总蛋白达 60 g/L,并使清蛋白达 35 g/L 以上。可输注足量血浆或清蛋白。

(3)贫血的原因是多方面的,包括失血、红细胞破坏、骨髓抑制和营养缺乏,应该权衡术前输血的需求和氮负荷的必然增加,大量输血引起的蛋白分解可促使脑病的发生。必要时可在术前数天输新鲜血液,以少量多次输血为宜,争取血红蛋白含量大于 100 g/L。最好输注新鲜的全血,一方面可增加携氧能力,另一方面还可补偿不足的血浆蛋白和可能缺乏的凝血因子。此外,新鲜的全血含有的氨比库血少,可减少因血氨浓度过高而引起肝性脑病的危险。

(4)尽量纠正水、电解质失衡,肝性脑病和营养不良。对于腹水患者,要限制钠的摄入,每天不超过 2 g,在利尿的同时更需要监测和维持水和电解质的平衡。

(二)预防肝性脑病

口服液状石蜡、乳果糖缓泻,或使用乳果糖灌肠。对近期有出血患者可用硫酸镁导泻肠内积血。还可使用多巴胺、精氨酸等药物。

(三)控制腹水

择期手术,最好待腹水消退两周后再手术。如果是急诊行食道静脉曲张断流术,术前可适量放腹水,但一次放腹水量不要超过 3 000 mL。

(四)纠正出血倾向和凝血障碍

对有出血倾向者,应根据病因处理,但不强求纠正到正常。术前 1 周可给予维生素 K,应使用合适的血液制品补充凝血因子,如新鲜冷冻血浆和冷沉淀物;同时还需注意避免使用抗血小板聚集药物,如阿司匹林和吲哚美辛等。术前血小板计数低时应考虑输注血小板。

(五)预防感染

门静脉高压症患者的抗感染能力低下,腹水患者又常发生细菌性腹膜炎,所以术前应常规预防性使用抗生素。术前 2 天开始应用抗生素,可口服新霉素 1.0～1.5 g 或头孢呋辛酯 0.5 g,每 8 小时 1 次,以减少肠道内细菌。还可使用含双歧杆菌的制剂,如回春生、丽珠肠乐等,调节肠道菌群。术前半小时静脉滴注头孢噻肟 1.5 g、甲硝唑 1 g 或头孢哌酮 1 g。

术前应常规行肾功能检查,有胃黏膜病变的可使用 H_2 受体阻滞剂(西咪替丁、雷尼替丁或法莫替丁等)或质子泵抑制剂(奥美拉唑、泮托拉唑、兰索拉唑等),术前晚及术日晨清洁灌肠。术前应用丙酸睾酮和苯丙酸诺龙等促蛋白合成剂。

门静脉高压症的患者术前用药量宜小。短效巴比妥类药如环己巴比妥几乎全在肝内代谢,因此,短效巴比妥类药在肝脏患者应禁用。长效巴比妥类药如苯巴比妥的一部分直接经尿排泄,肝硬化患者的苯巴比妥消除半衰期中度延长,消除率降低 30%。因此,肝脏患者虽然可使用苯巴比妥类药物,但要适当减量。术前可仅给阿托品或东莨菪碱即可。但如患者有发热和心动过速,阿托品就不宜常规使用,但也应做好静脉注射的准备,以便必要时应用。如果患者清醒,且置有食管气囊或牵引,则有相当的疼痛,可用最小量的镇静药或麻醉性镇痛药,分别控制焦虑或疼痛。药物应由静脉小量分次给予,使达到适当缓解的程度为止。吗啡虽然对肝血流量无明显影响,但主要在肝内解毒,临床上常看到肝功能不全患者给小量吗啡后即导致长时间昏睡,因此,禁止使用吗啡或哌替啶。

三、麻醉处理

门静脉高压症者,肝功能多有不同程度的损害,可使麻醉药的代谢迟缓,以致麻醉后苏醒延迟或呼吸抑制。因此,在选用麻醉药物及麻醉方法时,应首先明确肝脏病变的程度及肝功能的状态和药物对肝脏的影响。

(一)麻醉选择

1.硬膜外阻滞麻醉

硬膜外阻滞麻醉适合全身情况较好、肝功能受损较轻、凝血机制正常的患者。应用时需注意以下方面。

(1)药物宜小剂量分次给药,力求最小有效阻滞平面完成手术。

(2)局部麻醉药中酯类局麻药在血浆或肝内由胆碱酯酶水解,胺类则在肝内代谢。因此,肝功能受损的患者用上述两种药物时应防止过量,用药量需减少 1/3～1/2。

(3)避免影响肝血流的任何因素,保证血流动力学的稳定,严防低血压和缺氧,二氧化碳蓄积。硬膜外麻醉或腰麻时,如果平均动脉压显著下降(正常值 2/3 以下),肝血流量亦可减少;如无血压下降,则肝血流量可有所增加。

(4)有出血倾向者不宜选用,以免发生硬膜外血肿,造成严重后果。

2.全身麻醉

多数情况下,需要选用气管内插管全麻醉。麻醉药物的选用注意以下几点。

(1)禁用有肝损害的药物:门静脉高压症患者有着肝功能低下和分解代谢延迟的病理生理基础,因此,损害肝功能的药物如乙醚、氟烷等应避免应用。

(2)在肝内代谢的药物应减量:临床常用的镇痛、镇静药物多数在肝内代谢,应酌情减量。但瑞芬太尼消除不受肝功能的影响,是门静脉高压症患者较理想的药物。

(3)吸入麻醉药:氟烷明显降低肝血流,而氧化亚氮、异氟烷和恩氟烷均可选用。

(4)肌松药:去极化肌松药有赖于血浆胆碱酯酶和假性胆碱酯酶的分解,严重肝功能减退时此两种酶合成减少,琥珀胆碱作用持续时间可延长 2～3 倍,因此,对于严重肝病患者,去极化肌松药更要减量使用。阿曲库铵不依赖肝脏代谢,是此类患者的首选。

(二)术中监测

除监测血压、脉搏、心率、心电图、脉搏氧饱和度和尿量外,最好能监测中心静脉压、连续直接动脉测压,同时还能连续测定动脉血气和电解质。术前大部分患者限制钠的摄入,但术中血容量和尿量的维持更为重要,没有术中精确的监测,很难正确估计血容量状态。静脉液体的使用应以胶体液为主,避免钠超负荷和渗透压增加;如果补液量充足,若尿量持续减少时需要应用利尿剂。

(三)术中处理注意事项

肝硬化门静脉高压症患者麻醉管理中的关键是避免肝脏缺血缺氧。肝对缺血缺氧的耐受能力较差,尤其是血液灌注已受到明显不足的硬化肝脏。如果肝血流进一步明显下降,对肝脏的损害更为明显。麻醉过程中任何影响肝血流量的因素都有可能引起肝缺血缺氧。应该注意以下几个方面。

1.充分供氧,防止二氧化碳蓄积

肝脏重量为体重的 2％,耗氧量占总耗氧的 25％,对缺血缺氧极为敏感。当血压降至 8.0 kPa(60 mmHg)时,肝细胞正常生物氧化过程就会停止,脉搏氧饱和度降至 40％～60％时,肝小叶中心可发生坏死。二氧化碳蓄积可使内脏血管阻力增加,使肝血流量下降,造成肝脏缺氧缺血;二氧化碳蓄积引起高碳酸血症,由于体内酸碱度的改变,影响了肝细胞正常活动所需的 pH,造成细胞内酶的活动障碍,对肝脏功能产生不良影响。在麻醉过程中保证气道通畅,充分供氧和避免二氧化碳蓄积,是保护肝功能的重要措施之一。

2.尽量维持血流动力学稳定,避免低血压

长时间低血压甚至休克是肝细胞严重损害的重要因素。术中引起低血压的因素如下:①门静脉高压症患者凝血功能差,易引起术野出血;②术中游离胃底血管或游离脾脏、分离脾门血管破裂时,常发生急剧出血或广泛渗血,使血压骤降;③硬膜外麻醉阻滞范围过广,血容量相对不足;④放腹水过快,使腹腔内压力突然下降,引起内脏血管扩张,也导致低血压。

在麻醉过程中,保证通畅的静脉通路是维持血流动力学稳定的基本保障。输血应以新鲜全血为佳。对有休克的肝功能障碍患者,大量输血易发生枸橼酸中毒,应适当补充钙离子和碳酸氢钠。

3.防治术中低血糖和纠正电解质紊乱

麻醉药会使肝糖原严重损耗和得不到正常利用,加强血糖和电解质的监测,及时纠正低血糖和电解质紊乱有助于稳定血压。

4.术中避免强烈牵拉内脏

腹腔脏器强烈牵拉能引起内脏反射性毛细血管扩张致回心血量减少,心排血量降低,导致肝血流灌注不足。术中操作轻柔是保护肝脏的一项重要内容。

5.术中保持正常的体温

术中由于麻醉药或区域阻滞所引起的血管扩张,散热增加;麻醉状态下中枢抑制、肌肉松弛抑制了代偿性反应,可造成术中体温降低。低温可加重凝血功能障碍,使手术失血增多。

6.苏醒延迟时,及时采取针对性治疗处理

术后若出现苏醒延迟,应警惕肝性脑病的可能,应及时采取针对性治疗处理。

四、术后处理

门静脉高压症患者全身情况差,且均有不同程度的肝功能减退,部分患者因大出血行急诊手术,术前难以充分准备。所以要注意密切观察患者病情的改变,加强术后肝功能的维护,预防并发症的发生。

断流术手术范围广,创伤大,且患者已存在有明显的肝功能损害,尤其是急症手术患者,术后的观察要注意以下几个方面:①密切观察体温、呼吸、心率和血压的变化,多数患者术后需要进入重症监护室进行监护治疗。②麻醉清醒后,密切观察神志及反应能力的变化。③定时记录尿量,观察尿色泽变化,及时行尿液检查。④观察胃肠减压管的引流量及性状;急症患者术后即可放出三腔二囊管内的空气,连接胃管减压,若未再出血48～72小时后可拔除。⑤保持腹腔引流管通畅,记录引流液的量及性状。⑥及时测定血红蛋白、血细胞比容、血小板、血浆清蛋白。脾切除的患者,如果血小板大于$80×10^9/L$,应采取抗凝治疗,防止血栓形成。⑦每天查肝肾功能、电解质、血糖和酮体的变化,对怀疑肝性脑病者还应该进行血氨监测,发现异常要及时处理。

(杨仁猛)

第六节　胆道疾病手术麻醉

胆道疾病以胆石症、胆道肿瘤、先天性胆道疾病等常见。该类患者除合并有肝功能损害以外,常伴有梗阻性黄疸及重要脏器功能改变,手术麻醉风险较大。因此,熟悉黄疸所引起的病理生理学改变及各种胆道疾病的特点,慎重选择麻醉方法及用药,积极预防可能出现的术后并发症,对于保证该类患者安全、平稳度过围术期至关重要。

一、黄疸的病理生理学改变

(一)黄疸对循环系统的影响

人们很早就注意到阻塞性黄疸患者手术后经常容易伴发低血压和肾衰竭,随着对这一现象相关基础和临床研究的深入,肝脏与肾脏之间的关系也有了更进一步的认识。

1.对血管反应性的影响

在体和离体的动物试验均表明,无论是否伴随肝脏疾病,黄疸都有血管扩张的作用。研究发现,使梗阻性黄疸组犬平均动脉压降低至8.8 kPa(66 mmHg)所需要的出血量是假手术组出血量的一半,出血导致梗阻性黄疸犬的死亡率高达44%,而假手术组犬的死亡率则为零。需要指出的是,并不是所有的梗阻性黄疸的动物模型都表现为低血压,黄疸大鼠只是在胆管结扎后1～

2 天表现为低血压,而一周以后血压则恢复正常,梗阻性黄疸狒狒也没有表现出低血压。但是尽管基础血压正常,各种试验证明循环系统仍受到损害,梗阻性黄疸大鼠出血 10％就会发生不可逆的低血压,而正常大鼠则能很好地耐受。这可能与血液淤积在内脏血管,不能够增加有效循环血量有关。

研究表明,高胆汁血症可降低血压和外周血管阻力,这与血管对血管活性物质的反应性下降有关。离体试验中,胆汁酸可降低各种血管的反应性,如门静脉、输精管静脉和后肢静脉等;动脉的反应性也下降。另外,阻塞性黄疸所导致的肝实质性损害也可影响血流动力学,慢性肝病患者常表现为难治性的外周血管对血管活性药物的低反应性,而且这是在该类患者血浆内和尿内的去甲肾上腺素浓度升高的情况下发生的,因此更能证明血管壁的低反应性。这种血流动力学的不稳定性被认为是体内大量的动静脉短路造成的,而一些血管舒张物质等的积聚也是其中一个原因,但目前尚无直接证据表明是其中哪种物质参与了肝脏疾病低血压的发生。近来有研究表明,NO 可能也参与了肝硬化患者的外周血管阻力的降低。

血管反应性下降的细胞机制究竟是什么呢?有研究发现,与假手术组大鼠相比,梗阻性黄疸 3 天大鼠对升压刺激(如去甲肾上腺素、电刺激和 α_1 肾上腺素能受体激动剂)的反应性下降。同样,在离体试验中,从梗阻性黄疸大鼠体内分离出的大动脉对 α_1 受体激动剂的反应性也下降,但是对 α_2 受体激动剂的反应性则未见异常,因此,推测 α_1 受体信号转导通路的异常是血管反应性下降的一个原因,主要的影响因素可能是胆汁酸和内毒素,但究竟是受体本身功能的改变还是受体后信号转导的异常(如磷酸化水平改变)尚不明确。也有学者发现,肠系膜血管床 α_2 受体的敏感性降低。近年来,许多研究证实,阻塞性黄疸可导致体内内源性阿片肽和 NO 合成增多,由于 NO 是一种重要的扩血管物质和神经递质,而阿片肽也在外周和中枢对心血管系统起着重要的调节作用。有学者通过对胆管结扎犬的肾动脉和肠系膜动脉研究发现,动脉对去甲肾上腺素、5-羟色胺收缩作用的反应性显著减弱,对乙酰胆碱的舒张作用的反应性增强,在去除血管内皮后,这种异常反应则消失,提示血管内皮的改变是血管反应性异常的主要原因。对肠系膜动脉的研究也认为血管平滑肌的功能是正常的,血管内皮的缺陷是主要原因,并且阿片受体拮抗剂和 NO 合成酶抑制剂可逆转血管功能的异常,提示血管反应性的异常可能与阻塞性黄疸所导致的内源性阿片肽和 NO 产生过多有关。

2.对心功能的影响

在体研究阻塞性黄疸对左心室功能影响与离体研究的结果不尽相同,这可能与使用的试验动物种类不同、心功能的测定方法不同以及难以区别黄疸本身还是肝损害对心功能的作用有关。

有学者比较了基础状态下和 β 受体激动剂作用下梗阻性黄疸犬的离体心肌收缩性,发现最大收缩张力变化速率、最大舒张张力变化速率、收缩持续时间均显著降低,但是心功能的损害只表现在对 β 受体激动剂的反应性上,而对强心苷或者对刺激的变化率是正常的。但也有学者研究发现梗阻性黄疸 3 天的大鼠心脏的基础收缩指数下降,而对异丙肾上腺素和多巴酚丁胺的反应性未受影响。通过放射配体结合试验研究发现,梗阻性黄疸大鼠心肌细胞膜上的 β 肾上腺素能受体的数目和亲和力都未发生改变。这两个研究结果的差异可能与梗阻性黄疸的持续时间不同有关。尽管急性梗阻性黄疸动物模型表现为高胆汁血症和急性肝脏损害,但是慢性动物模型更近似于肝硬化和门静脉高压。因此,短时间的梗阻性黄疸可能还不足以使心脏 β 受体的表达下降。为了单独研究高胆汁血症本身对心脏功能的影响,排除肝实质损害对心脏功能的影响,Green 等采用了鹅去氧胆酸(CDCA)模型,通过测定左心室的收缩间隔时间,发现 CDCA 犬左心室射出前期时间(代表心室压力上升的时间)要长于正常犬,而射出期时间(体现每搏输出量)则缩短,最大收缩张力变化率也降低,而且从 CDCA 犬上取下的心室肌和从胆总管结扎犬 CBDL 犬上取下的心室肌比较,都表现为对异丙肾上腺素的收缩反应性下降。

在临床研究方面,Lumlertqul 等通过比较黄疸患者心脏和正常人心脏对多巴酚丁胺的反应性后发现,黄疸患者的左室射血分数明显低于正常人,提示黄疸使心脏对正性肌力药物的反应性下降。Padillo 等研究发现左心室做功与血浆总胆红素水平呈显著的负性相关关系,而进行胆汁内引流后,阻塞性黄疸患者的心排血量、心指数、每搏输出量以及左心室做功均显著改善,并且引流前后心房利尿肽的变化与心排血量变化之间存在负性相关关系。由于血浆中利尿肽含量的升高是反映左心功能受损的特异性指标,故提示阻塞性黄疸患者的心肌的确受到损害,并且黄疸越深,心肌受损越严重。

许多在体和离体的研究表明,胆汁酸对心脏有负性变时和变力作用,并且有剂量依赖性。Joubert 将胆汁酸作用于分离的大鼠动脉,发现胆汁酸可剂量依赖性的抑制动脉收缩次数,并可拮抗异丙肾上腺素的作用。Bogin 和 Enriquez 等学者也证实了胆盐对心脏的负性变时作用。也有研究认为,胆汁是通过刺激迷走神经而产生负性变时作用的,这种作用可以被阿托品拮抗。除了负性变时作用,胆汁对大鼠的乳头肌及心室肌还有负性肌力作用,这种作用与抑制钙离子内流,缩短动作电位的持续时间有关。

近年来,NO 和内源性阿片肽在阻塞性黄疸对心脏的负性变时和变力作用越来越受关注。有研究显示,在体情况下,BDL 大鼠的心率显著低于正常大鼠,而离体情况下,BDL 大鼠心房的自发心率与对照组无差异,但对肾上腺素正性变时作用的反应性显著下降,若每天给予阿片受体拮抗剂、一氧化氮合成酶抑制剂或者 L-精氨酸处理后,不但在体时可纠正这种心动过缓,离体时也可改善心房对肾上腺素正性变时作用的反应性;而心室乳头肌的基础收缩性以及对 α 和 β 肾上腺素能受体激动剂的反应性也得到部分或完全改善。另外,由于 L-精氨酸可改善肝脏的损害,因此,肝功能的损害可能也是心动过缓的原因之一。

3.对血容量的影响

Martinez 等应用同位素稀释技术测定了胆管结扎后兔体内的总液体量、细胞外液体量及血浆容量,发现与假手术组相比,结扎后 6 天总液体量下降 15%,细胞外液体量下降 24%,结扎 12 天后,细胞外液体量进一步下降(35%),而血浆容量下降了 15%。Padillo 等应用生物电阻抗技术测定了阻塞性黄疸患者体内的液体量和分布,发现与正常人相比,细胞内液体量无显著性差别,而总的液体量和细胞外液体量明显降低,并且与阻塞性黄疸的病因是良性还是恶性的无关。而动物和临床研究也都显示,体内与水、盐代谢调节相关的内分泌激素醛固酮、肾素和抗利尿激素显著升高,提示血容量下降。血容量的减少可能与以下一些因素有关。

(1)渴感减退,水的摄入减少。Oms 等应用胆管结扎的兔子研究发现,与假手术组兔子相比,梗阻性黄疸组兔子水的摄入显著减少,而水的平衡(摄入水分与排出水分的差值)也显著下降,同时还发现心房利尿肽显著升高,由于利尿肽在中枢有抑制动物饮水的功能,因此,利尿肽的升高可能是摄入减少的重要原因。

(2)利尿肽和脑利尿肽分泌增加。心房利尿肽和脑利尿肽都具有强大的利钠和利尿作用,并且在中枢内具有抑制动物饮水的功能。Valverde 和 Gallardo 分别在阻塞性黄疸动物和人体上发现,血浆中利尿肽含量显著升高;Padillo 等发现利尿肽和脑利尿肽均显著升高。近年来,有研究显示血浆内的利尿肽和脑利尿肽是诊断无症状左心室功能损害的特异性标志物,因此,阻塞性黄疸引起的心功能损害可能是利尿肽和脑利尿肽升高的主要原因。

（3）胆盐的利尿和促尿钠排泄作用。Topuzlu 等发现给犬静脉内注射胆盐可降低近曲小管钠的吸收，还有试验显示肾内注射胆汁酸可增加钠、钾的分泌和尿的流量，梗阻性黄疸大鼠也有类似现象。临床上观察到的现象似乎也支持胆盐有促尿钠排泄的作用，严重梗阻性黄疸患者的尿钠排泄显著增多，而且在限制钠摄入的情况下仍表现为尿钠排泄增多。

鉴于阻塞性黄疸可导致有效循环血量下降，学者们开始试图通过术前的液体治疗以提高循环系统的代偿能力，提高肾脏灌注，改善肾功能。Williams 等发现术前输血可降低围术期的死亡率；Dawson 通过动物和临床研究认为，甘露醇作为一种渗透性利尿剂，可产生容量扩张、利尿和促尿钠排泄，维持肾脏血流在低灌注水平，防止内皮细胞的肿胀和肾小管的阻塞。但是甘露醇是否对梗阻性黄疸的肾功能损害具有保护作用仍存在争议，Wahbah 等通过随机对照研究发现，预先给予甘露醇、呋塞米或者血管活性药物多巴胺并不能够保护肾功能，而围术期维持足够的血容量是保护肾功能的关键。Parks 等通过前瞻性研究发现，术前若给予充足的液体补充，并控制电解质的平衡可以改善阻塞性黄疸术后肾衰竭的发生率，而与是否应用小剂量的多巴胺无关。但也有临床研究认为，术前给予液体补充血容量，虽然可以改善细胞外液体容量，但不能够改善肾功能。因此，围术期阻塞性黄疸患者的液体治疗方案还有待于进一步研究，但有一点可以肯定，即严密监控围术期的血容量，保持水、电解质的平衡对于保护肾功能至关重要。

4.对自主神经平衡性的影响

为了确定黄疸对自主神经平衡性的影响，俞卫锋等选取了 24 名胆道或其周围肿瘤引起的阻塞性黄疸患者，ASA Ⅰ～Ⅱ级，另外选取 20 名年龄、体重以及性别构成相似的非黄疸患者（慢性胆囊炎或肝血管瘤），ASA Ⅰ～Ⅱ级，作为正常对照组。在其手术开始前，采用改良后的 Oxford 药理学方法测定两组患者的动脉压力反射敏感性（BRS），并通过多元线性相关分析确定可能与吸入全麻药敏感性改变密切相关的肝功能指标，如血浆总胆红素、胆汁酸、清蛋白和丙氨酸转移酶等。为了进一步明确阻塞性黄疸对 BRS 的影响及其影响机制，建立了阻塞性黄疸的 SD 大鼠模型（BDL），对清醒阻塞性黄疸大鼠和假手术组大鼠（SHAM）的 BRS 功能和心率变异性（HRV）进行比较。在明确了阻塞性黄疸对动脉压力感受反射敏感性影响的基础上，继续对其敏感性变化的可能机制进行了初步研究：①观察急性高胆汁血症对正常大鼠 BRS 的影响，确定胆汁是否直接影响 BRS；②急性静脉注射非选择性的阿片受体阻断剂纳洛酮和不能透过血-脑屏障的阿片受体阻断剂甲基碘化纳洛酮，观察注射前后，两种阻断剂对 BDL 和 SHAM 组大鼠 BRS 和 HRV 的影响；③从胆管结扎开始，即每天皮下注射纳洛酮和甲基碘化纳洛酮，7 天观察 BDL 和 SHAM 组大鼠 BRS 和 HRV，并取血测定肝功能，取肝脏做病理切片；④通过免疫组化测定动脉压力感受反射中枢内孤束核（NTS）和延髓头端腹外侧部（RVLM）含有神经型一氧化氮合酶（nNOS）神经元的数目，比较 BDL 组与 SHAM 组间的差异，并观察侧脑室内给予 NO 供体硝普钠对 BRS 的影响。结果显示，阻塞性黄疸患者的动脉压力感受反射敏感性显著降低，包括交感压力反射功能和迷走反射功能，这一临床现象在 SD 大鼠的阻塞性黄疸模型上得到了进一步证实，并且 BDL 大鼠的自主神经系统功能也显著下降，交感与迷走的平衡失调。相关机制的研究发现，胆汁本身对 BRS 和 HRV 无明显影响，而阻塞性黄疸所导致的肝功能损害、自主神经系统功能失调、内源性阿片肽增加，以及动脉压力感受反射中枢 NTS 和 RVLM 含有神经源型 nNOS 神经元数目减少可能与动脉压力感受反射功能的下降有关。另外，丙泊酚对阻塞性黄疸患者血流动力学的抑制作用增强，可能与其交感反射功能下降有关。

(二)黄疸对麻醉药敏感性的影响

近来有研究表明,疲劳、抑郁症和瘙痒等胆汁淤积患者常见并发症的产生与患者脑内部分中枢神经递质传导的改变密切相关。而目前对于吸入麻醉药作用机制的研究显示,吸入麻醉药主要是通过干扰中枢神经系统内突触前神经递质的合成、释放和重摄取,或影响突触后膜上离子通道或膜受体的正常功能,从而改变了正常的神经冲动传导,并产生全身麻醉作用。因此,胆汁淤积患者脑内中枢神经递质的改变很可能会影响患者对吸入麻醉药的敏感性。这一假设分别在俞卫锋等对胆道或其周围肿瘤引起的阻塞性黄疸患者的临床研究及在阻塞性黄疸的 SD 大鼠模型的研究中得到证实。这些研究的主要研究结果如下。

1.临床研究

与非阻塞性黄疸患者的地氟烷 MAC-awake($2.17\% \pm 0.25\%$)相比,阻塞性黄疸患者的 MAC-awake($1.78\% \pm 0.19\%$)显著降低($P < 0.001$),并且阻塞性黄疸患者的 MAC-awake 与血浆总胆红素呈显著性负相关,而与胆汁酸、清蛋白和丙氨酸转移酶无关,即患者血浆胆红素含量越高,MAC-awake 越低。这些结果表明阻塞性黄疸患者对吸入性麻醉药的全麻敏感性升高。

2.动物试验研究

与假手术组大鼠相比,各组黄疸大鼠的地氟烷 MACRR 都显著降低($P < 0.05$),并且多元线性回归分析显示黄疸大鼠的 MACRR、MAC 与血浆总胆红素呈负相关,而与血浆清蛋白呈正相关。

3.分子机制研究

(1)与对照组(假手术组)大鼠相比,阻塞性黄疸大鼠大脑皮质内谷氨酸和甘氨酸的含量显著下降($P < 0.05$),而天门冬氨酸、γ-氨基丁酸和谷氨酰胺的含量无明显差异。

(2)阻塞性黄疸大鼠皮质上 NMDA 受体的最大结合容量显著升高($P < 0.05$),亲和力无明显变化。

(3)阻塞性黄疸大鼠皮质 NMDA 受体亚基 NR1、NR2A 和 NR2B 的表达量显著升高($P < 0.05$),而各亚基的磷酸化水平无明显改变。综上所述,阻塞性黄疸可提高机体对吸入麻醉药的敏感性,增强药物的麻醉效能。

二、胆石症和胆道肿瘤的手术麻醉

胆石症是指胆道系统(包括胆囊和胆管)内发生结石的疾病,是常见病、多发病。我国胆结石发病率平均为 5.6%,女性明显多于男性,发病率随年龄增长而增高。目前我国的胆结石已由以胆管的胆色素结石为主逐渐转变为以胆囊的胆固醇结石为主。

胆囊结石早期常无明显症状,当胆囊内的小结石嵌顿于胆囊颈部时可引起临床症状,胆绞痛是其典型的首发症状,呈持续性右上腹疼痛,阵发加剧,可向右肩背放射,常伴恶心、呕吐,临床症状可在数小时后自行缓解。若嵌顿不解除则胆囊增大、积液,合并感染时可发展为急性化脓性胆囊炎或胆囊坏疽。肝外胆管结石多数为原发性胆总管结石,典型临床表现是反复发作的腹痛、寒战高热和黄疸,称为夏柯三联征。间歇性黄疸是肝外胆管结石的特点,如果梗阻性黄疸长期未得到解决,将会导致严重的肝功能损害。肝内胆管结石的症状依结石部位不同而有很大差别。位于周围肝胆管的小结石平时可无症状,若结石位于Ⅰ、Ⅱ级肝胆管或整个肝内胆管,则患者会有肝区胀痛。胆石症可根据典型病史、临床表现、体检和影像学检查确诊。胆石症的治疗方法很多,但以外科手术治疗为主。

胆道肿瘤包括胆囊和胆管的肿瘤,良性肿瘤不常见,多为腺瘤和息肉。常见的恶性肿瘤有胆囊癌、胆管癌和壶腹癌等,其中胆囊癌可占胆道恶性肿瘤的 1/2 左右。胆道恶性肿瘤的治疗原则是早期诊断,及早行根治性切除。手术方式和切除范围依肿瘤部位和癌症分期不同而有很大区别。

(一)麻醉前准备

(1)重点检查心、肺、肝、肾功能。对合并的高血压、冠心病、糖尿病、肺部感染、肝功能损害等进行全面的内科治疗。

(2)胆石症和胆道肿瘤患者经常伴有胆道梗阻及肝功能损害,梗阻性黄疸可以导致胆盐、胆固醇代谢异常,维生素 K 吸收障碍,使出、凝血发生异常,凝血酶原时间延长。术前应补充维生素 K,纠正凝血功能。由于梗阻性黄疸患者迷走神经张力增高,麻醉和手术过程中容易出现心律失常和低血压,麻醉前应酌情给予阿托品。

(3)胆石症合并感染时可发展为急性化脓性胆囊炎、胆管炎,甚至可导致感染中毒性休克、败血症等。合并感染的患者应做好充分的术前准备,包括行急诊手术的患者,在积极抗感染治疗的同时应尽量纠正休克状态。

(4)如果术前存在水、电解质、酸碱平衡紊乱应予以纠正;一些胆道肿瘤患者营养状况可能较差,术前应该适当改善营养状态。

(5)术前用药:阿托品可使胆囊、胆总管括约肌松弛,可作为麻醉前用药。吗啡、芬太尼等阿片类药物可引起胆总管括约肌和十二指肠乳头部痉挛,使胆道内压上升达 2.9 kPa(300 mmH$_2$O)或更高,且不能被阿托品解除,故患有胆石症和胆道阻塞的患者麻醉前应禁用。肝功能损害严重的患者术前用药需谨慎,此类患者镇静药和阿片受体激动药作用可能增强,有可能引起或加重肝性脑病。胆石症患者中肥胖体型者逐年增多,对这类患者不主张术前应用镇静药和阿片受体激动药,除非在有监测和医护人员看护情况下酌情使用;病理性肥胖患者易发生胃液反流,手术日晨应给予 H$_2$ 受体阻滞剂,提高胃液 pH。

(二)麻醉方法和麻醉药物的选择

胆石症和胆道肿瘤手术的麻醉方法、麻醉药种类的选择应结合手术方式、患者术前一般情况、肝功能损害程度及凝血功能等多种因素综合考虑。一般来说可采用全身麻醉、连续硬膜外麻醉或全身麻醉复合硬膜外麻醉。以往国内大多数医院行胆道手术都是以硬膜外阻滞为主,可经 T$_{8~9}$ 或 T$_{9~10}$ 间隙穿刺,向头侧置管,阻滞平面控制在 T$_{4~12}$。但是由于胆石症和胆道肿瘤患者可能有阻塞性黄疸,致使迷走神经张力增加,发生心动过缓;如果硬膜外阻滞平面过高,有可能阻滞心交感神经,使心动过缓更加明显,加之胆囊、胆道部位迷走神经分布密集,且有膈神经分支参与,术中在游离胆囊床、胆囊颈和探查胆总管时,可发生胆-心反射和迷走-迷走反射。患者不仅会出现牵拉痛,而且可引起反射性冠状动脉痉挛,心肌缺血导致心律失常,血压下降,甚至心搏骤停。为防止上述情况发生可以采取一些预防措施,如局部神经封闭,静脉应用哌替啶及阿托品或依诺伐等药物,但应考虑到阿片类药物可引起胆总管括约肌和十二指肠乳头部痉挛的问题。

近十年来,由于上述原因和腹腔镜下胆囊切除手术的开展,全身麻醉或全身麻醉复合硬膜外麻醉越来越多地应用于胆道手术。如果患者一般状况良好,不是病态肥胖者,未合并肝功能损害或阻塞性黄疸时,麻醉方法和麻醉药物的选择无特殊禁忌。如果患者合并阻塞性黄疸或伴有肝功能损害时,应认真选择麻醉用药,原则上禁用对肝功能有损害的药物。全麻药物中吸入麻醉药对肝血流和肝功能的影响大于静脉麻醉药,吸入麻醉药对肝血流和肝功能的影响不仅与麻醉药本身的特性有关,还与肝功能障碍的严重程度、年龄、手术应激及腹腔内手术操作等多种因素有关。大量动物试验和临床观察表明,七氟烷、地氟烷和异氟烷较氟烷和恩氟烷能更好地保护肝血流和肝功能,可用于肝功能损害患者的麻醉。现有的资料提示临床常用的静脉麻醉药,如丙泊酚、氯胺酮、依托咪酯和硫喷妥钠等对肝血流的影响很小,对术后肝功能没有明显影响,但是在肝功能损害严重的患者应注意反复多次给药和持续输注时药物作用时间延长,镇静强度增加。肝功能障碍患者阿片受体激动药的镇静和呼吸抑制作用增强,作用持续时间延长,需谨慎应用。瑞芬太尼的酯键易被血和组织中的非特异性酯酶水解,导致代谢迅速,恢复与剂量和输注时间无关,肝功能障碍不影响瑞芬太尼的清除率。神经-肌肉阻滞药可选用不依赖肝脏消除的阿曲库铵和顺式阿曲库铵。

(三)术中麻醉管理要点

(1)常规监测心电图、无创血压、脉搏氧饱和度、呼气末二氧化碳、体温和尿量,有条件的情况下可监测麻醉深度。

(2)胆石症患者属于肥胖体型者,应按照肥胖患者来实施麻醉诱导和麻醉管理。如果患者一般情况差或合并感染,尤其是发展至感染中毒性休克和败血症时,应进行有创动脉血压和中心静脉压监测。麻醉诱导应选择对血流动力学影响小的药物,并遵循小量分次给药的原则,避免血压骤降。术中如果血压过低,应合理应用血管活性药物,尽量维持血压在正常范围,以保证心、脑、肾等重要脏器的灌注。

(3)胆石症和胆道肿瘤患者伴有肝功能损害和梗阻性黄疸时,可以导致胆盐、胆固醇代谢异常,维生素 K 吸收障碍,影响凝血功能;胆道手术可促使纤维蛋白溶酶活性增强,纤维蛋白溶解而发生异常出血;麻醉和手术中因凝血因子合成障碍,毛细血管脆性增加,也促使术中渗血增多,因此术中应密切观察出凝血变化,遇有异常渗血,应及时检查纤维蛋白原、血小板,并给予抗纤溶药物或纤维蛋白原处理。

(4)胆结石和胆道肿瘤造成主要胆管阻塞而使结合胆红素分泌障碍,引起阻塞性黄疸的患者围术期发病率和病死率较高,且术后易伴发急性肾衰竭。术后急性肾衰竭的发生率为 8%～10%,与高胆红素的程度有直接关系,病死率可高达 70%～80%。术中应注意肾脏保护,严密监测尿量,更可靠的方法是采用中心静脉导管或肺动脉导管或经食道超声心动图监测有效血容量和心脏功能,通过增加心排血量来维持肾脏灌注。

(5)胆结石和胆道肿瘤患者常合并阻塞性黄疸,伴有自主神经功能紊乱,胆红素、胆酸均为兴奋迷走神经物质,迷走神经张力增高;胆道炎症及胆管内压力增高也使迷走神经张力增加;加之胆囊、胆道部位迷走神经分布密集,且有膈神经分支参与,手术过程中容易发生胆-心反射和迷走-迷走反射,引起反射性冠状动脉痉挛,心肌缺血导致心律失常,血压下降,甚至心搏骤停。应提醒术者术中做胆囊颈部及三角区神经阻滞,阻滞迷走神经的反射弧以减少胆-心反射和迷走-迷走反射的发生。术中必须严密监测心率、心电图和血压,如果出现 ST-T 改变、心律失常和血压下降应立即提醒术者停止手术,并静脉注射阿托品,必要时加注麻黄素,纠正反射引起的心率减低和血压下降。

(6)肥胖患者在麻醉期间应严密监测,要特别注意加强气道管理,此类患者一旦出现呼吸和心血管系统的紧急情况,处理起来极其困难,因此任何潜在的危险都必须尽早发现并及时解决。

(7)一般情况下,胆道手术出血量不会太多,但是体液丧失比较显著,所以术中应注意补充容量。

（8）腹腔镜胆囊切除术时应该保持足够的肌松程度,由于腹腔镜手术时视野有限或内镜的放大作用而难以正确估计出血量,加之气腹和体位的原因,应该加强血流动力学和呼气末二氧化碳的监测。

（四）麻醉后注意事项

（1）术后应密切监测脉搏氧饱和度、心电图、血压、脉搏、尿量,持续鼻管吸氧,直至病情稳定。

（2）危重患者和感染中毒性休克未脱离危险期者,麻醉后应送术后恢复室或重症监护室进行严密监护治疗,直至脱离危险期。

（3）对老年人、肥胖患者及并存呼吸系统疾病者,术后应持续低流量吸氧,严密监测血氧保护度,防止低氧血症和肺部并发症的发生。

（4）术后应适当给予镇痛药物,合并肝功能障碍患者应该尽量避免使用对肝脏有损害的药物。硬膜外镇痛是比较理想的方法,镇痛效果确切,并可促进肠道排气,但有凝血功能异常的患者禁用。病理性肥胖患者术后镇痛尽量选用非阿片类镇痛药,如果选用阿片类镇痛药应使用最低有效剂量。

三、先天性胆道畸形的手术麻醉

先天性胆道畸形包括胆道数目和形态的异常,最常见的畸形为先天性胆道闭锁和先天性胆管囊状扩张症。

（一）常见的先天性胆道畸形

1.先天性胆道闭锁

先天性胆道闭锁是胆道先天性发育障碍所致的胆道梗阻,是新生儿期严重梗阻性黄疸的常见原因。病变可累及肝内或肝外的部分胆管,也可累及整个胆道,其中以肝外胆道闭锁最为常见。病因尚未明确,目前有 2 种学说:胚胎先天性发育畸形学说和病毒感染学说。临床常根据胆管闭锁的病变范围不同将其分为 3 型,即肝内型、肝外型和混合型,其中肝外型大多可经手术治疗。临床表现如下:①黄疸,进行性梗阻性黄疸是本病的突出表现;②营养及发育不良;③肝脾进行性大,晚期表现为胆汁性肝硬化,门静脉高压,皮肤、黏膜出血倾向,重度营养不良,肝性脑病等,如不治疗可在 1 岁内死亡。本病可根据临床表现、实验室检查和影像学检查得以确诊,本病一经确诊应及早行手术治疗,手术宜在出生后 6～8 周进行,以免发生不可逆性肝损伤。

2.先天性胆管囊状扩张症

先天性胆管囊状扩张症以往称为先天性胆总管囊肿,可发生在肝内、外胆管的任何部分。本病好发于亚洲地区,女性多见。病因尚未明了,可能与以下因素有关:①先天性因素,主要有 3 种学说,即胆管上皮异常增殖学说、胰胆管异常合流学说和神经发育异常学说;②后天性因素;③先天性因素合并后天性因素。

根据胆管扩张的部位、形态和范围,先天性胆管囊状扩张症分为 5 种类型:①Ⅰ型为胆总管囊状扩张;②Ⅱ型为胆总管憩室样扩张;③Ⅲ型为胆总管末端囊肿;④Ⅳ型为肝内外胆管扩张;⑤Ⅴ型为肝内胆管单发或多发性囊性扩张,又称卡罗利病。临床症状多出现在 3 岁左右,典型的临床表现为腹痛、腹部包块和黄疸三联征,但多数患儿就诊时只有其中一个或两个症状,症状多呈间歇性发作。合并感染时症状加重,晚期可出现胆汁性肝硬化和门静脉高压。为避免反复发作胆管炎导致肝硬化,癌变或囊肿破裂引起的胆汁性腹膜炎等严重并发症,本病一经确诊应尽早行手术治疗。

(二)手术麻醉

1.病情评估

先天性胆道畸形患者的全身状况通常很差,经常并存营养和发育不良、肝功能损害、出血倾向,有的患者可能合并严重胆管感染、重症黄疸、囊肿破裂引发胆汁性腹膜炎、甚至感染中毒性休克。术前应尽量改善一般状况,重点是改善营养状态和肝功能,控制感染,纠正出血倾向等。

2.术前准备

(1)禁食:患者多数是婴幼儿,与成人相比其代谢率高、体表面积与体重之比较大,更容易脱水,所以可以遵循改良的禁食指南,即小于 6 个月的婴幼儿可在麻醉诱导前 4 小时内禁食奶类和固体类食物,麻醉诱导前 2 小时可饮用不限种类的清液,但临床上更倾向于 6～8 小时不食用奶类和固体类食物,诱导前 4 小时内不饮用清液的原则。

(2)术前用药:小于 6 个月的婴幼儿一般不需要术前用药,较大患儿可根据病情、麻醉诱导方法、患儿和家长的心理状况等来决定是否给予术前药,但合并肝功能损害和严重感染者需谨慎应用术前药。给药途径包括口服、肌内注射或经直肠内灌注等。常用药物有咪达唑仑、地西泮、阿托品、氯胺酮等,可以单独应用,也可联合用药。

3.麻醉方法

由于先天性胆道畸形患者常合并重症黄疸、感染、肝功能障碍并有出血倾向,而且患者多是婴幼儿,所以气管内插管全身麻醉是最常用的麻醉方法。麻醉诱导方法的选择取决于患者的病情、患儿的紧张程度、配合程度、交流能力及是否饱胃等诸多因素,方法包括面罩吸入诱导、肌内注射诱导、直肠麻醉诱导和静脉诱导等。

4.麻醉药物的选择

麻醉药物选择没有特殊禁忌,但应注意以下问题:①先天性胆道畸形患儿常合并肝功能损害,应认真选择麻醉用药,原则上禁用对肝功能有损害的药物。②行先天性胆道畸形手术的患儿年龄往往较小,相当一部分患儿是不足 2 月的小婴儿,肾功能和肝脏代谢功能尚不成熟,要特别注意避免药物过量引起心肌抑制等危险和因血浆药物浓度过高而导致的药物毒性。③婴幼儿对阿片类药物非常敏感,容易引起呼吸抑制。④小儿呼吸频率快,心脏指数高,大部分心排血量分布至血管丰富的器官,加上吸入麻醉药血气分配系数随年龄而有改变,故小儿对吸入麻醉药的吸收快,麻醉诱导迅速,但同时也易过量。

5.麻醉期间监测

先天性胆道畸形患者经常合并肝功能损害、重症黄疸和感染等,并且有相当一部分患者是婴幼儿,麻醉期间病情多变,术中术后一定要严密监测。监测项目包括血压和心率、心电图、脉搏氧饱和度、呼气末二氧化碳、体温和尿量。如果患者是婴幼儿,则应加强脉搏氧饱和度、体温和呼气末二氧化碳监测。由于新生儿和婴儿体表面积和体重之比较大,更容易丧失体内热量,加之体温调节能力比较差,术中应保持手术室温度、使用加温设备(如温毯)等,液体和血液制品也应加温后输入,防止术中发生低体温,但同时也应避免麻醉期间体温过高。呼气末二氧化碳可监测术中有无通气不足或通气过度,反映肺血流情况,及时发现恶性高热,并对危及生命的情况如气管导管误入食管、气管导管脱出或堵塞、呼吸环路管道脱落等提供早期报警,避免严重并发症的发生。如果患者有严重并发症或手术时间较长、出血较多时应放置中心静脉导管、进行有创动脉血压监测和血气分析,并对存在的水、电解质、酸碱失衡情况做出正确分析和及时处理。

6.麻醉管理要点

(1)静脉补液:先天性胆道畸形患者多是婴幼儿,静脉补液应考虑到其代谢率高及体表面积与体重之比较大的生理特点。术中静脉补液应包括:①术前禁食、禁饮所致的液体丢失量;②正常生理需要量;③麻醉和手术所致的液体丢失量。小儿手术麻醉期间损失的是细胞外液,故手术中应输平衡液补充血容量,减少术中及术后发生低血压,减少输血量,维持满意的肾灌注,增加尿量,预防术后肾功能不全。小儿术中是否需输注葡萄糖液至今仍然有争议。有些学者认为手术麻醉的应激反应可使血糖增高,故主张术中不输葡萄糖液而输平衡液。也有学者认为小儿术前禁食有发生低血糖可能,虽然低血糖的发生率并不高,但如仅输平衡液,不能纠正术前偏低的血糖水平及可能产生的脂肪消耗和酮症酸中毒,而输注葡萄糖液可提供热量并预防代谢性酸中毒,主张输注平衡液同时输注葡萄糖液。小儿输液安全界限较小,很易引起输液过量或输液不足,二者均可引起严重后果,术中应严密观察动、静脉压及尿量,随时调整输液量。

(2)先天性胆道畸形患者常合并梗阻性黄疸,伴有自主神经功能紊乱,胆红素、胆酸均为兴奋迷走神经物质,加之胆囊、胆道部位迷走神经分布密集,且有膈神经分支参与,手术过程中容易发生胆-心反射和迷走-迷走反射,引起反射性冠状动脉痉挛,心肌缺血导致心律失常,血压下降,甚至心搏骤停。应提醒术者术中做胆囊颈部及三角区神经阻滞,阻滞迷走神经的反射弧以减少胆-心反射和迷走-迷走反射的发生。术中必须严密监测心率、心电图和血压,如果出现 ST-T 改变、心律失常和血压下降应立即提醒术者停止手术,并静脉注射阿托品,必要时加注麻黄素,纠正反射引起的心率减低和血压下降。

(3)先天性胆道畸形患者常伴有肝功能损害和梗阻性黄疸,导致胆盐、胆固醇代谢异常,维生素 K 吸收障碍,影响凝血功能;胆道手术可促使纤维蛋白溶酶活性增强,纤维蛋白溶解而发生异常出血;麻醉和手术中因凝血因子合成障碍,毛细血管脆性增加,也促使术中渗血增多,因此术中应密切观察出凝血变化,遇有异常渗血,应及时检查纤维蛋白原、血小板,并给予抗纤溶药物或纤维蛋白原。先天性胆道畸形患者多是婴幼儿,对出血的耐受力差,术中应密切关注出血量,并应该在麻醉前估计血容量,按体重计算。新生儿血容量为 85 mL/kg,小儿为 70 mL/kg。手术失血<10%血容量可不输血而仅输平衡液;失血>14%血容量应输红细胞混悬液,同时补充平衡液;失血 10%~14%血容量应根据患儿情况决定是否输注血液制品。

7.术后管理和术后镇痛

(1)术后继续密切监测脉搏氧饱和度、血压、脉搏、体温、尿量等,直至病情稳定。

(2)由于先天性胆道畸形患者多是婴幼儿,要特别强调呼吸道管理。苏醒期由于全麻药物、麻醉性镇痛药和神经-肌肉阻滞药的残余作用,可引起呼吸抑制,导致通气不足,并有上气道梗阻和误吸的风险,应严密监测,防止呼吸系统并发症的发生。

(3)适当补充血容量和电解质,维持循环稳定。

(4)先天性胆道畸形手术创伤较大,应重视术后镇痛问题。如果术前放置了硬膜外导管,术后可用硬膜外阻滞镇痛,药物可选择局麻药加阿片类药物;持续静脉输注和患者自控镇痛应该是更常用的方法,多选用阿片类药物,如果疼痛程度较轻,也可选用非甾体抗炎药。在进行术后镇痛期间应严密监测脉搏氧饱和度,防止药物过量或持续输注造成药物蓄积而引起呼吸抑制。

四、术后常见并发症的防治

胆道手术常见的麻醉并发症包括呼吸系统并发症、循环系统并发症、神经系统并发症、寒战、恶心、呕吐、肾衰竭、术后疼痛等。

(一)呼吸系统并发症

胆道疾病患者中肥胖患者和婴幼儿占相当比例,增加了术后呼吸系统并发症的发生概率,常见的并发症如下。

1.低氧血症

由于手术和麻醉的影响,手术后患者常存在不同程度的低氧血症,造成低氧血症的原因如下:①麻醉药物和肌松药的残余作用,抑制了缺氧和高二氧化碳的呼吸驱动,减少功能余气量,削弱了缺氧性肺血管收缩反射;②术后肺不张;③肺水肿;④误吸酸性胃内容物;⑤气胸;⑥各种原因引起的通气不足;⑦肺栓塞。低氧血症的诊断主要通过脉搏氧饱和度及血气分析。临床表现主要有呼吸困难、发绀、意识障碍、躁动、迟钝、心动过速、高血压和心律失常。

2.通气不足

麻醉药物残余作用等,抑制了缺氧和高二氧化碳的呼吸驱动及肺和呼吸肌功能障碍,是导致通气不足的主要原因。肺和呼吸肌功能障碍的原因包括术前合并的呼吸系统疾病、肌松药的残余作用、镇痛不足、支气管痉挛、气胸等。

3.上呼吸道梗阻

(1)常见原因:①全麻药物和肌松药残余作用所致的咽部阻塞;②喉痉挛;③气道水肿;④声带麻痹。

(2)预防和处理措施:①严密监测脉搏氧饱和度,对于所有全身麻醉下行胆道手术的患者,尤其是肥胖患者和婴幼儿患者,术后都应该给予面罩或鼻导管吸氧。②将患者头部后仰同时抬下颌,调整体位,确保呼吸道通畅,必要时放置鼻咽或口咽通气道。③由麻醉性镇痛药物或肌松药的残余作用所致者,可以谨慎应用拮抗剂进行拮抗。④其他处理措施包括充分湿化吸入的气体、咳嗽、深呼吸和体位引流改善肺不张;胸腔插管引流解决气胸问题;限制液体入量、应用利尿剂、血管扩张剂治疗肺水肿等。⑤对于严重呼吸衰竭者需要行气管内插管,进行机械通气。

(二)循环系统并发症

循环系统并发症与呼吸系统并发症不同,麻醉因素仅起到很小作用,而与患者本身和手术关系更为密切。

1.低血压

全身麻醉术后通常伴有低血容量所致心室前负荷降低、心肌收缩力减弱或体循环血管阻力降低。导致低血容量的原因包括失血、第三间隙液体过度丧失、尿液丧失或脓毒血症导致的血管扩张和毛细血管液体渗漏等。心肌收缩力下降的原因有麻醉药物的残余作用、术前合并心室功能不全或围术期发生心肌梗死等。体循环血管阻力严重降低可见于急性梗阻性化脓性胆管炎或其他感染所致的脓毒血症,也可见于慢性肝功能衰竭。

麻醉医师应该综合分析可能导致低血压的原因,并针对不同原因予以相应预防和处理,具体措施包括补充血容量(静脉输注全血或成分血、晶体液或胶体液)提高心室前负荷、适当应用加强心肌收缩力的药物等,重度感染患者有时在补充血容量并应用强心药物后,仍存在高心排血量、低血管阻力性低血压,应该给予 α-肾上腺素受体激动剂,如去甲肾上腺素或去氧肾上腺素。

2.高血压

高血压常发生在术前合并高血压病的患者,尤其是术前停用抗高血压药物者更易发生,其他常见原因有疼痛、尿潴留、液体过荷、高碳酸血症及围术期应用血管收缩药物等。

预防和处理措施如下：①围术期严密监测血压；②术前控制高血压，并将抗高血压药物持续应用到手术当天，但应注意有的抗高血压药物可能会造成麻醉诱导及术中发生严重低血压，如血管紧张素转换酶抑制剂，手术当天应该停用；③加强围术期的液体管理，既要充分补充血容量，又要避免发生容量过荷；④合理选择镇痛方法和镇痛药物；⑤围术期加强呼吸管理，避免出现低氧血症和/或高碳酸血症；⑥应用抗高血压药物，常用药物包括 β 受体阻滞剂、钙通道阻滞剂、硝酸甘油等。

3.心律失常

常见原因包括水、电解质紊乱（特别是低血钾），酸碱平衡失调，低氧血症和/或高碳酸血症以及术前合并心脏病等。最常见的心律失常是窦性心动过速、窦性心动过缓、室性期前收缩、室性心动过速和室上性心动过速等。胆道疾病的患者由于经常合并梗阻性黄疸和水电解质紊乱，增加了围术期心律失常的发生率。

防治措施：完善术前准备，纠正术前存在的水、电解质紊乱和酸碱平衡失调；围术期加强呼吸管理，避免出现低氧血症和/或高碳酸血症，尤其是婴幼儿患者；严格围术期的液体管理，特别需要注意的是术前合并心脏病的患者和婴幼儿患者，避免出现血容量不足和容量过荷；合理应用抗心律失常药物。

（三）神经系统并发症

常见的神经系统并发症有意识恢复延迟、嗜睡、定向障碍和躁动等。与术后神经系统并发症相关的常见因素包括：①患者自身因素（年龄、术前是否合并脑功能障碍、教育程度等）。②药物因素，术前长时间应用精神治疗药物、镇静剂和乙醇等；术前用药，主要是东莨菪碱；术中麻醉药和肌松药的残余作用等。③不良刺激，如疼痛，尿潴留，留置的导尿管、胃管和气管内导管等刺激、不适体位等。④术中持续低血压或低氧血症。⑤代谢功能紊乱，严重低血糖或高血糖、严重水、电解质紊乱等。⑥其他原因包括体温过低、脑血管意外、各种原因所致脑水肿、肾上腺皮质功能不全以及肝昏迷等。

预防和处理措施：①完善术前准备，纠正术前存在的糖代谢紊乱，水、电解质紊乱和酸碱失衡，术前合并肝功能损害的应该尽量改善肝功能；②加强围术期的监测和管理，合理应用术前药和麻醉药；③对于出现神经系统并发症的患者应该加强护理，积极寻找病因并做相应处理，改善低氧血症和高碳酸血症，适当应用麻醉性镇痛药和肌松药的拮抗剂、补充糖皮质激素，必要时请相关科室处理专科问题等。

（四）寒战

麻醉后寒战的发生机制不清，可能与下列因素有关：①外界温度降低；②男性；③术前未用抗胆碱药、镇静剂、镇痛药物等；④手术时间长；⑤术中大量输液、输血；⑥应用挥发性麻醉药；⑦术中保留自主呼吸者。

防治措施：①围术期进行体温监测，尤其是行先天性胆道畸形手术的婴幼儿患者；②注意保暖，避免输注温度过低的液体和血液及血液制品；③吸氧，防止出现低氧血症；④静脉注射哌替啶、芬太尼或曲马朵等。

（五）恶心呕吐

胆道疾病患者中，肥胖患者和婴幼儿占相当比例，加之腹腔内手术操作对胃肠道和胆道的刺激、腹腔镜胆囊切除术时二氧化碳气腹等因素增加了术后恶心呕吐的发生率。

防治措施：①适当禁食；②麻醉诱导面罩加压给氧时采用正确手法、给氧压力不宜过大，尽量避免气体进入胃内使胃过度膨胀;③低氧血症和低血压可引起恶心呕吐,围术期加强呼吸循环的监测和管理,维持呼吸循环稳定;④麻醉恢复期出现呕吐时应该立即采取头低位,并将头偏向一侧,使声门高于食管入口,且呕吐物易于从口角流出;⑤应用止吐药物,常用的有抗 5-羟色胺药、抗组胺药、抗胆碱药等。

(六)术后疼痛

胆道手术属于上腹部手术,术后疼痛程度较重,应该重视术后镇痛问题。麻醉医师可根据手术方式、麻醉方式和患者的具体情况选择不同的镇痛方法和镇痛药物。需要注意的问题如下:①合并肝功能损害的患者应避免使用对肝脏有损害的药物;②胆石症患者中,肥胖患者较多,对于病理性肥胖患者术后镇痛尽量选用非阿片类镇痛药,如果选用阿片类镇痛药应该使用最低有效剂量,并加强脉搏氧饱和度监测;③先天性胆道畸形的婴幼儿患者使用阿片类镇痛药时应加强脉搏氧饱和度监测,避免发生呼吸抑制。

(七)肾衰竭

术前合并梗阻性黄疸的患者围术期发病率和病死率较高,且术后易伴发急性肾衰竭。术后急性肾衰竭的发生率为 8%～10%,与高胆红素的程度有直接关系,病死率可高达 70%～80%。术中应注意肾脏保护,避免使用损害的药物,严密监测尿量,更可靠的方法是采用中心静脉导管或肺动脉导管或经食道超声心动图监测有效血容量和心脏功能,通过增加心排血量来维持肾脏灌注。

(杨仁猛)

第七节　胰腺疾病手术麻醉

一、胰腺疾病理生理特点

(一)胰腺的解剖与功能

胰腺是人体内最大的腺体,具有外分泌和内分泌两种功能。位于上腹部和左季肋部腹膜后间隙中,全长 15～25 cm,重 70～100 g。其位置相当于 $L_{1～2}$ 水平,由右往左分为头、颈、体、尾四部分。形态多为蝌蚪形,弓形次之,其余形状较少。除胰头较扁平外,其余各部大体有三个面,即前面、下面和后面,断面大体为三棱形。由于胰腺位置相对固定,且与脊柱紧邻,容易损伤。大部分血供来自腹腔动脉干的分支,部分来自肠系膜上动脉系统,通过脾静脉、肠系膜上静脉最后汇入门静脉系统。胰腺外来神经支配(胰腺器官外的神经)由迷走神经和内脏神经束组成。目前对通过胰腺的外来神经的走行知之甚少。胰腺内部神经分布(支配腺体的神经纤维)由神经节后的肾上腺素能的神经、神经节前和节后的胆碱能的神经纤维和与其相关的神经节结构即神经元及其感觉神经纤维(传入端)组成。肾上腺素能的神经按通常的形式分布,神经节后的神经纤维(主要源于腹腔及肠系膜神经节)与动脉血供一起进入腺体。这些分泌去甲肾上腺素的纤维主要支配胰腺血管,部分分布至胰岛。胰腺内的胆碱能神经纤维分布也有其特点,具有节前和节后的神经纤维,分泌乙酰胆碱的节后的神经纤维同时支配外分泌和内分泌细胞。肾上腺素能和胆碱能神经纤维都未见有特殊的神经末梢,只能假设它们在末梢或神经走形的沿途释放神经介质。胰腺内还有类似颈动脉窦的感受器。当胰腺内血压降低时,能反射性地通过交感神经引起血管收缩和心跳加快。在胰腺中也有肽能纤维,包含血管活性肠肽、胆囊收缩素、胃泌素类肽、P 物质、内脑磷脂等物质,它们的来源和功能尚待确认。此外,胰腺内还有传导痛觉的纤维,从胰头传入的冲动多引起中上腹部疼痛,而从胰尾传入的冲动则多引起左上腹疼痛。又由于胰腺位于腹膜后,炎症或肿瘤可向后侵及躯体神经而引起严重的背痛。

胰腺外分泌由腺泡和导管细胞每天分泌 $700\sim1\,500$ mL 胰液,其主要成分是碳酸氢盐和多种消化酶。内分泌由 A、B、D、D_1、A_1 等细胞分别产生胰高血糖素、胰岛素、生长抑素、舒血管肠肽及胃泌素等。

(二)常见的胰腺疾病及病理生理改变

1.急性胰腺炎

急性胰腺炎分急性水肿型和出血坏死型 2 种。其病因如下:①梗阻因素,以胆总管下段结石最为多见;②乙醇中毒;③饮食因素;④外伤与手术;⑤血管因素;⑥感染;⑦内分泌和代谢因素;⑧神经因素;⑨药物;⑩其他,如免疫反应、遗传性、特发性等。在正常情况下,奥迪括约肌关闭后,胰管和十二指肠之间为正压力梯度,防止十二指肠内含有已被激活的各种胰酶、胆汁酸、溶血卵磷脂、细菌等反流至胰管。许多炎症细胞参与急性胰腺炎的发生、发展,前炎症细胞因子和趋化因子对局部组织和远处脏器的损伤起着重要的作用。在致病因素作用下,胰管内压增加,分泌增多,胰小管及胰腺腺泡破裂。胰液与胰腺实质和周围组织接触,胰蛋白酶原被激活为胰蛋白酶,使胰腺水肿、出血、坏死。在其自身被激活后,可激活一系列胰酶,如弹力蛋白酶、磷脂酶 A、糜蛋白酶、酯酶、胰血管舒缓素、释放胰肽,使毛细血管扩张,细胞膜通透性增加,影响有效循环血量产生休克。急性重症胰腺炎早期容易并发多脏器功能衰竭,以急性肺损伤为最常见和最严重,是致死的主要原因。其发病机制复杂,中性粒细胞激活、胰酶、氧化损伤、内皮素及炎症介质、P 物质等因素参与其发病。

2.慢性胰腺炎

慢性胰腺炎是由多种原因所致的胰腺弥漫性或局限性炎症。由于炎症持续不断地发展,导致腺体发生了一系列复杂、不可逆的损害,并在临床上表现出进行性的内、外分泌功能减退及多种临床症状。病因有酒精性、特发性、胆石性等。国内的慢性胰腺炎以胆石性最为常见,另外,急性胰腺炎引起的继发性胰腺结构破坏亦可导致慢性胰腺炎。常见的症状有腹痛、发热、黄疸、恶心、呕吐、消瘦、腹泻、腹部肿块等。

3.胰腺内分泌肿瘤

胰腺内分泌肿瘤是一种很少见的疾病,由于胰岛细胞的种类不同而分为不同类型的肿瘤。可分为功能性胰岛细胞瘤与无功能性胰岛细胞瘤,已知的内分泌肿瘤有胰岛素瘤、胃泌素瘤、血管活性肠肽瘤、胰高血糖素瘤、无功能胰岛细胞瘤等。每种细胞均可产生特殊的肿瘤。由于胰岛细胞来自胚胎期的胚层神经外皮,能吸收胺的前体和去羟基化,称 APUD 细胞。起源于APUD 细胞的肿瘤称 APUD 肿瘤。由于其类型不同而分泌各种不同种类的激素,从而引起各种不同而颇具特色的临床症状。

4.胰腺癌

胰腺癌发病率占全身癌肿的 $1\%\sim4\%$,胰头癌发病率占胰腺癌的 70%,我国近年的发病率有上升趋势,其病因不清,临床上表现为上腹胀痛或绞痛、食欲缺乏、恶心呕吐等消化道症状。癌肿可引起胆管堵塞,86% 患者可出现黄疸,是胰头癌重要体征,同时还可有体重减轻、乏力、发热、胆囊及肝脏肿大等,进展期或晚期癌常有胰腺后方胰外神经丛的神经浸润,引起顽固的腰背痛。

(三)胰腺外科疾病对全身的共同影响

胰腺外科疾病对全身的共同影响主要包括以下几方面:①黄疸和凝血机能障碍;②进行性全身消耗,重度营养不良及其有关改变;③胰内分泌改变,尤其是血糖的改变,可出现高血糖或低血糖。

1.黄疸

黄疸是一个突出的表现,为无痛性、进行性加重的阻塞性黄疸。病变引起胆胰管梗阻,使胰外分泌液不能进入十二指肠,影响食物的消化吸收,以及脂溶性维生素的吸收,尤其可引起维生素 K 和与它有关的凝血酶原,凝血因子Ⅶ、Ⅸ、Ⅹ的缺乏。长期胆管梗阻造成肝功能的损害或胆汁性肝硬化,手术中易致广泛性出血。这就对手术前的准备提出了更高的要求,并预示着手术和术后可能有较多的困难和危险。减黄手术应在考虑之列。

急性肾功能不全是长期严重阻塞性黄疸患者的又一重要问题。黄疸增加了肾脏对低血压,缺氧的敏感性,加上胆栓在肾实质的存在及其产生的损害,更增加了肾功能不全的危险性。这类患者由于营养不良、消耗、慢性失盐失水,有效血容量不足,对手术中失血,失水更为敏感。这不仅应引起手术中的注意,而且手术前的补充与纠正也十分重要。保护肾脏,观察尿量,准确评估是十分重要的。

2.营养不良

反映机体代谢活动的匮乏与低下,低蛋白、慢性贫血是重要方面。主要是由于持续性疼痛,精神及精力的消耗,摄入量不足,消化吸收障碍,慢性失血等,造成长时间的负氮平衡,从而耐力、抵抗力、免疫力下降,易发生术后并发症如感染、伤口愈合不良、应激反应减弱等。而且,以上因素易引起血管床收缩、内生水增加,而血容量及电解质减少、低钠、低钾、间质水肿等一些病理状态。

3.内分泌改变

胰腺肿瘤或慢性胰腺炎患者常有胰实质损害,而存在胰腺内、外分泌功能改变,高血糖和糖尿病常见,增加了麻醉和手术过程及术后的危险性。应在术前常规检查并给予有效合理的处理。

二、术前评估

(一)术前评估的意义

胰腺切除术不仅是一个外科问题,而且涉及原发病对患者所带来的由局部到全身性的病理生理变化,也就是说,原发病的影响是全身性的。手术后的影响也不单纯是局部的,同时也是全身性的。它既有一般外科的问题,又涉及营养和能源的消化吸收等一些胰外分泌的问题和一些摄取、转化利用等胰腺内分泌的问题。患者除有需行手术治疗的胰腺疾病外,往往还有其他并存疾病或某些特殊情况,这必然引起机体相应的病理生理改变。患者的精神状态、各种麻醉药及麻醉方法都可影响患者生理状态的稳定。麻醉和手术的安危或风险程度,除与疾病的严重程度、手术的创伤大小、手术时间长短、失血多少等因素有关外,在很大程度上主要决定于术前准备是否充分、麻醉方面的考虑和处理是否适合患者的病理生理状况。术前应根据患者病史、体格检查和化验结果,对患者的病情和体格情况进行准确的评估。根据具体病情特点制订合适的麻醉方案。

胰腺疾病常伴有营养不良、糖尿病、低血糖、营养吸收障碍、酮症酸中毒、梗阻性黄疸等伴随症状。胰腺外科手术是普通外科领域中较为复杂、难度较大的手术,手术时间长、切除范围广、消化道重建措施复杂等。手术对患者正常的生理状态影响较大,手术后并发症较多且往往是致命性的,如腹腔内或全身性严重感染、腹腔内出血、应激性溃疡、胰瘘、胆瘘、消化道瘘等,因此,为确保胰腺疾病外科手术的成功和达到预期的治疗目的,必须做好术前访视,对病情做出准确的评估和正确的处理。

(二)全身情况和各器官系统的评估

1.全身情况

应了解患者的发育、营养、体重等各个方面情况。肥胖对生理有明显的影响,麻醉后易并发肺部感染和肺不张等,还可加重心脏负担,需认真对待。营养不良者对麻醉手术的耐受力低。贫血、脱水者等术前均应适当纠正,维持血细胞比容在 30%～35%。

2.呼吸系统功能

肺功能的评估是一项重要的内容,特别是在患者原有呼吸系统疾病时,这种评估显得更为重要。对患者肺功能的评估可为术前准备及术中、术后的呼吸管理提供可靠的依据。一些简易的方法如屏气试验、吹气试验、吹火柴试验、观察患者呼吸困难程度等可用于床旁测试肺功能。急性呼吸系统感染患者应延迟择期手术,急症手术应加强抗感染措施,同时避免吸入麻醉。急性胰腺炎患者可伴有胸腔积液、肺不张和急性呼吸窘迫综合征,可进一步导致呼吸功能衰竭。这些患者术后可能需要机械通气支持呼吸功能。静态肺功能检查主要是通过肺量仪及血气检查来测定患者的通气及换气功能。国内多采用最大通气量占预计值的百分比、残总比和第一秒时间肺活量这三个指标对呼吸功能进行分级评估。新的观点认为,以上检查仅考虑到肺的通气及换气功能对氧供的影响而忽略了心脏在氧供中的作用。为了能客观、准确评估患者的心肺功能,从而提出了心肺联合运动试验简称运动试验。其参照指标重点在于峰值耗氧量、最大氧耗量以及无氧阈的判定上,运动方式以登车为主,无氧阈对心肺功能的评估价值已得到公认,无氧阈的无创测定方法备受关注,通气无氧阈的测定已广泛应用于临床,新近发展起来的还有近红外线技术为无创测定无氧阈又提供了一条新的途径。术前酌情行胸部 X 线检查,动脉血气分析,静态肺功能检查,心肺联合运动试验等。

3.循环系统功能

测定心功能的方法很多,有根据心脏对运动量的耐受程度而进行的心功能分级,也有根据心指数、左室射血分数、左室舒张末期压等客观指标进行的心功能分级,纽约心脏学会(NYHA)心功能分级是被认同的决定大手术预后的独立因素,NYHA Ⅲ、Ⅳ 级患者的术后并发症发生率显著高于 NYHA Ⅰ、Ⅱ 级患者,它可作为术前筛查评估。术前需行心电图,电解质检查,心功能测定,以及病史和体格检查所提示的其他检查。

4.消化系统功能

胰腺癌患者常伴有梗阻性黄疸,高胆红素血症可以导致凝血障碍、肝肾衰竭及免疫功能损害,对这种患者进行手术治疗,其手术死亡率及并发症的发生率均较高。由于梗阻性黄疸在病理生理方面的特殊性及其对原发疾病临床过程的特殊影响,胰腺疾病伴发梗阻性黄疸的围术期处理既有与其他腹部手术相同的方面,也有其特殊性,应当引起重视。早期研究显示重度黄疸患者采用手术治疗的死亡率可高达 15%～25%,并发症发生率为 40%～60%。另外一些研究表明,胆红素水平超过 342 μmol/L 的患者进行胰十二指肠切除术,手术死亡率是胆红素水平低于 342 μmol/L 患者的一倍。造成这种情况的原因很多,但梗阻性黄疸时的高胆红素血症及其常伴有的内毒素血症是主要的高危因素。胰腺疾病患者电解质紊乱很常见,可有继发性代谢性酸中毒(高钾,继发急性胰腺炎)或碱中毒和肠性失液(低钾和低镁,继发于腹泻和负压吸引),急性胰腺炎时通常钙水平下降(网膜脂肪皂化)和钠上升(脱水)。胃泌素瘤通常有腹泻、严重的消化器官溃疡和胃食管反流。有些胰腺内分泌肿瘤可引起严重的水样泻(达到 20 L/d),术前要积极纠正电解质紊乱。术前应行电解质,血糖,肝功能等检查,以及由病史和体格检查所提示的其他检查。

5.肾功能

由于继发性脱水,要事先评估患者肾功能,同时相应地调整麻醉方案。一般来说,椎管内麻醉对肾功能的影响较全麻的小。术前应检查肾功能、肾脏 B 超、尿常规等。

6.内分泌系统功能

由于缺少胰岛细胞,许多急性胰腺炎患者罹患糖尿病,所以应了解患者所用控制血糖的药物和剂量,麻醉前应使血糖控制在稍高于正常水平,以免麻醉时出现低血糖。如患者使用口服降糖药治疗,在术前宜改用胰岛素。同时注意有无严重的并发症如酮症酸中毒、严重的感染等。胰腺内分泌肿瘤通常表现出多样的 Ⅰ 型内分泌综合征,具有垂体、甲状腺和/或胰腺腺瘤的特征。内分泌肿瘤能分泌甲状旁腺素、生长激素和促肾上腺皮质激素,可引起 Ca^{2+} 水平上升、肢端肥大症和库欣综合征。胰岛素瘤是最常见的胰腺内分泌肿瘤,可引起严重低血糖,应了解低血糖的发作和控制情况,外科治疗胰岛素瘤也可导致胰岛素的大量释放,建议每 10~15 分钟监测血糖 1 次。这类患者多肥胖,应对其心血管功能和肺功能进行评估。术前应进行电解质、血糖及内分泌功能等方面的检查。

7.血液系统功能

血细胞比容可假性增高或降低,多继发于血液浓缩或出血。可能出现凝血性疾病、弥散性血管内凝血。术前应检查全血细胞计数、血小板、凝血酶原时间、部分凝血激酶时间、纤维蛋白原等。

(三)急性胰腺炎严重程度和预后的评价

急性胰腺炎病情变化快,严重的患者预后不良,但凭临床经验有时很难对病情的严重程度做出正确估计,因此,必须有一个全面的病情评估方法对胰腺炎的严重程度做出及时、准确的评价,用以选择治疗方法和判断患者预后。

1.全身评分系统

(1)Ranson 标准:①标准。入院时,年龄>55 岁;血糖>11.2 mmol/L;白细胞>16.0×10⁹/L;谷丙转氨酶>250 U/L;乳酸脱氢酶>350 U/L。入院后 48 小时内,血细胞比容下降>10%;血钙<2.2mmol/L;碱缺失>4 mmol/L;血尿素氮上升>1.79 mmol/L;估计失液量>6 L;PaO_2<8.0 kPa。②判定。3 个以上指标阳性为轻症;≥3 个为病重;≥5 个预后较差。

(2)APACHE-Ⅱ评分:用于计分的指标有肛温、平均动脉压、心率、呼吸次数、氧分压、动脉血 pH、血钠、血钾、血肌酐、血细胞比容、白细胞计数等 11 项。APACHE-Ⅱ评分超过 8 分者,预后不良。

(3)另外还有 Glascow 评分标准和 Bank 分级标准。

2.局部评分系统

(1)Mc Mahon 于 1980 年提出根据腹水的量和颜色评价急性胰腺炎的严重度。

(2)Beger 于 1985 年采用称重手术坏死组织的方法估计胰腺坏死的程度。

(3)Balthazar 和 Ranson CT 分级系统:本分级系统由胰腺的 CT 表现和 CT 中胰腺坏死范

围大小两部分组成。①胰腺的 CT 表现:正常,为 A 级,计 0 分;局灶或弥漫性胰腺肿大,为 B 级,计 1 分;胰腺异常并有胰周轻度炎性改变,为 C 级,计 2 分;单一部位的液体积聚(常为肾前间隙),为 D 级,计 3 分;胰周液体积聚及胰周炎性病灶内积气≥2 处,为 E 级,计 4 分。②炎性坏死范围计分:坏死范围无,计 0 分;坏死范围<33%,计 2 分;坏死范围>33%,<50%,计 4 分;坏死范围>50%,计 6 分。③总分=CT 表现(0～4 分)+坏死范围计分(0～6 分),分值越高,预后越差。

3.其他评分方案

如根据急性期 C 反应蛋白或白介素-6、肿瘤坏死因子、白介素-1 或多形核粒细胞弹力蛋白酶等指标来进行评分。

三、麻醉方法

胰腺手术的麻醉也像其他手术的麻醉一样,要求保证患者安全,舒适,且能满足腹内操作要求,如肌肉松弛,无痛及消除内脏牵拉的神经反射。由于胰腺本身具有外分泌及内分泌功能,胰腺疾病及手术可影响内环境平衡,造成血糖,电解质及血流动力学改变,而胰腺手术又可能涉及胃肠及胆管系统,操作复杂,有的病情险恶,术后又易并发严重呼吸系统并发症,应激性溃疡出血及感染等,因而胰腺手术麻醉的术中处理相当重要。

(一)麻醉前准备

胰腺具有外分泌和内分泌两种功能,胰腺发生病变必定导致相应的生理功能改变及内环境紊乱。因此,需要接受良好的麻醉前准备,尽可能使并存的病理生理变化得到纠正后再行麻醉和手术,以增加安全性。胰腺疾病的病因及病理生理较为复杂,术前必须明确诊断并拟定麻醉方案。如慢性胰腺炎患者由于胰腺功能低下,近 40% 的患者出现糖尿病,又因外分泌功能不全,机体缺乏必需的胰酶而导致严重的营养不良,术前均需给予营养支持及控制血糖。胰头癌及壶腹癌压迫胆管可出现黄疸,迷走张力增高导致心动过缓并增强内脏牵拉反射,必要时可先行经皮、经肝胆道置管引流,这不仅有助于诊断,而且胆道引流有利于感染控制及减轻黄疸,改善肝功能。

急性出血性胰腺炎往往起病急、病情危重,术前常来不及进行全面检查和充分的术前准备,因而麻醉的危险性大,麻醉并发症发生率高。由于患者多伴有低血容量休克,常丧失有效血容量 30%～40%,休克指数大于 1,所以应根据中心静脉压和心功能情况,积极进行输液、扩容治疗,改善微循环,纠正酸中毒、电解质紊乱包括低钙血症。待休克好转后尽快实施麻醉和手术,必要时应用正性变力药如多巴胺等。为了抑制胰腺分泌,降低胰酶对胰腺的自溶作用,应禁食并留置胃肠减压管,同时应用 H_2 受体阻滞剂,抑制胰蛋白酶等。争取及早手术,彻底清除坏死的胰腺组织。

胰腺的内分泌疾病也可外科治疗,最常见的为胰岛素瘤。要了解低血糖发生的频率及程度,是否得到有效控制。手术当天应静脉注射 50% 葡萄糖 25 mL 以防止低血糖发作,极少数患者还可能并发其他内分泌肿瘤,如甲状旁腺瘤、肾上腺皮质腺瘤、垂体瘤等,称多发性内分泌肿瘤 1 型,出现高血钙性利尿等症状,也应在术前加以控制。

麻醉前给药:镇静药常用地西泮,用量为 0.2～0.4 mg/kg,口服或肌内注射,咪达唑仑 0.10～0.15 mg/kg,休克患者禁用。对黄疸患者及疑奥迪括约肌痉挛者,可使用大剂量抗胆碱药,如阿托品 0.6～0.8 mg 或东莨菪碱 0.4～0.5 mg 肌内注射,有助于解痉及抑制自主神经反射。如患者有腹痛时,还应肌内注射哌替啶 1.0～1.5 mg/kg。小肠梗阻患者要按饱胃处理,雷尼替丁 50 mg

静脉推注和0.3 M枸橼酸钠30 mL术前10分钟口服。

(二)麻醉方法的选择

连续硬膜外麻醉、气管内吸入麻醉或静脉复合麻醉常用于胰腺疾病的各种手术。所有麻醉方式均要求提供良好的腹肌松弛,腹肌松弛不好,不仅腹内手术操作困难,容易误伤临近组织器官,而且也使手术时间延长,术后并发症增多。

1.局部麻醉

曾顾虑危重患者不能耐受全身麻醉而选用局部浸润麻醉及肋间神经阻滞,当然局麻本身对心、肺、脑几乎无抑制,但不能维持良好的通气和供氧。不确切的麻醉效果常难以忍受开腹探查及长时间复杂的手术操作,导致过度的应激反应,更加重病情的恶化。另外,肋间神经阻滞也可发生气胸意外,大量局麻药的应用也可能发生局麻药中毒。局部麻醉下手术也使血糖升高。

2.连续硬膜外麻醉

连续硬膜外麻醉的效应远较局部浸润麻醉为佳,可以达到无痛及肌肉松弛,满足开腹手术的要求。由于上腹部胰腺手术需要高平面阻滞,使呼吸肌运动减弱,影响通气功能。同时阻滞$T_{3\sim10}$交感神经扩张内脏血管,容易引起血压下降,麻醉中常需应用麻黄碱及面罩给氧。对休克或呼吸功能不全的患者应禁用。由于硬膜外麻醉对内脏牵拉痛及自主神经反射常不能消除,需辅用适量镇静、镇痛药。

3.气管内插管全身麻醉

气管内插管全身麻醉适用于各种手术,尤其是手术困难,以及老年、体弱、体格肥胖、病情危重或有硬膜外阻滞禁忌证患者的最佳选择。全麻的优点是麻醉可控性强,供氧充分,便于对机体生理功能调控。全身麻醉的实施方法,可根据手术需要和患者具体情况选用。临床常用的有吸入麻醉、全凭静脉麻醉和静吸复合麻醉。所以复杂的胰腺手术及危重患者,应选择气管插管全身麻醉,这对抢救危重患者更为有利。必要时术后还可继续应用机械通气维持通气功能。糖尿病患者应用卤类吸入麻醉药或静脉麻醉药本身对血糖几乎无影响,但仍不能阻滞手术应激引起的血糖升高。

4.靶控输注

麻醉的发展日新月异,微型计算机的发展促进了技术迅速应用于临床。它是指在输注静脉麻醉药时应用药代动力学和药效动力学原理,通过调节目标或靶位(血浆或效应部位)的药物浓度来控制或维持麻醉在适当的深度,以满足临床要求的一种静脉给药方法。在全身麻醉、区域阻滞麻醉以及术后患者自控镇痛等方面都有广泛的应用。其优点如下:①能迅速达到预期的靶浓度;②增加静脉麻醉的可控性;③可使麻醉诱导平稳,血流动力学稳定;④避免了单次静脉注入的血药浓度波动,也避免了连续静脉输注时的诱导时间长、易蓄积等缺点。目前,靶控输注靶控注射泵内置了多种药物的药代-药效学模型,可做多种药物的靶控用药,以瑞芬太尼和丙泊酚的药代动力学特性最为适合,两药被认为是既维持合适的麻醉深度又保持良好的苏醒过程的最佳组合。丙泊酚靶控输注时,患者入睡时平均效应室浓度显示为$2.0\sim2.5\ \mu g/kg$,当呼唤患者睁眼时,平均效应室的浓度显示为$1.0\sim1.5\ \mu g/kg$,常选用血浆靶浓度$3\sim6\ ng/mL$诱导和维持,根据手术刺激强度以及患者个体差异进行靶控浓度的调整。瑞芬太尼是哌啶衍生物,对μ阿片受体有强亲和力,而对σ和κ受体的亲和力较低。药代动力学属三室模型,它起效快,血浆和效应室平衡半衰期为1.3分钟,当瑞芬太尼血浆浓度达到$5\sim8\ \mu g/L$时,作用达到顶峰。消除切皮反应的ED_{50}为$0.03\ \mu g/(kg\cdot min)$,消除各种反应的$ED_{50}$为$0.52\ \mu g/(kg\cdot min)$。作用时间短,时效半衰期与用药总量和输入时间无关。消除半衰期为 3～10 分钟,清除率约为 41.2 mL/(kg·min),主要经血液和组织中非特异性酯酶水解代谢。代谢物经肾排泄,清除率不受性别、体重或年龄的影响,也不依赖于肝肾功能。由于其独特的药动学特点,使其近年来被广泛应用。然而,因其半衰期短,停药后血药浓度快速下降,镇痛作用的持续时间短暂,易导致术后早期疼痛。此外,瑞芬太尼可通过 NMDA 受体的激活产生痛觉敏化作用,因此常有苏醒期躁动发生。舒芬太尼是目前镇痛作用最强的静脉阿片类药物,作用持续时间长,消除半衰期约为 2.5 小时。有学者认为,术毕前 30 分钟使用舒芬太尼能预防瑞芬太尼使用后苏醒期躁动的发生,这可能是由于舒芬太尼的作用时间长,不但发挥了过渡期的替代治疗作用,而且阻断了瑞芬太尼的痛觉敏化作用。近年来大量的临床研究表明,舒芬太尼靶控输注系统亦可安全、有效地用于全麻手术,舒芬太尼 0.4～0.8 ng/mL 靶控输注可保证充分的镇痛和足够的麻醉深度,能有效抑制拔管时应激反应,具有血流动力学稳定、麻醉恢复平稳等特点。在非短小手术,只要合理掌握舒芬太尼的用量和停药时间,不会导致苏醒延迟,因此也可应用于胰腺手术的麻醉。

(三)麻醉实施

1.全身麻醉

胰腺手术应用全身麻醉多采用静吸复合全麻,要求患者麻醉诱导平稳,镇痛确切,辅用肌松药及气管内机械通气,确保腹肌松弛、气道通畅、充分供氧及避免 CO_2 蓄积,降低术后呼吸系统并发症。应选用对心血管系统和肝肾功能无损害的麻醉药物。

(1)麻醉诱导:静脉快速诱导仍是全身麻醉中最常用的诱导方法,常用咪达唑仑或地西泮、丙泊酚及琥珀胆碱静脉注入便于气管插管。同时注入芬太尼($3～5\ \mu g/kg$)可减轻插管引起的心血管反应,遇有低血容量或休克危重患者可用依托咪酯、羟丁酸钠或氯胺酮,对血压影响较小。估计病情危重,手术复杂,时间冗长,也可用大剂量芬太尼和泮库溴铵静脉诱导插管,很少抑制心肌功能。如患者伴有严重腹膜炎时应避免用琥珀胆碱,可用维库溴铵或阿曲库铵等非去极化肌松药代替。遇到急诊饱胃、弥漫型腹膜炎等患者术前必须插入胃管进行有效的胃肠减压,此时宜选用快速诱导气管插管,应用起效快的肌松药,如琥珀胆碱或罗库溴铵。诱导期指压环状软骨的方法亦有阻止胃内容物反流的作用,可适当采用。保持气道通畅,勿将大量气体压入胃内。也可在表面麻醉下先行清醒气管插管,再做诱导。如果患者血容量不足导致休克,在诱导之前应尽快补充血容量以纠正休克。

(2)麻醉维持:麻醉诱导后可继续用上述静脉麻醉药间断或持续静脉给药,维持意识消失及镇痛。但近年来更多的应用强效吸入麻醉药维持麻醉,容易控制麻醉深度。诱导、苏醒迅速,又能抑制内脏牵拉反射。常用安氟烷、异氟烷、七氟烷或地氟烷 1.0～1.3 MAC 吸入维持麻醉。可考虑不用 N_2O,以减少肠胀气。由于腹部手术需要良好的肌肉松弛,术中应辅用非去极化肌松药,每次按 1/2 诱导剂量追加,肝、肾功能不全患者,剂量应减少,或改用阿曲库铵。麻醉中辅用机械通气或手法控制通气可保证患者良好通气及供氧。一般潮气量应在 8～10 mL/kg,呼吸频率 8～12 次/分,术毕必须等呼吸功能恢复正常才能拔管。

2.连续硬膜外麻醉

连续硬膜外麻醉可以达到无痛及肌肉松弛,满足开腹手术的要求,又可用于术后镇痛,已普遍用于腹部手术。呼吸循环功能稳定者,可选用硬膜外麻醉。为了使腹肌松弛,剂量不宜太少,平面不宜过低。胰腺手术的平面应在 $T_{2～12}$,常在 $T_{8～9}$ 或 $T_{9～10}$ 间隙穿刺,向头侧置管 3 cm,分次注入 1.6% 利多卡因 15～20 mL 或并用丁卡因配成 0.25% 一起注入。由于高平面阻滞,肋间肌运动受限,咳嗽反射消失,对呼吸功能不全患者可出现缺氧及 CO_2 蓄积,需用面罩给氧及辅助呼吸。由于胸交感神经广泛阻滞,使血管扩张,常在给药后 20～30 分钟出现血压下降及恶心。应准备麻黄碱 5～10 mg 静脉注入。黄疸患者迷走神经兴奋,可出现心动过缓,应静脉注入阿托品 0.5～1.0 mg。低血容量或休克患者应禁用硬膜外麻醉。腹内高位探查时可以产生牵拉痛,因为迷走神经不能被阻滞所致。长时间复杂手术如 Roux-en-Y 手术等患者常难以忍受不适,过多地应用镇静药和麻醉性镇痛药可导致呼吸抑制及术后严重宿醉现象,所以近年来常用连续硬膜外麻醉复合气管内插管全身麻醉,既能维持呼吸功能正常,又可最大程度减少全身麻醉药的用量,但需注意循环功能的调控。

3.局部浸润麻醉及肋间神经阻滞

局部浸润麻醉不能松弛腹肌,使腹内操作难以进行。肋间神经阻滞可使腹肌有所松弛,但不能消除内脏牵拉反射痛,而且由于局麻药作用时间有限,而过度用药又可能出现局麻药中毒危险,所以麻醉效应常难以满足手术要求。

(四)麻醉监测

胰腺手术是腹部外科中较为复杂的手术,由于手术时间长,失液失血多,有大量液体置换和丢失,易导致低体温,还可能出现血糖的剧烈变化。为了保证患者的安全及手术的顺利进行,麻醉中监测显得十分重要。除常规监测外,常需有创监测,如动脉置管、CVP 或 PA 导管等以指导输液。糖尿病患者多并存冠状动脉粥样硬化,应行心电图监测。间歇性血糖监测对胰腺手术尤为重要,胰腺功能不全引发的高血糖及胰岛素瘤导致的低血糖,均需根据血糖监测有效地控制血糖在 3.9～5.6 mmol/L。同时还应注意监测体温。

(五)术中处理

1.输血和输液

胰腺的血液循环丰富以及止血困难术中易大量渗血导致严重低血压,需要开放可靠而通畅的输液通路,及时补充液体,维持循环功能。同时手术操作复杂、创伤大,手术时间冗长,可有大量体液丢失或创伤组织水肿而成为"隔离体液",不能行使正常细胞外液功能,必须相应补充。在患者入室后即应补充禁食以后丢失的不显性失水量及胃肠减压液量和尿量,可输入低盐或 5% 葡萄糖液。

2.胰岛素的应用

胰腺手术应重视血糖的控制,不断地监测血糖和尿糖。如血糖大于 10 mmol/L 应给胰岛素 10 U 于生理盐水 100 mL 中,按 10 mL/h 滴注,直至恢复正常。

3.注意手术操作和牵拉反应

腹内操作会影响膈肌运动和压迫心脏、大血管,需注意预防和及时解除。腹部器官富有副交感神经支配,手术操作常有内脏牵拉反应。严重迷走神经反射易致血压明显下降、心动过缓,甚至发生心脏停搏,应注意预防和及时处理。

(六)各种胰腺手术的处理要点

1.急性胰腺炎手术

急性胰腺炎患者术前可丢失 30%～40% 有效血容量,常出现低血容量性休克,则需输注晶体液和胶体液,如羟基淀粉、琥珀明胶或尿联明胶以恢复有效循环容量。如果效果欠佳还需应用正性肌力药。选用应对呼吸、心血管和肝肾功能影响小的全麻药;加强呼吸功能的监测,积极防治间质性肺水肿;注意肾功能的保护;纠正水、电解质和酸碱平衡紊乱。

2.胰头癌手术

胰头癌的手术范围广,包括切除胰头、胃幽门前部、十二指肠的全部、胆总管的下段和附近的淋巴结,再将胆总管、胰管和胃分别和空肠吻合。这是腹部外科最大的手术之一,手术时间长,手术刺激大,麻醉前应做好充分准备,如加强支持治疗,纠正水、电解质和酸碱平衡紊乱,进行维生素 K_1 治疗,使凝血酶原时间接近正常等。黄疸患者迷走神经兴奋,可出现心动过缓,应注意预防。麻醉中应注意肝功能的保护。根据血糖水平,应补充胰岛素、氯化钾等,防治高血糖。

3.胰岛素瘤手术

胰岛素瘤术中常需依据肿瘤切除前后血糖水平的改变作为手术效果的判断指标之一,要求避免盲目输入含糖溶液。但胰岛细胞瘤患者由于释放胰岛素过多,可能出现意识消失、躁动不安甚至抽搐等低血糖休克征象,所以必须准备 50% 葡萄糖 40~100 mL 以备低血糖时静脉注射,以免影响中枢神经系统功能。患者入室后应立即测血糖,切瘤前每 15 分钟测试一次,使血糖维持在2.8~3.9 mmol/L 为宜。通常手术中输晶体液即可维持,如输葡萄糖液常使血糖过高,影响手术效果的判定。切瘤后每 10 分钟监测血糖一次,一般可升高 2 倍。由于钙剂可使胰岛素量增高,血糖下降,所以切瘤前不宜应用钙剂。术中常要求静脉滴注亚甲蓝2.5 mg/kg,以帮助肿瘤定位。但静脉滴注多量亚甲蓝可使黏膜色泽变蓝,易于与缺氧性发绀混淆,应注意鉴别。

四、并发症防治

胰腺手术的并发症较多,且往往是致命性的。文献报道其并发症发生率可达 30%~60%。原因是术前局部与全身改变重而且涉及的问题多,局部结构特殊,手术复杂,术后全身影响广。有胰瘘、胆瘘、低钙血症、腹腔内或全身性严重感染、腹腔内出血、应激性溃疡等,此外,胰腺手术还会带来消化功能及胰腺内分泌功能的改变。近年来,随着基础研究的深入、新药的开发和应用以及外科手术技巧的不断提高,胰腺手术死亡率和并发症发生率逐渐降低,但这些问题仍是阻碍胰腺外科发展的重要问题,因此,预防胰腺手术并发症的发生显得尤为重要。

(一)常见的并发症及处理

术后并发症常是手术失败、患者死亡的主要原因,它除了手术人员的技术能力与经验以外,往往是患者术前全身情况未得到满意纠正的一种结果。而手术并发症的发生,加重了原有的损害,使手术重建得不到所期待的结局。

1.胰瘘

胰瘘是胰腺手术后最常见的死亡原因,胰腺手术尤其是胰十二指肠切除术后都有发生胰漏的可能。胰液漏入腹腔后,腐蚀周围的组织和脏器,可引起难以控制的腹腔感染,如胰液腐蚀腹腔内大血管,则可引起失血性休克,其病死率可高达 50%。为预防胰腺手术后胰漏的发生,首先要熟练掌握胰腺的局部解剖关系,手术操作要层次准确、轻柔细致。腹腔引流管是观察腹腔内情况变化的窗口,是诊断吻合口漏和腹腔感染的重要手段。因此,放置适当的腹腔引流管至关重要,并随时注意观察引流液的量和性质,保持腹腔引流管引流通畅以防堵塞。如胰肠吻合口附近的引流量较大,色泽浅淡,无黏性,且淀粉酶含量超过 1 000 U/mL 即可确诊为胰瘘。一旦发生胰漏,即应充分引流,积极治疗。对引流不畅者,应及时调整引流管的部位。必要时行再次手术引流。在引流的同时还要注意患者的营养摄入。可先通过中心静脉导管进行胃肠外营养支持。成人每天所需热量为 124~145 kJ/kg,氮为 0.2~0.3 g/kg;热能与氮的比例一般以(413~620)kJ:1 g为宜。氨基酸、葡萄糖、脂肪乳剂、维生素、微量元素和电解质混合后使溶液渗透压适宜。生长抑素能减少胰液分泌,每天 0.1～0.3 g,使用 2～3 周即可使瘘口自愈率从27.3％上升至 50％,病死率则降至 22％。生长激素有改善蛋白合成和促进组织愈合的作用,与生长抑素和胃肠外营养合用有助于胰瘘的愈合。病情稳定且引流液减少后可改用肠饲。胰腺手术后,加强肠内和肠外营养支持,使用抑酸药物、生长抑制素等以抑制胰腺的外分泌功能,有助于减少胰瘘的发生。近年来,由于手术技巧的不断提高和加强围术期处理,术后发生胰瘘的病例已并不多见。

2.胆瘘

胰十二指肠切除术后胆瘘的发生率较胰瘘低,充分的术前准备有助于降低胆瘘的发生。预防措施包括:①仔细手术操作,应使胆肠吻合口处于无张力状态和保持良好的血供;②胆肠吻合口内支撑管的合理放置也有助于预防胆瘘的发生。胆瘘的发生率现已有所降低,处理也较容易,只要保持通畅的外引流,自愈的机会很大。

3.腹腔感染

胰腺手术后腹腔引流管引流不畅可导致腹腔内感染的发生,甚至形成腹腔脓肿。其主要表现为发热、腹胀和白细胞计数增高等,如未能及时发现和处理,胰液可腐蚀腹腔内血管而引起大出血和脓毒症,常常导致患者死亡。老龄或合并有其他基础疾病的患者,在治疗其合并症的过程中,大量使用激素或其他免疫抑制剂等药物,会增加腹腔内感染的发生。另外,大剂量广谱抗菌药物的不合理使用,增加了二重感染的机会,也可使腹腔感染的发生率增加。因此,术后腹腔引流管的引流通畅和合理使用抗菌药物是预防腹腔感染的有效措施。胰腺癌高龄患者较多,一般情况往往较差,围术期的处理则显得非常重要,行根治性手术的适应证选择要恰当。胰腺手术后要加强术后观察,及早发现问题及时处理,对减少并发症的发生和降低死亡率至关重要。

4.血容量不足

血容量不足是胰腺手术过程中出血量大及过多的第三间隙液丢失所致。应注意加强生命体征的监测,有条件者可行中心静脉压、肺动脉压、肺动脉楔压的监测以指导输液,适量补充胶体液。

5.低钙血症

脂肪酶的释放可导致网膜的脂肪皂化。应注意监测血钙,并及时补充。

6.手术后出血

胰腺手术的出血并发症有 2 类,即腹内出血和消化道出血。术中仔细操作和彻底止血是预防术后出血的基本保证;处理好胰瘘可避免继发性出血;引流通畅能防止腹腔脓毒症后期的腐蚀性出血;加强支持治疗和常规甲氰咪胍类药物的使用有助于减少应激性溃疡出血的发生。腹内出血可从引流管中引出,如果出血量少,可在严密观察下,保守治疗。如果患者表现周围循环不稳定,应行 B 超检查或腹腔穿刺,必要时应不失时机地进行手术探查。消化道出血有应激性溃疡出血和胰肠吻合口出血。主要来自三个吻合口和胃黏膜,其表现为呕血和黑便。近年来,胰腺术后常规抗酸药物和生长抑素的应用使应激性溃疡出血的发生率明显降低。对多数患者有力的非手术治疗常可以奏效。如果出血量大,必须果断地及时手术。胰肠吻合口出血多为胰腺断面的渗血,是否由于被激活的胰酶作用于创面的结果,尚无定论。如果保守无效,应手术探查。胰瘘发生后通畅的腹腔引流和冲洗可降低胰液腐蚀周围大血管而引起的继发性出血,后者多在术后 2～4 周时发生。术后早期发生的失血性休克常与手术有密切的关系,库存血中凝血因子多已破坏,术中大量输入易造成凝血机制的紊乱,达不到止血目的。因此,最好输注新鲜血或成分输血。

7.应激性溃疡

应激性溃疡常称为急性胃黏膜损害。其原因是胃酸、胃蛋白酶对胃壁的损害和胃黏膜屏障功能的破坏,可能与后者的关系更大。临床表现多为上消化道出血,量大时多发生呕血和大量便血。一旦发生出血,通常为持续性。应积极加以预防,可以使用一些抑制胃酸的药物。

(二)术后对机体的影响

1.消化功能的影响

胰切除术后消化功能的恢复是一个较缓慢的适应过程,主要由于两个方面:一方面是由于胃十二指肠及胰切除术后造成的消化道关系的改变和它们的生理功能的丧失,另一方面是胰腺外分泌功能不足,影响脂肪及蛋白质的吸收。大量的脂肪和蛋白质随粪便排出,形成脂肪泻及肉质泻,粪便量多超过正常的 2 倍,色浅,发亮含有泡沫,有恶臭,在水中漂浮于水面。食入的脂肪有 50%～60% 以及蛋白质的 20%～40% 不经吸收而排出。由于大量氨基酸和胆盐的丢失,有可能引起肝的脂肪性变。除脂肪泻和肉质泻外,患者常有食欲减退和体重减轻等症状。

2.胰内分泌改变

胰切除术后还可引起糖尿病,尽管全部胰岛已被切除,但胰岛素的需要量并不很大,一般每天 25～40 U,比严重的糖尿病患者的需要量为低。在原有糖尿病的患者,当全胰切除术后,胰岛素的需要量也并未增加,甚至还有减少的可能。通常认为,在全胰切除术后不仅消除了胰岛素的产生,同时也不再产生胰岛素的拮抗物胰高血糖素,因此胰岛素的要求不是很大。全胰切除术后的患者由于失去了胰高血糖素的拮抗作用,对胰岛素比较敏感,有时给少量的胰岛素就有可能引起低血糖,在治疗时应加以注意。所需的胰岛素量主要是为了防止酮中毒,而不一定将血糖完全控制在正常水平。全胰切除术所涉及的问题很多,其核心是对手术适应证的掌握和手术中的合理抉择,有选择地保留部分胰腺或部分胰组织的移植,可能有助这些情况的改善。

(杨仁猛)

第八节　脾脏疾病手术麻醉

脾脏是一个免疫器官,胎儿脾脏的造血功能在出生时已被骨髓取代,但体内免疫器官和免疫组织是否能替代脾脏的免疫功能,尚待研究。就单个孤立器官而言,脾脏的作用不如其他一些脏器重要,但在某些特殊的情况下,脾脏的重要性就显示出来了。也就是说,脾脏的功能与其他器官或组织的功能密切联系,其自身病变也常常与其他器官或组织的病变有关并相互作用。

20 世纪 60 年代以来,随着免疫学的进展,已认识到脾脏是体内最大的淋巴样器官,是人体免疫系统的重要组成部分,在体液免疫和细胞免疫中起着重要作用。脾脏直接参与细胞介导免疫调节,它拥有全身循环 T 细胞的 25%;脾脏是产生调理素,血清吞噬作用激素和备解素的重要器官,能有效地过滤和清除侵入血液循环的病原体,具有抗感染、抗肿瘤、增加免疫反应的作用。脾切除后人体免疫系统功能的完整性遭到破坏,对病菌的抵抗能力必然下降,容易发生严重感染。早期充血性脾大也是对机体有益的,肿大的脾可容纳因肝硬化门静脉高压反流的大量血液,发挥了缓冲、分流的作用,从而减少贲门周围静脉破裂大出血的可能。

既往认为治疗脾破裂的首选方法是全脾切除术。随着暴发性脾切除术后感染的报道逐渐增多,这一传统概念受到了挑战。近年来,随着免疫、分子生物学等的发展,以及对脾脏解剖、生理、病理等方面的深入研究,提出了"生理状态下脾应尽量保留,病理状态下脾应合理切除"的观点。根据脾脏的解剖结构和现有止血措施,脾部分切除已可安全进行。

一、病情特点及麻醉前准备

脾脏具有免疫、滤血和储血三大功能,脾脏与肝脏、肺脏、肠道、胸腺、淋巴结、内分泌系统等关系密切。脾脏常因多种疾病而需行手术治疗,按病因大体可分为脾脏本身疾病和全身性系统疾病两大类。①脾脏本身疾病:脾破裂、游走脾、脾囊肿、脾肿瘤、肉芽性脾炎和脾脓肿等。②血液系统或造血系统疾病:如特发性血小板减少性紫癜、遗传性球形红细胞增多症、丙酮酸激酶缺乏症、戈谢病、霍奇金病、慢性白血病、再生障碍性贫血、自身免疫性溶血性贫血等。③门静脉高压、脾功能亢进、脾大。

因外伤性脾破裂而行脾脏手术时,患者往往存在程度不等的失血性休克,除应积极治疗失血性休克外,也须注意合并存在肋骨骨折、胸部挫伤、颅脑损伤等并存损伤,以防漏诊而发生意外。由全身其他疾病所引发如门静脉高压症、血液病等,病情往往较重且复杂,术前需做特殊准备,患者对麻醉的耐受能力不一,处理需特别慎重。

(一)脾破裂

脾脏血供丰富而质脆,是腹部最易受伤的实质性脏器,脾破裂占各种腹部伤的 $40\%\sim50\%$,主要危险是大出血,病死率约 10%,约 85% 为被膜和实质同时破裂的真性破裂,少数为中央型或被膜下破裂,其被膜尚完整,但可在 2 周内突然转为真性破裂而大量出血,称延迟性脾破裂,需警惕。外伤性脾破裂常合并有其他脏器损伤,如肝、肾、胰、胃、肠等,增加围术期处理的难度。自发性脾破裂很少见,多有外伤史,且这类患者的脾脏常有基础病因引起病理性肿大,如有血吸虫病、疟疾或伤寒等。

脾破裂常为紧急手术,一旦诊断明确或有探查指征,原则上应在抗休克的同时尽快行剖腹探查术。术前准备时间较短,但应尽可能地给予补液,必要时输血,防治休克及水电解质紊乱,以提高手术的耐受性。如血压在补液后较稳定,可暂时密切观察采取保守治疗,输血、补液、应用止血药物和抗生素。手术治疗多行脾切除,保脾术仅适用于无休克,一般情况较好的患者。

(二)血液系统或造血系统疾病

1.特发性血小板减少性紫癜

病因至今未明,大多数患者血液中可检出抗血小板抗体,但缺乏明确的外源性致病因子,因此,又称特发性自体免疫性血小板减少性紫癜。血小板在脾及肝内被巨噬细胞提前破坏,大部分患者破坏的部位在脾脏。该病特点是血小板寿命缩短,骨髓巨核细胞增多,脾脏无明显肿大。

治疗仍以肾上腺皮质激素为首选药物,其作用机制包括:①抑制单核-吞噬细胞系统的吞噬功能,延长与抗体结合的血小板寿命;②抑制抗体生成,抑制抗原抗体反应,减少血小板破坏,增加血小板的有效生成;③促进内皮细胞融合和蛋白质合成,降低毛细血管脆性,通常在给药 $3\sim4$ 天后可见出血减轻。泼尼松为第一线用药,常用剂量为 $1\ mg/(kg\cdot d)$,分 3 次口服。对有威胁生命的出血患者,可选用泼尼松龙或氢化可的松等静脉给药。多数患者用药后数天出血停止。$70\%\sim90\%$ 的患者有不同程度的缓解,$15\%\sim50\%$ 患者血小板恢复正常。

脾切除是治疗本病最有效的方法之一。作用机制是减少血小板抗体生成,消除血小板破坏的场所。其指征如下:①经过皮质激素和各种内科治疗无效,病程超过 6 个月者;②激素治疗虽有效,但对激素产生依赖,停药或减量后复发,或需较大剂量维持才能控制出血者;③激素治疗有禁忌证,或随访有困难者;④有颅内出血倾向,经内科治疗无效者。手术相对禁忌证包括特发性血小板减少性紫癜首次发作,尤其是儿童;患有心脏病等严重疾病,不能耐受手术;妊娠妇女患特发性血小板减少性紫癜;5岁以下患儿切脾后可发生难以控制的感染。

切脾有效者术后出血迅速停止,术后24～48小时内血小板上升,10天左右达高峰,70%～90%的患者可获得明显疗效,其中约60%的患者获得持续完全缓解,其余患者的血小板有一定程度上升和出血改善。近年来,对特发性血小板减少性紫癜患者使用腹腔镜脾切除已获成功。部分病例切脾无效或术后数月到数年复发,可能因肝脏破坏血小板或副脾存在,或与脾损伤脾细胞自体移植有关。据报告脾切除后复发患者,副脾的发生可高达50%。

术前对血小板明显低下者,避免使用抑制血小板功能的药物,如低分子肝素、阿司匹林、双嘧达莫、噻氯匹定、巴比妥类、抗组胺药、前列环素和前列腺素E、β受体阻滞剂、右旋糖酐等。术前用药尽量避免肌内注射。特发性血小板减少性紫癜患者若有危及生命的出血,可通过血小板输注加以控制,但不能预防出血。这是由于患者体内存在自身抗血小板抗体,输入的血小板很快被破坏,经常输注又易产生同种抗血小板抗体,使再次血小板输注无效。故不能轻易给特发性血小板减少性紫癜患者输注血小板,须严格掌握适应证,其适应证如下:①怀疑有中枢神经系统出血者;②血小板数<20×10^9/L,严重活动性出血者;③脾切除术前或术中严重出血者。为减少术中出血,术前、术后应给激素治疗,对以往长期应用小剂量激素维持者,术前2～3天要加大剂量;手术当天及术中视病情追加用量。丙种球蛋白可阻断单核-吞噬细胞系统对血小板的破坏过程。由于静脉输注丙种球蛋白多在首次输注2天后起效,故可在术前3～5天开始应用。

2.遗传性球形红细胞增多症

遗传性球形红细胞增多症是一种常见遗传性红细胞膜先天缺陷疾病,大部分为常染色体显性遗传。典型病例有脾大、黄疸、贫血、球形细胞增多与红细胞渗透脆性增加。本病以幼儿或青少年多见。男女均可发病。脾切除指征:①血红蛋白≤80 g/L或网织红细胞≥10%的重型。②血红蛋白≤80 g/L,网织红细胞8%～10%。具有以下一种情况者也应考虑切脾:贫血影响生活质量或体能活动,贫血影响重要脏器的功能,发生髓外造血性肿块。③年龄限制,主张10岁以后手术。对于重型遗传性球形红细胞增多症,手术时机也应尽可能延迟至5岁以上。

术前准备:术前可因感染、妊娠或情绪激动而诱发溶血或再障危象,患者出现寒战高热、恶心呕吐、严重贫血,持续几天甚至1～2周。应控制感染,保持情绪平稳,必要时用镇静药物,贫血严重者需输血治疗。

3.丙酮酸激酶缺乏症

婴儿型多在新生儿期即出现症状,黄疸与贫血都比较严重,黄疸可发生在出生后2天内,甚至需要换血。肝脾明显大,生长、发育受到障碍,重者常需多次输血才能维持生命。但随年龄增大,血红蛋白可以维持在低水平,不一定输血。检查可见红细胞较大,非球型。红细胞丙酮酸激酶活性降低,常降至正常值的30%左右。本病纯合子发病,杂合子不显症状。成人型症状很轻,常被忽视。多于合并感染时才出现贫血。

4.戈谢病

戈谢病是一种常染色体隐性遗传病。该病引起肝脾大,皮肤褐色素沉着和结膜黄斑。葡萄糖脑苷脂在骨髓中贮积,引起疼痛。骨的病变可引起疼痛和关节肿胀。严重的还可出现贫血和白细胞、血小板生成减少,以致皮肤苍白、虚弱、容易感染和出血。

常用治疗及术前准备：对没有神经系统并发症的患者以酶补充疗法最有效。贫血严重时可以输血。手术切除脾脏可以治疗贫血和白细胞或血小板计数减少，也可减轻脾大带来的不适。

二、麻醉处理

一般选择气管内插管全身麻醉。无明显休克、凝血功能正常和全身情况尚好的患者可选择硬膜外阻滞。术中需镇痛完善，尤其在游离脾脏、结扎脾蒂等刺激强烈的操作时。脾脏手术易出血或术前血容量已不足，需建立通畅的静脉通路，必要时行中心静脉穿刺置管。

(一)脾破裂

多为急诊手术，常为饱胃患者，有呕吐误吸危险，需准备好吸引器，麻醉前还可予 H_2 组胺受体拮抗药，能抑制组胺、胃泌素和 M 胆碱能受体激动剂所引起的胃酸分泌，使胃液量及胃液中 H^+ 下降，减少反流误吸的危险及误吸的严重程度。常用药物有西咪替丁、雷尼替丁、法莫替丁等。

在输血输液的同时紧急剖腹探查，一般在控制脾蒂后，活动性出血能够控制，补充血容量后，血压和脉搏能很快改善；否则提示还有活动性出血。在无腹腔污染时，可行自体血回输，收集腹腔内积血，经洗涤过滤后输入。

(二)血液系统或造血系统疾病

许多长期接受皮质激素治疗的患者，可出现垂体-肾上腺皮质系统抑制，手术及应激时可能出现肾上腺皮质危象，而出现循环衰竭，为防止危象发生，术中需常规补充激素，麻醉手术需严格无菌操作。

糖皮质激素的长期应用可导致患者免疫力低下，增加术后感染机会，包括肺部感染，麻醉结束后及拔管前彻底清除呼吸道的分泌物，术后适当镇痛，并鼓励患者咳痰排痰。

经口气管插管需选用质地柔软的导管、低张力气囊等，插管时需轻巧，防止咽喉、气管黏膜损伤及出血；一般不采用经鼻气管插管，以免鼻黏膜损伤出血不止。麻醉诱导与维持力求平稳，避免血压过高引起颅内出血的危险，特别是血小板计数 $<2\times10^9/L$ 时，可导致自发性出血，特别是颅内出血。

有研究表明，部分吸入麻醉药对血小板凝集及血小板、血栓素 A_2 受体配对亲和力有影响。氟烷在临床使用浓度下有剂量依赖的效果，异氟烷作用较氟烷小；氧化亚氮有骨髓抑制，可引起贫血、白细胞和血小板减少。术中可选用无血小板影响的吸入麻醉药，如安氟烷、七氟烷、地氟烷等。

常用静脉麻醉药、肌松药对血小板无影响或影响轻微。一般认为，血小板计数在 $50\times10^9/L$ 以下时不应采用硬膜外麻醉。尽量选择不在肝脏和肾脏中代谢的药物，避免使用对肝脏有损害的药物。但由于超过半数的麻醉药物通过肝脏中降解，故在肝功能不全时，用药量宜适当减少。

加强循环及肝肾功能的监测：术中维持有效的循环血容量，通过心电图、心率、脉搏、血压、中心静脉压、尿量等的监测，避免血容量不足或过多，维持肝肾功能。

由于患者存在贫血、血小板减少，术中可适当补充。血小板由骨髓产生，半衰期 9~10 天。血小板在采血时破坏达 20%，放置 24 小时后破坏 50%，48 小时后损失达 70% 以上。当出血倾向严重时应输注新鲜血及适量血小板。还可采用自体血液回输减少异体血的输入。

三、脾切除术后严重并发症

(一)门静脉系统血栓

门静脉系统血栓在肝硬化门静脉高压症脾切除术后患者中发生率较高。门静脉系统形成血栓后,肝血流减少,肝功能受损,甚至引起肝功能衰竭;可使门静脉压力进一步升高,产生难治性腹水,可引起食管-胃底曲张静脉破裂出血;还可使肠道静脉回流障碍,出现肠坏死,可导致致命的后果。脾切除后,破坏血小板的因素消除,血小板的数量和质量都会增加。现在认为,术后门静脉系统血栓形成不单纯与血小板的数量有关,可能更与血小板质量有关,还与门静脉系统静脉壁的病理改变、血流动力学改变有关。术后常用抗凝用药有阿司匹林、双嘧达莫、低分子肝素,对术前和术中的要求是,对有出血倾向者,应根据病因适当处理,但不能强求纠正到正常。

(二)暴发性脾切除术后感染

脾切除后因患者抵抗力下降,易导致感染,甚至发生凶险的暴发感染,病理性脾切除后这种感染发生率及危险性均较外伤性脾切除者为高。随着保留性脾手术在国内外大量开展,这种可能性会减少。

典型的症状是突然发热、寒战、恶心、呕吐,接着有轻微上呼吸道感染。此过程为 12～24 小时,然后突然暴发败血症、休克、播散性血管内凝血和肾上腺功能不全。病死率达 40%～70%。50% 的患者在脾切除后 1 年内发生,这种综合征曾报道晚到脾切除术后 37 年发生。应该终身提防暴发性脾切除术后感染的危险。对任何迟发的感染应该及时治疗,早期有效的治疗能明显减低病死率。

（杨仁猛）

第七章　泌尿外科手术麻醉

第一节　肾创伤手术麻醉

一、肾创伤的临床分类、诊断及治疗

(一)肾创伤的分类

肾创伤目前多以 Sargent 分类与美国创伤外科协会分级为诊断标准。Sargent 将肾创伤分为四类,即Ⅰ类伤肾挫伤;Ⅱ类伤不涉及集合系统的轻微裂伤;Ⅲ类伤伴有或不伴有尿外渗的深度裂伤及碎裂伤;Ⅳ类伤涉及肾蒂的损伤。美国创伤外科协会将肾创伤分为五度,即Ⅰ度肾挫伤;Ⅱ度肾小裂伤;Ⅲ度肾大裂伤,累及肾髓质,但并未入集合系统;Ⅳ度肾全层裂伤伴肾盂、肾盏撕裂,肾碎裂、横断及贯通伤;Ⅴ度肾动脉和静脉主干破裂或肾碎裂及横断同时伴有肾门区肾段动静脉断裂、肾盂撕裂。另外,还可以按受伤机制分为以下三种类型。①开放性创伤:多见于刀刺伤,子弹穿透伤,多合并有胸、腹及其他器官创伤。②闭合性创伤:包括直接暴力,上腹部或肾区受到外力的撞击或挤压,如交通事故,打击伤,高空坠落后双足或臀部着地,爆炸冲击波。会伤及肾实质、肾盂及肾血管破裂,出现肾包膜下、肾周围及肾旁出血。③医源性肾创伤:手术时意外撕裂或经皮肾镜术,体外冲击波碎石术有引起肾创伤的可能。

(二)肾创伤的诊断及检查

1.外伤史

详尽的外伤史对肾创伤的诊断很有价值,如受伤原因、事故性质、受伤着力部位、伤后排尿情况,有无血尿、昏迷、恶心、呕吐、呼吸困难、休克等。

2.临床表现

(1)血尿:为肾创伤最常见的症状,94.3%～98.0%的肾创伤患者有肉眼血尿或镜下血尿。

(2)疼痛及肿块:多数患者就诊时有肾区或上腹部疼痛,可放射到同侧背部或下腹部。肾区可触及肿块。

(3)休克:是肾严重创伤及合并有多脏器创伤并危及生命的临床表现。表现为低血容量休克。开放性肾创伤休克发生率高达85%。

(4)合并伤:无论是开放性还是闭合性肾创伤,还可能同时有肝、结肠、肺、胸膜、胃、小肠、脾及大血管损伤。临床表现更严重,病情危重,须及时手术、麻醉进行抢救。

3.实验室检查及影像学检查

（1）尿常规检查：可能表现镜下血尿、肉眼血尿。

（2）血常规检查：动态观察血红蛋白，如果血红蛋白及血细胞比容持续下降说明存在活动性出血，白细胞计数增高，提示合并感染或其他部位有感染灶存在。

（3）血清碱性磷酸酶：在肾创伤后8小时升高有助于诊断。

（4）超声作为闭合性肾创伤的检查方法有助于诊断。CT及MRI诊断肾创伤的敏感度高，可确定肾创伤的程度、范围及肾实质裂伤、肾周血肿的诊断。X线片可见肾轮廓增大或局部肿大，伤侧膈肌升高。

（三）肾创伤的治疗

1.非手术治疗

排除了肾蒂伤，肾粉碎伤需紧急手术处理外，轻度的肾挫伤、裂伤的患者，无其他脏器合并伤的可入院观察行保守治疗，卧床休息，观察血压、脉搏、呼吸、体温，动态观察血、尿常规。补充容量、保持足够尿量，应用抗生素预防感染等治疗。

2.手术治疗

对于开放性肾创伤，合并有其他脏器创伤，伴有休克的患者应急症手术进行抢救。闭合性肾创伤一旦确定较严重肾挫伤也须尽早手术探查。手术包括肾修补、肾动脉栓塞、肾部分切除或肾全切除，手术切口可以经腰切口或经腹切口。

二、肾创伤手术的麻醉处理

（一）术前评估及准备

手术前熟悉病史，对创伤患者行头部、胸部、腹部、脊柱及四肢检查，并对呼吸功能、循环功能、肝肾功能、神经系统功能等做相应评估。根据ASA评估分级及创伤严重程度分级评估对麻醉的耐受性。麻醉前观察患者的神智、精神状态、血压、心率、呼吸状态注意患者有无烦躁不安、疼痛、出汗、血尿、恶心呕吐等症状。常规行心电图、血常规、尿常规、凝血功能等检查，按急诊手术患者处理。肾创伤后腹膜后肾周血肿会突发破裂危及生命，如救治不当，死亡率很高，术前做好创伤急救准备工作。

（二）麻醉前用药

严重肾创伤患者，病情变化快，常伴有失血性休克，或合并有其他脏器创伤。因此，术前慎用或禁用镇静，镇痛药物，以免造成呼吸抑制。

（三）麻醉中监测

麻醉中监测包括心电图、心率、无创血压、脉搏血氧饱和度、呼气末二氧化碳分压、尿量及体温。危重患者行中心静脉导管置入监测中心静脉压，有创动脉压监测。必要时置入肺动脉漂浮导管，监测心排血量（CO）、每搏量（SV）、心脏指数（CI）、肺毛细血管楔压（CWCP）、混合静脉血氧饱和度（SvO_2），以指导目标治疗达到较好氧供（DO_2）。

（四）麻醉方法选择

对于病情较轻的行肾创伤探查术的患者可选择硬膜外麻醉。对于严重肾创伤，合并有其他脏器创伤，伴有失血性休克的患者或急诊探查性质手术患者应选择气管插管全身麻醉。硬膜外麻醉在创伤手术患者实施容易引起明显血流动力学改变，安全性明显低于全身麻醉。肾创伤伴有休克的患者对全身麻醉药耐药性差，因此合理的选择全身麻醉药及剂量非常重要。

（五）麻醉中药物选择

1.麻醉中常用的依赖肾脏清除的药物

见表 7-1。

表 7-1　麻醉中常用依赖肾脏清除的药物

依赖	部分依赖
地高辛,正性肌力药	静脉麻醉药——巴比妥类
氨基糖苷类,万古霉素	肌松药——泮库溴铵
头孢菌素,青霉素	抗胆碱类——阿托品,格隆溴铵
	胆碱酯酶抑制剂——新斯的明,依酚氯铵
	其他——米力农,肼屈嗪

2.静脉全麻药

依托咪酯对循环影响轻可作为循环不稳定时麻醉诱导及维持,但休克及低血压患者慎用。丙泊酚有较强的循环功能抑制作用,它通过直接抑制心肌收缩力和扩张外周血管双重作用引起血压下降,因此对有效循环血量不足的患者及老年人用量要减少。丙泊酚用于肾衰竭患者与正常人的总清除率相似,在肾切除的患者中,其清除率也不受明显影响,因此丙泊酚对肾功能影响不大。硫喷妥钠对循环影响较大,不主张用于休克患者,肾功能不全时应慎用。

3.麻醉性镇痛药

吗啡主要在肝脏代谢为无活性的葡萄糖苷酸经肾排泄,肾功能不全患者应用镇痛剂量吗啡时,时效不会延长。瑞芬太尼、舒芬太尼、阿芬太尼及芬太尼镇痛作用强,对血流动力学影响轻,是创伤休克患者首选的麻醉药,芬太尼也在肝脏代谢,仅仅 7% 以原形排泄。瑞芬太尼和舒芬太尼的药代动力学和药效动力学在肾功能不全患者与正常人之间无显著差异,瑞芬太尼长时间用于严重肾功能不全的患者也是安全的。

4.吸入麻醉

氧化亚氮、异氟烷、七氟烷和地氟烷无肝肾毒性可安全用于肾脏手术麻醉。Higuchi 报道七氟烷在 >5 MAC 的浓度下维持 1 小时也不增加血浆肌酐的含量。Morio 等研究低剂量七氟烷(0.4%~3.0%)和异氟烷(0.2%~1.5%)麻醉后测出的复合物 A 平均值(11.2±7.2)ppm,含量极微,即使用于术前有肾功能不全的患者也影响不大,尿素氮和肌酐值术前和术后无差异。地氟烷稳定性强,用于肾衰竭患者是安全的。

5.肌肉松弛药

箭毒类药物基本上从肾脏排泄,因此肾脏手术麻醉不宜选用。琥珀胆碱及阿曲库铵在体内削除不依赖肝脏和肾脏,可以安全用于肝、肾手术的患者,但在创伤患者使用琥珀胆碱可致一过性的血钾升高,诱发心律失常应慎用。大约 30% 的维库溴铵由肾排泄,研究发现肾功能不全患者使用该药后神经肌肉阻滞作用时间长于肾功能正常者。泮库溴铵和哌库溴铵也主要由肾脏排泄,因此用于肾功能不良患者时效会延长。胆碱酯酶拮抗剂新斯的明约 50%,溴吡斯的明和依酚氯胺约 70% 在肾脏排泄,致使肾功能不全患者用此药后排泄会延长。

（六）肾创伤手术的麻醉处理

创伤患者多为饱胃,如何防止呕吐误吸是麻醉诱导中必须重视的问题。疼痛、恐惧、休克均可使胃排空时间延长,麻醉前应行胃肠减压,准备吸引装置。全麻气管插管最好采用清醒状态下气管内表面麻醉下插管,如果做快速诱导插管,应采取措施预防反流误吸,如压迫环状软骨。

麻醉应维持在合适水平,以减轻应激反应,降低肾素-血管紧张素-醛固酮系统的反应,增加肾脏灌注,保护肾功能。注意术中电解质、酸碱平衡的调节,补充血容量,用血管活性药物稳定血流动力学,提高组织氧供,降低氧耗,长时间低血压和手术时间过长都可导致肾血流量减少而影响肾脏灌注,保持良好的循环功能是保护肾功能的先决条件。肾功能不仅受麻醉药物、手术创伤、低血压、低血容量等因素的影响,还受到合并症如高血压、糖尿病等影响,麻醉中应综合考虑给以相应治疗。

肾创伤伴有低容量性休克患者,应在有创血流动力学监测下指导治疗,如CVP,有创动脉压,利用 Swan-Gan 导管监测肺毛细血管楔压、心排血量等,及时补充血容量,包括血液、胶体液、乳酸林格液体。琥珀明胶、羟乙基淀粉(6%),都可安全用于扩容,而不影响肾脏功能。在扩容同时可使用血管活性药物,如多巴胺、多巴酚丁胺、肾上腺素、去甲肾上腺素、去氧肾上腺素等维持较好灌注压。维持 CVP 在 $0.8\sim1.2\ kPa(8\sim12\ cmH_2O)$,平均动脉压在 $8.0\ kPa(60\ mmHg)$ 以上,混合静脉血氧饱和度大于 70%,心脏指数大于 $4.5\ L/(min\cdot m^2)$,组织氧供指数大于 $600\ mL/(min\cdot m^2)$ 小剂量多巴胺 $1.0\sim10\ \mu g/(kg\cdot min)$ 可激动多巴胺受体产生作用、扩张肾血管、肠系膜血管、冠状动脉血管及脑血管,增加心肌收缩力,提高心排血量和肾脏血流,如果多巴胺对提高血压效果不佳时可用肾上腺素或去甲肾上腺素,呋塞米可增加肾血流量,增加肾脏氧供有利于保护缺血后肾功能损害。

肾创伤手术麻醉中应保持呼吸道畅通,保证足够的通气量,避免缺氧和二氧化碳潴留,重视动脉血气监测。创伤休克患者术中防止体温过低,注意术中保温。严重创伤患者的呼吸循环功能障碍,肝肾功能继发受损,即使使用较少的麻醉药物,也会使术后苏醒明显延迟,因此应加强术后患者的监护治疗。

(张金星)

第二节　输尿管、膀胱、尿道创伤手术麻醉

大多数输尿管、膀胱、尿道创伤手术均可在硬膜外阻滞、蛛网膜下腔阻滞或腰-硬联合阻滞下完成。输尿管上段手术可选 $T_{8\sim9}$ 或 $T_{9\sim10}$ 间隙,向头侧置管,麻醉范围控制在 $T_6\sim L_2$。输尿管下段手术麻醉范围控制在 $T_{10}\sim S_4$,选择 $L_{1\sim2}$ 间隙穿刺,向头侧置管。膀胱手术可选 $L_{1\sim2}$ 间隙,结肠代膀胱手术,穿刺点可选 $T_{11\sim12}$ 间隙,麻醉范围控制在 $T_6\sim S_1$,前列腺手术常选用 $L_{2\sim3}$ 间隙或 $L_{3\sim4}$ 间隙穿刺置管。椎管内麻醉具有镇痛完善、肌肉松弛良好、呼吸循环功能较稳定、对体液超负荷具有良好耐受性、对肾血流影响小等优点。在具体实施中,应注意下列问题:肾功能不全患者局麻药液中不宜加用肾上腺素,否则将导致肾血流量降低;因局麻药主要在血液或肝脏代谢降解,如果并存低蛋白血症,血浆中局麻药与蛋白结合减少,游离成分增高,易出现局麻药毒性反应,因此,需控制局麻药用量。全身麻醉适用于手术范围广、创伤大、出血多的病例。采用气管内全麻应注意:①全麻药对肾功能可能有损害。②肾功能障碍可能影响药物的清除,使药物的时效延长。③要避免气管插管损伤,防止肺部感染等问题。

一、输尿管创伤手术的麻醉

输尿管创伤的原因可分为外源性创伤和医源性创伤两大类。单纯的外源性输尿管创伤比较少见,多见于枪弹伤、交通事故、刀刺伤等。常合并有腹腔脏器或全身脏器创伤,有时输尿管创伤易被掩盖。医源性输尿管创伤多见于盆腔及下腹部的开放性手术。特别是输尿管有移位、畸形、广泛粘连、显露不良、出血等情况时更易发生。有时虽未直接伤及输尿管,但破坏了输尿管的血液供应,也会导致输尿管部分缺血、坏死及穿孔。器械损伤多见于泌尿外科输尿管插管及输尿管镜检术。放射性创伤比较罕见,多见于盆腔肿瘤高强度放射性物质照射后。输尿管创伤后症状和体征常受多种因素影响,如创伤原因、性质、发现的时间、单侧或双侧创伤等,往往易误诊。在处理外伤或在手术中若能及时发现输尿管创伤并及时处理,则效果好,不会遗留后遗症。术后数天或数周发现尿少、血尿、漏尿、肾区胀痛并有叩痛、腰部肌肉紧张等,应考虑输尿管创伤的可能。

输尿管创伤手术治疗的目的为恢复正常的排尿通路和保护患侧肾脏功能。如患者全身情况好,此类手术多可在硬膜外阻滞或蛛网膜下腔阻滞下完成,近年来腰-硬联合阻滞麻醉已广泛应用于此类手术,该麻醉方法具有操作简单,效果确切,根据手术的需要容易调节阻滞平面,对输尿管创伤探查手术不失为一种较好的麻醉方法。硬膜外局麻药可选用2%利多卡因、0.75%罗哌卡因和布比卡因等药物,蛛网膜下腔用药可选用0.5%布比卡因或罗哌卡因,可采用重比重或等比重液。如患者伴有复合伤,全身情况差、病情危重或以探查性质为主的手术则可选用在气管插管全麻下完成。对于患者全身情况危重,休克、脱水、失血严重或合并有其他重要脏器创伤时,应先纠正全身情况及优先处理重要器官的创伤。在处理患者时需遵循"抢救生命第一,保护器官第二"的原则,首先处理威胁生命的创伤。输尿管创伤手术患者往往伴有肾功能损害,在麻醉期间尽量避免应用影响肾功能的药物,以免加重对肾脏的损害。另外,硬膜外腔用药由于腰骶部神经根粗大,宜用较高浓度的局麻药来获得较为满意的效果。在追加硬膜外麻醉时应量足、浓度高,以保证阻滞完善,使麻醉效果满意。

二、膀胱创伤手术的麻醉

由于膀胱在骨盆的包围下,一般不易损伤,其大小、形状、位置及壁的厚度均随着储尿量而变化,当膀胱充盈达300 mL以上时,高出于耻骨联合上,如下腹部受到外力的作用时,有可能导致膀胱破裂;或当骨盆受到强大外力的作用,导致骨盆骨折时,骨折断端有可能刺破膀胱,使并发膀胱破裂的可能性大大增加。据统计:骨盆骨折与膀胱创伤关系密切,车祸等暴力损伤是膀胱破裂损伤的主要原因,并常伴有合并伤。枪弹伤是造成膀胱破裂损伤的另一原因,同时合并有其他脏器损伤。膀胱创伤根据损伤原因分为闭合性膀胱损伤、开放性膀胱损伤和医源性膀胱损伤。有下腹部外伤史、骨盆骨折史、难产、膀胱尿道器械操作后出现出血与休克、排尿困难和血尿、腹膜炎等症状者,应考虑膀胱创伤的可能。膀胱破裂的治疗原则应包括早期的防治休克、急诊手术及后期的膀胱修补等。膀胱破裂处理方式应根据受伤原因和膀胱破裂类型而定。膀胱挫伤仅需留置导尿管数天。

膀胱手术可选用对呼吸、循环影响较小的区域神经阻滞,一般情况下多可满足此类手术的要求。诊断性或手术治疗性膀胱镜检查等这类相对较小的手术,基本上都在门诊手术室实施,蛛网膜下腔阻滞、腰段硬膜外阻滞、骶管阻滞均可获得较理想的麻醉效果。尿道膀胱器械检查操作,尤其是女性患者,通常可在2%利多卡因凝胶表面麻醉下进行,而且操作中患者不会出现不适感。椎管内麻醉尤其是硬膜外阻滞或腰-硬联合阻滞,如果阻滞平面、局麻药剂量、注药速度控制适当,则对呼吸、循环功能影响较小,是较好的麻醉方法选择。因椎管内麻醉阻滞平面低,术后肺部并发症比全麻少,而且术中可保持患者清醒,有利于术后精神功能的恢复;此外,椎管内麻醉具有一定扩张肾血管的作用,可增加和改善肾血流,对伴有肾功能障碍或尿毒症者,采用此麻醉方法更为合适。但对于手术复杂涉及范围较大同时伴有全身复合伤及心、肺功能不全者,选用气管内插管全麻较为安全,有利于术中对呼吸、循环功能的管理。

膀胱创伤手术多在截石位下完成,这种体位对患者心、肺功能皆有不利影响。截石位时横膈凭重力上移,肺脏受挤压,通气功能受到一定影响。心排血量因胸膜腔内压的增高及心脏位置的改变而减少。尤其是肥胖或腹水的患者,这种体位的不利影响更值得注意。患者情况较好者,可考虑采用单纯蛛网膜下腔阻滞、连续硬膜外阻滞或腰-硬联合阻滞。此外,截石位时双腿屈曲外展,时间长久以后静脉血流迟滞,易引起下肢深静脉血栓形成,构成术后肺栓塞的后患。因此,术中应补充适量的液体,使血液不致过于黏稠,避免栓塞的发生。手术结束时,应将下肢缓慢轻巧复位,以免引起血流动力学剧烈波动。对于血压明显下降者,应给予少量血管收缩剂及时处理。

三、尿道创伤手术的麻醉

尿道创伤是泌尿系统最常见的损伤,多发生于男性,青壮年居多。若处理不及时或处理不当,会产生严重的并发症或后遗症。女性尿道损伤发生率很低,只有严重的骨盆骨折移位导致膀胱颈或阴道损伤才可产生尿道损伤。尿道内暴力伤常见于医源性损伤,多因尿道器械操作不当造成;尿道外暴力开放损伤常见于火器或利器伤,常发生在尿道阴茎部;尿道外暴力闭合性损伤主要由会阴部骑跨伤和骨盆骨折所致。骨盆骨折所致的尿道损伤最好发生于交通事故,骨折端刺伤尿道或骨折导致骨盆变形、牵拉撕裂尿道。尿道损伤的临床表现取决于损伤的部位、程度和是否合并有骨盆骨折及其他脏器损伤。根据外伤史、受伤时的体位、暴力性质、临床表现、尿外渗的部位、直肠指检、X线检查及其他必要的全身检查可明确尿道损伤的部位、尿道损伤的程度及有无其他脏器损伤。

尿道创伤的全身治疗目的是防治休克、控制感染及并发症。对危及生命的合并伤应先处理,等病情稳定后再处理尿道损伤。尿道创伤局部治疗的主要目的是要恢复尿道的连续性、引流膀胱尿液及引流尿外渗。小儿尿道创伤手术常需要在基础麻醉加局麻、区域阻滞或全麻下完成,而成人则可在 2% 利多卡因凝胶表面麻醉或低位蛛网膜下腔阻滞下完成,尤其是年龄较大或对自主神经反射不敏感的截瘫患者。在良好的麻醉前用药和静脉镇静处理下,表面麻醉可广泛应用于身体状况极差的高龄患者。对于尿道远端的手术,阴茎神经阻滞亦能提供良好的镇痛效果,而且在门诊患者其操作非常简单。阴茎神经阻滞的并发症最少,而且可由各临床科室的手术医师实施。

外伤性后尿道断裂手术时间通常较长,患者要保持截石体位 4~5 小时之久,对呼吸、循环的影响较大。但需施行此类手术的病例多为年轻人,对体位的适应较老年人强。采用蛛网膜下腔阻滞时,应待阻滞平面固定后再改变体位,以免麻醉平面意外升高。轻比重局麻液的蛛网膜下腔阻滞更为适宜。采用硬膜外阻滞时,导管可于 $L_{3~4}$ 或 $L_{4~5}$ 向骶侧置入,采用最小剂量使阻滞范围局限于会阴部即可。尿道断裂而行经膀胱及会阴联合修补术时,阻滞平面需达 $T_{9~10}$ 并包括全部骶神经,故采用两点连续硬膜外阻滞,导管可由 $L_{1~2}$ 向头及 $L_{3~4}$ 或 $L_{4~5}$ 向骶侧分别置入。对部分病例也可考虑经 $L_{2~3}$ 或 $L_{3~4}$ 间隙穿刺采用腰-硬联合阻滞,蛛网膜下腔注入长效局麻药丁卡因或布比卡因,然后向骶侧置入硬膜外导管,根据麻醉平面和手术时间经导管注入局部麻醉药。对于有椎管内阻滞禁忌证者,应考虑在全麻下完成手术。

(张金星)

第三节　泌尿系统结石手术麻醉

泌尿系统结石又称尿石症或尿路结石,包括肾结石、输尿管结石、膀胱结石和尿道结石,是泌尿外科常见疾病之一。近 20 年来,尿路结石的治疗发生了很大变化,除了开放手术治疗外,90%左右的尿路结石应用微创手术碎石取石或无创的碎石技术,使麻醉的实施及管理上有许多特点,麻醉医师熟悉尿路结石的病理生理及微创取石及碎石的方法,选择适宜的麻醉方法,保证患者在治疗中舒适、无痛、安全。

尿石症可分为肾脏和输尿管的上尿路结石及膀胱和尿道的下尿路结石。尿石症不应仅仅看成是尿盐在尿路沉淀形成结石,而应当作全身疾病的一种局部表现。尿石症在其形成的病因、发生的部位、年龄及性别,结石的成分,对泌尿系统及机体的影响,手术方法,治疗及预后都有差别。

随着生物化学的发展,细胞生物学和分子生物学的进展,对尿石症的病因、发病机制有了深入的认识,如遗传因素的影响,机体及细胞对结石成分生成、代谢、吸收和转输等机制的研究,预防措施正在加强。对尿石症的治疗,除了传统的手术治疗,目前多采用体外冲击波碎石,经皮肾镜及各种内镜取石或碎石的微创手术,都已积累了丰富的经验。这些新的治疗手段促进了麻醉学的发展,使尿石症患者在麻醉下的手术更安全、舒适。

一、尿路结石的病因

目前认为尿石症生成与人类种族遗传、自然环境、气候、饮食习惯、营养、代谢异常等因素有关,以上因素导致尿液成分的变化,而形成尿路结石。

(一)遗传因素

有学者认为尿石症是一种多基因的遗传性疾病,许多统计表明尿石症患者中 13%～46%有家族史,近亲结婚者发生率更高。形成尿酸结石的痛风症和黄嘌呤尿结石也属于遗传疾病。

(二)自然环境的影响

流行病学调查在热带和亚热带、气候湿热和干燥的地方结石发病率较高。中国南部的省份结石病发病率高于中部和北部。高温气候使人体水分过多蒸发,尿液浓缩,促进结石盐沉淀,使尿内结石盐析出而形成结石。大量饮水使尿液稀释,尿量增加可防止结石形成。

(三)营养与尿石症的关系

尿石症与食物组成及营养状况有密切关系,在贫困地区膀胱结石多见,在营养水准高的人群上尿路结石发病较高,高动物蛋白的摄取可导致尿液中钙尿酸含量增加,高动物蛋白摄入增加了机体的酸负荷,使尿液 pH 下降,有利于尿酸沉淀,也使钙排泄增加,导致草酸钙的形成。而枸橼酸盐减少是促进尿石形成的重要原因。尿钙和尿酸是尿结石形成的物质基础。蔗糖食入过多,导致尿钙排泄增加可使尿结石高发。谷类、蔬菜、纤维食物摄入可降低肾结石的发病率。

(四)代谢和转输异常

结石与新陈代谢有关,如胱氨酸结石、含钙结石、尿酸结石和黄嘌呤结石等是由机体代谢产物形成。维生素 B_6 和维生素 B_1 在生成草酸上有重要作用,当有足够的维生素 B_6 和维生素 B_1 时大部分乙醛酸可转化为甘氨酸而大大减少草酸的生成,从而降低草酸钙的生成。机体内钙和磷的代谢,尿酸的代谢,枸橼酸的代谢和转输等都与尿石症形成有关。甲状旁腺代谢紊乱也与结石形成有关。

(五)泌尿系统自身原因

(1)泌尿系统梗阻:如肾盂积水、肾盂输尿管积水、输尿管畸形、前列腺增生、尿道狭窄梗阻使尿液潴留诱发结石形成。

(2)感染:泌尿系统感染后细菌及坏死组织可诱发结石形成。

(3)其他原因,如长期卧床患者,甲状旁腺功能亢进患者,痛风患者等易发生结石。

二、尿路结石的病理生理

尿路结石位于肾盂颈部梗阻,引起肾积水,并发感染影响肾功能,并使肾实质萎缩功能受损。梗阻严重可导致肾衰竭、尿毒症。多数输尿管结石是肾结石排出过程中停留在输尿管,输尿管在肾盂输尿管连接处、输尿管跨过髂血管处及输尿管膀胱壁处有三个狭窄处,结石沿输尿管下移时,常停留或嵌顿于这三个生理狭窄处,但以输尿管下 1/3 处最常见。尿路结石可引起泌尿系统损伤、梗阻、感染等。尿路梗阻及肾小管阻塞使肾小球囊内压升高,导致肾小球有效滤过压降低,炎症及损伤都可破坏肾小球滤过膜的完整性而导致通透性增加,引起血尿和蛋白尿。肾小管梗阻后缺血,并发感染引起肾小管上皮细胞变性坏死使肾小管重吸收、分泌和排泄功能障碍、肾浓缩功能降低而多尿,尿中出现蛋白质、红细胞、白细胞、管型等,血浆肌酐与血浆尿素氮也有所改变,使钠、钾、镁、钙、磷排泄异常,临床上有些患者表现为低钠血症、低钾血症、高钾血症、低蛋白血症、肾性贫血、下肢水肿、代谢性酸中毒。肾实质病变也可引起肾性高血压,肾功能不全,凝血机制障碍导致出血。

三、肾结石手术的麻醉

(一)肾结石的临床表现、诊断及治疗

1.临床表现

肾结石和输尿管结石又称上尿路结石,主要的临床表现为血尿和疼痛,其程度与结石部位、结石大小,有无感染,尿路梗阻有关。肾结石可引起肾区疼痛和肾区叩击痛,活动后出现上腹部或腰部钝痛。输尿管结石可引起肾绞痛,发作时表现为剧烈疼痛,疼痛可在腹部、上腹部或中下腹部,也可以放射至同侧腹股沟,同时伴有恶心、呕吐。肾结石患者大多数有肉眼血尿。如果结石并发肾盂肾炎、肾积脓或肾周脓肿时,患者可有发热,寒战等症状。

2.肾结石的诊断

结合病史、疼痛部位、疼痛性质、有无血尿进行诊断,实验室检查血尿阳性。B超、泌尿系统X线、CT、放射性核素肾显像及内镜检查有助明确诊断。发生肾绞痛时须与外科急腹症如异位妊娠、卵巢囊肿蒂扭转、急性胆囊炎鉴别诊断。

3.治疗

(1)药物治疗:包括碱化尿液,口服别嘌呤醇、枸橼酸钾、碳酸氢钠及改变饮食结构有治疗作

用。在药物治疗中须大量饮水利尿并控制感染。中草药金钱草、车前子有助于排石。

（2）微创手术：经皮肾镜取石或碎石术，经输尿管镜取石或碎石术，体外冲击波碎石术。

（3）手术治疗：传统的开放性尿路结石手术包括肾实质切开取石、肾盂切开取石、肾部分切除、肾切除、输尿管切开取石。

（二）术前准备和术前用药

1.术前准备

术前常规检查心电图，血常规，尿常规，肝、肾功能，胸部X线，凝血功能，电解质及酸碱平衡变化，尿素氮及血肌酐等。全面了解病史，根据全身各器官功能状态评定 ASA 分级，重点了解肾功能及肾结石对泌尿系统及全身影响。对于合并有心脏病、高血压、糖尿病、甲状旁腺机能亢进、肾性贫血、低蛋白血症患者，应给以相关积极治疗以提高麻醉安全性。泌尿系统感染患者术前应用抗生素控制感染。由于肾结石手术多在硬膜外麻醉下完成，采用侧卧位手术，术前应注意患者有无呼吸道感染、肺部疾病，保持良好的呼吸功能。

2.术前用药

术前酌情应用镇静、安定类药物使患者安静，消除对手术、麻醉的恐惧、焦虑和紧张心理，取得很好配合。麻醉性镇痛药可用于手术前有明显疼痛症状的患者，抗胆碱药以选择东莨菪碱为宜。

（三）肾结石手术的麻醉与管理

1.麻醉方法选择

传统的肾结石手术体位一般采用侧卧位，患侧在上，选择经腰切口。麻醉方法根据手术部位及方法，患者的全身状况，麻醉医师的经验或习惯及麻醉设备条件来选择。多数肾结石手术可在硬膜外麻醉下完成，且术后尚可进行患者自控硬膜外镇痛。硬膜外麻醉的效果确切不仅能满足手术的要求，而且交感神经阻滞后，肾血管扩张，血流增加，氧供增加，有利于保护肾功能。硬膜外麻醉可选择 $T_{10\sim11}$ 椎间隙穿刺，向头端置管注药。局麻药可选择 1.5%～2.0%利多卡因或 0.75%～1.00%罗哌卡因，使阻滞平面达 $T_6\sim L_2$，有较满意的麻醉效果。对于老年人、小儿，合并有严重心肺疾病的患者，手术难度较大的患者宜选择气管内插管全身麻醉，或全身麻醉联合硬膜外麻醉，全身麻醉用药参照肾肿瘤手术麻醉。

2.麻醉中监测

麻醉中应常规监测心电图、无创血压、心率、脉搏血氧饱和度、呼气末二氧化碳分压、中心静脉压和尿量。

3.麻醉管理及注意事项

肾结石手术多采用侧卧位，侧卧位时腰部垫高，对呼吸有一定的影响，使下侧肺的肺功能残气量减少，由于重力的影响肺血流也较多的分布于下侧肺，可造成肺通气/血流比值失调。故硬膜外麻醉中必须仔细观察患者呼吸变化，并做好对呼吸急救准备，保证侧卧位时呼吸道通畅。为使椎管内麻醉满意，并减轻手术牵拉反应，可使用镇痛、镇静药物，如芬太尼、丙泊酚、咪达唑仑等。实施全身麻醉时选用对肾功能、循环功能影响较小的药物。在麻醉前应建立通畅的静脉通路包括中心静脉导管置入，以保证术中输液和在术中发生大出血时快速补充血容量。围术期肾功能的保护，关键在于维持较好的肾灌注，避免发生低血压，在低血压时及时补充血容量，同时用麻黄素、多巴胺等提升血压，保证肾脏的灌注。

四、经皮肾镜取石或碎石的麻醉

(一)经皮肾镜取石及碎石术

经皮肾镜取石术(percutaneous nephrolithotripsy,PCNL)采用微创肾镜或输尿管镜先建立皮肤到肾集合管系统的手术通道,俯卧位下选择在第12肋上缘或下缘腋后线区域,在B超引导下进行经皮肾穿刺,见尿液后置入导丝,用经皮肾扩张管通过导引钢丝,逐级扩张至F16留置扩张鞘,经鞘置入肾镜或输尿管镜来观察肾盂、肾盏、输尿管上段的结石。常规在经皮肾穿刺前应在膀胱镜下经输尿管内置入输尿管导管。在B超监视下采用超声碎石、弹道碎石或激光碎石设备进行碎石。

1.超声碎石

超声碎石是指频率在$10\sim20$ kHz的机械振动波,每次碎石间隔$0\sim15$秒。原理为以电压效应制成换能器,将电能转换成机械能,通过一个金属管即超声电极传递至电极远端的振动探头上,振动探头使结石发生高频共振而碎石。超声碎石由超声发生器、换能装置、碎石探头和负压吸引泵组成,超声碎石效能较低,是利用结石表面和激光头之间形成的气态等离子区膨胀产生的声学冲击波而碎石。目前用的钬(Ho:YAG)激光是利用氙闪烁光源激活嵌在钇-铝-石榴石晶体上的稀有元素钬而产生的脉冲式激光,激光2 140 nm,组织穿透度<0.5 mm,脉冲发射时间0.25毫秒,钬激光功率为$20\sim100$ W,能粉碎各种结石。由于钬激光可能会造成眼睛损伤,因此操作医师需戴防护眼罩。

2.弹道碎石

弹道碎石是将压缩空气产生的能量驱动碎石机手柄内的弹丸,以12 kHz频率击打和手柄相连的金属杆的底部,通过金属杆的机械运动冲击结石,是较理想的腔内碎石方法。探头直径$0.8\sim2.0$ mm,输出能量$80\sim100$ MJ,是超声碎石能量的50倍。

(二)经皮肾镜取石的体位

经皮肾镜取石术多采用俯卧位,这种体位可使术者有一个好的操作空间,易选择合适的穿刺部位,但俯卧位时由于身体重力压迫胸腔导致肺功能残气量及肺活量下降,同时因腹垫的影响,使下腔静脉及髂静脉受压,回心血量减少,前负荷降低,可引起循环功能的紊乱,尤其是对肥胖患者及肺功能障碍患者影响更大。

对于肥胖、心肺功能障碍、脊柱后凸患者可选择侧卧位,由于腰桥升起后使患者头侧和臀部向下降,腰部向上凸,导致肋骨和髂嵴间距改变,有利于手术操作,出现并发症时能及时行开放手术。

采取平卧位,体位舒适,对患者血流动力学及呼吸功能影响小,有利于高危手术患者在麻醉中观察和处理。但此体位在经皮肾穿刺时结肠损伤的概率增大。

(三)经皮肾镜取石麻醉

1.麻醉前准备

麻醉前做好患者心理及体位指导工作,并了解患者心肺功能、凝血功能、肝肾功能、电解质平衡状况。对合并有糖尿病、高血压、心律失常、贫血者术前给予相应治疗。常规进行心电图、血常规、尿常规、凝血功能检查。

2.麻醉方法选择

经皮肾镜的取石术多采用二期手术。第一期的经皮肾造瘘术可在放射科或手术室进行,采用局部浸润麻醉或硬膜外麻醉;第二期的取石、碎石术在造瘘后几天进行,可采用硬膜外麻醉或气管插管全身麻醉。

(1)硬膜外麻醉:选择 $T_{10\sim11}$ 椎间隙穿刺,向头置管注药,应用 1.5%~2.0%的利多卡因或 0.50%~0.75%的罗哌卡因,使脊神经阻滞范围在 $T_5\sim L_2$,术中常规吸氧,为使麻醉满意可辅助咪达唑仑或芬太尼等镇静、镇痛类药物。也可选择 $L_{2\sim3}$ 及 $T_{10\sim11}$ 椎间隙两点穿刺置管双管给药,先给 2%的利多卡因 3~5 mL 试验量,出现阻滞平面后再给 0.50%~0.75%的罗哌卡因,但要掌握局麻药剂量,防止麻醉平面过宽。也可选择 $T_{10\sim11}$ 硬膜外穿刺置管,然后选用针内针法行 $L_{3\sim4}$ 蛛网膜下腔阻滞,使麻醉平面上界达 $T_{7\sim8}$,下界达 S_5,如果手术时间长可从硬膜外导管给药,这种方法镇痛、肌松好。

(2)气管内插管全身麻醉:适宜于老年人、小孩、合并心肺疾病、凝血功能异常的患者及双侧行经皮肾镜取石或碎石的患者。

(3)经尿道黏膜浸润麻醉:目前常用 1%~2%丁卡因或 2%~4%利多卡因。这种麻醉方法可以完成输尿管下段结石气压弹道碎石术。采用尿道黏膜浸润麻醉结合经皮肾穿刺点的局部麻醉也可以完成 B 超引导的微创经皮肾镜取石术。在行局麻时穿刺点的局部浸润麻醉要充分并达到肾包膜,但须掌握局麻药的浓度及剂量。在局部麻醉下患者会有不同程度的疼痛,感到不舒适,术中需用镇痛药。

3.麻醉中管理

麻醉中监测:心电图、无创血压、SpO_2、$PetCO_2$、心率等,并准备好麻醉机,气管插管用具,急救药品。

经皮肾镜取石或碎石术实施过程中患者应先于截石位经尿道行输尿管镜下置入输尿管导管,然后改为俯卧位或侧卧位进行手术。术中体位变化、俯卧位或侧卧位时垫物放置不合适,除了患者感到不舒适外,也会引起呼吸循环功能的变化。因此要仔细观察患者呼吸及血压变化,注意治疗中灌注液的用量,如果灌注液吸收过多,应给以呋塞米 5~20 mg。术中使用的灌注液应加温至 37 ℃,因为麻醉及低体温可能引起寒战导致氧耗增加,诱发心、肺并发症。寒战时可用地塞米松、曲马朵等药物治疗。在行蛛网膜下腔阻滞麻醉时控制麻醉平面不要过宽。

4.并发症及防治

(1)肾损伤、肋间血管损伤、肾门处血管损伤可引起术中出血,应严密观察,及时补充容量。

(2)胸膜腔损伤,胸膜腔损伤与经皮肾穿刺有关,可造成气胸、血胸,表现为呼吸困难,可放置胸腔闭式引流。

(3)稀释性低血钠血症,由于治疗中灌注液大量吸收,可造成稀释性低钠血症(血钠<120 mmol/L),引起中枢神经系统症状,表现为头痛、头晕、意识障碍、恶心等,进一步发展为昏睡、昏迷。因此术中注意灌注液的入量和出量,限制液体入量,监测血电解质变化,并给以利尿剂等治疗。

(4)渡边道哉报道行肾镜取石的并发症除出血、气胸外还会出现发热、感染、败血症和心搏骤停,建议在俯卧位手术最好选择气管插管全身麻醉,有利于出现意外时能及时复苏治疗。

(5)结肠损伤,经皮肾镜通道建立过程中会损伤结肠,出现腹胀、腹膜感染等征象,需手术探查治疗。

五、体外冲击波碎石的麻醉

(一)体外冲击波碎石的原理

体外冲击波碎石(extrocorporpeal shock wave lithotripsy ESWL)通过X线或B超对结石进行定位,利用高能冲击波聚焦后作用于结石,使结石裂解,是目前泌尿结石首选的治疗方法。1980年由法国Munich开始用于临床。目前第一代碎石机还在很多研究所使用,由于在治疗中患者身体需要部分浸没于水中,在碎石中多采用全麻或硬膜外麻醉,又因水浴及水浴温度影响而产生明显的心血管和呼吸系统的改变。因此,第二、三代碎石机通过改进问世,有许多优点,首先是没有水槽,避免了患者侵入水中引起的问题,另外冲击波聚焦后,引起的疼痛较轻,更安全,患者在治疗中更舒适。

(二)体外冲击波碎石的适应证及禁忌证

1.适应证

体外冲击波碎石适用于肾、输尿管上段结石。输尿管下段结石的治疗仍选用输尿管镜。

2.禁忌证

(1)全身性出血性疾病、心力衰竭、严重心律失常、妊娠、腹部安置心脏起搏器患者。

(2)极度肥胖患者结石定位困难,并且这些患者还常伴有高血压、缺血性心脏病、糖尿病。ESWL治疗产生的不良反应的风险大。

(3)急性尿路感染不宜碎石,否则易发生炎症扩散甚至导致败血症。

(4)结石远端尿路梗阻。

(5)合并有腹主动脉瘤或肾动脉瘤患者不宜行ESWL,在碎石时可能导致瘤体破裂。

(三)体外冲击波碎石的麻醉

1.术前准备

术前一天服缓泻剂,清洁肠道以减少肠内积气及粪便。治疗当日禁食,治疗前让患者了解碎石的方法,麻醉方法及体位的摆放。解除恐惧心理,争取主动配合。ESWL前掌握泌尿系统的病情,通过腹部平片、B超、尿路造影全面了解结石部位、大小、数量等,做好相关检查,如心电图、肾功能、凝血功能、血常规、尿常规、血小板计数,以及全身情况。

2.体外冲击波碎石的体位

碎石治疗时的体位有仰卧位和俯卧位两种。仰卧位时背部靠板可略竖起,下肢稍屈曲,并略向左或右倾斜,这种体位姿势使输尿管中、下段结石特别是位于骶髂骨前方的结石碎石难度增加。因此目前对输尿管中、下段的结石碎石采用俯卧位。由于碎石机改进、治疗床代替了体位架,水囊代替了水槽使患者侵入水中的部位减少,并发症也随之减少,患者在碎石中更舒适。

3.碎石术中监测

在碎石术中应监测心电图、心率、血压、脉搏血氧饱和度。观察患者在治疗中循环、呼吸功能变化。

4.麻醉方法

在第一代水浴型的碎石机下碎石的患者常采用气管插管全身麻醉或硬膜外麻醉,患者浸入水中有较明显的心血管和呼吸系统功能改变,引起中心静脉压升高和肺动脉压升高,当患者在水浴中浸没到锁骨位置时引起呼吸功能改变,功能残气量和肺活量下降,肺血流量增加,发生通气/血流比例失调和缺氧。水浴的温度也明显影响患者的体温。有统计表明在碎石术中全麻、硬膜外麻醉、蛛网膜下腔麻醉中低血压的发生率分别为 13%、18% 和 27%。

在新一代碎石机用于临床治疗后,因为能量低、聚焦、引起疼痛较轻,更加安全有效。因此丙泊酚、芬太尼、瑞芬太尼及咪达唑仑,清醒镇静麻醉及肋间神经阻滞联合局麻药乳膏表面麻醉为优先选择的麻醉方法。小孩的碎石术麻醉以选择气管插管麻醉或喉罩下全身麻醉,便于呼吸管理。Joo 在 ESWL 术中应用瑞芬太尼 10 μg/mL 及瑞芬太尼 10 μg/mL 并用丙泊酚 5 mg/mL 分二组实施患者自控镇静都能达到满意效果,术后 70 分钟患者就可回家。Coloma 在 ESWL 术中做了全麻与监测下麻醉管理二组比较,MAC 组用丙泊酚 50~100 μg/(kg·min),瑞芬太尼 0.05 μg/(kg·min);而全麻组用丙泊酚、瑞芬太尼诱导后放置喉罩控制呼吸,麻醉维持用七氟醚(2%~4%)和氧化亚氮,二组均使镇静评分维持在 2~3 分钟。结果两组患者术后恢复快,但认为七氟醚组清醒程度优于 MAC 组。阿芬太尼静脉靶控输注在 ESWL 的应用也达到了很好镇痛效果。丙泊酚和短效的阿片类药物应用使 MAC 及靶控技术在体外冲击波碎石术的麻醉更加优越。

针刺麻醉在 ESWL 的镇痛作用是有效的,可选用合谷、足三里、足临泣等穴位,用针麻仪刺激,调节频率及强度。也可以在穴位注射 1% 利多卡因 2~4 mL,针刺麻醉安全,简便,镇痛效果好,术中循环、呼吸功能稳定。针刺镇痛机理为刺激中枢神经系统产生类内啡肽物质,使感觉中枢对疼痛刺激性降低,提高周围神经末梢对疼痛刺激的痛阈。

5.并发症的防治

(1)血尿,体外冲击波碎石治疗后患者会出现血尿。一般卧床休息,给予止血治疗。

(2)肾血肿是 ESWL 后较严重的并发症,出血性疾病患者行 ESWL 治疗后肾血肿发生率较无出血性疾病高出 20%~40%,因此应掌握治疗适应证。

(3)碎石过程中碎石波可诱发心律失常,报道发生率为 10%~14%。早期碎石机使人体侵入水中过多易引起血流动力学及呼吸改变,使血压下降,现改为水囊或小水盆,对循环呼吸影响较小,心律失常已少见。

(张金星)

第四节　嗜铬细胞瘤手术麻醉

一、概述

嗜铬细胞瘤起源于嗜铬细胞。胚胎早期交感神经元细胞起源于神经嵴和神经管,是交感神经母细胞和嗜铬母细胞的共同前体,多数嗜铬母细胞移行至胚胎肾上腺皮质内,形成胚胎肾上腺髓质。另一部分嗜铬母细胞随交感神经母细胞移行至椎旁或主动脉前交感神经节,形成肾上腺外嗜铬细胞。出生后肾上腺髓质嗜铬细胞发育成熟的同时,肾上腺外的嗜铬细胞退化并逐渐消失。所以在胚胎时期分布多处的嗜铬细胞,到成熟期只有肾上腺髓质细胞还能保留下来。在某种特殊情况下,这些同源的神经外胚层细胞可以发生相应的肿瘤。因此绝大部分嗜铬细胞瘤发生于肾上腺髓质。肾上腺外的嗜铬细胞瘤可发生于自颈动脉体至盆腔的任何部位,但主要见于脊柱旁交感神经节(以纵隔后为主)和腹主动脉干分叉处的主动脉旁器,如颈动脉体、腹主动脉旁的交感神经节,以及胸腔、膀胱旁等部位。这些肾上腺外的嗜铬细胞瘤称为"嗜铬的副神经节瘤"或异位的嗜铬细胞瘤。

嗜铬细胞瘤 90％以上为良性肿瘤,肿瘤切面呈棕黄色,血管丰富,肿瘤细胞可被铬盐染色,因此称为嗜铬细胞瘤。据统计,80％～90％嗜铬细胞瘤发生于肾上腺髓质嗜铬质细胞,其中90％左右为单侧单个病变。多发肿瘤,包括发生于双侧肾上腺者,约占 10％。起源肾上腺以外的嗜铬细胞瘤约占 10％;国内此项统计结果稍高一些。恶性嗜铬细胞瘤占 5％～10％,可造成淋巴结、肝、骨、肺等转移。

嗜铬细胞瘤发病率的调查资料较少,据国外统计资料,嗜铬细胞瘤在高血压患者中的发病率最低为 0.4％,最高为 2％。尸检发现率为 0.094％～0.250％。国内资料近年报道的发病例数也在急剧增加,但尚缺乏大组病例的流行病学调查统计,估计我国的发病率不会低于国外。随着高血压患者接受嗜铬细胞瘤特殊检测人数的增加,发病率将会较以往有所增加。

嗜铬细胞瘤能自主分泌儿茶酚胺,患者的所有病理生理基础,均与肿瘤的这一分泌功能有直接的关系。高血压为其突出的重要表现,由于过高的儿茶酚胺的分泌,使血管长期处于收缩状态,血压虽高,但血容量常严重不足。近年来,由于术前准备的不断改进,术中监测日益完备,及有效的控制血压药物和高效的麻醉方法,该手术和麻醉的死亡率已大大降低,1％～5％,甚至有多个零死亡报道。

二、临床表现

嗜铬细胞瘤可见于任何年龄,但多见于青壮年,高发年龄为 20～50 岁,患者性别间无明显差别。临床症状多变,可产生各种不同的症状,最常见的是高血压、头痛、心悸、出汗,但同时具备上述全部症状者并不多见。

(一)心血管系统表现

1.高血压

高血压为本病最主要的症状,有阵发性和持续性二型,持续型亦可有阵发性加剧。

(1)阵发性高血压型:为本病所具有的特征性表现。由于大量的儿茶酚胺间歇地进入血液循环,使血管收缩,末梢阻力增加,心率加快,心排血量增加,导致血压阵发性急骤升高,收缩压可达26.6 kPa(200 mmHg)以上,舒张压也明显升高,可为 17.0～24.0 kPa(130～180 mmHg)(以释放去甲肾上腺素为主者更高一些)。发作时可伴有心悸、气短、胸部压抑、剧烈头痛、面色苍白、大量出汗、恶心、呕吐、视物模糊、焦虑、恐惧感等,严重者可并发急性左心衰竭或脑血管意外。发作缓解后患者极度疲劳、衰弱,可出现面部等皮肤潮红、全身发热、流涎、瞳孔缩小等迷走神经兴奋症状,并可有尿量增多。发作可由体位突然改变,情绪激动、剧烈运动、咳嗽及大小便等活动引发。发作频率及持续时间个体差异较大,并不与肿瘤的大小呈正相关。

(2)持续性高血压型:有的患者可表现为持续性高血压。据报道,约 90％的儿童患者表现为持续性高血压,成人也有 50％左右表现为持续性高血压。如果持续性高血压伴有阵发性加剧或由阵发性演变而来,则易于想到肾上腺髓质腺瘤的可能性,否则不易诊断,可多年被误诊为原发性高血压。对持续性高血压患者有以下表现者,要考虑肾上腺髓质腺瘤的可能性:畏热、多汗、低热、心悸、心动过速、心律失常、头痛、烦躁、焦虑、逐渐消瘦、站立时发生低血压,或血压波动大,可骤然降低。如上述情况见于儿童和青年人,则更要想到本病的可能性。

2.低血压、休克

少数患者可出现发作性低血压、休克等发现,这可能与肿瘤坏死,瘤内出血,使儿茶酚胺释放骤停,或发生严重心脏意外等有关。出现这种情况预后常较恶劣。

3.心脏表现

由于儿茶酚胺对心肌的直接毒性作用,出现局灶性心肌坏死,病理特点为心肌收缩带坏死,临床特点类似心肌梗死,这种改变与交感神经过度兴奋及再灌注所引起的损害相类似,病变与过多的 Ca^{2+} 进入细胞内有关,故不宜使用洋地黄治疗,过多的 Ca^{2+} 进入心肌可诱发心室颤动,导致突然死亡。1958 年 Szakas 将嗜铬细胞瘤引起的心肌病变称为儿茶酚胺心肌病,部分患者也可以表现为扩张性充血性心肌病。心肌本身也可发生嗜铬细胞瘤。

(二)代谢紊乱

1.基础代谢增高

儿茶酚胺促进垂体 TSH 及 ACTH 的分泌增加,使甲状腺素及肾上腺皮质激素的分泌增加,导致基础代谢增高,但血清甲状腺激素及甲状腺摄碘率皆为正常。代谢亢进可引起发热。

2.糖代谢紊乱

儿茶酚胺刺激胰岛 α 受体,使胰岛素分泌下降,作用于肝脏 α、β 受体及肌肉的 β 受体,使糖异生及糖原分解增加,周围组织利用糖减少,因而血糖升高或糖耐量下降及糖尿。

3.脂代谢紊乱

脂肪分解加速、血游离脂肪酸增高,加之基础代谢率增高、血糖升高,可引起消瘦。

4.电解质代谢紊乱

少数患者可出现低钾血症,可能与儿茶酚胺促使 K^+ 进入细胞内及促进肾素、醛固酮分泌有关。

(三)其他表现

1.消化系统

儿茶酚胺可松弛胃肠平滑肌,使胃肠蠕动减弱,故可引起便秘,有时甚为顽固。胃肠小动脉的严重收缩痉挛,可使胃肠黏膜缺血,长期作用可使胃肠壁内血管发生增殖性及闭塞性动脉内膜炎,可造成肠坏死、出血、穿孔等症状。本病患者胆石症发生率较高,与儿茶酚胺使胆囊收缩减弱、Oddi 括约肌张力增强、引起胆汁潴留有关。少数患者(约 5%)在左或右侧中上腹部可触及肿块,个别肿块可很大,扪及时应注意有可能诱发高血压症群。嗜铬细胞癌亦可转移到肝,引起肝大。

2.泌尿系统

病程久,病情重者可发生肾功能减退。膀胱内肾上腺髓质腺瘤患者排尿时常引起高血压发作。

3.其他

儿童常因胫骨远端循环障碍感到踝关节痛,下肢动脉强烈收缩则可引起间歇性跛行。有些患者性交时突然高血压发作。神经系统常表现为脑出血、脑栓塞的症状,也可出现精神症状,如恐惧、极度焦虑等,高血压发作时,患者有濒死的恐惧感。

三、麻醉前准备与评估

大多数嗜铬细胞瘤围术期的危险来源于肿瘤切除中产生的高血压危象和肿瘤切除后的低血

压、休克。嗜铬细胞瘤可分泌大量的儿茶酚胺类物质,如肾上腺素、去甲肾上腺素和多巴胺等,致使患者外周微循环血管床长期处于收缩状态,血容量减少,引起高血压。患者精神受刺激、剧烈运动或肿瘤被挤压,血儿茶酚胺类物质剧增,可产生严重的高血压危象,并发心衰、肺水肿、脑出血等。手术切除肿瘤后,血中儿茶酚胺物质骤减,微循环血管床突然扩张,有效循环容量严重不足,而发生难治性低血压。

(一)麻醉前准备

α肾上腺素受体阻滞剂的应用是麻醉前准备最重要和基本的内容。

1.控制血压

最常用药物为酚苄明,是长效的 α_1 受体阻滞剂,对 α_1 受体的作用比对 α_2 受体的作用强100倍,控制血压效果好,口服用药十分方便,从 10 mg/8 h 开始,根据血压情况逐渐加量,一般要用到 20～40 mg/8 h 方能奏效,少数患者需用到 80 mg/8 h。酚苄明的非选择性α受体抑制作用可使β受体失去拮抗,诱发心律失常,或在肿瘤切除术后使血管床扩张,引起长时间低血压,所以酚苄明用量不宜过大,用药时间也不宜过长,一般用药 2 周左右即可考虑手术。哌唑嗪能选择性抑制 α_1 受体,作用缓和,对心律影响小,但该药属突触后抑制,对肿瘤探查术中引起的血压骤升控制不满意,首次 1 mg/d,常用 2～3 mg/d,最多可用至 6～8 mg/d。酚妥拉明为短效 α_1 受体阻滞剂并直接扩张血管,是突发高血压危象的最有效拮抗药,单次静脉注射 1～5 mg 即可见效。

对于单用α受体阻滞剂效果不理想的患者,可加用钙通道阻滞剂,如硝苯地平、维拉帕米、尼卡地平等。有些嗜铬细胞瘤患者在高儿茶酚胺和低血容量的刺激下可发生高肾素血症,嗜铬细胞瘤亦可异常分泌肾素,这将使血管紧张素Ⅱ的生成增加。有些嗜铬细胞瘤患者由于受体下降调节,其高血压不是儿茶酚胺引起,而是血管紧张素Ⅱ所致,此时用α受体阻滞剂可能不发生作用,应用甲巯丙脯酸或苯丁醋脯酸方可使血压下降并避免阵发性发作。

2.纠正心律失常

有心动过速或心律失常的嗜铬细胞瘤患者,在使用α受体阻滞剂后仍然存在上述情况时,宜加用β受体阻滞剂,如阿替洛尔、美托洛尔和艾司洛尔,它们抗心律失常的作用强,不引起心衰和哮喘,故明显优于以往常用的普萘洛尔,近年已逐渐取代了其地位。艾司洛尔由于其超短效的特点成为术前、术中高血压危象时心动过速或心律失常的首选。美托洛尔和阿替洛尔常用于术前准备。

3.补充容量

扩容是一项十分重要的措施。嗜铬细胞瘤的患者外周血管强烈收缩,血容量绝对不足。一旦切除肿瘤,儿茶酚胺急剧减少,血管床开放,可造成严重循环容量不足。术前在控制血压的情况下,预充一定的血容量,再辅以术中扩容,这不但可使术中血压平稳,而且可防止术中因血容量不足而大量快速扩容可能发生的心衰、肺水肿等并发症。

4.改善一般情况

如纠正电解质紊乱、调整血糖及术前心理准备工作。

5.儿茶酚胺心肌病的治疗

高浓度儿茶酚胺对心肌损害所造成的儿茶酚胺心肌病应引起高度重视,临床可表现为严重的心律失常、心力衰竭、心肌梗死,死亡率极高,但这种心肌病在使用α受体阻滞剂及护心治疗后通常可以逆转。此类患者术前至少应准备半年以上,等心肌损害恢复至较好状态后,再接受手术治疗。

充分有效的术前α肾上腺素受体阻滞剂应用,可阻断儿茶酚胺的外周血管收缩效应,降低血压,使微循环血管床扩张,提前补充血容量,是提高嗜铬细胞瘤手术安全性,降低死亡率最为关键的因素之一。

(二)麻醉前评估

对嗜铬细胞瘤手术的麻醉前评估,最重要的就是评估术前扩血管、扩容治疗是否有效和充分。常用的临床判断标准包括:血压下降并稳定于正常水平,无阵发性血压升高、心悸、多汗等现象,体重增加,轻度鼻塞,四肢末梢发凉感消失或感温暖,甲床由苍白转为红润,血细胞比容下降<45%,近年有文献报道采用指端微循环图像分析技术,显微镜下观察微动脉形态,计算机测算微动脉管襻数、管径值和管襻长度,提高了对微循环状态的客观判断能力,认为指端微循环图像分析可作为判断术前扩容程度的客观量化参考标准。

四、麻醉管理

嗜铬细胞瘤手术的麻醉方法选择和处理,对于手术顺利进行有较大的影响,处理不当常可影响手术的施行和患者的安全。

(一)麻醉前用药

术前为了保持患者精神情绪稳定,可给予戊巴比妥钠或安定类药物,术前晚口服或手术日晨肌内注射,麻醉前可给予吗啡、哌替啶、氟哌利多或异丙嗪。阿托品可引起心率增快,以选用东莨菪碱为宜。

(二)麻醉方法

自1926年Mayo首先在乙醚麻醉下完成了嗜铬细胞瘤切除以来,各种麻醉方法均有满意报道。麻醉选择以不刺激交感神经系统,不增加心肌对儿茶酚胺敏感性为基本原则。气管插管全身麻醉为最常选用的麻醉方法。

1.全身麻醉

全身麻醉适用于各种年龄特别是小儿、精神紧张容易引起发作的患者,可以避免或减轻手术探查或切除肿瘤前后由于血压剧烈波动,对患者引起强烈的不良反应。如发生呼吸、循环功能障碍,也便于处理。诱导插管需力求平稳,保证足够的麻醉深度,配合咽喉部和气管局麻,必要时插管前使用小剂量艾司洛尔,以充分抑制插管反应。

甲氧氟烷、安氟烷、异氟烷、七氟烷不诱发儿茶酚胺增加,心律失常的发生率甚低。对于肾功能不好的患者不宜用甲氧氟烷。氧化亚氮对交感神经-肾上腺系统无兴奋作用,但麻醉作用较弱,一般应与其他吸入或静脉全麻药配合应用。氟烷增加心肌对儿茶酚胺的敏感性,容易发生心律失常。地氟烷当浓度达 1.0~1.5 MAC 时可显著兴奋交感神经导致高血压和心动过速,但也有文献报道,对术前经过充分准备,且地氟烷浓度不超过 1 MAC 时仍可安全使用。故对未进行充分术前准备患者不宜使用地氟烷,对有良好准备者控制浓度不超过 1 MAC 仍可慎用。

肌松药常用维库溴铵、阿曲库铵、罗库溴铵等,加拉碘铵酚能增快心率,筒箭毒碱有释放组胺作用,潘库溴铵有轻度儿茶酚胺释放作用宜慎用。琥珀胆碱本身能增加儿茶酚胺释放,肌颤时腹压增加可能挤压体积较大肿瘤,刺激瘤体导致儿茶酚胺释放,故应慎用,或提前使用小量非去极化肌松药。

其他常用药物如异丙酚、安定、咪达唑仑、芬太尼、瑞芬太尼、舒芬太尼等均可常规使用。

2.椎管内麻醉

单纯使用椎管内麻醉完成嗜铬细胞瘤手术近年已不被推荐,但有文献报道使用椎管内麻醉复合气管插管全麻,也取得了较好的效果,但需注意穿刺时体位变动可能对体积较大肿瘤的挤压和患者精神紧张可能导致的不良后果。

(三)术中管理

嗜铬细胞瘤患者在手术麻醉期间的主要变化或危险是急剧的血流动力学改变,血压急升骤降和心律失常,这些血流动力学变化无论术前如何进行充分的治疗在多数患者都很难避免发生,其中有 1/4～1/3 的患者出现严重的术中事件如持续高血压、心律失常等。对并发症较多、老年患者应引起高度重视,及时处理术中各种病情变化,防止发生严重意外。

1.手术室内麻醉前准备

开放两条快速静脉通道(含中心静脉),除常规监测心电图、脉搏氧饱和度、呼末 CO_2 分压、体温外,需要进行有创动脉压、中心静脉压,必要时放置肺动脉漂浮导管,全面有效监测血流动力学变化。准备床旁血气分析、血糖检测。常规准备血管活性药物,包括酚妥拉明(推荐使用方法:浓度 1 mg/mL,单次 1～5 mg。下同)、艾司洛尔[浓度 5 mg/mL,单次 0.5～1.0 mg/kg,持续输注 50～200 μg/(kg·min)]、硝普钠[持续输注 0.5～1.5 μg/(kg·min)]、去甲肾上腺素[单次 0.1～0.2 μg/kg,持续输注 0.05～1.00 μg/(kg·min)]、肾上腺素[单次 0.1～0.2 μg/kg,持续输注 0.05～1.00 μg/(kg·min)],必要时准备利多卡因、胺碘酮等抗心律失常药物,手术室内应备有可正常使用的除颤器。

2.容量治疗

术前有效的扩容治疗并不能完全满足术中需求,在肿瘤全部静脉被切断前恰当的预扩容可使手术后半程循环保持稳定,或仅需要小剂量、短时间血管活性药物支持。可选择平衡液、胶体溶液,由于扩容和手术失血可导致血色素下降,必要时需及时输血。动态观察 CVP、尿量和手术情况可有效指导容量治疗。一般情况下除补充禁食、禁水、肠道准备的丢失、生理需要量、第三间隙转移、出血量等以外,用于扩容的量要达到患者血容量的 20%～30%(500～1 500 mL,根据患者具体情况需要灵活调整,有些患者需要量可能更大),在肿瘤静脉全部切断前均匀输入。必须注意,术中肿瘤切除前常出现高血压发作或高血压危象,绝不能因为血压高而施行欠缺补充方案,在调控血压的同时必须补足血容量。

3.循环状况调控

尽可能好的循环调控绝不仅仅是药物的正确使用,麻醉与外科医师的密切协作起着非常重要的作用。外科医师在重要的手术操作前提前、及时提醒麻醉医师,如挤压瘤体、夹闭全部静脉或出血量大等,麻醉医师术前充分了解病情,密切观察手术进程,随时与外科医师保持沟通,结合患者监护情况变化,及时使用血管活性药物,尽量避免循环剧烈波动,保证手术安全。

(1)高血压危象:高血压危象是在高血压的基础上,周围小动脉发生暂时性强烈收缩,导致血压急剧升高的结果。收缩压升高可达 26.7 kPa(200 mmHg)以上,严重时舒张压也显著增高,可达 18.7 kPa(140 mmHg)以上。高血压危象的处理原则是既能使血压迅速下降到安全水平,以预防进行性或不可逆性靶器官损害,又不能使血压下降过快或过度,否则会引起局部或全身灌注不足。

可见于以下情况:①麻醉诱导期,术前用药不适当,导致诱导前精神紧张恐惧,麻醉实施过程中的不良刺激,如静脉穿刺、硬膜外穿刺、气管内插管、体位变动等。②手术期,多与术者操作有关。如分离、牵拉、挤压肿瘤及与肿瘤相关组织时。③当患者合并有严重缺氧或二氧化碳蓄积。围术期发生高血压发作或危象最常见的原因是外科医师探查、分离肿瘤时对瘤体的挤压,当出现与之同步的血压迅速上升,不能长时间等待观察,当超过原血压水平的 20% 时,即应立即开始降压。根据情况采用酚妥拉明 1～5 mg 静脉注射,硝普钠微量泵输入,先从 0.5～1.5 $\mu g/(kg \cdot min)$ 的剂量开始,根据血压高低再随时调整,获得满意效果为止。其他药物如硝酸甘油、乌拉地尔、拉贝洛尔、前列腺素 E 等也可应用。

在肿瘤切除后有可能持续高血压,可能原因如下:①体内多发性肿瘤未切除干净;②肿瘤恶性变有转移灶;③长期高血压造成肾血管病变产生肾性高血压;④肾上腺髓质增生。需要根据病情继续治疗。

(2)心律失常:通常在发生高血压时合并有心率增快,首先要排除儿茶酚胺的作用及其他各种增加心肌应激性的不利因素,同时应除外麻醉过浅、缺氧及二氧化碳蓄积等带来的影响,应先使用降压药降低血压,然后再根据情况考虑使用 β 受体阻滞药降低心率,短效的 β 受体阻滞药艾司洛尔因其起效快、作用时间短、相对安全性高而常用。血压剧烈波动可能引发严重心律失常,如室性心动过速或频繁室性期前收缩,应马上对症采取有效措施控制,否则后果严重,常成为死亡原因之一。可静脉慢注利多卡因,胺碘酮,并立即准备好除颤器。

(3)低血压:当肿瘤与周围组织和血管全部离断后,血中儿茶酚胺的浓度随肿瘤切除迅速降低,常出现低血压甚至休克,是肿瘤切除后严重并发症,可致死。随着对嗜铬细胞瘤病理生理的深入认识,人们非常重视对这类患者的术前准备,如使用 α、β 受体阻滞药可改善患者血管床的条件,增加儿茶酚胺分泌降低后的耐受性。术中有意识地预防性扩容同样可以降低血管扩张后的低血压发生率与程度。大多数患者经过这种处理,发生严重低血压的概率明显减少。

手术中外科医师应当提醒麻醉医师,可稍提前 30 秒钟左右停止一切降压措施,并密切观察血压、心率、CVP 变化,给以充分补充液体,必要时立即静脉注入去甲肾上腺素 0.1～0.2 $\mu g/kg$,继以微量泵持续输注 0.05～1.00 $\mu g/(kg \cdot min)$,肾上腺素亦可选择使用。根据血压水平调整速度,可延续到术后的一段时期。

(张金星)

第五节　原发性醛固酮增多症手术麻醉

一、概述

原发性醛固酮增多症(简称原醛症)是由肾上腺皮质分泌过多的醛固酮而引起的高血压和低血钾综合征。Conn 于 1955 年首先指出肾上腺皮质腺瘤分泌过多的醛固酮是本病的原因,因此又称此病为 Conn 综合征。本病占住院的高血压病例的 1%～2%,是一种可以治愈的继发性高血压。醛固酮分泌增多有原发和继发之分。原醛症是由肾上腺病变分泌过多醛固酮所致,而继发性醛固酮增多症是由肾上腺以外的疾病引起肾上腺分泌过多的醛固酮所致,如肝硬化、充血性心力衰竭、肾病综合征、肾性高血压等。

醛固酮是肾上腺产生的最强大盐皮质激素,作用于远端肾小管使钠进入小管细胞与钾、氢交换,出现水、钠潴留,血容量增加,低血钾。

引起原醛症的肾上腺病变多为肾上腺皮质腺瘤,少数为皮质增生和皮质癌。双侧肾上腺增生又称特发性醛固酮增多症,部分属先天性,称先天性醛固酮症。其原因是肾上腺皮质中缺少17α-羟化酶,致使皮质醇合成发生障碍,皮质醇不足促使 ACTH 分泌增加,从而造成肾上腺皮质增生和醛固酮分泌增加。这种患者年龄小,血压很高,低血钾严重。如给予糖皮质激素,因ACTH 分泌受到抑制而使醛固酮分泌抑制,症状缓解,故又称糖皮质激素可治愈的原醛症。肾脏可因长期缺钾引起肾小管病变。常继发肾盂肾炎。长期高血压可致肾小动脉硬化的改变。长期失钾致肌细胞蜕变,横纹消失。

二、临床表现

女性多见,约为男性的 2.5 倍,多见于 30～35 岁。主要临床症状有三类,均与醛固酮长期分泌过多有关。

(一)高血压

患者都有高血压,且出现较早,常于低血钾引起的症群出现之前 4 年左右即出现。一般为中度升高,舒张压升高较明显。呈慢性过程,与原发性高血压相似,但降压药物治疗效果较差。其发病原理与醛固酮分泌增多引起钠潴留和血管壁对去甲肾上腺素反应性增高有关。在晚期病例则更有肾小动脉硬化和慢性肾盂肾炎等因素加入,致使肿瘤摘除后血压仍不易完全恢复正常。高血压历史久者常引起心脏扩大甚至心力衰竭。

(二)神经肌肉功能障碍

1.神经肌肉软弱和麻痹

一般地说,血钾越低,肌病越重。劳累、受冷、紧张、腹泻、大汗、服用失钾性利尿剂(如氢氯噻嗪、呋塞米)均可诱发。往往于清晨起床时发现下肢不能自主移动。发作轻重不一,重者可波及上肢,有时累及呼吸肌。颅神经支配肌肉一般不受影响。发作时呈双侧对称性弛缓性瘫痪。开始时常有感觉异常、麻木或隐痛。持续时间长短不一,可以数小时至数天,甚至数周,多数为 4～7 天。轻者神志清醒,可自行恢复。严重者可致昏迷,应尽早抢救。发作频率自每年几次到每周、每天多次不等。当累及心肌时有期前收缩、心动过速等心律失常,甚至伴血压下降,偶见室颤。心电图示明显低血钾图形。

2.阵发性手足搐搦及肌肉痉挛

其见于约 1/3 的患者,伴有束臂加压征(Trousseau 征)及面神经叩击征(Chvostek 征)阳性。可持续数天至数周。可与阵发性麻痹交替出现。发作时各种反射亢进。低血钾时神经肌肉应激功能降低而肌肉麻痹。当补钾后应激机能恢复而抽搐痉挛。这种症状与失钾、失氯使细胞外液及血循环中氢离子减低(碱中毒)后钙离子浓度降低,镁负平衡有关。

(三)失钾性肾病和肾盂肾炎

长期失钾,肾小管近段发生病变,水分再吸收的功能降低,尿液不能浓缩,比重多在 1.015 以下,因而出现烦渴、多尿、夜尿。钠潴留亦可刺激下视丘渴觉中枢而引起烦渴。由于细胞失钾变性,局部抵抗力减弱,常易诱发上升性尿路感染,并发肾盂肾炎。

三、麻醉前准备

麻醉前主要目的在于纠正电解质紊乱,控制血压。术前除补钾外,主要用螺内酯抗醛固酮治疗。螺内酯为醛固酮的竞争性对抗药,保钾排钠。用量 50～100 mg,每天 3 次,两周以上,使血钾恢复到正常水平,同时血压亦降低,再施行手术。对血压控制不满意者应辅以钙通道阻滞剂、血管紧张素转化酶抑制剂等。用药期间应严密观察血钾变化,防止血钾过高。对血压特别高、血钠高、代谢紊乱比较明显的患者,宜用低盐饮食,但一般不宜使用利血平等使体内儿茶酚胺耗损的药物,以免在手术时发生血压突然严重下降。

四、麻醉管理

麻醉方法可以根据具体病情、手术选用全身麻醉或椎管内麻醉,对于麻醉前血钾已纠正,血压基本正常,无明显心、肾功能障碍的患者,可按照一般麻醉原则选择。

安氟醚有促进醛固醇分泌的作用,但并非禁忌。机械通气时避免通气过度(避免呼吸性碱中毒)。一般无须降压治疗。避免补钾过度导致术前高钾,有条件可在手术室内于麻醉前监测血钾。

围术期管理主要是注意循环系统的变化。麻醉前曾有心律失常或心肌病变者,麻醉手术期间应注意血压的波动,特别是使用硬膜外阻滞时,由于周围血管扩张,回心血量减少,心室舒张末期缺乏充足的血液充盈,使心排血量减低,出现低血压。此种情况多发生在首次剂量的高峰时间,应尽快补充血容量,合理使用升压药。在进行肾上腺探查时也可以引起血压波动,多为一过性,探查完毕,血压会逐渐恢复。对于高龄、高血压合并动脉硬化的患者,心血管代偿功能差,硬膜外阻滞常导致血压剧降,应慎重处理。

(张金星)

第六节　皮质醇增多症手术麻醉

一、概述

皮质醇增多症是肾上腺皮质分泌过量的糖皮质激素所致的疾病症候群。1932 年库欣(Cushing)收集文献中的 10 例病例,结合自己观察的 2 例,对其临床特点做了系统描述,故又称库欣综合征(Cushing syndrome)。根据病因不同,分为库欣病(垂体分泌 ACTH 过多),库欣综合征(肾上腺分泌糖皮质激素过多)和异位 ACTH 综合征(垂体以外癌瘤产生 ACTH)。在分泌过多的皮质激素中,主要是皮质醇,故称为皮质醇增多症。垂体肿瘤及垂体以外癌瘤手术的麻醉不在本节讨论中。

来源于肾上腺病变的患者手术治疗效果好。肾上腺皮质增生主要为垂体性双侧肾上腺皮质增生,约占皮质醇增多症的 2/3,可伴有或不伴有垂体肿瘤。肾上腺皮质肿瘤约占 1/4,多为良性,属腺瘤性质,一般为单侧单发的。癌肿较少见。肿瘤的生长和分泌肾上腺皮质激素是自主性的,不受 ACTH 的控制。由于肿瘤分泌了大量的皮质激素,反馈抑制了垂体的分泌功能,使血浆ACTH 浓度降低,从而使非肿瘤部分的正常肾上腺皮质明显萎缩。

二、临床表现

本病的临床表现是由于皮质醇过多而引起糖、蛋白质、脂肪、电解质代谢紊乱和多种脏器功能障碍所致。以女性为多见,部分病例在妊娠后发病。男女发病率比约 1：2。发病年龄多在

15~40岁,但最小者可仅7岁,最大者62岁。成人比儿童多见,儿童患者多为癌肿。如有女性男性化或男性女性化则常提示有癌肿可能。肾上腺皮质增生和腺瘤病例的进展较慢,往往在症状出现后2~3年才就诊,而癌肿的发展则快而严重。

(一)肥胖

肥胖呈向心性,主要集中在头颈和躯干部。呈满月脸,红润多脂,水牛背,颈部粗短,腹部隆起如妊娠。四肢因肌萎缩反显得细嫩。患者因肌肉萎缩而感易疲乏,是与正常肥胖的不同点。

(二)多血质和紫纹

皮肤萎缩菲薄,皮下毛细血管壁变薄而颜面发红,呈多血质。毛细血管脆性增加,轻微损伤易生瘀斑,尤其易发生于上臂、手背和大腿内侧等处。在腹部、腰、腋窝、股、腘窝等处可出现紫纹,其发生率达3/4。紫纹一般较宽,颜色长期不变。不仅在脂肪多的部位出现,也可发生在股内侧、腘部。

(三)疲倦、衰弱、腰背痛

这往往是肌萎缩、骨质疏松的结果,以脊柱、盆骨、肋骨处尤为明显。严重者可发生病理骨折。骨质疏松引起尿钙排出增加,有时可并发肾结石。

(四)高血压

高血压较常见,是与皮质醇促进血管紧张素原的形成和盐皮质激素引起水、钠潴留有关。

(五)毛发增多,脱发和痤疮

无论男女均常有多毛现象,在女性尤为引人注目,甚至出现胡须。但常伴脱发,这可能与皮肤萎缩有关。痤疮可发生在面部、胸部、臀部和背部。

(六)性功能障碍

患者常有性欲减退。男性出现阳痿,女性则有闭经、月经紊乱或减少。

(七)糖尿病

多数为隐性糖尿病,表现为空腹血糖升高和糖耐量试验呈糖尿病曲线,占本病的60%~90%。少数病例出现临床糖尿病症状和糖尿,称类固醇性糖尿病。患者对胰岛素治疗往往有拮抗作用。

(八)电解质代谢和酸碱平衡紊乱

患者表现为血钠增高,血钾降低。严重者发生低钾、低氯性碱中毒。患者可因钠潴留而有水肿。

(九)对感染抵抗力减弱

患者易患化脓性细菌、真菌和某些病毒感染。且一旦发生,往往不易局限而易于扩散至全身,常形成严重的败血症和毒血症。伤口感染不易愈合。发热等机体防御反应被抑制,往往造成漏诊误诊,后果严重。躯干部的痤疮和体癣如在所选切口部位,则影响手术进行。

(十)其他症状

如水肿,肝功能损害,消化道溃疡加重或出血,精神失常等表现。

三、麻醉前准备

皮质醇增多症的患者由于代谢和电解质紊乱,对于手术耐受性差,而肾上腺的切除又可使功能亢进突然转为功能不足,机体很难适应这种变化,给麻醉管理带来困难。因此需在术前作一些准备。

(一)纠正代谢紊乱,治疗并发症

最常见的是低血钾,除加重患者的肌软瘫外,还可引起心律失常。应适当补充钾,必要时可用螺内酯。血糖增高或已有糖尿病者应作相应的处理,如饮食控制或口服药物等,必要时可用胰岛素来治疗。但应注意肾上腺切除后的低血糖,需严密监测血糖的浓度。一些病情严重者,呈现体内负氮平衡,常表现有严重的肌无力、骨质疏松,可考虑给予丙酸睾酮或苯丙酸诺龙以促进体内蛋白质的合成。合并有高血压者应给予降压药,控制血压在相对正常、稳定的水平。有感染者应积极治疗。

(二)皮质激素的补充

此类患者原来体内有高浓度的皮质醇,一旦切除肿瘤或增生的腺体全切或大部全切除后,体内糖皮质激素水平骤降,如不及时补充,则可以发生肾上腺皮质功能低下或危象。因此,术前、术中、术后应补充肾上腺皮质激素。可于手术前一天给醋酸可的松 100 mg 肌内注射,术中常给予氢化可的松 100 mg 静脉滴注。

四、麻醉管理

由于皮质醇增多症患者对手术麻醉的应激能力低,耐受性差,因此对麻醉药物(包括肌松药等)用量较正常患者相对要小。虽有肥胖,但不能按每千克体重常规剂量用药。麻醉前用药一般仅及正常人的 $1/3 \sim 1/2$ 即可,病情非常严重者可以不用术前药。

(一)麻醉方法

麻醉方法的选择没有特殊要求,不论采用全身麻醉或硬膜外麻醉均可完成肾上腺皮质醇增多症患者的手术。目前常用于全身麻醉中的静脉麻醉药、吸入麻醉药、肌松弛药均无绝对禁忌,但有些药物会对肾上腺皮质功能有一定影响。氟烷与甲氧氟烷对肾上腺皮质功能有抑制作用,以氟烷最强,甲氧氟烷次之,安氟烷、异氟烷、七氟烷对其基本没有影响。静脉麻醉药中除依托咪酯在长期使用时对肾上腺皮质功能产生抑制作用外,其他如硫喷妥钠、咪达唑仑、地西泮、丙泊酚等影响均较小。总之,麻醉期短时间地使用这些药物不会引起肾上腺皮质功能的明显变化。

全麻时需注意皮质醇增多症患者面颊肥胖、颈部短粗,可能发生插管困难,导致局部损伤,如牙齿脱落、口咽部软组织挫伤血肿等;并因氧储备能力低,容易发生缺氧;诱导期易发生呕吐、误吸等严重呼吸系统并发症;麻醉恢复期拔管时因肥胖和肌力减弱,易出现呼吸道梗阻、缺氧,即使按正常手法托起下颌,也很难维持呼吸道通畅,需准备并及时置入口咽导管或鼻咽导管来维持正常通气;在有条件的医院,全麻后的皮质醇增多症患者应转运至恢复室,待其完全恢复才可返回病房。

根据临床经验硬膜外麻醉也可以满足手术要求。优点是方法较全身麻醉简单,减少不良反应,麻醉并发症少,对肾上腺皮质功能影响也较全身麻醉要小,患者恢复较快。但需要注意的是,要充分考虑到因患者肥胖造成的穿刺困难,尽量避免穿刺过程中对组织,尤其是对神经组织的损伤;麻醉过程中应调整适当的麻醉平面,过低不能满足手术需要,过高则影响呼吸功能,尤其在特殊的侧卧腰切口位,会加重对呼吸的抑制,同时这类患者因肥胖本身造成的氧储备降低,往往会因此引发严重不良后果,手术中应常规经面罩给氧;术中为减轻患者的不适感而给予镇静药物时,切忌过量,以免导致严重呼吸抑制;对于肾上腺位置较高的患者,在分离腺体过程中有可能损伤胸膜发生气胸,这将给麻醉管理带来很大困难,在胸膜修补前,需用面罩加压给氧或采取其他辅助呼吸方式,以确保解除呼吸困难。另外,对合并有精神症状的患者、硬膜外穿刺部位有感染的患者、合并有明显心血管疾病及呼吸功能明显低下的患者均不宜采用硬膜外麻醉。采用硬膜外麻醉复合浅全麻是一种较好的方式。

(二)围术期管理

此类患者呼吸储备功能及代偿功能差,对缺氧耐受性差,再加体位的影响(侧卧头低足低位),手术时胸膜破裂发生气胸,全麻过深或硬膜外阻滞平面过高等,均可进一步影响患者的呼吸功能,麻醉中应严密观察患者通气状态,维持呼吸道通畅,确保呼吸功能处于正常状态。

无论使用何种麻醉方法,此类患者对失血的耐受性差,即使出血量不多,也常见血压下降,甚至休克。对此,除正确判断并及时补充血容量外,还应考虑肾上腺皮质功能不全的可能性,如有原因不明的低血压、休克、心动过缓、发绀、高热等,对一般的抗休克治疗如输液、使用升压药等效果不佳时,应考虑经静脉给予氢化可的松 100~300 mg,术后每 8 小时经肌内注射醋酸可的松50~100 mg,逐日减少,根据病情可持续 1~2 周或更长时间。

皮质醇增多症患者皮肤菲薄,皮下毛细血管壁变薄,呈多血质,有出血倾向;晚期有骨质疏松,可发生病理性骨折,麻醉手术过程中应保护好皮肤和固定好肢体。此类患者抗感染能力差,应用肾上腺皮质激素后,炎症反应可被抑制,应加抗感染处理。

(张金星)

第七节　前列腺疾病手术麻醉

前列腺由四个紧密相连的完整区域组成,即前区、外周区、中央区和前列腺前区。每个区又由腺体、平滑肌和纤维组成。所有区都被包在一个包膜里。前列腺血供丰富。动脉和静脉穿过前列腺包膜,在腺体内分支。静脉窦邻近包膜而且非常大。在 40 岁左右,前列腺区的前列腺组织即开始有结节增生,形成中叶、侧叶和后叶,中叶和后叶与尿道梗阻有密切关系。前列腺和前列腺段尿道接受交感和副交感神经的支配,这些神经来自由副交感神经盆丛发出的前列腺丛,而副交感神经盆丛又有下腹丛神经加入,这些脊神经主要来源于腰骶段。

前列腺手术多见于 60 岁以上老年男性患者。近年来,随着前列腺增生(BPH)的发病率逐渐上升,各种治疗 BPH 的术式也在不断地发展和改良。常见的术式有经腹或会阴前列腺切除术(开放手术)、经尿道前列腺电切术(TURP)、经尿道前列腺汽化电切术(TVP)、经尿道前列腺等离子电切术(PKRP)等。目前最常用的是 TURP、TVP、TURP+TVP 和 PKRP 等术式。但如果腺体过大就须做开腹切除。高龄前列腺增生患者身体的机能呈进行性退化,各器官存在不同程度的病理变化,重要器官的代偿功能下降,对手术、麻醉耐受力差,麻醉风险大。

一、经腹前列腺切除术的麻醉

经腹前列腺手术适用于前列腺巨大肿瘤的切除,可在区域阻滞或全身麻醉下进行。这类手术患者多为老年人,且常合并有心脑血管病、糖尿病或慢性肺功能不全等疾病。部分患者还伴有不同程度的尿路梗阻,肾功能不同程度的损害,给麻醉和手术带来一定的困难。

对于一般情况较好的患者,可以考虑在蛛网膜下腔阻滞、硬膜外阻滞或腰-硬联合阻滞麻醉下完成手术。椎管内阻滞的优点不仅在于术后并发症少,而且由于骶部副交感神经亦被阻滞,前列腺部血管收缩,失血得以减少。但对此类患者施行椎管内阻滞时,麻醉平面应严格控制在 T_8 以下,否则血流动力学难以稳定。同时术中要保证静脉输液通路畅通,要密切观察失血量及内环境的变化,及时输血、输液补充血容量,以维持血流动力学的稳定。而对于全身情况较差尤其是合并心血管功能不全者,或者合并脊柱畸形及椎管内麻醉失败者应采用气管内全身麻醉。

经腹前列腺切除手术对患者侵袭性大,手术部位较深,前列腺血运丰富并与周围粘连,术中出血较多。术中失血主要发生于前列腺剥出时,由于失血较为集中,因此可对病情有不同程度的影响。所采用手术方式的不同,失血量也可有明显的差别,如采用缝合前列腺被膜的式时,失血量常可较不缝合者显著减少。同时术中还常常挤压前列腺,能使腺体内含有的胞浆素原活化,大量进入血液循环,将血液内的胞浆素原转化为胞浆素,从而产生血纤维蛋白溶解现象,导致术中、术后渗血增多、血压下降。遇此情况时,除彻底电凝或压迫止血外,可输注新鲜血或纤维蛋白原,并给予肾上腺皮质激素处理。术后患者创面都有不同程度的渗血,创面血管即便已有血栓形成,但由于尿内激酶有使溶纤维蛋白系统激活的能力,从而使已形成的凝血块重新溶解,以致形成术后的大量渗血。6-氨基己酸具有抗纤溶作用,因此可以避免尿激酶的不利影响,减少失血量,但近年来由于有前列腺手术使用 6-氨基己酸后发生脑血管栓塞及心肌梗死的报道,已不再强调 6-氨基己酸的应用。实际上,防止术中、术后出血的关键仍在于术中彻底止血。药物止血的理论虽很有吸引力,但实际掌握起来有一定的困难。

二、经尿道前列腺电切术的麻醉

经尿道前列腺电切术(TURP)由于有不开刀、创伤小、恢复快、并发症少和安全性大的优点而容易被患者所接受,是治疗前列腺增生症(BPH)的有效方法。但由于此类手术多为高龄患者,机体各重要器官存在不同程度的病理变化,各器官的代偿和贮备功能降低,对手术和麻醉耐受力差,麻醉风险较大。大量临床观察认为,TURP 麻醉不同于一般日常麻醉。因此,术前应详细询问病史,完善各项检查,术前及时处理各种并发症,对于合并心律失常、心力衰竭、高血压、糖尿病,以及水、电解质、酸碱平衡紊乱的老年患者应先由内科会诊,进行有效的治疗,而后再行手术,可大大提高麻醉和手术的安全性。如对高血压患者行降压治疗,将血压最好控制于 18.7/10.7 kPa(140/80 mmHg)左右才行手术治疗;并发糖尿病患者术前应将血糖控制在 8.3 mmol 以下时再进行 TURP 手术;对有肾功能不全者给予护肾治疗,当血清肌酐水平降至 300 μmol/L 时,再行 TURP 手术治疗。

经尿道前列腺切除可根据病情选择蛛网膜下腔阻滞、硬膜外阻滞、腰-硬联合阻滞、骶管阻滞或全身麻醉下进行。椎管内阻滞可提供良好的肌肉松弛,给术者提供有利操作条件;全身麻醉可以消除患者紧张情绪,亦可提供肌肉松弛条件,利于膀胱适当充盈,便于观察视野。以前 TURP 的麻醉主要是选择硬膜外阻滞,而近年来腰-硬联合阻滞可以同时发挥两种麻醉方法的优点,减少或克服各自的缺点和不足,在临床得到广泛的应用。硬膜外阻滞穿刺点可选择在 $L_{1\sim4}$ 椎间隙,腰-硬联合阻滞通常选择在 $L_{2\sim4}$ 椎间隙。局麻药可选择利多卡因、布比卡因、罗哌卡因和左旋布比卡因等药物。麻醉平面控制在 T_{10} 以下,减少因麻醉平面过高所引起的并发症。椎管内阻滞可增加膀胱的容量,便于手术操作。但椎管内阻滞需要注意:老年患者脊柱僵硬,韧带钙化增加了操作难度;老年人硬膜外间隙的容积较小,椎间孔狭窄,因而麻醉平面易于扩散,要注意剂量的调整;另外,阻滞平面以下小血管张力下降,可能增加术中出血倾向和灌注液吸收倾向。而全麻易掩盖 TURP 综合征等手术并发症,术中、术后麻醉并发症也较多,通常只有在椎管内阻滞失败后才考虑应用。

前列腺切除手术患者的麻醉管理,需重视老年人病理生理特点及合理选择麻醉方法,要加强术中麻醉管理。老年前列腺切除患者麻醉管理有如下特点:手术的全程要加强呼吸、血压、心率、脉搏、血氧饱和度监测。保证整个手术全程吸氧,维持呼吸和循环功能的稳定。老年人由于全身脏器功能减退,术前合并症多,心肺功能储备差,动脉硬化是组织变化的必然趋势,临床表现血压升高,心排血量减少,麻醉危险性增高,尤其是高血压患者,要避免血压大幅度波动。前列腺切除术患者易于发生深静脉血栓,究其原因可能与高龄、合并恶性肿瘤、心脏疾病、静脉曲张和肥胖等因素有关。椎管内阻滞是比较适合老年前列腺切除患者的麻醉方法,椎管内阻滞后由于阻滞了交感神经,血管扩张作用使血流阻力下降,扩容作用能使血液稀释,血液黏滞度下降,使血流加速,有防止红细胞聚集,改善循环功能的作用。此外,椎管内麻醉期间患者可保持清醒合作,而且术中管理方便,有术后恢复快、并发症少的优点。

老年人对失血和失水的耐受性差,应根据术前、术中的病情选择液体种类。入室后尽早补液,可使有效循环血容量增加,并可纠正由于阻滞区域血管扩张引起的血压下降。要结合患者心肾功能状况补充液体,若有心肾功能损害补液切忌过快过量,以防心衰、肺水肿的发生。术中要高度重视呼吸功能的监测。老年人功能残气量增加,肺组织弹性减少,肺顺应性下降,呼吸功能减弱,肺活量减少,对缺氧的耐受性较差。术中尽量少用镇痛、镇静类药物,因为此类药物对呼吸功能有明显影响。术中应保证氧供并重视心率、血氧饱和度监测,防止发生缺氧。维持血压平稳是麻醉处理的关键,血压波动剧烈如不及时处理可造成前列腺手术期间出血增多、心肌缺血,甚至心功能衰竭。术中发现病情变化时,要及时果断地采取措施,合理使用血管活性药物,尽量保证手术期间的血压平稳。此外,TURP 术后患者常由于伤口疼痛及膀胱痉挛性收缩,强烈的尿急可引起患者的疼痛和烦躁,可引起继发性出血和引流管阻塞,通过静脉或硬膜外镇痛处理,可有效地缓解术后疼痛,且对运动阻滞程度轻,便于术后早期活动,可减少术后褥疮和下肢深静脉血栓形成的并发症。

三、前列腺癌根治手术的麻醉

前列腺癌在欧美是一常见恶性肿瘤,在我国较少见,但随着人口老龄化,前列腺癌的发病率有上升的趋势。前列腺癌的治疗有根治性手术切除及姑息性治疗(放射治疗、内分泌治疗、化疗及物理治疗)。前列腺癌根治手术的范围包括前列腺体和前列腺包膜,以达到消灭体内所有肿瘤组织的目的。以前常用经会阴前列腺切除术,近年普遍采用耻骨后前列腺癌根治术,前列腺、射精管、贮精囊和部分膀胱颈随同盆腔淋巴结一起切除。但近年来腹腔镜技术用于根治性前列腺癌手术有日渐增多的趋势。前列腺癌根治手术中最常见的问题是术中大量出血。术前自体血采集、使用重组红细胞生成素、术中急性等容性血液稀释都是减少患者对异体血需求的常用方法。早期术后并发症包括深静脉血栓形成、肺栓塞、血肿、浆液瘤和伤口感染,发生率为 $0.5\% \sim 2.0\%$。根治性前列腺手术时患者体位处于仰卧位、背部过伸和耻骨高于头部的特伦德伦伯格体位,此体位易发生空气栓塞。

硬膜外阻滞、蛛网膜下腔阻滞、腰-硬联合阻滞、全身麻醉都可用于这种手术。但目前国内外普遍采用硬膜外阻滞复合全身麻醉这种联合麻醉方式,主要是利用硬膜外阻滞的良好镇痛作用,再加上全麻的辅助或控制呼吸作用,使麻醉更加平稳与安全。既往的研究证实,实施硬膜外阻滞或硬膜外阻滞复合全身麻醉保留自主呼吸时,中心静脉压和外周静脉压低于间歇正压通气的患者,这就是间歇正压通气者的出血量多于自主通气者的原因。与全麻相比,椎管内阻滞或复合全身麻醉可降低患者术后血液的高凝状态,因此可降低术后血栓栓塞的风险。另外,硬膜外阻滞的超前镇痛可降低术后疼痛和对镇痛的要求,也能更好地维持神经内分泌反射的稳态,肠道功能也比全麻恢复快。随着腹腔镜用于根治性耻骨后前列腺切除术的增多,单独椎管内阻滞已无法满足手术和患者的要求,故以选用全麻为宜。术后镇痛对老年患者尤为重要,可使患者早期活动减少术后并发症,促进伤口愈合,缩短住院日和减少经济负担。

(张金星)

第八章 骨科手术麻醉

第一节 手足疾病手术麻醉

一、手外科手术麻醉

手外科常用的麻醉方法有许多种,总体上可以分为全身麻醉和局部麻醉两大类。

(一)局部麻醉

局部麻醉是手外科常用的麻醉方法,与全身麻醉相比,局部麻醉对机体的生理活动如新陈代谢、呼吸系统、循环系统,以及主要器官如心、肝脏、肾脏的影响都比较小,这对于有严重心血管系统疾病、呼吸系统疾病和肾脏疾病的患者来说非常重要,这类患者对全麻耐受性比较差,属于全麻高危患者,但他们可以耐受局部麻醉,经受上肢的手术,只要审慎地处理,在大多数情况下不会出现严重的后果。

局部麻醉的方法有臂丛神经阻滞、周围神经阻滞和上肢静脉内麻醉等。

1.臂丛神经阻滞麻醉

(1)锁骨上入路:经锁骨上入路施行臂丛神经阻滞,方法是从锁骨上在第1肋骨附近臂丛神经周围注射麻醉药。为提高成功率并降低并发症的发生率,以后学者对这种方法进行了许多改良。最常用的经典锁骨上阻滞法由 Bonica 和 Moore 描述,该方法是从锁骨中点上 0.5 cm 处进针,找到第 1 肋骨,沿第 1 肋骨从前斜角肌外缘向中斜角肌前缘移动针头,当出现异感时,注入 8~10 mL 局部麻醉药。可以寻找不同神经的异感,以便获得满意的麻醉效果。

该方法的优点是麻醉效果好,起效快,不良反应小,并发症少,适用于大多数上肢手术。施行锁骨上阻滞麻醉,患侧手臂放置在身体侧方,不用移动,这对于上肢有伤痛的患者有好处。锁骨上阻滞麻醉辅以其他麻醉,适用于上臂上部和肩部的手术。缺点则是可能出现气胸、膈神经阻滞、霍纳综合征等并发症。

1)气胸:锁骨上阻滞麻醉进针不能超过第 1 肋骨。由于锁骨的中点经常不与第 1 肋骨对应,针尖刺破肺尖会造成气胸,发生率为 0.5%~6.0%。最初的症状是患者主诉胸部疼痛,尤其在深呼吸时加重。由于气胸通常需要 6~12 小时出现,所以一开始,物理检查和/或在 X 线平片上无异常表现。治疗气胸的方法是吸氧、镇痛。气胸小于 20%,不需要胸腔闭式引流,肺部能够重新膨胀;气胸大于 20%,需要胸腔闭式引流,从胸膜腔吸出空气,对患者进行监护,直到在 X 线平片证实肺部重新膨胀为止。

2）膈神经阻滞：由于药物弥散到前斜角肌的前面，造成膈神经麻醉，发生率为 40%~60%。患者主诉呼吸困难，但是仍然能够扩张胸廓，症状由来自横膈的神经传入冲动减少所致。可以通过拍 X 线平片证实，分别在深吸气和深呼气时拍片，观察膈肌的位置。一侧膈神经阻滞通常不需要特殊治疗，随着麻醉药物作用消退，症状会自然消失。

3）霍纳综合征：局麻药弥散，阻滞颈交感神经链，引起霍纳综合征，发生率为 70%~90%，表现为上睑下垂、瞳孔缩小、同侧面部无汗。麻药作用消退后，症状自然消失，不需要治疗。必要时可以用去氧肾上腺素治疗眼部的症状。

（2）血管周围臂丛神经阻滞麻醉：这种方法的解剖基础是从颈椎横突到腋窝以远数厘米存在一个筋膜鞘，其中包含臂丛神经根和上臂的主要神经分支。可以从不同的部位把局部麻醉药注入该筋膜鞘中，注入麻药的容量决定麻醉的范围。只需要注射 1 针。这种方法提高了臂丛神经阻滞的安全性，降低了并发症的风险。有三个注射部位可供选择：斜角肌间、锁骨下动脉周围和腋窝。

1）斜角肌间阻滞麻醉：斜角肌间隙位于肺尖和锁骨下动脉的上方，前、中斜角肌之间。施行斜角肌间阻滞，患者采用仰卧位，头稍微转向对侧。先让患者主动抬头，突显胸锁乳突肌。麻醉师把示指和中指放在胸锁乳突肌锁骨头后缘的后面，然后让患者放松头部。此时麻醉师的手指位于前斜角肌的上面。向后外方向轻轻移动示、中指，可找到斜角肌间沟。在环状软骨水平，即 C_6 水平，从示、中指之间进针，进针方向与颈部侧面垂直，针尖稍微偏向下方。慢慢进入，直到出现异感就推药；或者先把针尖抵到颈椎横突，接着从前向后移动针头找异感，一出现异感就推药。注射 20 mL 麻醉药能够阻滞臂丛和颈丛下部。尺神经有可能麻醉不完全。注射 40 mL 能够完全阻滞臂丛和颈丛。施行肩部手术时，可采用这种麻醉方法。在施行麻醉时，如果能找到放射到肩部的异感，则麻醉效果会更满意。

斜角肌间阻滞麻醉的优点是操作简单，尤其适合肥胖的患者。用较少的麻醉药就能够获得较好的上臂和肩部的麻醉效果，适用于上臂和肩部的手术。由于进针点位置比较高，可以避免引起气胸。对上肢感染或恶性肿瘤患者，因为进针点高于颈部淋巴结的位置，可以避免感染和肿瘤的播散，所以适合采用这种麻醉方法。缺点是对尺神经阻滞不全，甚至完全没有效果。补救的办法是增加麻醉药物的容量，或者在肘部封闭尺神经。有报道把药物注射到蛛网膜下腔、硬脊膜外腔、椎动脉内等并发症。在麻醉时，进针方向稍微偏向下方，就能够避免这些并发症的发生。反射性交感神经萎缩非常少见。膈神经阻滞是由于把药物注射到前斜角肌前面或者药物向头侧弥散阻滞 $C_{3~5}$ 而引起。单侧膈神经阻滞降低肺功能，因此，对侧膈肌麻痹的患者不能用这种麻醉方法。

2）锁骨下动脉周围间隙臂丛阻滞麻醉：锁骨下动脉周围间隙位于前、中斜角肌之间。斜角肌间沟的定位方法与上面介绍的相同，找到斜角肌间沟后，手指向下移动，触及锁骨下动脉搏动后，从锁骨下动脉后缘进针，针尖方向朝尾侧。如果没有触及锁骨下动脉搏动，就沿中斜角肌前面进针。臂丛神经位于中斜角肌的前面，针头碰到臂丛神经干诱发异感。在大多数情况下，首先会遇到臂丛中干。如果没有遇到臂丛神经，针头就抵到第 1 肋骨，接着沿第 1 肋骨找异感，一出现异感就注射 20~40 mL 麻药。

该方法的优点是操作简单，麻药用量少，起效快。不会出现把药物注射到蛛网膜下腔、硬脊膜外腔、椎动脉内等并发症。缺点是有以下并发症：①膈神经阻滞，非常罕见，发生率低于 2%，一般不需要特殊处理;②喉返神经阻滞引起声音嘶哑,发生率低于1‰,只发生在右侧,原因是右侧的喉返神经绕过锁骨下动脉,而左侧的喉返神经绕过主动脉弓;③发生气胸,非常罕见,是由于进针太靠内侧或者外侧,刺破肺尖所致,所以在进针的时候,要沿着中斜角肌向下。

3)腋部臂丛神经阻滞麻醉:由于腋动、静脉和臂丛神经的位置表浅,所以操作比较简单,该方法是手外科最常用的麻醉方法。在实施腋部臂丛神经阻滞麻醉时,患者上臂置于外展外旋位。下面介绍常用的几种方法。①腋动脉穿刺法:在腋部,上肢的多个主要神经位于腋动脉的周围,所以有些麻醉师有意用针头穿刺腋动脉,当有回血后,慢慢地边退注射器边回吸,直到没有血液被抽出,这时针尖已退到血管外面,但仍在筋膜鞘内。注入40~50 mL局麻药。另一种方法是先穿刺腋动脉,当有回血后,慢慢地边前进边回吸注射器,直到没有血液被抽出,这时表明针尖在血管外面,但仍在筋膜鞘内。稳住注射器,注入局麻药。注射完毕后拔出注射器,用手指压迫注射部位,防止出现血肿。若血液流出血管,不仅可稀释麻药,而且可水解麻药,从而影响麻醉效果。有的麻醉师喜欢先穿出腋动脉向深部注射一半麻药,然后向后退出腋动脉再注射另一半麻药,这样可以缩短起效时间。②腋动脉周围找异感法:针头沿腋动脉上缘切线方向进入腋鞘,针尖略微偏向头侧,有利于避开腋静脉。分别在腋动脉上面和下面找异感,异感一出现,就注射10~20 mL麻药,总共用30~40 mL。尺神经和正中神经的异感容易找到,而桡神经由于位于腋动脉的后方,其异感不容易找到。找异感有可能损伤神经。注射完毕后,用手指压迫注射点远侧,有助于麻药在腋鞘内向近侧弥散。上臂内收能够减轻肱骨头对腋鞘的压迫,也有助于麻药在腋鞘内向近侧弥散。可以用神经异感、动脉穿刺、电刺激、突破感等方法判断针头是否在腋鞘内。③腋动脉周围广泛浸润法:这种方法不用刻意找腋鞘和神经,而是用麻药把皮肤与肱骨之间腋动脉周围的组织广泛浸润。在体表标志不明显,并且其他方法不适用的情况下,可用这种方法。Thompson和Rorie认为腋鞘内有纤维隔,限制麻药的弥散,主张用广泛浸润法。用1.5 cm长的25号针头在腋动脉上、下分别注射10 mL麻药,每次改变针头的方向。如果出现异感,就注射3 mL麻药。初次注射后,如果麻醉效果不好,还可以在腋动脉上方或者下方重复注射1次。有学者不同意这种看法,认为没有纤维隔,或者即使有纤维隔,其阻隔作用也是有限的,否则,怎么解释1针注射法麻醉成功率这样高呢?该方法的优点是用少量的麻药就能够获得好的效果,降低麻药的毒性作用;缺点是对桡神经的阻滞效果比较差。

腋部臂丛神经阻滞麻醉的优点是既简单又安全,几乎不会造成气胸、膈神经麻痹、星状神经节阻滞、麻药误入蛛网膜下腔、硬脊膜外腔或脊椎动脉等并发症,适应证比较广泛,适用于双侧臂丛神经阻滞或有肺气肿的患者、儿童患者、不太合作的患者以及门诊患者等。缺点是如果患者肩部不能被动外展,就不能用这种方法。通常所用麻药剂量比肌间沟麻醉用量大。在麻药使用剂量较小的情况下,肌皮神经得不到阻滞,这时可以在位于腋动脉上方的喙肱肌腹内单独注射5 mL麻药以阻滞肌皮神经。有报道腋动脉或腋静脉由于受到穿刺,引起上肢的血供不全或者回流障碍,虽然这种情况非常罕见,但应该特别注意。

在进行各个部位的臂丛神经阻滞麻醉时,使用神经电刺激仪可以对各个神经进行准确定位。用神经电刺激仪时,根据哪个肌肉收缩,判断是相应的哪个神经受到刺激。这种方法的优点是不必穿刺腋动脉,以免形成局部血肿。在不同的部位,如斜方肌间沟、锁骨上、腋窝使用神经电刺激仪,效果都不错。在臂丛神经鞘内留置插管,可以连续或者多次给药,还可用于术后镇痛。插管时,感觉到突破感,寻找神经异感或者用电刺激仪定位,以确认导管放置在正确的位置。

2.周围神经阻滞麻醉

(1)肘部周围神经阻滞麻醉:在肘关节周围可以对尺神经、正中神经、桡神经、前臂内侧和外侧皮神经进行封闭。在临床上,单纯应用肘部周围神经阻滞并不多。原因是同时封闭多个神经,所用麻药的容量不比臂丛神经阻滞所用的少,且患者不能耐受上臂止血带痛,所以一般只在臂丛神经阻滞不全的情况下作为补充使用。比如用肌间沟阻滞麻醉不容易封闭尺神经,可以在肘部封闭尺神经。①尺神经阻滞:在肱骨内上髁后尺神经沟内触及尺神经,在局部注射 5 mL 麻药。注意针尖不要刺入尺神经,避免损伤神经。②正中神经阻滞:在肘关节稍上方正中神经位于肱动脉的后内侧。在肘横纹略上方从肱动脉的内侧进针,找到正中神经异感后,注入 5～10 mL 麻药。③桡神经阻滞:在肱骨外上髁上方 3～4 cm,桡神经紧靠肱骨下端。针头穿过外侧肌间隔,找到桡神经异感后,注入 5～10 mL 麻药。④前臂内侧和外侧皮神经阻滞:在肘部皮下环行注射麻药,可以封闭前臂内侧皮神经和外侧皮神经。

(2)腕部周围神经阻滞麻醉:腕部周围的神经阻滞在手外科很常用,操作简单,术中能够保留手指的主动活动。可以对正中神经、尺神经、桡神经进行封闭。

1)正中神经阻滞:正中神经在腕部位于掌长肌和桡侧腕屈肌肌腱之间。腕部正中神经的阻滞方法:在近侧腕掌侧横纹从掌长肌和桡侧腕屈肌肌腱之间入针。如果掌长肌缺如,就从桡侧腕屈肌肌腱尺侧进针。找到异感后,注入 5 mL 麻药。注意把麻药注射在神经周围而非神经内。另一种方法把麻药注入腕管,阻滞正中神经。操作方法:从掌长肌肌腱尺侧进针,腕关节轻微背伸,针头方向朝向腕管,稍微偏向桡侧,如果未引出异感,就稍微退回针头,改变方向后重新往腕管深处进针,注射 5～7 mL 麻药。如果针头在腕管内,注射时,操作者放在腕管远侧的另外一只手的示、中指可以觉察到膨胀感。

2)尺神经阻滞:尺神经的背侧皮支在腕部以近发出,在腕部尺神经邻近尺侧腕屈肌肌腱桡侧,尺动脉位于尺神经的桡侧。在腕部封闭尺神经,从尺侧屈腕肌肌腱桡侧进针,出现异感后,注射 5 mL 麻药,接着在进针点与腕背中点之间皮下注射 5 mL 麻药,可封闭尺神经背侧皮支。

3)桡神经浅支阻滞:桡神经浅支在桡骨茎突水平分成多个终末皮支。在桡动脉桡侧与腕背中点之间皮下注射 5～7 mL 局麻药可以封闭桡神经浅支。

(3)指神经阻滞麻醉:每个手指感觉由四个神经支支配——背侧两支、掌侧两支。

1)指根环行阻滞:顾名思义就是在指根的皮下环行注射局麻药,这种方法有可能造成手指的坏死,现在要避免使用。

2)掌侧入路:在远侧手横纹近侧屈指肌腱上方皮肤内注射一个皮丘,在肌腱两侧的神经血管束周围分别注射 2～3 mL 麻药。这种方法简单,效果良好,缺点是由于手掌皮肤痛觉神经纤维丰富,操作时患者感觉特别疼痛。

3)背侧入路:在手指蹼稍近侧伸指肌腱侧方注射一个皮丘,然后在伸指肌腱腱帽浅层注射 1 mL 麻药,以阻滞手指背侧神经,然后向掌侧慢慢进针,直到隔着掌侧皮肤能够摸到针尖为止,注射 1 mL 麻药,以阻滞掌侧指神经。退回针头,改变方向,从伸指肌腱上面横过,到达手指对侧,在皮内注射麻药形成一个皮丘,退出针头,从手指对侧的皮丘进针,一直到掌侧皮下,注射 1 mL 麻药,完成麻醉。相比之下,经背侧入路麻醉时,患者的疼痛较轻。

4)屈指肌腱鞘管内麻醉:在屈指肌腱鞘管内注射 2 mL 麻药,能够获得良好的效果。方法是在远侧手掌横纹或者掌指横纹处垂直皮肤进针,抵达指骨后,边退注射器边轻轻注射,当感觉注射的阻力明显减小,停止倒退,稳住注射器,这时针尖在肌腱与鞘管之间,注射 2 mL 麻药即可。

这种麻醉方法简单,不会误伤指神经血管束,只需注射1针,麻药用量较少,起效快,尤其适合儿童。缺点是偶尔手指背侧的麻醉效果不完全,需要在手指背侧补加麻药。

5)手指掌侧皮下麻醉:在掌指纹中点稍远处进针,在手指掌侧皮下注射2~3 mL麻药,只需要注射1针,其效果与鞘管内麻醉相同。优点和缺点与鞘管内麻醉相似,但操作更简单。

神经损伤是各种局部神经阻滞麻醉的并发症之一。与神经损伤有关的严重的持续时间长的并发症非常罕见。偶尔术后出现疼痛性异感。这种症状有时自发出现,有的在神经受到压迫时或者当手臂外展时出现。在大多数情况下,疼痛性异感在数周或数月后消失。有个别报道症状持续1年以上。造成神经损伤的原因有很多。其中一个重要原因是注射针头直接损伤神经所致。选择短斜针尖的针头(45°),能够有效地降低这种并发症的发生。

(4)局部浸润麻醉:局部浸润麻醉适合小面积浅表麻醉,也可以在神经阻滞麻醉不完全的时候,作为一种补充方法应用。这种方法不宜大范围使用,否则麻药容量大,会使组织异常水肿。

3.上肢静脉内麻醉

方法:在术侧上臂安放两个止血带,用20~22号套管针头做静脉插管,固定好套管针。抬高术侧上肢,用驱血带从手指尖到止血带驱血。然后给近侧止血带充气,拆除驱血带。慢慢注射局部麻醉药利多卡因3 mg/kg,浓度0.5%,4~6分钟起效。麻醉持续时间由止血带控制,只要不松止血带,就一直有效果。近侧止血带保持充气状态20分钟,或者当患者感觉止血带不适时,给远侧止血带充气,充气完成后,松开近侧的止血带。因远侧的止血带位于麻醉区域,一般能够持续大约40分钟,患者可没有不适感。等手术完成以后,如果手术时间短于20分钟,松止血带,过15秒重新打气,保持30秒再松开止血带,以防麻醉药一次回流到全身过多;如果手术时间长于40分钟,可以直接松开止血带,不必再给止血带充气。松止血带后大约有50%的麻药继续与局部组织结合持续30分钟。如果需要在止血带放松后30分钟以内重新麻醉,这时麻药用量是初始剂量的一半。如果术前估计手部手术的时间很长,就在肘静脉留置插管,可以反复驱血,重复给药,以延长麻醉的时间。

该方法操作简单,适用于门诊患者。双侧上肢使用也很安全。在这种麻醉过程中,患肢的运动功能能够很快恢复,因此适用于肌腱松解术,便于判断肌腱松解是否彻底。

(二)全身麻醉

1.全麻的适应证

全身麻醉适用于儿童患者、涉及多个部位的手术、持续时间很长的手术、不合作的患者、拒绝局部阻滞麻醉的患者。对于成年患者和部分儿童患者,如果手术时间短,可以用面罩吸入麻醉,不用做气管插管。如果手术时间长、伴有气道问题及术中需要仰卧位之外的体位时,则需要进行气管插管。全身麻醉根据用药途径不同分为吸入麻醉和静脉麻醉两种。

2.吸入麻醉药

目前使用的吸入麻醉药有氟烷、恩氟烷、异氟烷、地氟烷和七氟烷等。吸入麻醉药可以与氧化亚氮一起使用,也可以单独使用。其优点是非易爆性气体,用于麻醉诱导十分平稳,起效迅速。麻醉深度容易控制。缺点是反复使用氟烷会导致药物性肝炎。用氟烷或恩氟烷全麻,术中用肾上腺素,有引起室性心律不齐的风险。氧化亚氮本身不能产生充分的镇痛作用,常与吸入麻醉药和静脉麻醉药合用。

3.静脉麻醉药

超短效静脉麻药有硫喷妥钠、甲己炔巴比妥和丙泊酚,常用于全身麻醉的诱导。常用芬太尼

0.05 mg/mL,辅以氟哌利多 2.5 mg/mL、氧化亚氮和肌松剂。血压下降(由于扩张血管)、呼吸抑制、胸壁强直是静脉麻醉药的缺点。

氯胺酮能够起到镇痛作用,同时保留患者的通气功能和保护性反射功能。优点是用于儿童患者比较安全。对儿童患者,可以在麻醉一开始就使用氯胺酮,肌内注射 4～5 mg/kg。肌内注射 1 针氯胺酮 3～4 分钟后,就可以开始静脉全麻。氯胺酮的缺点是成年患者麻醉后常常会有多梦、幻觉等症状。血压降低和心率加快对有心血管系统疾病的患者有严重的影响。当患者有呼吸道分泌物过多、气道激惹、痉挛性咳嗽、气道阻塞等情况时,静脉全麻的难度增加。

(三)麻醉方法的选择和术后镇痛

1.麻醉方法的选择

双侧臂丛阻滞麻醉时,需要适当减少药物用量,两侧阻滞之间必须间隔 30 分钟以上,至少有一侧经腋窝入路阻滞麻醉,以免出现双侧气胸和膈神经麻痹,在一侧大腿或在头部(颞浅动脉)监测血压。一侧上肢手术,同时需要做腹部皮瓣、足趾移植、取皮肤或取肌腱等,可以选择臂丛阻滞和连续硬膜外阻滞并用。手术涉及多个部位,如双侧上肢和胸、腹部的手术,应该采用全麻。对门诊、急诊(不住院的)患者以及儿童患者,选择腋窝臂丛阻滞麻醉,以防发生气胸或膈肌麻痹。对儿童患者用全麻,或在基础麻醉下做臂丛麻醉。神经刺激仪对于麻醉的实施很有帮助,能确保把药物准确地注射在神经周围。儿童臂丛麻醉多用利多卡因 8～10 mg/kg,10 岁以下用0.5%～0.8%,10 岁以上用 0.8%～1.0%,断指、断掌再植用长效臂丛麻醉。丁哌卡因、罗哌卡因、依替卡因的镇痛效果可以持续 8～10 小时,待麻醉作用消退到一定程度,用斜角肌间沟阻滞麻醉追加麻醉。对手术时间特别长的患者,可以在臂丛神经鞘管插管,连续用药,手术完成后保留插管,用于术后镇痛。断臂(准备再植)合并其他部位损伤适宜用全麻。对怀孕的患者要尽量避免择期手外科手术。对怀孕的患者施行急诊手术,用麻醉有两点问题:由于应激反应可能导致流产;可能出现药物导致的胎儿发育缺陷,尤其在妊娠前 3 个月这种危险更大。尽量选用周围神经阻滞或者局部浸润麻醉,一般用普鲁卡因或丁哌卡因,剂量越小越好,以减小对胎儿的影响。普鲁卡因在体内快速水解,血药浓度很低,不会经过胎盘影响胎儿,大部分丁哌卡因在体内与血浆蛋白结合,只有极少一部分在血液中以游离方式存在,可以经过胎盘。必要时用吗啡 1～2 mg 或芬太尼 0.025 mg 或 0.05 mg 静脉注射。地西泮对胎儿的影响不清楚,尽量避免使用。

2.术后镇痛

无论使用局部或全身麻醉,术中在闭合伤口之前,在伤口内留置一个细导管,在体外一端连接一个 10～20 mL 注射器,配制 0.25%～0.50% 丁哌卡因或罗哌卡因 10 mL 备用。手术后每 8 小时注射 2～10 mL,注射量视伤口部位和切口大小而定。这是一种既简单易行又安全可靠的镇痛方法。

二、足外科手术麻醉

(一)麻醉前用药

1.麻醉前用药及用药目的

麻醉前为减轻患者精神负担和完善麻醉效果,在病室内预先给患者使用某些药物的方法,称麻醉前用药。其用药量一般以不使患者神志消失为原则。

麻醉前用药的主要目的:①促使皮质和皮质下抑制或大脑边缘系统抑制,产生意识松懈,情绪稳定,提高皮质对局麻药的耐受阈。②提高皮质痛阈,阻断痛刺激向中枢传导,产生痛反应减弱和镇痛。③降低基础代谢、减少氧需要量、使麻醉药的需要量减少,麻醉药毒副反应减轻。④抑制自主神经系统应激性,反射兴奋减弱,儿茶酚胺释放减少,组织胺被拮抗,腺体分泌活动停止以及呼吸、循环稳定。

2.麻醉前用药种类

临床常用麻醉前用药种类主要有以下几种:①镇静药和催眠药,以巴比妥类药中的司可巴妥、异戊巴比妥,苯巴比妥钠较常用;②麻醉性镇痛药,有吗啡、哌替啶、芬太尼;③神经安定药,有氯丙嗪、异丙嗪、地西泮等;④抗胆碱药,有阿托品、山莨菪碱等;⑤抗组织胺药主要有异丙嗪和阿利马嗪。

3.麻醉前用药方法

麻醉前用药应采取选择性用药原则。首先根据患者具体情况,如性别、年龄精神状态、体型、体质、全身状况和所采用的麻醉方法、拟订要求的中枢抑制效果,然后有目的地选择药物的种类、剂量,用药时间和途径。总的要求是希望药效发挥最高峰的时间、恰好是患者被送进手术室的时间。

(二)麻醉种类

1.局部浸润麻醉

局部浸润麻醉简称局麻,是比较安全的麻醉方法。沿手术切口线分层注射局麻药,阻滞组织中的神经末梢,一般用于鸡眼切除等较小的手术。

2.区域性麻醉

围绕手术区,在其四周和底部注射局麻药,以阻滞进入手术区的神经干和神经末梢,多用于胼胝的切除术。

3.趾根阻滞麻醉

在趾根部的两侧注射局麻药,以阻滞趾神经,常用于嵌甲部分切除、拔甲、脓性趾头炎切开引流等(图 8-1)。

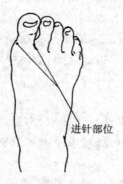

进针部位

图 8-1　趾根部阻滞麻醉示意

4.踝关节处阻滞麻醉

(1)先在内踝后一横指处进针,做扇形封闭,以阻滞胫后神经(图 8-2A)。

(2)在胫距关节平面附近的踇伸长肌内侧缘进针,注射局麻药,以阻断腓浅神经(图 8-2B)。

(3)在外踝下方处进针,注射局麻药,便能阻滞腓肠神经(图 8-2C)。然后在内外踝之间的皮下注射局麻药,并扇形浸润至骨膜,以阻滞许多细小的感觉神经。

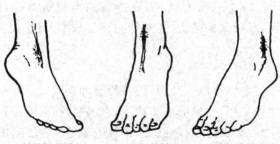

A.阻滞胫后神经　　B.阻滞胫前神经　　C.腓肠神经阻滞

图 8-2　踝部阻滞麻醉示意

单纯足部手术采用此方法麻醉安全、有效,并发症较少,术者可自行掌握麻醉方法,患者易接受治疗。

5.蛛网膜下腔阻滞麻醉

蛛网膜下腔阻滞麻醉简称腰麻,将麻醉药直接注入蛛网膜下腔,作用于脊神经根及脊髓,产生神经阻滞作用。此法因并发症多,不良反应大,目前已较少应用。

6.硬膜外阻滞麻醉

将药物注入硬脊膜外间隙,阻滞脊神经根,使其支配的区域产生暂时的麻痹。该麻醉的优点:①能产生任何脊神经的阻滞作用,可控性强,并可利用不同药物浓度,达到分别阻滞感觉神经和运动神经的目的。②对循环扰乱的程度比腰麻轻,发生过程也比较缓慢。③可获得较好的肌肉松弛。④可根据手术需要,任意延长手术麻醉时间。⑤患者术中清醒,对代谢及肝肾功能影响小,术后并发症少,护理较方便。足踝部手术常选择此麻醉。

硬膜外间隙阻滞麻醉分单次法和连续法 2 种。单次法系穿刺后将预定的局麻药全部陆续注入硬膜外间隙以产生麻醉作用。此法缺乏可控性,易发生严重并发症和麻醉意外,故已少用。连续法是通过穿刺针,在硬膜外间隙置入塑料导管。根据病情和手术需要分次给药。使麻醉时间任意延长,并发症少,是目前常用的方法。

除上述常用的麻醉方法外,还有基础麻醉加强化麻醉、静脉全身麻醉,包括静脉普鲁卡因复合麻醉、静脉氯胺酮复合麻醉、神经安定镇痛麻醉、静脉吗啡或芬太尼复合麻醉、吸入性全身麻醉等方法。

(三)麻醉选择

麻醉的选择取决于病情特点、手术性质和要求、麻醉方法本身的优缺点、麻醉者的理论水平和技术经验、设备条件等因素,还要尽可能考虑手术者对麻醉选择的意见和患者自己的意见。

1.病情与麻醉选择

(1)手术患者凡体格健康、重要器官无明显疾病、几乎所有麻醉方法都能适应,可选择既能符合手术要求,又能照顾患者意愿的麻醉方法。凡合并较重的全身性或器官病变的手术患者,麻醉选择首先强调安全、对全身影响最轻的方法。对病情危重,但又必须手术治疗时,除尽可能改善全身情况外,选择对全身影响最小的方法,如局麻神经阻滞或浅全麻。

(2)儿童合作差,麻醉选择有其特殊性,可选择基础加局麻或基础加阻滞麻醉、基础配合全麻。

(3)对老年人的麻醉选择主要取决于全身状况,但老年人的麻醉药用量都应有所减少,只能用最小有效剂量。

2.手术要求与麻醉选择

对足踝部手术,在麻醉选择问题上应根据病情、患者要求和手术部位不同选择不同麻醉方法。有相当一部分患者都可在局麻或神经阻滞麻醉下完成手术。除此之外,选择硬膜外阻滞麻醉则可完全满足足踝部手术要求,其他麻醉方法较少应用。

(张涣君)

第二节 脊柱疾病手术麻醉

一、脊柱急症手术

(一)概述

随着汽车的逐渐普及,交通事故也在上升,它是造成脊柱创伤的主要原因之一,另一主要原因是工伤事故。脊柱创伤最常见的是脊柱骨折、椎体脱位和脊髓损伤。脊柱创伤后常因骨折、脱位、血肿导致脊髓损伤,一旦出现脊髓损伤,后果极为严重,可致终身残疾,甚至死亡。据统计脊髓损伤的发病率为(8.1~16.6)/100万人,其中80%的患者年龄在11~30岁。因此,对此类患者的早期诊断和早期治疗至关重要。

(二)麻醉应考虑的问题

1.脊髓损伤可以给其他器官带来严重的影响

麻醉医师对脊髓损伤的病理生理改变应有充分认识,以利正确的麻醉选择和合理的麻醉管理,减少继发损伤和围术期可能发生的并发症。

2.应兼顾伴发伤

脊柱损伤常合并其他脏器的损伤,麻醉过程中应全面考虑,尤其是伴有颅脑胸腹严重损伤者。

3.困难气道

颈椎损伤后,尤其是高位颈椎伤患者常伴有呼吸和循环问题,其中气道处理是最棘手的问题,全身麻醉选择何种气管插管方式方可最大限度地减少或避免因头颈部伸曲活动可能带来的加重脊髓损伤情况,是麻醉医师必须考虑的至关重要的问题。高位脊髓伤患者可出现气管反射异常,由交感与副交感神经平衡失调所致,表现刺激气管时易出现心动过缓,如并存缺氧,可致心搏骤停,因此,对该类患者在吸痰时要特别小心。

(三)麻醉用药选择

1.麻醉选择

大部分脊柱损伤需行椎管减压和/或内固定手术,手术本身较复杂,而且组织常有充血水肿,术中出血较多;另外,硬脊膜外和蛛网膜下腔阻滞麻醉均因穿刺及维持平面方面有一定的困难,体位变动也常列为禁忌,如伴有脊髓损伤,病情常较复杂,术中常有呼吸及循环不稳等情况发生,故一般均应采取气管插管全身麻醉。

鉴于脊髓损伤有较高的发病率,并常有复合损伤,特别是颈段和/或上胸段损伤者,麻醉手术的危险性较大,任何的操作技术都有可能产生不良后果,甚至加重原发损伤,故在诊断之始及至麻醉后手术期间,对此类患者,麻醉医师均应仔细观察处理,特别是对那些身体其他部位合并有致命创伤的患者犹然。

麻醉选择足够深的全身麻醉和神经阻滞麻醉均可有效的预防副交感神经的过度反射,消除这一过度反射是血流动力学稳定的基础;仔细地决定麻醉药用量和认真细致注意血容量的变化并加以处理是血流动力学稳定的重要因素。

2.麻醉用药

脊髓损伤后,由于肌纤维失去神经支配致使接头外肌膜胆碱能受体增加,这些异常的受体遍布肌膜表面,产生对去极化肌松药的超敏感现象,注入琥珀胆碱后会产生肌肉同步去极化,大量的细胞内钾转移到细胞外,从而大量的钾进入血液循环,产生严重的高血钾,易发生心搏骤停。一般脊髓损伤后 6 个月内不宜使用琥珀胆碱,均应选用非去极化肌松药。鉴于脊髓损伤的病理生理改变,在选择麻醉前用药时应慎用或不用有抑制呼吸功能和可导致睡眠后呼吸暂停的药物。麻醉诱导时宜选用依托醚酯、咪达唑仑等对循环影响较小的药物,并注意用药剂量及给药速度,同时准备好多巴胺及阿托品等药物。各种吸入和非吸入麻醉药虽然对脊髓损伤并无治疗作用,但氟烷、芬太尼、笑气和蛛网膜下腔使用的利多卡因均能延长从脊髓缺血到脊髓损伤的时间。这种保护作用的可能机制如下:①抑制了脊髓代谢;②对脊髓血流的影响;③内源性儿茶酚胺的改变;④阿片受体活性的改变;⑤与继发损伤的递质如前列腺素相互作用的结果。

麻醉维持多采用静吸复合的方法。

(四)麻醉操作和管理

1.麻醉操作

脊柱骨折可分为单纯损伤和/或合并其他部位的损伤,在脊髓损伤的急性期任何操作都可能加重或造成新的脊髓损伤。麻醉医师术前应仔细检查、轻微操作。需要强调的是麻醉诱导插管时,不应为了插管方便而随意伸曲头颈部,应尽量使头部保持在中位,以免造成脊髓的进一步损伤。另外,在体位变动时同样要非常小心。

2.麻醉管理

脊柱骨折常可合并其他部位的损伤,尤其对其他部位的致命损伤如闭合性颅脑损伤等须及时诊断和处理,若有休克须鉴别是失血性休克还是脊髓休克,这是合理安全麻醉的基础。

(1)术中监测:脊柱创伤患者病情复杂,故术中应加强对该类患者中枢、循环、呼吸、肾功能、电解质及酸碱平衡的综合的动态监测,以便及时发现并予以相应的处理,只有这样才能提高创伤患者的救治成功率。其实,对该类患者的监护不应只局限于术中,而是在整个围术期均应加强监护,唯此才能降低死亡率。

(2)呼吸管理:术中应根据血气指标选择合适的通气参数,以维持正常的酸碱平衡和适当的脊髓灌注压是至关重要的。动物试验表明高或低碳酸血症均对脊髓功能恢复不利,但创伤后低碳酸血症比高碳酸血症对组织的危害小,一般维持 $PaCO_2$ 4.7~5.3 kPa(35~40 mmHg)为宜,如合并闭合性颅脑损伤,伴有颅内压增高 $PaCO_2$ 应维持在较低水平 3.3~4.0 kPa(25~30 mmHg)为佳。如围术期出现突发不能解释的低氧血症及二氧化碳分压升高,应考虑有肺栓塞、肺水肿或急化呼吸窘迫综合征的可能,缓慢进展的或突发的肺顺应性下降,预示有肺水肿的发生,常表现为肺间质水肿,肺部听诊时湿啰音可不清楚。机械通气时可加用呼气末正压通气。对高位脊髓损伤患者,术后拔除气管导管时应特别慎重,最好保留气管导管直至呼吸循环稳定后再拔,如估计短时间内呼吸功能不能稳定者,可做气管切开,以便于气道管理。

（3）循环管理：对脊柱创伤伴有休克的患者，首先应分清是失血性休克还是脊髓休克，以便做出正确处理。前者以补充血容量为主，而对脊髓休克者可采用适当补液和α受体兴奋药（去氧肾上腺素）治疗，且不可盲目补液，特别是四肢瘫痪的患者已存在心功能不全和血管张力的改变，在此基础上如再过量输液，增加循环负荷可导致心力衰竭及肺水肿。其次脊髓损伤患者麻醉时既不可过浅致高血压，也不可过深致低血压。麻醉诱导时常出现低血压，尤其体位变动时可出现严重的低血压，甚至心搏骤停，多见于脊髓高位损伤者。为预防脊髓损伤的自主神经反射引起的心血管并发症，应选择相应的血管活性药物治疗。对脊髓损伤早期出现的严重高血压可选用直接作用到小动脉的硝普钠，α受体阻滞剂（酚妥拉明）；对抗心律失常可用β受体阻滞剂、利多卡因和艾司洛尔等药，对窦性心动过缓、室性逸搏可选用阿托品对抗；也可适当加深麻醉来预防和治疗脊髓损伤患者的自主神经反射亢进。对慢性脊髓损伤合并贫血和营养不良的患者，麻醉时应注意补充红细胞和血浆，必要时可输清蛋白。

在脊髓休克期间，一般是脊髓损伤后的 3 天至第 6 周，为维持血流动力学的稳定和防止肺水肿，监测 CVP 和肺动脉楔压（PAWP），尤其是 PAWP 不仅可直接监测心肺功能，而且还能估计分流量。

（4）体位：脊柱创伤患者伴有呼吸及循环不稳等情况，而手术大多采取俯卧位，必须注意胸腹垫物对呼吸循环和静脉回流的影响，同时还应注意眼或颌面部软组织压伤及肢体因摆放不妥所带来的损伤等。另外，应注意体位变动时可能发生的血流动力学剧变。

3.术中输血补液

术中应详细记录出入量，输液不可过量，并注意晶胶体比例，一般维持尿量在 $25\sim30$ mL/h，必要时可予以利尿。已有许多研究表明围术期的高血糖可加重对脊髓神经功能的损害作用，因此，术中一般不补充葡萄糖。根据患者术前的血色素和出血情况而决定是否输血。

（五）颈椎损伤的气道处理

对颈椎损伤患者的进展性创伤生命支持（advanced trauma life support，ATLS）方案已由美国创伤学会提出，方案如下：①无自主呼吸又未行 X 线检查者，如施行经口插管失败，应改行气管切开。②有自主呼吸，经 X 经排除颈椎损伤可采用经口插管，如有颈椎损伤，应施行经鼻盲探插管，若不成功再行经口或造口插管。③虽有自主呼吸，但无时间行 X 线检查施行经鼻盲探插管，若不成功再行经口或造口插管。

ATLS 方案有它的局限性，到目前为止对颈椎损伤的呼吸道处理尚无权威性和可行性的方案。对麻醉医师来说重要的是意识到气道处理与颈椎进一步损伤有密切关系的同时，采用麻醉医师最为娴熟的插管技术，具体患者具体对待，把不因行气管插管而带来副损伤或使病变加重作为指导原则。必要时可借助纤维支气管镜引导插管。颈椎制动是治疗可疑颈椎损伤的首要问题，所以，任何操作时均应保持颈椎处于相对固定的脊柱轴线位置。

1.各种气道处理方法对颈椎损伤的影响

常用的气管插管的方法有经口、经鼻及纤维支气管镜引导插管等三种。其他插管方法如逆行插管、环甲膜切开插管及 Bullard 喉镜下插管等目前仍较少应用。

（1）经口插管。颈椎损伤多发生在 $C_{3\sim7}$，健康志愿者在放射线监测下可见，取标准喉镜插管体位时，可引起颈椎的曲度改变，其中尤以 $C_{3\sim4}$ 的改变更为明显。

（2）经鼻气管插管。虽然在发达国家施行经鼻盲探插管以控制患者的气道已经比较普及，但对存在自主呼吸的颈椎损伤患者，仍无有力证据表明采用这种插管技术是安全的，原因在于：

①插管时间较长。②如表面麻醉不充分,患者在插管过程中常有呛咳,从而导致颈椎活动,可能加重脊髓损伤。③易造成咽喉部黏膜损伤和呕吐误吸而致气道的进一步不畅;插管时心血管反应较大,易出现心血管方面意外情况。

有学者对大量颈椎创伤合并脊髓损伤的患者采用全身麻醉,快速诱导经鼻或口插管的方法收到良好的临床效果。在此,要强调的是插管操作必须由有经验的麻醉医师来完成,而不应由实习生或不熟练的进修生来操作。

(3)纤维支气管镜引导下插管。纤维支气管镜是一种可弯曲的细管,远端带有光源,操作者可通过光源看到远端的情况,并可调节使其能顺利通过声门。与气管插管同时使用时,先将气管导管套在纤维支气管镜外面,再将纤维支气管镜经鼻插至咽喉部,调节光源使其通过声门,然后再将气管导管顺着纤维支气管镜送入气管内。纤维支气管镜插管和经鼻盲探插管比较,具有试插次数明显减少,完成插管迅速,可保持头颈部固定不动,并发症少等优点,纤维支气管镜插管的成功率几乎可达100%,比经鼻盲探明显增高,且插管的咳嗽躁动发生率低。

2.颈椎损伤患者气管插管方式的选择

如上所述,为了减少脊柱创伤后的继发损伤,选用何种插管方法是比较困难的,但有一点是肯定的,有条件者首选纤维支气管镜插管引导下插管;其次,要判断患者的插管条件,如属困难插管,千万别勉强,可借助纤维支气管镜插管或行气管切开;另外,要选麻醉者最熟练的插管方法插管。只有这样才能将插管可能带来的并发症降到最低。

二、择期类手术

(一)概述

脊柱外科发展很快,尤其最近十来年,新的手术方法不断涌现,许多国际上普遍使用的脊柱外科手术及内固定方法,在国内也已逐渐推广使用,开展脊柱外科新手术的医院也越来越多。脊柱外科手术大多比较精细和复杂,而且一旦发生脊髓神经损伤,将造成患者的严重损害,甚至残废。因此,在手术前做好充分准备,选择恰当的手术方案及麻醉方法,以确保麻醉和手术的顺利进行显得尤为重要。

(二)脊柱择期手术的特点

脊柱外科手术同胸腹和颅脑手术相比,虽然对重要脏器的直接影响较小,但仍有其特点,麻醉和手术医师对此应有足够的认识,以保证患者围术期的安全。

1.病情差异较大

脊柱手术及接受手术的患者是千变万化和参差不齐的,患者可以是健壮的,也可以是伴有多系统疾病的,年龄从婴儿到老年;疾病种类繁多,既有先天性疾病,如先天性脊柱侧凸,又有后天性疾病,如脊柱的退行性变;既可以是颈椎病,也可以是骶尾部肿瘤等。手术方法多种多样,既可以经前方、侧前方减压,也可以经后路减压,有的需要内固定,有的则不需要,即使是同一种疾病,由于严重程度不等,其治疗方法也可完全两样。因此,麻醉医师术前应该准确了解病情及手术方式,以便采取恰当的麻醉方法,保证手术顺利地进行。

2.手术体位对麻醉的要求

脊柱外科手术患者的正确体位可以减少术中出血,易于手术野的暴露和预防体位相关的损伤。根据脊柱手术进路的不同,常采取不同的体位,仰卧位和侧卧位对循环和呼吸功能影响不大,麻醉管理也相对较为简单。当采用俯卧位时可造成胸部和腹部活动受限,胸廓受压可引起限制性通气障碍,使潮气量减少,如果麻醉深度掌握不好使呼吸中枢受到抑制,患者则有缺氧的危险;而腹部受压可导致静脉回流障碍,使静脉血逆流至椎静脉丛,加重术中出血。另外,如果头部位置过低或颈部过分扭曲等都可造成颈内静脉回流障碍,而致球结膜水肿甚至脑水肿。因此,俯卧位时应取锁骨和髂骨为支撑点,尽量使胸腹部与手术台之间保持一定空隙,同样要将头部放在合适的位置上,最好使用软的带钢丝的气管导管,这样可以避免气管导管打折和牙垫可能造成的擱伤。较长时间的手术,建议采用气管内麻醉。如果采用区域阻滞麻醉,则应加强呼吸和循环功能的监测,特别是无创血氧饱和度的监测,以便及时发现患者的氧合情况。患者良好体位的获得要靠手术医师、麻醉医师和手术护士的一起努力。

3.充分认识出血量大

脊柱手术,由于部位特殊,止血常较困难,尤其是骶尾部的恶性肿瘤手术,失血量常可达数千毫升,因此术前必须备好血源,术中要正确估计失血量,及时补充血浆成分或者全血。估计术中有可能发生大量失血时,为减少大量输血带来的一些并发症,有时可采取血液稀释、自体输血及血液回收技术,也可采用术中控制性降压,但这些措施可使麻醉管理更加复杂,麻醉医师在术前应该有足够的认识,并做好必要的准备,以减少其相关的并发症。

(三)术前麻醉访视和病情估计

1.术前麻醉访视

(1)思想工作:通过麻醉前访视应尽量减少患者术前的焦虑和不安情绪,力争做到减轻或消除对手术和麻醉的顾虑和紧张,使患者在心理和生理上均能较好地耐受手术。麻醉医师术前还应向患者及其家属交代病情,说明手术的目的和大致程序,拟采用的麻醉方式,以减少患者及其家属的顾虑。对于情绪过度紧张的患者手术前晚可给予适量的镇静药,如地西泮 5～10 mg,以保证患者睡眠充足。

(2)病史回顾:详细询问病史,包括常规资料(如身高、体重、血压、内外科疾病、相关系统回顾、用药情况、过敏史、本人或家族中的麻醉或手术的意外情况、异常或过分出血史)和气道情况估计,以便正确诊断和评价患者的疾病严重程度及全身状况,选择适当的麻醉方法以保证手术得以顺利进行。虽然脊柱手术的术后并发症和死亡率都较低,但也应同样重视术前的准备工作,包括病史采集工作。特别是对于脊柱畸形手术患者,要注意畸形或症状出现的时间及进展情况,畸形对其他器官和系统功能的影响,特别要注意是否有呼吸和循环系统并发症,如心悸、气短、咳嗽和咳痰。

(3)体格检查:对于麻醉医师来说,在进行体格检查时,除了对脊柱进行详细的检查外,对患者进行系统的全身状况的检查也非常重要,特别是跟麻醉相关项目的检查,如气管插管困难程度的判断及腰麻、硬膜外穿刺部位有无畸形和感染等,以便为麻醉方式的选择做好准备。另外,对脊柱侧凸的患者,要注意心、肺的物理检查。

(4)了解实验室检查和其他检查情况:麻醉医师在术前访视时,对已做的各项实验室检查和其他检查情况应做详细了解,必要时可做一些补充检查。对于要施行脊柱手术的患者,国内除了要进行血、尿常规和肝、肾功能、凝血功能、电解质检查等以外,还应进行心电图检查。如疑有心功能异常的患者,术前可做超声心动图检查,有助于对心功能的进一步评价,从而估计对手术的耐受性。但近年来国外的趋势是在许多患者中已减少了一些常规检查,术前实验室检查、胸部 X线片、心电图和 B 超等应根据患者的年龄、健康情况及手术的大小而定,对健康人的筛选试验如表 8-1 所示。

表 8-1　手术、麻醉前常规检查

年龄(岁)	胸部 X 线片	ECG	血液化验
<40	−	−	
40~59	−	+	肌酐、血糖
≥60	+	+	肌酐、血糖及全血常规

2.病情估计

在评价患者对麻醉和手术的耐受性时,首先要注意的是患者的心肺功能状态。在脊柱手术中,脊柱侧凸对患者的心肺功能影响最大,因此,严重脊柱侧凸和胸廓畸形的患者术前对心肺功能的估计特别重要,由于心肺可以直接受到影响,如机械性肺损害或者作为一些综合征(如马方综合征,它可有二尖瓣脱垂、主动脉根部扩张和主动脉瓣关闭不全)的一部分而受到影响,可表现为气体交换功能的障碍,肺活量、肺总量和功能残气量常减少,机体内环境处于相对缺氧状态,术中和术后易出现缺氧、呼吸困难甚至呼吸衰竭,因此术前应进行血气分析和肺功能测定,以评价患者的肺功能状态,这对判断其能否耐受手术和预后有重要意义。一般肺功能检查显示轻度损害的患者,只要在术中加强监护一般可耐受麻醉和手术,对中度以上损害的患者,则应在术前根据病因采取针对性的处理。另外,根据病史情况,必要时应行彩色超声心动图检查及心功能测定。

一般认为脊柱侧凸程度越重,则影响越大,预后也越差。任何原因导致的胸部脊柱侧凸,均有可能导致呼吸和循环衰竭。据报道许多这种病例在 45 岁以前死亡,而在尸检中右心室肥厚并肺动脉高压的发生率很高。特发性脊柱侧凸常于学龄前后起病,如得不到正确治疗,其病死率可比一般人群高 2 倍,其原因可能是由于胸廓畸形使肺血管床的发育受到影响,单位肺组织的血管数量比正常人少,从而导致血管阻力的增加。另外由于胸廓畸形使肺泡被压迫,肺泡的容量变小,导致通气血流比率异常,使肺血管收缩,最后导致肺动脉高压。术前心电图检查 P 波大于 2.5 mm 示右房增大,如果 V_1 和 V_2 导联上 R 波大于 S 波,则提示有右心室肥厚,这些患者对麻醉的耐受性降低,在围术期应注意避免缺氧和增加右心室负荷。

对于脊柱畸形的患者,还应注意是否同时患有神经-肌肉疾病,如脊髓空洞症、肌营养不良、运动失调等,这些疾病将影响麻醉药的体内代谢过程。

有些脊柱手术患者,由于病变本身造成截瘫,患者长期卧床,活动少,加上胃肠道功能紊乱,常发生营养不良,降低对麻醉和手术的耐受力。对这类患者术前应鼓励其进食,必要时可以采取鼻饲或静脉高营养,以尽可能改善其营养状况。高位截瘫患者易合并呼吸道和泌尿道感染,术前应积极处理,另外,截瘫患者由于瘫痪部位血管舒缩功能障碍,变动体位时易出现直立性低血压,应引起麻醉医师注意。部分患者可合并有水、电解质和酸碱平衡紊乱,也必须在术前予以纠正。长期卧床患者因血流缓慢和血液浓缩可引起下肢深静脉血栓形成,活动或输液时可引起血栓脱落,一旦造成肺动脉栓塞可产生致命性后果,围术期前后应引起重视并予以妥善处理。

(四)麻醉方法的选择和术中监测

1.麻醉方法的选择

以前,脊柱手术通常选用局部浸润麻醉,由于麻醉效果常不理想,术中患者常有疼痛感觉,因此,近年来已逐渐被全身麻醉和连续硬膜外麻醉所取代。腰段简单的脊柱手术可以选用连续硬膜外麻醉,但如果手术时间较长,患者一般不易耐受,必须给予辅助用药,而后者可以抑制呼吸中枢,有发生缺氧的危险,处于俯卧位时又不易建立人工通气,一旦发生危险抢救起来也非常困难,因此对于时间较长的脊柱手术。只要条件允许,应尽量采用气管内麻醉。对于高位颈椎手术或俯卧位手术者应选择带加强钢丝的软气管导管做经鼻插管,前者可避免经口插管时放置牙垫而影响手术操作,后者是为便于固定和头部的摆放而气管导管不打折。

大部分脊柱手术的患者术前可以给予苯巴比妥钠 0.1 g、阿托品 0.5 mg 肌内注射,使患者达到一定程度的镇静。如果使用区域阻滞麻醉,术前也可以只使用镇静药,特殊病例,可根据情况适当调整术前用药。

2.术中监测

术中监测是保证患者安全及手术顺利进行的必不可少的措施,血压、心电图、SpO_2 及呼吸功能(呼吸频率、潮气量等)的监测应列为常规,有条件的可监测 $ETCO_2$。

在脊柱畸形矫正术及脊柱肿瘤等手术时,由于创面大,失血多,加上采用俯卧位时,无创血压的监测可能更困难,因此在有条件的情况下,应行桡动脉穿刺直接测压,如有必要还应行 CVP 的监测,以便指导输血和输液,对术前有心脏疾病者或老年人可放置漂浮导管,监测心功能及血管阻力等情况。在行控制性降压时 ABP 和 CVP 的监测更是十分必要。

在行唤醒试验前,应了解肌松的程度,可用加速度仪进行监测,如果 T_4/T_1 恢复到 0.7 以上,此时可行唤醒试验。如果用周围神经刺激器进行监测,则 4 个成串刺激均应出现,否则在唤醒前应先拮抗非去极化肌松药。目前有的医院已用体表诱发电位等方法来监测脊髓功能。

(五)常见脊柱手术的麻醉

脊柱外科手术种类很多,其麻醉方法也各有其特点,以下仅介绍几种复杂且较常见手术的麻醉处理。

1.脊柱畸形矫正术的麻醉

脊柱畸形的种类很多,病因也非常复杂,其手术方式也不相同,其麻醉方法虽不完全相同,但一般均采用气管内麻醉,下面以脊柱侧凸畸形矫正的麻醉为例作详细介绍。

(1)术前常规心肺功能检查:特发性脊柱侧凸是危害青少年和儿童健康的常见病,可影响胸廓和肺的发育,使胸肺顺应性降低,肺活量减少,甚至可引起肺不张和肺动脉高压,进而影响右心,导致右心肥大和右心衰竭。限制性通气障碍和肺动脉高压所导致的肺心病是严重脊柱侧凸患者的主要死因。因此,术前除做常规检查外,必要时应做心肺功能检查。

(2)备血与输血:脊柱侧凸矫形手术涉及脊柱的范围很广,有时可超过 10 个节段,有的需经前路开胸、开腹或胸腹联合切口手术,有的经后路手术,即使经后路手术,没有大血管,但因切口长,手术创伤大,尤其是骨创面出血多,常可达 2 000～3 000 mL,甚至更多,发生休克的可能性很大,术前必须做好输血的准备。估计术中的失血量,一般备血 1 500～2 000 mL。近年来,不少学者主张采用自体输血法,即在术前采集患者的血液,在术中回输给患者自己。一般在术前 2～3 周的时间内,可采血 1 000 mL 左右,但应注意使患者的血红蛋白水平保持在 100 g/L 以上,血浆总蛋白在 60 g/L 左右。另外,可采用血液回收技术,回收术中的失血,经血液回收机处理后回输给患者,一般患者术中不需再输异体血。采用这两种方法可明显减少异体输血反应和并发症。

(3)麻醉选择:脊柱侧凸手术一般选择全身麻醉,经前路开胸手术者,必要时可插双腔气管导管,术中可行单肺通气,按双腔管麻醉管理;经后路手术者,可选择带加强钢丝的气管导管经鼻插管,并妥善固定气管导管,以防止术中导管脱落。诱导用药可使用芬太尼 1～2 $\mu g/kg$、异丙酚

1.5～2.0 mg/kg和维库溴铵0.1 mg/kg。也可用硫喷妥钠 6～8 mg/kg 和其他肌松药,但对截瘫患者或先天性畸形的患者使用琥珀胆碱时,易引起高钾(从而有可能导致心室颤动甚至心搏骤停)或发生恶性高热,应特别注意。对全身情况较差或心功能受损的患者也可以选择依托咪酯0.1～0.3 mg/kg。麻醉的维持有几种不同的方式:吸入麻醉(如安氟醚、异氟醚或地氟醚＋笑气＋氧气)＋非去极化肌松药,中长效的肌松药的使用在临近唤醒试验时应特别注意,最好在临近唤醒试验 1 小时左右停用,以免影响唤醒试验。静脉麻醉(如静脉普鲁卡因复合麻醉和静脉吸入复合麻醉),各种麻醉药的组合方式很多,一般认为以吸入麻醉为佳,因为使用吸入麻醉时麻醉深度容易控制,有利于术中做唤醒试验。

(4)控制性降压的应用:由于脊柱侧凸手术切口长,创伤大,手术时间长,术中出血较多,为减少大量异体输血的不良反应,可在术中采用控制性降压术。但应掌握好适应证,对于心功能不全、明显低氧血症或高碳酸血症的患者,不要使用控制性降压,以免发生危险。用于控制性降压的措施有加深麻醉(加大吸入麻醉药浓度)和给血管扩张药(如 α 受体阻滞药、血管平滑肌扩张药或钙通道阻滞剂)等,但因高浓度的吸入麻醉药影响唤醒试验,且部分患者的血压也不易得到良好控制,所以临床上最常用的药物是血管平滑肌扩张药(硝普钠和硝酸甘油)及钙通道阻滞剂(佩尔地平)。控制性降压时健康状况良好的患者可较长时间耐受 8.0～9.3 kPa(60～70 mmHg)的平均动脉压(MAP)水平,但对血管硬化、高血压和老年患者则应注意降压程度不要超过原来血压水平的 30%～40%,并要及时补充血容量。

(5)术中脊髓功能的监测:在脊柱侧凸矫形手术中,既要最大限度地矫正脊柱畸形,又要避免医源性脊髓功能损伤。因此,在术中进行脊髓功能监测以便术中尽可能早地发现各种脊髓功能受损情况并使其恢复是必需的。其方法有唤醒试验和其他神经功能监测。唤醒试验多年来在临床广泛应用,因其不需要特殊的仪器和设备,使用起来也较为简单,但是受麻醉深度的影响较大,且只有在脊髓神经损伤后才能做出反应,对术后迟发性神经损伤不能做出判断,正因为唤醒试验具有上述缺点,有许多新的脊髓功能监测方法用于临床,这些方法各有其优缺点,下面仅做简要的介绍。

1)唤醒试验:即在脊柱畸形矫正后,如放置好 TSRH 支架后,麻醉医师停用麻醉药,并使患者迅速苏醒后,令其活动足部,观察有无因矫形手术时过度牵拉或内固定器械放置不当而致脊髓损伤而出现的下肢神经并发症甚至是截瘫。要做好唤醒试验,首先在术前要把唤醒试验的详细过程向患者解释清楚,以取得配合。其次,手术医师应在做唤醒试验前 30 分钟通知麻醉医师,以便让麻醉医师开始停止静脉麻醉药的输注和麻醉药的吸入。如使用了非去极化肌松药,应使用加速度仪或周围神经刺激器以及其他方法了解肌肉松弛的程度,如果肌松没有恢复,应在唤醒试验前 5 分钟左右使用阿托品和新斯的明拮抗。唤醒时,先让患者活动其手指,表示患者已能被唤醒,然后再让患者活动其双脚或脚趾,确认双下肢活动正常后,立即加深麻醉。如有双手指令动作,而无双足指令动作,应视为异常,有脊髓损伤可能,应重新调整矫形的程度,然后再行唤醒试验,如长时间无指令动作,应手术探查。在减浅麻醉过程中,患者的血压会逐渐升高,心率也会逐渐增快,因此手术和麻醉医师应尽量配合好,缩短唤醒试验的时间。有报道以地氟醚、笑气和小剂量阿曲库铵维持麻醉时,其唤醒试验的时间平均只有 8.4 分钟,可明显缩短应激反应时间。另外,唤醒试验时应防止气管导管及静脉留置针脱出。目前神经生理监测(SEP 和 MEP)正在逐渐取代唤醒试验。

2)体表诱发电位(SEP):是应用神经电生理方法,采用脉冲电刺激周围神经的感觉支,而将记录电极放置在刺激电极近端的周围神经上或放置在外科操作远端的脊髓表面或其他位置,连接在具有叠加功能的肌电图上,接受和记录电位变化。刺激电极常置于胫后神经,颈段手术时可用正中神经。SEP 记录电极可置于硬脊膜外(SSEP)或头皮(皮质体表诱发电位,CSEP),其他还有硬膜下记录、棘突记录及皮肤记录等。测定 CSEP 值,很多因素可影响测定结果,SSEP 受麻醉药的影响比 CSEP 小,得到的 SEP 的图形稳定且质量好。CSEP 是在电极无法置于硬膜外或硬膜下时的选择,如严重畸形时。CSEP 的监测结果可能只反映了脊髓后束的活动。应用 SEP 做脊髓功能监测时,需在手术对脊髓造成影响前导出标准电位,再将手术过程中得到的电位与其进行比较,根据振幅和潜伏期的变化来判断脊髓的功能。振幅反映脊髓电位的强度,潜伏期反映传导速度,两者结合起来可作为判断脊髓功能的重要测量标志。通常以第一个向下的波峰称第一阳性波,第一个向上的波峰称为第一阴性波,依此类推。目前多数人以第一阴性波峰作为测量振幅和潜伏期的标准。在脊柱外科手术中,脊髓体表诱发电位 SSEP 波幅偶然减少30%~50%时,与临床后遗症无关,总波幅减少 50% 或者一个阴性波峰完全消失才提示有脊髓损伤。皮质体感诱发电位 CSEP 若完全消失,则脊髓完全性损伤的可能性极大;若可记录到异常的 CSEP,则提示脊髓上传的神经纤维功能尚存在或部分存在,并可依据潜伏期延长的多少及波幅下降的幅度判断脊髓受损伤的严重程度;脊柱畸形及肿瘤等无神经症状者,CSEP 可正常或仅有波幅降低,若伴有神经症状,则可见潜伏期延长及波幅降低约为正常的 1/2,此时提示脊柱畸形对脊髓产生压迫或牵拉,手术中应仔细操作;手术中牵拉脊髓后,若潜伏期延长大于 12.5 毫秒或波幅低于正常 1/2,10 分钟后仍未恢复至术前水平,则术后将出现皮肤感觉异常及二便障碍或加重原发损伤。影响 CSEP 的因素有麻醉过深、高碳酸血症、低氧血症、低血压和低体温等,SSEP 则不易受上述因素影响。

3)运动诱发电位(MEP):在脊髓功能障碍中,感觉和运动功能常同时受损。SEP 仅能监测脊髓中上传通道活动,而不能对运动通道进行监测。有报道 SEP 没有任何变化,但患者术后发生运动功能障碍。动物试验表明,用 MEP 观察脊髓损害比 SEP 更敏感,且运动通道刺激反应与脊髓损害相关。MEP 监测时,刺激可用电或磁,经颅、皮质或脊柱,记录可在肌肉、周围神经或脊柱。MEP 永久地消失与术后神经损害有关,波幅和潜伏期的变化并不一定提示神经功能损害。MEP 监测时受全麻和肌肉松弛药的影响比 SEP 大,MEP 波幅随刺激强度的变化而变化。高强度电刺激引起肌肉收缩难以被患者接受,临床上取得成功的 MEP 较困难,尤其是在没有正常基础记录的患者。因头皮刺激可引起疼痛,故使运动诱发电位的术前应用受到限制。Barker 等用经颅磁刺激诱发 MEP(tcMEP)监测,具有安全可靠、不产生疼痛并可用于清醒状态的优点,更便于手术前后对照观察。MEP 和 SEP 反应各自脊髓通道功能状态,理论上可互补用于临床脊髓功能监测,然而联合应用 SEP 和 MEP 还需要更多的临床研究。在脊柱外科手术中,各种监测脊髓功能的方法都有其优缺点,需正确掌握使用方法,仔细分析所得结果。一旦脊髓监测证实有脊髓损伤,应立即取出内固定器械及采取其他措施,取出器械的时间与术后神经损害恢复直接相关,有学者认为若脊髓损伤后 3 小时取出内固定物,则脊髓功能难以在短期内恢复。术中脊髓功能损伤可分为直接损伤和间接损伤,其最终结果都引起脊髓微循环的改变。动物试验发现 MEP 潜伏期延长或波形消失是运动通道缺血的显著标志。但仅通过特殊诱发电位精确预测脊髓缺血、评价神经损害还有困难。

2.颈椎手术的麻醉

常见的颈椎外科疾病有颈椎病、颈椎间盘突出症、后纵韧带骨化、颈椎管狭窄症及颈椎肿瘤等,多数经非手术治疗可使症状减轻或明显好转,甚至痊愈。但对经非手术治疗无效且症状严重的患者可选择手术治疗,以期治愈、减轻症状或防止症状的进一步发展。由于在颈髓周围进行手术,有危及患者生命安全或者造成患者严重残废的可能,故麻醉和手术应全面考虑,慎重对待。

(1)颈椎手术的麻醉选择:颈椎手术的常见方法有经前路减压植骨内固定、单纯后路减压或加内固定等,根据不同的入路,麻醉方式也有所不同。后路手术可选用局部浸润麻醉,但手术时间较长者,患者常难以坚持,而且局麻效果常不够确切,故应宜选择气管内插管全身麻醉为佳。前路手术较少采用局部浸润麻醉,主要采用颈神经深、浅丛阻滞,这种方法较为简单,且患者术中处于清醒状态,有利于与术者合作,但颈前路手术中常需牵拉气管,患者有不舒服感觉,这是颈丛阻滞难以达到的,因此,近年来颈前路手术已逐渐被气管内插管全麻所取代。

在行颈前路手术时需将气管和食管推向对侧,方可显露椎体前缘,故在术前常需做气管、食管推移训练,即让患者用自己的 2～4 指插入手术侧(常选右侧)的气管、食管和血管神经鞘之间,持续地向非手术侧(左侧)推移。这种动作易刺激气管引起干咳,术中反复牵拉还易引起气管黏膜、喉头水肿,以至患者术后常有喉咙痛及声音嘶哑,麻醉医师在选择和实施麻醉时应注意到这一点,并向患者解释。

(2)局部浸润麻醉:常选用 0.5％～1.0％的普鲁卡因,成人一次最大剂量 1.0 g,也可选用 0.25％～0.50％的利多卡因,一次最大剂量不超过 500 mg,两者都可加或不加肾上腺素。一般使用24～25 G 皮内注射针沿手术切口分层注射。先行皮内浸润麻醉,于切口上下两端之间推注 5～6 mL,然后行皮下及颈阔肌浸润麻醉,可沿切口向皮下及颈阔肌推注局麻药 4～8 mL,切开颈阔肌后,可用0.3％的丁卡因涂布至术野表面直至椎体前方,总量一般不超过 2 mL。到达横突后,可用 1％的普鲁卡因 8 mL 行横突局部封闭。行浸润麻醉注药时宜加压,以使局麻药与神经末梢广泛接触,增强麻醉效果。到达肌膜下或骨膜等神经末梢分布较多的地方时,应加大局麻药的剂量,在有较大神经通过的地方,可使用浓度较高的局麻药行局部浸润。须注意的是每次注药前都应回抽,以防止局麻药注入血管内,并且每次注药总量不要超过极量。

(3)颈神经深、浅丛阻滞:多采用 2％利多卡因和 0.3％的丁卡因等量混合液 10～20 mL,也可以采用 2％的利多卡因和 0.5％的丁哌卡因等量混合液 10～20 mL,一般不需加入肾上腺素。

因颈前路手术一般选择右侧切口,故麻醉也以右侧为主,必要时对侧可行颈浅丛阻滞。麻醉穿刺定位如下:患者自然仰卧,头偏向对侧,先找到胸锁乳突肌后缘中点,在其下方加压即可显示出颈外静脉,两者交叉处下方即颈神经浅丛经过处,相当于 C_4 及 C_5 颈椎横突处,选定此处为穿刺点,C_4 常为颈神经深丛阻滞点。穿刺时穿刺针先经皮丘垂直于皮肤刺入,当针头自颈外静脉内侧穿过颈浅筋膜时,此时可有落空感,即可推注局麻药 4～6 mL,然后在颈浅筋膜深处寻找横突,若穿刺针碰到有坚实的骨质感,而进针深度又在 2～3 cm,此时退针2 mm使针尖退至横突骨膜表面,可再推药 3～4 mL 以阻滞颈神经深丛。每次推药前均应回抽,确定无回血和脑脊液后再推药。如有必要,对侧也可行颈浅丛阻滞。

(4)气管内插管全身麻醉:颈椎手术时全麻药物的选择没有什么特殊要求,但是在麻醉诱导特别是插管时应注意切勿使颈部向后过伸,以防止引起脊髓过伸性损伤。最好在术前测试患者的颈部后伸活动的最大限度。颈前路手术时,为方便行气管、食管推移应首选经鼻气管内插管麻醉。颈椎病患者常有颈髓受压而伴有心率减慢,诱导时常需先给予阿托品以提升心率,另外,术中牵拉气管时也引起心率减慢,需加以处理。还有前路手术时,反复或过度牵拉气管有可能引起气管黏膜和喉头水肿,如果术毕过早拔除气管导管,有可能引起呼吸困难,而此时再行紧急气管插管也比较困难。其预防措施:①术前向对侧退松气管。②术中给予地塞米松 20 mg,一方面可以预防和减轻因气管插管和术中牵拉气管可能造成的气管黏膜和喉头水肿,另一方面可预防和减轻手术可能造成的脊髓水肿。③术后待患者完全清醒后,度过喉头水肿的高峰期时拔除气管导管。

3.脊柱肿瘤手术的麻醉

脊柱肿瘤在临床上并不少见,一般分为原发性和转移性两大类,临床上脊柱肿瘤以转移性为多见,而其中又以恶性肿瘤占多数,故及时发现及时治疗十分重要。过去对脊柱恶性肿瘤,特别是转移性肿瘤多不主张手术治疗,现在随着脊柱内固定技术的发展和肿瘤化疗的进步,手术治疗可以治愈、部分治愈或缓解疼痛而使部分患者生活质量明显提高。

(1)术前病情估计和准备:脊柱良性肿瘤病程长,发展慢,一般无全身症状,局部疼痛也较轻微。恶性肿瘤的病程则较短,发展快,可伴随有低热、盗汗、消瘦、贫血、食欲减退等症状,局部疼痛也较明显,并可出现肌力减弱、下肢麻木和感觉减退,脊柱活动也受限。无论良性或恶性肿瘤,随着病程的进展,椎骨破坏的加重,常造成椎体病理性压缩骨折或肿瘤侵入椎管,压迫或浸润脊髓或神经根,引起四肢或肋间神经的放射痛,出现大小便困难。颈胸椎部位的肿瘤晚期还引起病变平面以下部位的截瘫和大小便失禁。由于脊柱的部位深,而脊柱肿瘤的早期症状多无特殊性且体征也不明显,因此拟行手术治疗的患者病程常已有一段时间,多呈慢性消耗病容,部分患者呈恶病质状态。化验检查会发现贫血、低蛋白血症、红细胞沉降率增快等。术前除应积极进行检查,还应加强支持治疗,纠正贫血和低蛋白血症等异常情况,提高患者对手术和麻醉的耐受力。

脊柱肿瘤的手术包括瘤体切除和椎体重建术,手术创伤大,失血多,尤其是骶骨肿瘤切除术,由于骶椎为骨盆后壁,血液循环十分丰富,止血也很困难,失血可达数千毫升甚至更多,故术前须根据拟手术范围备足血源,为减少术中出血可于术前行 DSA 检查,并栓塞肿瘤供血动脉。

(2)麻醉选择和实施:脊柱肿瘤手术一般选择气管内插管全身麻醉,较小的肿瘤可以选择连续硬膜外麻醉。估计术中出血可能较多时,应行深静脉穿刺和有创动脉侧压,可以在术中施行控制性降压术,骶尾部巨大肿瘤患者术中可先行一侧髂内动脉结扎。

全身麻醉一般采用静吸复合方式,药物的选择根据患者的情况而定。如果患者的一般情况好,ASA 分级在 Ⅰ～Ⅱ 级,麻醉药物的选择没有什么特殊要求,但如果患者的全身情况较差,则应选择对心血管功能抑制作用较小的药物,如静脉麻醉药可选择依托咪酯,吸入麻醉药可选择异氟醚,而且麻醉诱导时药物剂量要适当,注药速度不要过快。对行骶骨全切除术或次全切除术的患者,术中可实施轻度低温和控制性降压术,一方面降低患者的代谢和氧需求量,另一方面可减少失血量,从而减少大量输入异体血所带来的并发症。

4.胸椎疾病手术麻醉

胸椎疾病以后纵韧带骨化症和椎体肿瘤为多见,而肿瘤又以转移性为多见。前者常需经后路减压或加内固定术,一般采用行经鼻气管插管全身麻醉,后者常需经前路开胸行肿瘤切除减压内固定术,也采用全身麻醉,必要时需插双腔气管导管,术中可行单肺通气,以便于手术操作,此时麻醉维持不宜用笑气,以免造成术中 SPO_2 难以维持。术中出血常较多,需做深静脉穿刺,以便术中快速输血输液用。开胸患者需放置胸腔引流管,麻醉苏醒拔管前应充分吸痰,然后进行鼓肺,使萎陷的肺泡重新张开,并尽可能排除胸膜腔内残余气体。

5.脊柱结核手术的麻醉

脊柱结核为一种继发性病变,95%继发于肺结核。脊柱结核发病年龄以 10 岁以下儿童最多,其次是 11～30 岁的青少年,30 岁以后则明显减少。发病部位以腰椎最多,其次是胸椎,而其中 99％是椎体结核。

(1)麻醉前病情估计:脊柱结核多继发于全身其他脏器结核,所以患者的一般情况较差,多合并有营养不良,如合并有截瘫,则全身情况更差,可出现心肺功能减退。患者可有血容量不足,呼吸功能障碍,以及水、电解质平衡紊乱。因此,术前应加强支持治疗,纠正生理紊乱。对消瘦和贫血患者,除了积极进行支持治疗外,应在术前适当予以输血,以纠正贫血。合并截瘫者围术期要积极预防和治疗压疮、尿路感染和肺炎。术前尤其要注意的是应仔细检查其他器官如肺、淋巴结或其他部位有无结核病变,若其他部位结核病变处于活动期,则应先进行抗结核治疗,然后择期行手术治疗。

一般脊柱结核患者手术前均应进行抗结核治疗。长期使用抗结核药治疗的患者,应注意其肝功能情况,如肝功能差,应于术前 3 天开始肌内注射维生素 K_3,每天 5 mg。

(2)麻醉的选择和实施:脊柱结核常见的手术方式有病灶清除术、病灶清除脊髓减压术、脊柱融合术和脊柱畸形矫正术。手术宜在全身麻醉下进行,由于脊柱结核患者全身情况较差,因此,对麻醉和手术的耐受力也较差,全身麻醉一般选择静吸复合麻醉,并选择对心血管系统影响较小的麻醉药物,如依托咪酯而不选择硫喷妥钠和异丙酚。麻醉过程中应注意即时补充血容量。颈椎结核可合并咽后壁脓肿,施行病灶清除的径路。①经颈前路切口:可选用局麻或全麻下进行手术。②经口腔径路:适用于高位颈椎结核,采用全身麻醉加经鼻气管插管或气管切开,术中和术后要注意呼吸管理,必要时可暂保留气管导管。

6.腰椎手术的麻醉

腰椎常见疾病有腰椎间盘突出症、腰椎管狭窄及腰椎滑脱等。椎间盘突出可发生在脊柱的各个节段,但以腰部椎间盘突出为多见,而且常为 L_5～S_1 节段。由于椎间盘的纤维环破裂和髓核组织突出,压迫和刺激神经根可引起一系列症状和体征。

椎间盘突出症一般经过保守治疗大部分患者的症状可减轻或消失,只有极少数患者须手术治疗。常规手术方法是经后路椎间盘摘除术。近来出现了显微椎间盘摘除术和经皮椎间盘摘除术等方法,麻醉医师应根据不同的手术方式来选择适当的麻醉方法。行前路椎间盘手术时可选择气管内插管全麻或连续硬膜外麻醉,其他手术方式可选择全身麻醉、连续硬膜外麻醉、腰麻或局部麻醉。连续硬膜外麻醉和局麻对患者的全身影响小,术后恢复也较快,但有时麻醉可能不完全,在暴露和分离神经根时须行神经根封闭,而采用俯卧位时如果手术时间较长患者常不能很好耐受,须加用适量的镇静安定药或静脉麻醉药。腰椎管狭窄的手术方式为后路减压术,可采用连续硬膜外麻醉或全身麻醉。腰椎滑脱常伴有椎间盘突出或椎管狭窄,术式常为经后路椎管减压加椎体复位内固定,由于手术比较大,而且时间也较长,故一般首选气管插管全身麻醉。

(张涣君)

第三节 关节置换手术麻醉

人工关节的材料和工艺越来越先进,接受人工关节置换的患者也越来越多,此类手术确实使患者解除了疼痛,改善了关节活动功能,提高了生活质量。人工关节置换术的不断发展给麻醉带来了新的课题,提出了更高的要求。本节重点讲述全髋关节置换术的麻醉。

自第二次世界大战前后出现了人工股骨头及全髋关节以来,人工关节置换术在临床越来越广泛,使骨科学的范围和内容有了很大改变。

一、黏合剂的使用

在全髋关节置换术中运用骨黏合剂(骨水泥),是在骨髓腔内填入骨水泥,再将人工假体插入,可提高人工关节的稳定性,避免松动和松动引起的疼痛,有利于患者早期活动和功能恢复。但在使用过程中,其毒性可被所接触的局部组织、心脏、血管和肺吸收引起骨水泥综合征。表现为:①肺微血栓形成,患者可感胸闷、心悸。②心电图显示心肌损害,心律失常(包括传导阻滞和窦性停搏)。③低氧血症,心排血量减少。④肺高压。⑤低血压。

预防骨水泥综合征的发生,应当在用骨水泥时严密监测 PaO_2、$PaCO_2$、$ETCO_2$、SpO_2、Bp、HR、ECG 等;增加吸氧浓度;停用氧化亚氮;补足血容量;必要时给予升压。

二、深静脉血栓和肺栓塞

全髋关节置换极易发生深静脉血栓和肺栓塞。据报道,全髋置换术后静脉血栓发生率为 50%,有的研究高达 80%。肺栓塞发生率为 3.2%～9.4%,这些患者中有 50%死亡。有报道,全髋置换术后死亡的患者 50%与肺栓塞有关。

肺栓塞对患者生命造成极大威胁,患者死亡率高,而且容易与其他原因引起的心脏停搏相混淆。对麻醉科医师来说,对术中发生的肺栓塞有足够的警惕非常重要。术中应密切观察手术操作步骤及患者的反应;严密监测 HR、Bp、SpO_2、PaO_2、$ETCO_2$ 等;对大面积肺栓塞的治疗进行复苏、支持和纠正呼吸与循环衰竭。主要方法:①吸氧、镇痛,控制心力衰竭和心律失常,抗休克。②空气栓塞时,应立即置患者于左侧卧头低位,使空气滞留于右心房内,防止气栓阻塞肺动脉,再通过心脏机械性活动而逐渐进入肺循环,也可通过经上肢或颈内静脉插入右心导管来吸引右心内空气。③高压氧舱可促进气体尽快吸收并改善症状。④术后预防用一些抗凝药物,如阿司匹林、低分子肝素和华法林,可用葡聚糖、双香豆素等。⑤对血细胞比容过高,宜行血液稀释。⑥对血栓性肺栓塞,如无应用抗凝药的禁忌,可用肝素抗凝治疗,或给予链激酶、尿激酶进行溶栓治疗。

三、气管插管困难和气道管理困难

(1)严重的强直性脊柱炎的患者,脊柱强直呈板块状,颈屈曲前倾不能后仰,颞下颌关节强直不能张口。卧位时去枕头仍保持前屈,如头部着床,下身会翘起。这种患者行气管插管非常困难。

(2)类风湿脊柱强直者施行全髋置换术常须用全麻:①若颈椎活动不受限者,可采用硫喷妥钠、琥珀胆碱静脉滴注诱导插管;②若颈椎活动受限者,采用气管内表面麻醉下清醒经鼻盲探插管。

(3)一些患者合并肺间质纤维化病变,胸壁僵硬,致肺顺应性下降,弥散能力降低,氧饱和度下降。

(4)有时体位的变动使导管位置改变致通气不足,气道阻力加大。

(5)合并肺部感染致呼吸道分泌物增多,合呼吸道的管理更增加难度。

四、激素的应用

类风湿关节炎、强直性脊柱炎及一些无菌性骨坏死的患者,常常有长期服用激素的病史,导致肾上腺皮质萎缩和功能减退,在围术期如不及时补充皮质激素,会造成急性肾上腺皮质功能不全(危象)。对此类患者应做到:①详细询问服用激素的时间、剂量和停用时间。②必要时做ACTH试验检查肾上腺皮质功能。③对可能发生肾上腺皮质功能不全的患者,可在术前一天上午和下午各肌内注射醋酸氢化可的松 100 mg。在诱导之前及术后给予醋酸氢化可的松100 mg,静脉滴注。

急性肾上腺皮质功能不全(危象)的表现:①补血后仍持续低血压或已逾量输血、输液,低血压仍不能纠正,甚至对升压药物也不敏感。②原因不明的低血压休克,脉搏增快,指/趾、颜面、口唇发绀。③异常出汗、口渴。④肾区疼痛(腰疼)和胀感、蛋白尿。⑤不明原因的高热或低体温。⑥血清钾升高或钠、氯降低。⑦在上述症状的同时,可出现精神不安或神志淡漠,继而昏迷。

若考虑为肾上腺皮质功能不全,首先静脉推注氢化可的松 100 mg。然后静脉滴注氢化可的松 200~300 mg。

五、全髋置换术的主要目的

全髋置换术的主要目的是减轻疼痛和改善功能,其主要适应证有以下几种。

(1)髋关节骨性关节炎。

(2)类风湿髋关节炎。

(3)股骨头无菌性坏死。

(4)强直性髋关节炎。

(5)骨折。

六、全髋置换术麻醉的特点

(1)手术创伤大、失血多、老年患者多,以及应用骨黏合剂,故可出现心血管不良反应。

(2)全髋置换术者多为老年人,常合并心血管疾病、肺部疾病、高血压、糖尿病等。术前对不同的病情应做出相应的处理:①有高血压病史的患者,一定要了解高血压的程度、是否规律用药、是否累及其他器官、有无合并心功能不全。②对合并房室传导阻滞和病态窦房结综合征的患者应详细询问病史,必要时安置临时起搏器;冠心病患者,术前需了解心功能,并做心电图检查。③类风湿关节炎和强直性脊柱炎患者累及心脏瓣膜、心包及心脏传导系统者,须详细检查及对症处理。④慢性肺部疾病患者,要注意有无合并肺部感染,术前需做肺功能检查和血气分析。⑤类风湿关节炎和强直性脊柱炎患者要检查脊柱活动受限程度,气管插管是否困难。⑥了解胸廓活动受限的程度如何。⑦合并有糖尿病患者,要详细询问病史、服药的类型,检测术前血糖和尿糖值,必要时给予短效胰岛素控制血糖。⑧有服用激素病史的患者,应根据服药史及术前的临床表现、化验结果决定是否围术期给予激素补充。

(3)麻醉前用药:般患者常规用药;有严重的呼吸受限,循环功能障碍的患者镇静药或镇痛药慎用或不用;有肾上腺皮质功能不全倾向的患者,诱导前给予氢化可的松 100 mg 加入 100 mL液体中滴注。

(4)其他准备:①对可能大量出血的患者,要准备好充分的血源。②术前备自体血在术中使用(血红蛋白在 10 g 或血细胞比容在 30％以下,不宜采集自体血)。方法是每 3 天取一次,最后一次取血在术前至少 72 小时以允许血容量的恢复。③拟做纤维支气管镜引导气管插管时,要准备好必备用品,如喷雾器、支气管镜等。

(5)体位:全髋置换术常用侧卧位。

(6)术中截除股骨头颈部、扩大股骨髓腔和修整髋臼时出血较多,一般可达 1 200 mL,类风湿患者更多,应引起注意。

(7)髋臼和髓腔内置入骨黏合剂后,可能出现血压降低、心律失常,严重者可致心搏骤停。为了避免这类不良反应要注意以下几点:①置入骨黏合剂前收缩压须维持在 12.0 kPa(90 mmHg)以上,必要时可用升压药。②务必及时补充失血,避免低血容量。③勤测血压,严密观察患者。④吸入纯氧。⑤为了预防血压突然下降,可静脉滴注多巴胺(葡萄糖液 500 mL 加多巴胺 100 mg)以维持血压平稳。⑥出现心动过缓时,可分次静脉注射阿托品。

七、全髋置换术的麻醉方法的选择

(一)腰麻和硬膜外麻醉

1.硬膜外麻醉

国内一些学者做了一系列研究,认为下肢关节置换用硬膜外麻醉有以下优点。

(1)硬膜外麻醉引起的交感神经阻滞导致下肢动静脉扩张,下肢血流灌注增加,深静脉血栓率低。

(2)硬膜外麻醉引起的血压和中心静脉压轻度降低,可使手术野出血减少。

(3)硬膜外麻醉可减轻机体应激反应,从而减轻患者在手术期间由于应激反应所引起的心肺负荷的增加和血小板激活导致的高凝状态等。

(4)局麻药本身可能有一些抗血栓形成的保护作用,它可减低血小板在微血管损伤后的聚集和黏附。

(5)硬膜外麻醉可行术后椎管内镇痛。

(6)硬膜外麻醉下血压较低,骨表面出血减少,骨水泥在干燥的骨表面上粘合力更强。

穿刺点可选择 $L_{2\sim3}$ 或 $L_{3\sim4}$ 间隙,向头或向足置管,平面控制在 $T_{10}\sim S_5$,术中使用的辅助药可选用镇静镇痛药,使患者安静入睡。如静脉滴注杜非合剂或依诺伐等。

2.蛛网膜下腔麻醉

适用于时间短的下肢关节置换术,但老年或高血压患者慎用或避免使用。

(二)全身麻醉的优点

(1)现代麻醉学的发展、新药的临床应用,使我们能够迅速地使患者达到手所要求的麻醉深度,即不过度抑制患者的心血管功能,又能尽量减轻患者的应激反应,避免神经阻滞不全、止血带等给患者带来的不适,避免手术操作声音对患者的不良刺激。

(2)关节置换术的患者以老年人多见,合并症多,用全麻对呼吸和循环的管理比较容易调控。

(3)老年人、强直性脊柱炎、摆体位困难的骨折患者,行硬膜外穿刺常常不易成功,用全麻可根据情况采用快速诱导插管,或清醒插管,或纤维支气管镜引导插,或喉罩通气等方式。

(4)全麻下行动静脉测压、血气等监测更为方便,特别对要行控制性降压的患者,需行全麻。

(5)平稳诱导,术中维持血流动力学稳定,能减轻应激反应。

(6)全麻下用硝普钠、尼卡地平等药物控制血压也可使机体出血减少,而且比硬膜外麻醉更易控制。

八、术中监测与管理

(1)术中严密监测患者的生命体征,维持循环功能的稳定和充分供氧。

(2)监测 Bp、HR、ECG、SpO_2、$PETCO_2$。

(3)注意保持患者的体温正常。

(4)在一些重要步骤,如体位改变、放骨水泥等要注意补充血容量,密切观察这些步骤对机体的影响并做好记录。

(5)硬膜外麻醉要注意掌握好阻滞平面。

(6)局麻药的浓度和剂量应根据患者情况酌情加减。

(7)注意平衡补液,胶体液比例可适当加大。

(8)术中可根据失血量情况,给予适量补充。

(9)髋关节置换术后需用石膏固定,停止麻醉不可过早,以免患者躁动影响固定。

九、术后管理

(一)术后镇痛的优点

(1)能减轻患者应激反应。

(2)有利于患者早期活动和功能锻炼。

(3)减少术后肺炎。

(4)减少术后深静脉血栓并发症。

(5)缩短住院时间。

(二)术后抗凝剂的使用

为了减少术后深静脉血栓和肺栓塞,术后给予小剂量抗凝剂以预防血栓形成,但其对硬膜外镇痛的患者是否增加硬膜外血肿的危险性还有争论。

(三)并发症

1.近期并发症

(1)深静血栓和肺栓塞。

(2)术后脑栓塞。

(3)腓神经麻痹。

(4)上肢损伤。

(5)急性青光眼。

2.远期并发症

(1)脱位、松动。

(2)感染。

(3)人工关节功能失败。

(张涣君)

第四节 骨癌手术麻醉

　　原发性骨骼与软组织肿瘤并不常见,而最为常见的大多是骨转移瘤。每年全美国恶性骨癌与软组织肿瘤的新发病例不到每百万人口的 20 例。由此估计,每年的新发骨癌与软组织肿瘤病例全国还不到 6 000 例,而转移的骨癌病例则要比原发骨癌高两倍。原发性骨癌与软组织肿瘤多种多样,可发生于人体的任何部位,但原发性骨癌常常好发于下肢及骶骨,而转移性骨癌常好发于肋骨、骨盆、脊椎及下肢的长骨干。一些已发生骨转移的肿瘤患者,常常因转移部位的疼痛或活动受限或病理性骨折而求助于骨科医师,经检查才发现原发肿瘤。

　　过去,人们认为患有骨癌的患者,实施手术意味着必然会截肢,从而给患者及家属带来巨大的心理恐惧,并给患者日后的生活和行动带来极大的不便。今天,随着辅助治疗方式如放疗、化疗,以及骨科技术水平的提高,在切除骨癌的同时,更注重保留患者的肢体或骨盆的功能,如肢体骨癌切除、瘤细胞灭活再移植术和半骨盆肿瘤切除、肿瘤细胞灭活再移植术,或者在切除骨癌后实施假体植入,这种假体可以是整块类似长骨干型的假体植入,也可以是简单的部分假体植入。大部分假体均采用金属合金假体,部分假体则采用骨水泥与金属杆的再塑体。从而大大改善了患者的肢体功能与生活质量,同时患者的存活率并没有因此而降低。对于软组织肿瘤,则根据肿瘤组织的恶性特点,采用局部或局部扩大切除,而对于脊椎的原发或转移瘤以及骶骨瘤,多采用瘤细胞刮除术,如果瘤细胞刮除损害了脊柱的稳定性,则还需实施椎体内固定术。

　　骨癌手术由过去简单的手术操作,向提高患者术后生活质量发展,在过去被视为手术禁区的部位开展高难度手术,以及手术所引起的巨大创伤与大量出血对患者生命造成的威胁,这些都给麻醉的实施与管理带来了很多的困难。麻醉医师在实施每一例骨癌手术前应有充分的准备并对术中可能出现的各种问题做出充分的估计和提出相应的处理措施。

　　骨癌患者由于术前已存在的血液高凝状态,使得术中因大量输血而导致的凝血功能紊乱以及使其诊断与治疗复杂化。在骨癌手术中,70% 以上的患者均需输血,部分手术如骶骨与半骨盆部位的骨癌手术,由于出血迅猛且止血困难,常常因大量出血导致严重的失血性休克,即使输血输液充分,顽固性低血压也在所难免,从而给麻醉医师在持久性低血压期间对全身脏器的保护提出了新的挑战。

　　针对骨癌手术的这一特点,应加强患者的术前准备和对术中易发生凝血功能障碍或 DIC 的高危患者的筛选,以及术中采用适当深度的麻醉以降低巨大的外科创伤所引起的应激反应。使用控制性降压技术,特别是新型钙通道阻滞剂尼卡地平控制性降压用于骨癌手术,不但能减少术中的出血量,而且还具有全身脏器特别是心肾的保护作用,以及抑制血小板聚集和血栓素(TXA_2)分泌的特点,将其用于易发生失血性休克的骨癌患者有其特殊的适应证。

一、骨癌的病理生理特点及其全身影响

　　骨癌的患者因局部包块及疼痛,甚至发生病理性骨折才去求治。难以忍受的疼痛常常驱使患者使用大量的镇痛药,其中包括阿片类的镇痛药,这些镇痛药长期使用,患者可产生耐受性或成瘾性。外科手术治疗是解决患者病痛的有效措施。短期使用大量镇痛药,会导致患者的神志

恍惚,正常的饮食习惯紊乱,摄水及摄食减少,导致身体的过度消耗及体液负平衡,部分患者在术前可有明显的发热现象,体温可超过 39 ℃,常常给麻醉的实施带来许多困难,因此,可增加麻醉药的毒性反应及对循环系统的严重干扰。另外,长期服用阿片类的镇痛药,增加了患者对此类药物的耐受性,从而使实施手术时所使用的阿片类药物和其他麻醉药的用量增加,因此会造成患者在术毕时的拔管困难。不论是原发性的脊椎骨癌或转移瘤,均会造成患者的活动困难,一些患者甚至有神经系统的功能障碍,此类患者由于长期卧床,会导致全身血管张力的下降及疼痛导致的长期摄水不足,在实施全麻或部位麻醉时,应注意由于严重的低血压可导致循环衰竭,以及由于原发肿瘤和并存的骨转移瘤所致的全身应激力下降,使术中循环紊乱(低血压、心律失常、止血带休克等)的发生率增加。

骨癌的全身转移,以肺部转移为多见,这种转移大多为周围性,初期对患者的肺功能及氧合功能不会造成多大影响。一旦发生肺转移,实施开胸手术切除转移的肺叶,可以改善患者的生活质量并提高患者的近期存活率。

最近的研究发现,肿瘤患者,特别是实体肿瘤如骨癌和白血病,患者血浆中的组织因子有明显升高,组织因子作为一种凝血系统的启动剂,它的表达将导致凝血酶的产生和纤维蛋白形成,从而导致血液的内稳态异常及凝血系统紊乱,使得患者的凝血系统术前就处于高凝状态,以及外科创伤性治疗与大量出血,极易导致术中 DIC 的发生。

高钙血症多见于骨转移癌,其发生的机制并不是由于癌灶对骨质的破坏,而是由原发癌所分泌的类甲状旁腺激素介质所介导的。伴有高钙血症的骨转移癌多由乳腺癌所致,当疼痛性骨损害导致患者活动能力减低时,高钙血症可能发生较早或加重。如果患者应用阿片类强止痛药消除癌性疼痛,患者可因不能活动、呕吐或脱水等,进一步加重高钙血症。高钙血症的结果是骨质的吸收增加,使全身的骨质疏松,导致术中肿瘤切除后植入假体困难;而且由于在高钙血症下,受血液 pH 的影响,钙离子极易在肾小管内沉积,导致潜在的肾功能损害,进而影响经肾代谢和排泄的麻醉药,易引起麻醉药的作用延迟。

二、骨癌手术麻醉的特殊问题

(一)骨癌手术的特点

1.创伤大,组织损伤严重

由于骨癌的好发部位大多在富含肌肉、血管及神经的骨骼,切除癌瘤常常需剥离和切断骨骼部位的肌肉,导致大量的软组织和小血管的严重损伤;特别是需要实施骨癌切除、瘤细胞灭活再移植术,这种手术常常需将大块骨骼从肌肉、血管及神经组织中剥离出来,并将肿瘤组织从该骨骼上剔除,在特制的溶液中浸泡以灭活残余的肿瘤细胞,然后再将骨骼植入原来部位。因此这种损伤不但造成大量肌肉和小血管的撕裂,而且耗时长,使得机体在长时间内处于过高的应激状态下,导致凝血系统、神经内分泌系统和循环系统的严重失调。进而引发一系列的术中及术后并发症。

2.出血量大、迅猛且失血性休克发生率高

据北京医科大学人民医院麻醉科近两年对 100 余例骨癌以及软组织肿瘤手术的不完全统计,术中输血率高达 70% 以上。出血量多的骨癌手术依次为,骶骨癌刮除术,半骨盆肿瘤切除,脊椎肿瘤刮除术以及股骨、肱骨部位的骨癌切除等。这些手术的出血量一般均在 2 000 mL 以上,特别是骶骨癌刮除术,出血量可高达 4 000 mL 以上,最多的可高达 10 000 mL,而且这种手术

的出血迅猛,在肿瘤刮除时,常在短短的 5 分钟内,出血量可高达 2 000~4 000 mL,造成严重的低血压,大部分患者的平均动脉压可降至 4.0 kPa(30 mmHg),如果不及时、快速大量输血和补充体液,由于较长时间的低血压,导致全身脏器低灌注,进而造成脏器功能损害甚至衰竭。

(二)凝血功能障碍与 DIC 的发生

骨癌手术中易出现凝血功能障碍和 DIC 的发生,造成严重的大范围的组织细胞缺血、缺氧性损害。因此,DIC 不仅是术中的严重并发症,而且是多系统器官功能衰竭的重要发病环节。这是麻醉医师在围术期要非常重视的一个问题。

(1)癌瘤所致的凝血功能障碍:许多肿瘤包括骨癌,由于细胞内含有大量类似组织凝血活酶物质,当受到术前化疗药物、放射治疗或手术治疗的影响时,细胞常被破坏而致此类物质释放入血循环,引起体内凝血系统激活。此外,恶性肿瘤晚期可合并有各种感染,而感染本身又可通过许多途径促发 DIC。肿瘤侵犯血管系统引起内皮损伤,激活内源性凝血系统等,都可以使患者处于高凝状态。通过术前的血凝分析,可筛选出此类患者。

(2)手术创伤所致的凝血功能异常:由于骨癌手术本身对大量的肌肉及血管系统造成的严重创伤,导致广泛血管内皮损伤。使大量组织凝血活酶由损伤的细胞内质网释放入血循环并导致外源性凝血系统激活。手术损伤对血管完整性的破坏,使基膜的胶原纤维暴露,激活内源性凝血系统,同时损伤的内皮细胞也可释放组织凝血活酶而引起外源性凝血系统的反应。

手术及创伤时,机体出现反应性血小板增多和多种凝血因子含量增加,血液呈暂时性高凝状态,在手术后 1~3 天尤为明显。最近 Boisclair 等的研究表明,外科手术可使血液的凝血酶原片段(F_{1+2})和凝血因子 IX 激活肽的水平明显增加。因此认为,手术创伤可能也是血液处于高凝状态的原因之一,手术创伤越大,其所引起的血液内稳态失衡越严重。

如何减轻外科创伤所导致的血液高凝状态和凝血因子的消耗,保持手术期间血液内稳态稳定是麻醉医师所要解决的问题之一。

(3)大量失血、输血所造成的凝血功能异常:最近的研究表明,在癌瘤患者,外科手术创伤所致的大量失血是严重的血凝与抗凝系统紊乱并导致恶性凝血病性出血的主要因素。凝血病性出血最常见于急性大量失血的患者,临床表现为急性 DIC 早期的消耗性凝血病,有大量凝血因子消耗造成的凝血障碍,或者手术创伤后大量输入晶体液和库血所引起的血液稀释性凝血病,凝血因子浓度降低。急性大量失血严重损害了维持血液凝血系统的血小板成分,使血小板数目减少,凝聚力降低,这些因素均可促进广泛而严重出血倾向的发生。

由于骨癌手术出血迅猛所造成的血小板及凝血因子的丢失,以及急性大量失血时组织间液向血管内转移以补充血容量的丢失与大量输血补液后造成的凝血因子的稀释作用(输血量超过4 000 mL),使得临床上持续时间甚短的 DIC 的高凝血期之后,DIC 进入消耗性低凝血期或继发性纤溶亢进期,临床上出现广泛而严重的渗血或出血不止。骶骨癌患者发生 DIC 的临床表现只是到手术后期或近结束时,才发现手术部位广泛渗血和引流袋内血量的迅速增加及出血不止,此时查血凝分析,证实已发生了 DIC。这种患者出血量可高达 15 000 mL,连同术后出血,输血量可超过 20 000 mL。所以骨癌患者一旦出现 DIC,则病情极其凶险,应引起麻醉医师的高度警惕,要及时做出诊断和处理。

(三)术前放疗、化疗对机体的影响

术前予用骨癌的化疗药物包括阿霉素、长春新碱、环磷酰胺及甲氨蝶呤等,这些药物会对骨髓、心肺、肝、肾功能造成不同程度的毒性损害,使心肺储备能力低下,肝肾功能欠佳。由于术前使用化疗药常常对麻醉药的代谢造成影响,而导致麻醉药的使用超量以及麻醉药作用延迟的机会增加。

阿霉素在使用早期即可出现各种心律失常,积累量大时可致心肌损害,产生严重的心肌病变,导致充血性心力衰竭,它所引起的急性心脏毒性的主要表现为 ECG 急性改变,如非特异性 ST-T 改变、QRS 低电压、房性或室性期前收缩,发生率超过 30%,与剂量相关,大多数为暂时性、可逆性;也可引起亚急性心脏毒性,表现为心肌炎和心包炎,多于用药后数天或数周后发生。慢性心脏毒性的表现为渐近性心肌细胞损伤、心肌病变,最终可发展为充血性心力衰竭,给麻醉的实施与管理带来很大困难。而长春新碱主要引起骨髓抑制、白细胞及血小板减少,另外该药还具有中枢和外周神经系统毒性作用,最早的征象是外周感觉异常,继而发展为肌无力和/或四肢麻痹。术前化疗后出现心脑毒性的患者,吸入麻醉药可能对心肌收缩力的抑制更加严重,术中应注意患者心功能的保护,选用对心功能抑制轻的麻醉药,并合理选用肌松药。

环磷酰胺经过肝脏转化后才具有抗癌活性,较长时间用药后对肝脏会产生一定影响。因此术前使用此类药物的患者,可能对麻醉药或镇静镇痛药特别敏感,麻醉过程中即使应用常规剂量也可能发生严重反应,所以术前用药及术中用药要减量,以确保患者的安全。另外,它可引起慢性肺炎伴进行性肺纤维性变,应充分估计呼吸功能减损的程度。

许多抗癌药化疗后会导致患者的血清胆碱酯酶的活性减低,骨癌患者也不例外。因此,对术前使用化疗的患者,麻醉中慎用去极化肌松药。由于环磷酰胺和甲氨蝶呤经肾排泄。有引起肾毒性的可能,所以非去极化肌松药最好选择不经肾脏排泄的药物,即使选择,其用量也需减量,以防止其作用延迟影响术毕拔管。

几乎所有的化疗药物都具有骨髓抑制作用,因此,可加重癌瘤患者原已存在的血液不良情况。化疗后,血小板减少出现较早,于用药后 6~7 天即可发生;白细胞减少的出现则更早,可于用药后4~6 小时发生。其常见的血液学障碍包括 DIC、纤维蛋白溶解及血小板功能障碍。DIC 出现于癌肿晚期,特别易见于肝转移患者,血小板功能障碍可因化疗药物引起,但也可能是骨髓癌肿伴发的原发性改变,大多数出血是化疗药物引起骨髓消融导致血小板减少的继发结果。

术前化疗药的消化道反应常常造成患者食欲下降与腹泻,导致患者的抵抗力下降和水、电解质平衡紊乱,在术前应给予足够的重视并应及时纠治。

放疗可使血小板生成减少,特别是有活力的骨髓包括在照射野之内时。另外,术前放疗虽然使肿瘤的体积缩小和瘤细胞的活性减弱,但是照射时放射性损伤造成照射野内组织的纤维性粘连、毛细血管增生和脆性增加,将会增加手术的出血量及止血困难,还会造成术后伤口的越合延迟。麻醉医师术前应了解放疗的部位、照射野的大小以及照射量。

胸椎部位原发性或转移性骨癌,常常会因术前胸部的放射治疗导致急性放射性肺损伤(80%),这种肺损伤尽管较少出现症状,但却会使肺的储备功能下降,肺间质血管内皮细胞的通透性改变,术中易发生低氧血症、肺积水增多及术后的肺感染率上升。麻醉医师应注意对此类患者呼吸的监测,同时应给予抗生素预防肺部及伤口感染。

总之,术前接受化疗或放疗的骨癌患者,面临化疗药物的代谢毒性和细胞破坏,器官结构及其功能可能已受变性损害。麻醉医师必须注意化疗药物与麻醉药之间的相互不良影响,围术期尽量避免重要器官的再损害和生命器官的保护。

(四)大量输血与体液补充

手术期间急性大量失血是骨癌手术的特点之一。术中急性大量失血后必然有细胞外液

（ECF）的转移和丢失，此时机体有一个代偿过程，中等量失血时 ECF 能以每 10 分钟 500 mL 的速度转移到血管内以补充有效的循环容量而不产生休克症状。此外骨癌手术的严重、大面积的组织损伤使大量的功能性 ECF 转移到"第三间隙"，成为非功能性 ECF。由于 ECF 是毛细血管和细胞间运送氧气和养料的媒介，是维持细胞功能的保证，所以在大量输血的同时必须大量补充 ECF 的转移和第三间隙体液的丢失，尤其长时间、严重低血容量时应大量补充功能性细胞外液，是保证细胞功能的重要措施。因此，在急性大量失血时，则需输入平衡液和浓缩红细胞，或输入平衡液和胶体液与浓缩红细胞。在失血性休克或术中大出血时，输入平衡液与失血量的比例为 3∶1。血容量丢失更多时，还需适当增加液量。

（五）骨黏合剂（骨水泥）

1.骨黏合剂的不良反应

由于骨黏合剂植入骨髓腔后，髓腔内压急剧升高，可使髓腔内容包括脂肪颗粒、骨髓颗粒和气体挤入静脉而到达肺循环，可导致肺栓塞；骨水泥经静脉吸收人血后会引起血管扩张和心肌抑制，导致低血压和心律失常。若肺栓塞和骨水泥造成心血管严重反应，轻者可导致肺内分流增加，心排血量减少和严重低血压及低氧血症，重者可致心搏骤停，须提高警惕，采取预防措施。

2.骨黏合剂与抗生素的联合使用

过去一直认为，抗生素与肌松药具有协同作用，可引起肌松作用延迟，影响患者术毕拔管。现骨科医师在实施假体植入时，通常在骨水泥中添加庆大霉素粉剂，以预防假体植入后髓腔感染和导致假体的松动。临床观察到这些患者虽然加用庆大霉素粉剂，而未发现有肌松药的作用延迟现象。其原因可能与加入骨水泥中的抗生素与骨质的接触面积较小，吸收入血的剂量很少，使得与肌松药的协同作用不甚明显，所以将庆大霉素粉剂加入骨黏合剂中是否安全，仍需进一步观察。

三、骨癌手术的麻醉

（一）麻醉前准备与麻醉前用药

1.麻醉前准备

骨癌患者术前疼痛并由此导致的体液和电解质紊乱，以及术前发热是部分患者的常见表现。此类患者，住院后应给予足够的镇痛药，必要时经静脉通路补液、输血，改善患者的全身状况。

估计术中出血量大的患者，术前需准备足够量的库血，一般骶骨瘤刮除术需准备 5 000～10 000 mL血，半骨盆切除需准备 3 000～5 000 mL 血，股骨和肱骨骨癌切除并实施假体植入的手术需准备 2 000～4 000 mL 血。椎体肿瘤切除需准备 2 000～3 000 mL 血。输血量超过 3 000 mL 的还应准备血小板、新鲜冷冻血浆（FFP）、纤维蛋白原及凝血酶原复合物，以防凝血功能障碍，出现 DIC。

除常规的实验室检查外，血凝分析是骨癌患者的特殊检查，通过此项检查可筛选部分处于高凝血状态且有可能术中发生 DIC 的高危患者，以便为麻醉管理提供指导。

术前接受化疗和放疗的患者，应特别重视了解化疗或放疗是否已经引起生命器官毒性改变及改变程度，以便对器官采取保护性措施。对此类患者需行血常规和生化检查。如果发现血小板计数少于10×10^9/L，对术中出血量大的骨癌手术，术前需准备血小板；血色素低于 8 g/dL 的患者，术前需输入库血，使血色素至少达到 10 g/dL 或以上；若生化检查发现多项肝功能异常，应考虑化疗药对肝功能已造成损害，此类患者麻醉时，应尽量选择不经肝代谢的麻醉药，若使用应减少剂量。

至少开放两条或三条粗大周围静脉和中心静脉通路,以保证术中急性大量失血时快速加压输血和大量补液,维持有效循环血容量和血流动力学的稳定。三条开放静脉分别用于输血、输液和静脉给药,因为输血通路不能往血中加入任何药物和液体,以防溶血和产生不良反应。准备加压输血器和血液加温装置,以便快速加压输血和血液加温。

骨癌麻醉前,除准备常规的麻醉器械、监护仪器,还应准备微量泵、以持续输注药物。对出血量巨大、高龄以及全身应激性低下有可能发生心搏骤停的患者,还应做好心肺复苏的准备。

2.麻醉前用药

成人术前用药与其他全麻患者无异,但应注意患骨转移癌的患者,机体对术前用药的耐受性降低,因而术前用药应适当减量或只给东莨菪碱。因癌性疼痛不能平卧但应激力低下的患者,除给予东莨菪碱外,可肌内注射赖氨比林 0.9～1.8 g,以减轻患者麻醉前的痛苦。

部分患者特别是儿童,术前常常会体温升高,这可能与骨癌坏死、液化、瘤细胞释放毒性物质有关,以及患者心理性伤害导致下丘脑温度调节功能紊乱所致。对此类患者,术前可不用阿托品,只给东莨菪碱或给予解热镇痛药赖氨比林,一次肌内注射 10～25 mg/kg,成人 0.9～1.8 g 肌内注射或静脉注射,以缓解癌性发热和疼痛。

(二)麻醉选择

1.肢体手术的麻醉选择

上肢骨癌手术,如果瘤体较小,臂丛阻滞是比较理想的麻醉方式。如果肿瘤体积较大或者肿瘤位于肩部且可能与深层组织粘连,选择全麻为宜。对于实施肿瘤切除、瘤细胞灭活再移植术,以及需要行假体植入的手术,应选择全麻。

实施部位麻醉,会减少术野的血液丢失。Modig 和 Karlstrom 测定不同麻醉方法对血液丢失的影响,发现硬膜外麻醉组的血液丢失量较机械通气组少 38%。有学者将这种血液丢失量的减少归结于较低的动脉压、较低的中心静脉压和外周静脉压,因此,使用硬膜外麻醉可减少患者的出血量,硬膜外麻醉对机体的生理干扰小,麻醉费用低,所以对手术范围不大、手术时间较短、出血量少的下肢骨癌手术,硬膜外麻醉是较佳的选择。

对于创伤大、耗时长而且出血量大或者需植入假体的下肢骨癌手术,考虑到止血带与骨黏合剂的并发症,以及截肢或假体植入对患者造成的心理创伤和对患者循环和呼吸的管理,全麻应是较合理的选择,从麻醉方式与假体植入后的稳定性和术后深静脉血栓的发生率及失血量的关系看,选择部位阻滞(硬膜外麻醉或脊麻)有其优点,而且与全麻相比,硬膜外麻醉在减轻机体的分解代谢和抑制机体应激反应方面,均优于全麻。基于这方面的考虑,采用全麻结合控制性降压或全麻复合硬膜外阻滞较为合理。

2.脊柱与骨盆骨癌手术的麻醉选择

骨盆和肩胛骨部位的骨癌手术,手术范围大,组织损伤严重,出血量和输血量都很多,为了便于循环管理和减少出血量,选择全麻加控制性降压是比较理想的麻醉方法;肩胛部位的骨癌手术,如果肿瘤侵犯胸壁,甚至侵入胸腔,此时为减轻开胸对呼吸和循环的生理影响,应加强呼吸、循环的监测与管理。

脊柱部位的骨癌包括椎体与骶骨的手术均应选择全麻并实行控制性降压。胸椎手术有可能损伤胸膜,造成气胸,应及时发现并做好呼吸管理。骶骨癌是出血最多的手术,应采用全身麻醉,可行一侧髂内动脉阻滞和控制性降压,以减少术中出血。

(三)麻醉的实施

1.硬膜外麻醉

下肢骨癌手术采用硬膜外麻醉及其管理和一般手术基本是一致的。但在实施时应注意以下问题:其一,硬膜外穿刺间隙的选择应考虑是否使用止血带,如使用止血带,麻醉阻滞范围应包括到 $T_{10}\sim S_5$,否则如穿刺间隙过低、麻醉平面若低于 T_{10} 或不到 S_5,会使止血带疼痛的发生率增加,导致患者术中不配合而影响手术的完成。对上止血带的患者,一般选择 $L_{1\sim2}$ 或 $L_{2\sim3}$ 间隙,向上置管。其二,在松止血带后,有发生低血压的可能,对心肺功能正常的患者,这种低血压多为一过性,只需在松止血带前补足液体即可避免,但对高龄、恶病质及心功能异常的患者,松止血带有导致严重低血压甚至发生止血带休克的可能,对此类患者,术前应准备好抢救药品,同时准备麻醉机和气管插管盘,并保证其处于可用状态。

硬膜外麻醉常选用的局麻药为 2%盐酸利多卡因或碳酸利多卡因,后者起效快、作用强,可以选用,但应注意剂量。局麻药首次用量应根据患者的年龄、体质及所要达到的麻醉平面而定,一般成人15 mL 左右。以后每次给药,给首次剂量的一半即可,或根据患者对药物的反应做适当调整,既维持一定的麻醉平面与效果,又使血流动力学稳定。

2.全身麻醉

(1)麻醉诱导:骨癌患者的麻醉诱导与一般类型手术的麻醉诱导方法没有多少差异。但对于原发或转移的脊柱肿瘤和由于肢体的病理性骨折卧床较久,和由于肿瘤本身引起的剧烈疼痛使患者的交感神经系统处于亢进状态同时存在液体摄入不足的患者,前者由于卧床使患者全身血管的交感神经张力下降,后者则存在血管内容量的相对不足,这些患者在麻醉诱导时一定需选用对循环影响较轻的静脉麻醉药,如咪达唑仑(0.15~0.35 mg/kg)、依托咪酯(0.15~0.30 mg/kg)等,应坚持小量、分次、缓慢给药的原则,麻醉诱导时还要密切观察患者对药物的反应,否则会导致意外发生。阿片类镇痛药可能需要量较大,因为这类患者术前已使用过大量镇痛药,可能对此类药物已产生了耐受性,但考虑到术后的拔管问题,诱导时芬太尼用量为 2~5 μg/kg;肌松药最好选用非去极化类肌松药维库溴铵或派库溴铵。

部分患者可由于癌性剧痛不能平卧,会给麻醉诱导带来一些麻烦,对此类患者,可先给镇静药,待其入睡后,可将患者放平,再给肌松药和镇痛药。

(2)麻醉维持:骨癌手术采用静吸复合麻醉是最佳选择,这种方法的益处在于减少单纯使用某一种麻醉药的剂量,同时减轻对心血管功能的抑制。因为大部分骨癌手术患者的应激力均较低,而且术中出血量也较大,单纯使用吸入麻醉维持或单纯静脉麻醉药维持,都会在产生有效的麻醉作用时对患者的循环功能造成明显抑制,不利于对患者循环功能的维护以及大量失血后低血压的防治。但对体质状况较好的患者,也可使用单纯吸入麻醉维持。吸入麻醉药对循环功能抑制的轻重依次为地氟醚、七氟醚、异氟醚、安氟醚,静脉麻醉药依次为依托咪酯、咪达唑仑、异丙酚等。为不影响术毕清醒与拔管,麻醉性镇痛药的用量应减少,如果患者术后要回 ICU,则麻醉性镇痛药的用量可增加,以保持麻醉的平稳。具体做法是经微量泵输注或间断多次推注静脉麻醉药,同时给予吸入麻醉药,并根据手术刺激的强度以及术中的出血情况调整麻醉药的用量。

考虑到巨大的手术创伤及大量输血引起的输血性免疫抑制,在切皮前给予抗生素可预防患者术中术后感染。是否给予地塞米松,需根据手术创伤的大小及术中的输血量来决定,术中出血量大的骨癌手术,可预先给予地塞米松 10~20 mg,以预防输血引起的变态反应及由此导致的输血后低血压。

麻醉医师与骨科医师术中的密切配合是保证患者生命安全的重要措施,特别是出血量迅猛的骨癌手术,外科医师在切除或刮除肿瘤以前,必须告知麻醉医师,以便提前做好取血、输血的准备,同时加强对循环指标的监测。在刮除肿瘤过程中,如果循环指标变化剧烈,麻醉医师应及时告知外科医师,或暂停手术操作并压迫止血,或阻滞血管,待循环稳定后再继续手术。

(四)术中患者的管理

1.减少术中出血

(1)控制性降压:目前控制性降压是在全身麻醉状态下,并用血管扩张药达到控制性降低血压的方法。控制性降压确实可以减少手术失血量,有学者认为减少约50%,而且比术中血液稀释更为有效。硝酸酯类药物如硝普钠和硝酸甘油是目前最常用的降压药物,最近研究证明,这类药物在体内通过与半胱氨酸发生非酶促反应而生成的一氧化氮(NO)来发挥其扩张血管的作用。钙通道阻滞剂,特别是第二代二羟吡啶类钙通道阻滞剂如尼卡地平,对外周阻力血管具有高度亲和力,而且对心脏无变时性与变力性作用,停药后无血压反跳。因而近几年被用于急重症高血压的控制与控制性降压。钙通道阻滞剂不但具有降压的特性,而且还具有脏器的保护作用,特别是对心肾的保护作用,用于有发生失血性休克可能以及术前有心肾功能障碍的患者,尤具有适应证。有学者将钙通道阻滞剂尼卡地平用于40余例的骨癌手术,发现其降压迅速,可控性强,停药后没有血压的反跳现象;在部分患者,尽管遭受急性大量失血所致的严重低血压而引起全身脏器的低血流灌注,但术后这些患者均恢复良好,无脏器并发症。尼卡地平控制性降压的具体方法是,手术开始后,经中心静脉通路连续泵入,初始输注速率为 $4\sim10~\mu g/(kg \cdot min)$,当平均动脉压降至8.0 kPa(60 mmHg)时,将输注速率降至 $1\sim2~\mu g/(kg \cdot min)$,或停用尼卡地平,以利于输血后血压恢复和重要脏器的保护。

应当强调,控制性降压时平均动脉压不应低于 7.3 kPa(55 mmHg),高血压患者的降压幅度(收缩压)不应超过降压前的30%。同时应根据心电图、心率、脉压、中心静脉压、动脉压、失血量、尿量等监测做全面评估,来调节降压幅度。在满足手术要求的前提下尽可能维持较高水平的血压,不可一味追求低血压,而使血压失去控制,并注意防止降压速度过快,以便使机体有一个调整适应过程。降压过程中若发现心电图有心肌缺血性改变,应立即停止降压,并使血压提升,以保证患者安全。适当的麻醉深度和维持足够的血容量是保证控制性降压可控性及平稳的前提。

(2)血液稀释法:包括手术前血液稀释(等量血液稀释)与血液稀释性扩容。等量血液稀释是指,在麻醉诱导完成后,经动脉或静脉系统放血,同时按一定比例输入晶体液和/或胶体液,其目的是降低血细胞比容而不是血管内容量。待术中大出血控制后再将所采血液输还给患者。对术前心肺功能正常的患者,放血量可按 $10\sim15$ mL/kg 或者以血细胞比容不低于30%为标准,采血量也可参照以下公式:

$$采血量 = BV \times (Hi-He)/Hdv$$

式中,BV=患者血容量,Hi=患者原来的血细胞比容,He=要求达到的血细胞比容,Hdv=Hi 和 He 的平均值。放血的速度以 5 分钟内不超过 200 mL 为宜。在放血的同时,若输入晶体液,可按3:1的比例输入。若输入胶体液,可按 1:1 的比例输入;或输入晶体液和胶体液,其比例为 2:1,其效果可能更好。晶体液以平衡液为最佳选择,其电解质成分近似于血浆,输注后既可补充血容量,又可补充功能性细胞外液。胶体液宜选择新一代明胶溶液琥珀明胶,商品名血定安和尿联明胶,也称海脉素,商品名血代,两者是较理想的胶体溶液,已广泛应用于临床。琥珀明胶输注后,血胶体渗透压峰值可达 4.6 kPa(34.5 mmHg),血管内消除半衰期为

4 小时,主要经肾小球滤过排出,输入后 24 小时大部分从尿中排出。琥珀明胶无剂量限制,对交叉配血、凝血机制和肾功能均无不良影响。大剂量(24 小时输 10～15 L)输入也不影响手术止血功能。尿联明胶扩容性能与琥珀明胶相似,唯其含钙离子、钾离子较高,应用时需加以注意。

血液稀释性扩容是指在麻醉诱导后,经静脉系统输入一定量的晶体液与胶体液(1∶1),使中心静脉压(CVP)达到正常值的高限,提高全身血管内与细胞外液的容量,并可通过稀释血液,血细胞比容以不低于 0.3 为限,以减少失血时血液有形成分的丢失,从而增强机体在大量失血时抵御失血性休克的能力。在临床上使用这种方法,既减少了等量血液稀释法带来的许多麻烦,同时又简便易行。

(3)充分止血:减少外科出血的有效方法是充分止血。但在出血量大且迅猛的骨癌手术,由于一部分患者的出血是来自撕裂的肌肉小血管的渗血,另一部分患者的出血则是来自肿瘤刮除时静脉丛的出血,因而给实施有效止血带来了很大困难。所以在实施出血量大的骨癌手术时,加快肿瘤切除或刮除的速度以及有效的压迫止血是减少骨癌手术时出血的最有效措施。对骶骨癌以及骨盆肿瘤的手术,切除或刮除肿瘤前,经盆腔内暂时阻滞一侧的髂内动脉,也是降低术野出血的有效方法。

(4)维持血流动力学稳定,防治失血性休克:术中应根据外科手术创伤的大小、部位及出血量的多少对输血、输液的类型做出合理的选择,以保持血流动力学的稳定。对失血量≤20%,血细胞比容>35% 的患者,只需输入平衡液即可,对失血量≤20%,血细胞比容<35% 的患者,可在输入平衡液的同时,输入胶体液;对失血量超过 30%(1 500～2 500 mL)的患者,在输入平衡液与胶体液的同时,需输入浓缩红细胞与全血,平衡液与失血量的比例可按 3∶1 给予,输血后的最终目标至少应保持血细胞比容在 30%,Hb 在 8 g/dL 以上,以保证全身组织有充分的氧供以及细胞功能的正常,为全身血流动力学的稳定提供保证。

另外,手术创伤导致大量功能性细胞外液进入新形成的急性分隔性水肿间隙,又称“第三间隙”,功能性细胞外液转为非功能性细胞外液,这部分细胞外液被封存起来,形成新的水肿区,因此,围术期必须考虑“第三间隙”体液丢失的补充。补充“第三间隙”丢失的体液宜用近似血浆电解质成分的平衡液,以保证机体内环境的稳定。严重手术、创伤的“第三间隙”体液丢失的补液量为 8 mL/(kg·h)或更多。

急性大量出血的骨癌手术,术中失血性休克在所难免,防治失血性休克是围术期的一项重要任务。治疗失血性休克的措施,一方面要快速加压输血、大量补液,另一方面要求骨科医师及时有效地止血。因为骨癌手术的台上止血只能是用纱垫或纱布压迫出血部位,常常给有效止血带来一定困难。如骶骨癌刮除术在几分钟之内出血量可达 2 000 mL 以上,使血压和 CVP 急剧下降,即使快速输血、输液也不能在短时间内输入这么多的容量,此时即使肿瘤仍未完全刮除,常常需让外科医师行局部压迫,暂停手术操作,待平均动脉压回升至 8.0 kPa(60 mmHg)以上时再行刮除。由于出血量大,除大量的血纱布和血纱垫以及手术部位手术单以外,地上以及手术者的身上均是患者的血液,给对失血量的准确估计带来困难,往往估计的失血量均低于实际的出血量,因而在大量输血的过程中,应多次检测设备动脉血气、Hb、血细胞比容,以指导输血补液,使血色素不低于 8 g/dL 和血细胞比容不低于 30% 为宜。

为了保证输血的有效及快速,除了麻醉前建立粗大静脉通路(三路外周静脉)以外,在大量出血前,应用加压输血器(进口)是行之有效的方法,因为此装置可将 200 mL 的血液在不到 1 分钟的时间内输入患者体内。在输血的同时,也必须输入晶体液及胶体液,以迅速补充丢失的血容量和细胞外液,以保持内环境的稳定和恢复血容量,提高血压,满足全身脏器的灌注。

当骨癌手术急性大量失血时,在快速大量输血和补液治疗过程中,要注意心脏功能评估,才能维持血流动力学的稳定。此时大部分患者CVP已恢复正常,而血压仍然较低,在此情况下,需考虑到心肌功能障碍的问题,其原因如下。①酸碱平衡失调:ACD血库存10～14天,pH可下降至6.77,主要由于葡萄糖分解和红细胞代谢产生乳酸和丙酮酸所致,当大量快速输库血给严重低血压患者时,必将加重代谢性酸中毒。pH的降低直接影响心肌有效收缩,所以当大量输血或存在长时间低血压、枸橼酸和乳酸代谢降低时,可用碱性药物来纠正酸中毒,并依血气分析调整剂量,以改善心肌功能。②高血钾症:骨癌手术急性大量失血定会导致失血性休克,休克可引起肾上腺皮质功能亢进,肝糖原分解增加,使钾离子从肝内释出,可使血钾增高。而库血保存7天后,血钾为12 mmol/L,21天可达35 mmol/L,因此大量输入库血后,会引起高血钾的危险。高血钾可加重低血钙对心肌的抑制,引起心律失常,甚至心搏骤停。此时要密切监测血气、血电解质及ECG的变化。应适当补充钙剂,以恢复血钾钙的正常比例。或给予胰岛素或葡萄糖溶液治疗。近来研究观察到大量输血后有12%的患者出现低血钾,这是因为机体对钾代谢能力很强,库血输入后血钾可迅速返回红细胞内,如患者有代谢性或呼吸性碱中毒,更可促进血清钾的下降,而出现低血钾。③枸橼酸中毒:枸橼酸中毒并不是枸橼酸本身引起的中毒,而是枸橼酸与血清游离钙结合,使血钙浓度下降,出现低血钙症体征:心肌乏力、低血压、脉压变窄、左室舒张末压及CVP升高,甚而心搏骤停。ECG出现Q-T间期延长。正常机体对枸橼酸的代谢能力很强,枸橼酸入血后迅速被肝脏和肌肉代谢,少量分布至细胞外液,还有20%从尿排出,不会出现枸橼酸在体内的蓄积,同时机体还能有效地动员体内储存的钙以补充血钙的不足。大量输ACD血通常并不引起低钙血症的发生。但当大量输血后出现心肌抑制、低血压或ECG有低血钙表现时才给予补钙;骨癌急性大量失血需以100 mL/min的速度快速输血时,应同时补钙剂为妥,以维护心功能的稳定。④低体温:大量输入冷藏库血可引起体温的下降。体温低于30%时,容易造成心功能紊乱,可出现血压下降或心室颤动、心动过缓甚至心搏骤停。低温还使氧解离曲线左移,促进低血钙症和酸中毒,并对钾离子敏感性增加,易引起心律失常。因此大量输血时应通过输血管道加温的方法使输入血加温,避免上述并发症的发生。

2.术中维护凝血功能和DIC的防治

(1)术中凝血功能异常的预测与预防:骨癌患者,术前应把血凝分析作为常规检查项目,包括凝血酶原时间(PT)及其活动度(AT)、部分凝血酶原时间(APTT),纤维蛋白原(FIB)、纤维蛋白(原)降解产物(FDP),D-二聚体,以及血小板计数(BPC)等。通过这些检查来筛选术前已有凝血功能异常的患者或诊断术中DIC的发生。对术前已有凝血功能障碍或术中可能发生DIC的高危者,术前应充分准备血小板、新鲜冷冻血浆(FFP)及凝血酶原复合物和纤维蛋白原及凝血因子等。术中应维持适当的麻醉深度,以避免增加纤溶活性,同时应避免缺氧、酸中毒使微循环淤血而增加创面渗血。术中大量输入库血时,应输一定比例的新鲜血,输入库血要加温,为防止枸橼酸中毒致低血钙症,应补钙剂,或输注大量的晶体液或胶体液会导致血液过度稀释而引起的稀释性凝血病,此时,要补充浓缩红细胞和凝血因子,以维持血液的携氧能力和凝血功能,减少创面的广泛渗血和减轻组织缺氧。此外,应用具有降压作用同时对血小板聚集和血栓形成具有抑制作用的钙通道阻滞剂尼卡地平,以保护血液的凝血功能。及时纠正低血压和防治失血性休克。

(2)术中凝血功能异常或DIC的诊断与治疗:由于骨癌手术的出血量大,又大量输血、输液,导致严重的凝血因子和血小板的稀释,造成渗血增加,给凝血异常和DIC的临床诊断带来一定的困难。然而术中手术部位渗血不止，血不凝，注射部位或穿刺部位的持续渗血，首先应考虑 DIC 的可能；随之行血凝分析检查，若血小板计数低于 $100×10^9/L$ 或进行性下降，PT（正常 13 秒左右）延长 3 秒以上，FIB 低于 1.5 g/L 或进行性下降，以及 FDP 高于 20 $\mu g/mL$ 即可诊断为 DIC。此时应及时去除病因，纠正诱发因素，积极治疗 DIC。输新鲜血，输注血小板、新鲜血浆、凝血酶原复合物或纤维蛋白原。大型手术中所发生的 DIC 应慎用肝素。

3.保护重要脏器，预防多系统器官衰竭

急性大量失血的骨癌手术，常常引起严重低血压，导致全身脏器低灌注。因此，低血压期间，全身重要脏器的保护是麻醉医师的又一项重要任务。

在急性大量失血过程中，迅速而有效的输血补液，及早纠正血容量的丢失和体液的补充，是防治持续性低血压和改善组织低灌注与缺氧状态的根本措施：①利用新型钙通道阻滞剂尼卡地平控制性降压，在控制性降压的同时，该药还具有脏器的保护性药理作用，能增强脏器抵抗缺血能力，避免低血压期间的脏器损害。实践表明，这一措施可明显减轻低血压后的全身脏器损害以及并发症的发生。②骨癌手术中通过等容血液稀释和血液稀释性预扩容以及失血后血液代偿性稀释，使血液黏滞性明显下降，红细胞在血液中保持混悬，不易发生聚集，使血液更容易通过微循环；血液稀释后血液黏度降低，使外周血管阻力下降，在同样灌注压力下，血流速度增加，有利于组织营养血流增加和代谢产物的排出，血流分布趋于均衡，便于组织对氧的摄取和利用。同时失血后血液稀释可以明显改善由于大量输入 2,3-DPG 含量低的库血，使氧解离曲线左移，血红蛋白和氧的亲和力增加而引起的严重组织缺氧现象。因此血液稀释后外周血管阻力降低，微循环血流增加，心排血量增加，组织氧摄取和利用增加，必然使组织器官的血流灌注得以改善。③ACD保存 5 天后即开始有血小板聚集物，保存 10 天后才形成纤维蛋白原-白细胞-血小板聚集物。这种聚集物可通过普通滤网于大量输血时进入患者血循环到达重要器官如脑、肺、肾等，影响其功能。最易受累的器官是肺，引起肺毛细血管阻塞和肺栓塞，进而导致肺功能不全或成人呼吸窘迫综合征（ARDS）。为避免或减少聚集物引起的重要器官功能障碍，于大量输血时使用微孔滤网，以阻止聚集物的滤过。

骨癌手术的严重创伤、大量失血、导致失血性休克，持续低血压，又大量输血，使肾血流灌注明显减少，并有肾小动脉的收缩，因而使肾小球滤过率减少，患者出现少尿。此时绝不要一开始即作为肾衰竭而限制补液来处理，通过中心静脉压和动脉血压监测，来判断血容量不足，应及时纠正低血容量、低血压以防止肾由功能性损害而转变为器质性病变。使平均动脉压在 6.7 kPa（50 mmHg）以上时，肾实质血流可满足肾代谢需要，同时保持充分供氧和肾血管充分扩张，一般不致引起肾小球和肾小管上皮细胞永久性损害。只有当血容量确已补足而尿量仍不增加时才有使用利尿药的指征。因此必须警惕急性肾衰竭的发生。保护肾功能，预防肾缺血至关重要。积极预防脑损害，在骨癌手术急性大量失血时，如低血容量、低血压得不到及时纠正，持续时间过久，将会损害脑血管的自身调节功能，而出现脑缺血缺氧，为此，应选用降低脑代谢率的麻醉药，同时充分提供高浓度氧，以增加脑组织氧的摄取；亦可头部冰袋降温行脑保护。

（五）麻醉监测

1.呼吸监测

除常规的呼吸监测项目如气道压（Paw）、潮气量、分钟通气量、呼吸次数、吸入氧浓度以外，$ETCO_2$ 监测和麻醉气体监测对早期发现呼吸异常、合理追加肌松药及较为准确地判断麻醉深度将起到重要作用。

2.血流动力学监测

对于手术损伤小、出血量不多的骨癌手术,监测 ECG、HR、无创血压(NIBP)及 SpO_2 即可满足要求。对创伤范围广、出血量大、手术时间长、容量不易调控的骨癌手术,还需行有创的桡动脉测压、CVP 监测,以利于准确、及时反映血流动力学的变化。对术前患有心血管疾病特别是冠心病患者及创伤巨大的骨癌手术,也可考虑经右颈内静脉插入 Swan-Ganz 漂浮导管,监测 PCWP、CO、CI、SV、SVI、SVRI、PVRI 及 $S\bar{v}O_2$ 等监测,以便合理地对患者的血流动力学状态做出准确判断和给予正确的处理。

有创监测下,应将压力传感器正确放置在零点水平。平卧位患者,零点水平应在左侧腋中线与第四肋间的交叉点;侧卧位患者的零点水平则在胸骨右缘第四肋间。准确的零点放置与校准对保证数值的准确可靠十分重要。

3.凝血功能监测

凝血功能监测的主要项目是血凝分析,其中包括血小板计数、PT、APTT、FIB、FDP 等,通过血凝分析可以准确判断凝血功能异常和诊断 DIC,并对治疗起指导作用。

4.血气与血乳酸监测

血气与血乳酸监测对于易发生失血性休克的骨癌患者特别重要。因为血乳酸含量和血气结果不但可反映全身组织是否发生缺血性的无氧代谢、是否存在全身氧债,而且可以结合 CI、$S\bar{v}O_2$ 判断造成全身氧债的原因,依此拟订出合理治疗方案,并对治疗效果作出判断,以指导麻醉医师围术期对患者的处理。动脉血乳酸正常值为 0.3～1.5 mmol/L,静脉血可稍高,为1.8 mmol/L。

5.肾功能监测

尿量是反映肾血流灌注的重要指标,亦可反映生命器官的血流灌注的情况。围术期宜保持尿量不少于每小时 1.0 mL/kg。如果尿量少于每小时 0.5 mL/kg,提示有显著的低血容量和/或低血压,而且组织器官灌流不足,或有显著体液负平衡存在。对于血压恢复正常、血容量已补足的患者,若尿量仍少,应考虑以下几方面原因,其一,由于术前患者的过度紧张,导致抗利尿激素分泌过多,导致肾小管对原尿的重吸收增多引起少尿。对此类患者,只需给予小量呋塞米5 mg(静脉推注),即可在10～15 分钟后尿量有明显增加。其二,机械因素,骨科手术大多在不同的体位下进行,易造成尿管的压迫、打折,甚至尿管插入位置异常。所以在给予呋塞米以前,应首先检查尿管是否通畅,否则会因给予大量呋塞米后导致大量尿液潴留在膀胱内,引起逼尿肌麻痹。其三,尿量仍少,比重降低,则有可能已发生急性肾衰竭。

输液利尿试验:对少尿或无尿患者,静脉注射甘露醇 12.5～25.0 g,3～5 分钟内注完,如尿量增加到400 mL/h 以上,表示肾功能良好,属于肾前性少尿;如无反应,可再静脉注射 25 g 甘露醇加呋塞米 80 mg,如仍无反应,可考虑已有肾性肾衰竭。

6.电解质监测

血钾和血钙是术中常用的电解质指标,特别是对于大量输血的骨癌手术,更是必不可少。虽然从理论上看,输入大量库存血易致高血钾,但临床观察发现,低血钾在大量输血后亦较为多见,因此在大量输血后,不可过于强调高血钾而忽视低血钾的存在,导致处理失误。输血后低血钙比较少见,但在短时间内大量快速输血,仍应注意到有发生低血钙的可能。应根据电解质的检测结果给予及时纠正与合理治疗。

(张涣君)

第九章 妇科手术麻醉

第一节 妇科腹腔镜手术麻醉

自从 20 世纪开始,妇科医师们就开始运用腹腔镜技术进行诊断盆腔疾病,腹腔镜技术便广泛应用于临床诊疗过程中。近年来随着器械和技术的发展,先进的腹腔镜技术已经将目标转向了老年、小儿患者和病情更复杂的患者,相应地也使麻醉技术的复杂程度增加了。一方面,腹腔镜手术操作过程影响心肺功能,另一方面,介绍给患者的信息是腹腔镜安全、简单、损伤小和疼痛轻等优点,而实际上此类手术的麻醉风险并不比其他手术的风险低,相应地增加了一些与腹腔镜相关的特殊问题,这就给临床麻醉提出了更高的要求。本节主要介绍妇科腹腔镜手术技术的发展,人工气腹对机体的生理影响,妇科腹腔镜手术的麻醉及其主要并发症。

一、妇科腹腔镜手术技术的发展

早在 1901 年俄罗斯的 Dimitri 就使用内镜技术通过阴道后切口检查了盆腔和腹腔内脏器情况并命名其为腹腔镜,同年,德国的 Kelling 实施了腹腔镜检查的动物试验。1910 年瑞典的 Jacobeus 首次报道临床真正意义上的腹腔镜检查,此后很多妇科医师和内科医师接受这一技术并在临床广泛开展起来。然而由于其治疗价值受限,很快大家都对此技术失去了兴趣。直到 1933 年妇科学家 Fervers 首次成功使用腹腔镜检查实施盆腔粘连电凝松解术,这才使腹腔镜检查的目的开始从单纯的辅助检查转向了实施手术治疗。20 世纪 50 年代后,纤维冷光源技术引入腹腔镜设备使该医疗手段的并发症大幅度降低,在很大程度上促进了腹腔镜技术的发展。1987 年,电视辅助技术首次与腹腔镜相结合令法国医师 Mouret 首次完成了腹腔镜胆囊切除术,并在全球范围得到迅速发展。临床实践证明,腹腔镜技术具有如下优点:降低术后疼痛程度,更好的术后形象效果,更快地恢复到正常状态。由于降低了肺部并发症,更低的术后感染率,对机体干扰小和术后更好的呼吸功能,故缩短了术后留院观察时间。此后,临床上应用腹腔镜技术开展了食管部分切除、迷走神经干切除、圆韧带贲门固定术、先天性肝囊肿开窗引流术、肝脓肿引流术、胃肠吻合术、脾切除术、肾上腺切除术、胆总管探查术、胆总管 T 管引流术、原发性肝癌和肝转移癌切除术、胰十二指肠切除术、结肠切除术、袢状肠造瘘术、疝修补术等各种手术。

虽然 Dimitri 首次实施腹腔镜检查时没有应用人工气腹技术,但是真正意义上的腹腔镜检查却应用了人工气腹技术以便形成手术空间来显露手术野。通常人工气腹使用的气体要求符合如下条件：①不影响术者视野，要求使用无色气体。②不能使用助燃气体以防使用电凝引起组织烧伤。③必须使用非可燃可爆气体。④不易吸收或者吸收后可以迅速排泄。⑤血液中溶解度高。因此，临床上适用于人工气腹的气体是 CO_2。目前，临床上也多数应用 CO_2 人工气腹技术实施腹腔镜手术。20 世纪 80 年代德国的妇产科学家 Semm 首先发明了自动充气测压气腹机、吸引-冲洗系统以及模拟训练系统等一系列设备，为腹腔镜技术的推广作出巨大贡献，促进了腹腔镜技术的发展与应用。随着临床上的广泛应用，人们逐渐发现了一些腹腔镜手术时与 CO_2 人工气腹相关的并发症，如腹腔内充入 CO_2 气体可以造成持久的高碳酸血症和酸血症、膈肌抬高、皮下气肿、肩部酸痛、心律失常、下肢深静脉淤血和血栓形成、腹腔内脏缺血、空气栓塞等。

为了避免以上 CO_2 人工气腹相关的并发症，20 世纪 90 年代初人们开始研制和开发了免气腹手术器械，以克服气腹的缺陷，使腹腔镜手术的适应证得到进一步扩展。免气腹技术是利用钢条穿过腹壁皮下然后连接机械连动装置提拉起前腹壁，或者是通过电动液压传动装置连接一腹壁提拉器，将全腹壁吊起以形成手术空间。其特点是：手术切口长度以完整取出手术标本为原则，切口与普通腹腔镜手术相同，仅需另作一穿刺孔，甚至可不作穿刺孔，创伤更小，符合微创手术原则；不需要气腹，利用拉钩于腹膜后形成较大的手术空间，避免了气腹并发症及气腹对下腔静脉和心肺的压迫，对血流动力学影响小；在直视和监视器下手术操作，减少了初学者造成损伤的概率，缩短了学习曲线；能利用手指进行触摸、分离和牵拉组织结构、缝合和止血，初学者易掌握；手术时间明显短于普通腹腔镜手术，手术器械则与开放手术基本相同，减少了普通腹腔镜手术必需的一次性手术材料、器械费用；免气腹腹腔镜手术因其无须腹腔充气而避免了一切气体对人体可能造成的危害，因严重心肺疾病而不能耐受气腹腹腔镜手术的患者可以进行免气腹腹腔镜手术，扩大了腹腔镜手术的适应证。但应认识到免气腹腹腔镜技术上的不足和缺憾，主要表现在手术野的暴露受限，肥胖患者相对禁忌，随着人们对现有的免气腹装置的不断改进，可能研制出更新型方便实用的免气腹装置。

一项对比 CO_2 人工气腹腹腔镜与免气腹腹腔镜手术的临床研究发现，两种方法并发症的发病率分别是 0.07% 和 0.17%，认为虽然免气腹腹腔镜技术可以避免与 CO_2 人工气腹相关的并发症，但是却相应地增加了内脏、血管损伤的发生率。因此 Hasson 认为，免气腹腹腔镜技术尚不能替代人工气腹腹腔镜技术，但是却为符合非人工气腹腹腔镜手术适应证的患者提供了一种微创手术的方法。

妇科腹腔镜检查手术适应证：①异位妊娠、附件扭转等急性腹痛诊断和治疗。应用腹腔镜可以准确定位异位妊娠病灶、是否破裂出血、腹腔积血量等情况，同时可以实施电凝止血、切除病灶，也可以明确附件扭转的原因（多为附件囊肿或良性肿瘤）并进行治疗。②慢性盆腔疼痛的诊断和治疗。可以应用腹腔镜明确盆腔的粘连并进行电凝松解术。③不孕症的诊断和治疗。腹腔镜检查可以明确不孕症的原因是否盆腔粘连、子宫内膜异位症、输卵管闭锁等，实施盆腔粘连松解、输卵管闭锁伞端造口或成形术。④子宫内膜异位症的诊断和治疗。⑤子宫肌瘤的诊断和治疗。可以在腹腔镜下确定子宫肌瘤的大小数目，实施子宫肌瘤切除术或者子宫切除术等。⑥盆腔包块的诊断和治疗。腹腔镜下可以明确盆腔包块的大小、部位，实施卵巢囊肿剥除术、畸胎瘤切除术等。⑦妇科恶性肿瘤的治疗。腹腔镜下可以实施早期宫颈癌、子宫内膜癌、早期卵巢癌手术。⑧盆底疾病和生殖器畸形的诊断和治疗。腹腔镜下可以实施盆底韧带重建术治疗盆腔器官脱垂，实施生殖器畸形矫治手术。

当前腹腔镜手术技术尚存在视野非立体空间图像等一些无法解决的问题，未来腹腔镜技术可能由于三维成像技术和图像导航手术技术的发展得到进一步的发展。

二、人工气腹和手术体位对人体生理的影响

如前所述,目前主要使用 CO_2 人工气腹实施腹腔镜手术,在 CO_2 人工气腹期间腹内压力升高、CO_2 吸收、麻醉、体位改变、神经内分泌反应及患者基本状态之间相互作用,可以导致呼吸、循环系统一系列变化,引起其他系统的常见并发症及不良生理学反应如皮下气肿、影响肝脏代谢和肾脏功能等。

(一) CO_2 人工气腹和手术体位对心血管系统的影响

CO_2 气腹对循环系统功能的影响主要与腹腔内压力(IAP)升高影响静脉回流从而影响回心血流(前负荷)以及高碳酸血症引起交感兴奋儿茶酚胺释放、肾素-血管紧张素系统激活、血管升压素释放导致血管张力(后负荷)增加有关。气腹期间 IAP 一般控制在 $1.6 \sim 2.0$ kPa($12 \sim 15$ mmHg),由于机械和神经内分泌共同介导,动脉血压升高,体循环阻力增加,心脏后负荷加重,气腹可使心排出血量降低 $10\% \sim 30\%$,心脏疾病患者心排出血量可进一步下降;另一方面,增加的腹内压压迫腹腔内脏器,使其内部血液流出,静脉回流增加,CVP 升高,心脏前负荷增加,心排血量增加,血压上升。而当 IAP 超过 2.0 kPa(15 mmHg)时,由于下腔静脉受压,静脉回流减少,CVP 降低,心脏前负荷降低,心排血量降低,血压下降。由于 CO_2 易溶于血液,人工气腹过程中不断吸收 CO_2,当 $PaCO_2$ 逐渐升高至 6.7 kPa(50 mmHg)时,高碳酸血症刺激中枢神经系统,交感神经张力增加,引起心肌收缩力和血管张力增加,CO_2 的直接心血管效应使外周血管扩张,周围血管阻力下降,引起反射性儿茶酚胺类递质分泌增加,增强心肌兴奋性,可能诱发室上性心动过速、室性期前收缩等心律失常。在置入腹腔穿刺针或者穿刺套管过程中,人工气腹引起腹膜受牵拉、电凝输卵管刺激、二氧化碳气栓等情况均可引起迷走神经反射,导致心动过缓;而 CO_2 人工气腹引起的高碳酸血症引起交感兴奋儿茶酚胺释放、肾素-血管紧张素系统激活可以导致患者心动过速。CO_2 人工气腹对患者术中循环系统的影响并非表现为前述某一个方面的情况,而是上述各方面因素综合作用的结果。心血管功能正常的患者通常可以耐受人工气腹导致的心脏前后负荷的改变。患有心血管疾病、贫血或低血容量患者可能无法代偿人工气腹 IAP 改变引起的心脏前后负荷改变,人工气腹充气、补充容量和变换体位时需要特别谨慎。IAP 对心脏前负荷的影响还与机体自身血容量状态有关,在手术中由于患者迷走神经过度兴奋,人工气腹 IAP 过高,腹膜牵拉,CO_2 刺激反射性引起迷走神经兴奋,过度的迷走神经兴奋可抑制窦房结,导致脉率及血压下降,高碳酸血症时心肌对迷走神经的反应性增强,如果同时存在低血容量状态,易引起心搏骤停。

腹腔镜手术人工气腹期间患者体位对循环系统的影响比较复杂,头高位时回心血量减少,心排血量下降,血压下降,心指数降低,外周血管阻力和肺动脉阻力升高,这种情况让人容易与麻醉过深引起的指征相混淆,临床麻醉过程中应注意区分。相反,当头低位时回心血量增加,心排血量增大,血压升高,肺动脉压力、中心静脉压及肺毛细血管楔压增高。

(二) CO_2 人工气腹和手术体位对呼吸系统的影响

由于腹腔内充入一定压力的 CO_2 可使膈肌上升,肺底部肺段受压,胸肺顺应性降低,通气-血流比失调,气道压力上升,功能残气量(FRC)下降,潮气量及肺泡通气量减少,从而影响通气功能。气腹 IAP 在 $1.6 \sim 2.0$ kPa($12 \sim 15$ mmHg)范围内可以使肺顺应性降低 $30\% \sim 50\%$、使气道峰压和平台压分别提高 50% 和 81%。IAP 达 3.3 kPa(25 mmHg)时,对膈肌产生 30 g/cm^2 的推

力,膈肌每上抬 1cm,肺的通气量就减少 300 mL。尤其是肥胖患者术前胸廓运动受阻,横膈提升,双肺顺应性下降,呼吸做功增加,耗氧量增多等,加上术中建立气腹,进一步增加腹内压,膈肌上抬明显,使功能残气量明显下降,导致患者出现通气-血流比失衡,甚至带来严重的不良后果。呼吸功能不全的患者则应慎行腹腔镜手术,因呼吸功能不全的患者腹腔镜手术中建立 CO_2 气腹后,肺顺应性降低,潮气量减少,同时易产生高碳酸血症和 CO_2 潴留。人工气腹后,$CO=$的高溶解度特性,使之容易被吸收入血,加上 IAP 升高导致的胸肺顺应性下降、心排血量减少致通气-血流比失调,容易形成高碳酸血症。随着气腹时间延长,人体排出 CO_2 的能力减弱,高碳酸血症进一步加剧。此时,呼气末 CO_2 浓度已经不能反映血液的 CO_2 浓度的真实情况。临床上,长时间 CO_2 人工气腹时应当进行动脉血气分析监测。

妇科腔镜手术采用头低脚高位时,可使功能残气量进一步减少,肺总量下降,肺顺应性降低 $10\%\sim30\%$,对呼吸系统影响加重。头低位时,腹腔内容物因重力和气腹压的双重作用,可使膈肌上抬,胸腔纵轴缩短,肺活量及功能残气量降低,呼吸系统顺应性下降,气道阻力增大,从而影响患者的通气功能,且随着气腹时间延长,变化越来越明显。

(三)CO_2 气腹对肝脏代谢的影响

CO_2 人工气腹时 IAP 急剧升高压迫腹内脏器和血管,使血液回流受阻,体内儿茶酚胺递质释放增加,同时 CO_2 气腹引起的高碳酸血症,引起肠系膜血管收缩,使肝血流量减少,肝血流灌注不足是影响肝功能的直接原因。由于肝脏缺血缺氧,使肝细胞内 ATP 合成下降,引起各种离子出入细胞内外,导致细胞生物膜、细胞骨架及线粒体功能障碍,造成肝细胞损害。另外,手术结束时突然解除气腹,血流再通,内脏血流再灌注,出现一过性充血,在纠正缺血缺氧的同时,亦会产生缺氧-再灌注损伤,不可避免地引起活性氧自由基增多,使磷脂、蛋白质、核酸等过度氧化损伤,进一步造成肝细胞损伤,甚至坏死。

(四)CO_2 气腹对肾脏功能的影响

CO_2 气腹条件下对肾脏功能的影响主要表现在对尿量、肌酐清除率、肾小球滤过率、血肌酐及 BUN 的影响。CO_2 人工气腹引起 IAP 升高,直接压迫肾脏,使肾皮质灌注血流下降,可导致肾脏尿排出量减少。这已在动物试验和临床中得以证实,而且气腹压越高,尿量减少就越明显。CO_2 气腹还影响肾脏中的激素水平,人工气腹机械刺激导致血浆肾素-血管紧张素系统被激活,引起肾血管收缩,降低肾血流量,影响肾功能。

(五)CO_2 人工气腹对颅内压的影响

由于妇科腹腔镜手术 CO_2 人工气腹期间发生的高碳酸血症、IAP 升高、外周血管阻力升高以及头低位等因素的影响,引起脑血流量(CBF)增加,颅内压升高。人工气腹期间 CO_2 弥散力强,腹膜面积大,CO_2 经腹膜和内脏吸收,致血 CO_2 分压及呼气末 CO_2 分压($PETCO_2$)上升,很容易形成碳酸血症,可使 CBF 明显增加,且随气腹时间延长,CBF 增加更加明显,一方面由于 CO_2 吸收引起高碳酸血症,而 CBF 对 CO_2 存在正常的生理反应性,当 $PaCO_2$ 在 $2.7\sim8.0$ kPa $(20\sim60$ mmHg)范围内与 CBF 呈直线相关,$PaCO_2$ 每升高 0.13 kPa(1 mmHg),CBF 增加 $1\sim2$ mL/(100 g·min)。另一方面是腹内压增高刺激交感神经,导致平均动脉压增高,同时伴有微血管痉挛而致血流减少,CBF 增加主要体现在局部大血管,形成脑充血,从而使脑组织氧摄取和利用减少。

(六)CO_2 气腹对神经内分泌和免疫系统的影响

腹腔镜手术对神经内分泌的影响明显轻于同类开腹手术。CO_2 气腹可引起血浆肾素、血管升压素及醛固酮明显升高。结合时间-效应曲线分析,可发现上述三者与外周血管阻力(SVR)及 MAP 变化密切相关;促肾上腺皮质激素、肾上腺素、去甲肾上腺素、皮质醇和生长激素虽有增加,但变化不显著,而且在时间上也晚于血管升压素等;催乳素则依据气腹中是否使用过阿片类镇痛药而有不同改变。腹腔镜手术与开腹手术后白细胞介素均有升高,但开腹手术患者的升高水平比腹腔镜手术患者明显,因此腹腔镜手术免疫抑制程度小。研究表明,CO_2 具有免疫下调作用。

此外,CO_2 人工气腹期间易发生皮下气肿,可能因为腹腔镜手术早期,穿刺套管多次退出腹腔,穿刺套管偏离首次穿刺通道致腹腔处有侧孔,腹腔内气体移入皮下所致。

三、妇科腹腔镜手术的麻醉

(一)麻醉前准备

1.麻醉前访视

麻醉医师应该在麻醉前 1～2 天访视患者,全面了解患者一般状态、既往史、现病史及疾病治疗过程,与妇科医师充分沟通,了解手术具体方案,评估麻醉中可能出现的问题,制订合适的麻醉方案。

(1)详细了解病史、认真实施体格检查:询问患者既往是否有心脏病史、高血压病史、血液系统病史、呼吸系统病史、外伤史、手术史、长期用药史以及药物过敏史等;进行全面的体格检查,重点检查与麻醉相关的事项,如心肺功能、气道解剖和生理状况等。

(2)查阅实验室检查及辅助检查结果:血、尿、便常规,胸透或胸部 X 线片、心电图;血清生化、肝功能检查;年龄大于 60 岁者或有慢性心肺疾病者应常规做动脉血气分析、肺功能检查、屏气时间等。查阅相关专科检查结果,了解患者病情。

(3)与患者和术者充分沟通:使患者了解手术目的、手术操作基本过程、手术难度及手术所需要的时间等情况,根据患者病情向术者提出术前准备的建议,例如是否需要进一步实施特殊检查,是否需要采取措施对患者血压、血糖及电解质等基础状态进行调整等。

(4)对患者作出评价:在全面了解患者病情的基础上评价患者 ASA 分级、评估心功能分级和气道 Mallampati 分级,制订合适的麻醉方案,向患者交代麻醉相关事项,让患者签署麻醉知情同意书。

2.患者准备

(1)患者心理准备:通过向患者介绍麻醉方法、效果和术后镇痛等情况,尽量消除患者对手术造成痛苦的恐惧、焦虑心理,充分了解患者的要求与意见,取得患者的充分信任,使患者得到充分的放松和休息,减少紧张导致的应激反应。

(2)胃肠道准备:术前访视患者应告知患者术前禁食水时间,以防患者因不知情而影响麻醉。一般情况下,妇科医师会给患者使用缓泻剂以清理胃肠道、防止手术中胀大的肠管影响术野清晰,妨碍手术操作。

3.麻醉器械、物品准备

(1)麻醉机:麻醉前常规检测麻醉机是否可以正常工作,包括检查呼吸环路是否漏气,气源是否接装正确,气体流量表是否灵活准确,是否需要更换 CO_2 吸收剂等。

(2)监护仪:检查监护仪是否可以正常工作,通常要监测血压、心电图、脉搏氧饱和度、呼气末 CO_2 浓度、体温等。

(3)麻醉器具:检查负压吸引设备是否工作正常,检查急救器械和药品是否齐备。在麻醉诱导前准备好麻醉喉镜、气管导管、气管导管衔接管、牙垫、导管管芯、吸痰管、注射器、口咽通气道、吸引器、喉罩等器械物品,并检查所有器械物品工作正常。

(二)妇科腹腔镜手术麻醉选择

麻醉医师应当在选择麻醉方式的一般原则的基础上,根据腹腔镜手术的特点、患者体质的基本状态、麻醉设备情况、麻醉医师的技术和临床经验来决定实施麻醉的方案。

1.人工气腹腹腔镜手术麻醉方法选择

(1)全身麻醉:虽然腹腔镜手术对局部的损伤小,但是如前所述人工气腹腹腔镜手术过程中对患者的呼吸循环功能影响较大,因此应该选择全身麻醉实施手术。这样就利于术中患者气道管理,调节合适的麻醉深度,控制不良刺激引起的有害反射,有利于保证适当的麻醉深度和维持有效的通气,又可避免膈肌运动,利于手术操作,在监测 $PETCO_2$ 下可随时保持通气量在正常范围。全身麻醉期间宜应用喉罩或者气管插管进行气道管理,时间短小、术中体位变化不大、采用低压人工气腹技术时,可以在应用喉罩通气道的情况下安全实施手术;而由于气管插管全身麻醉是最确切、安全的气道管理技术,因此目前临床上大多数人工气腹腹腔镜手术都是采用这种气道管理方式,尤其是手术时间长,术中体位变动大的情况更是应该实施气管插管。

(2)椎管内麻醉:椎管内麻醉镇痛确切、肌松效果良好,可以基本满足腹腔镜手术的麻醉镇痛需要,但是 CO_2 人工气腹升高的 IAP、手术操作牵拉腹膜、CO_2 刺激等均可导致迷走神经反射性增强;CO_2 人工气腹期间导致的高碳酸血症也使心肌迷走神经反射增强;椎管内麻醉阻滞部分交感神经,导致副交感神经相对亢进;椎管内麻醉不能满足手术过程中所有的需要,患者舒适度差,可以辅助静脉镇静-镇痛剂,使用不当则会影响到呼吸、循环系统的稳定;上述这些因素都是导致患者术中出现腰背、肩部不适,甚至虚脱、恶心呕吐等症状,使手术无法继续进行,而且这些因素也是麻醉过程中发生不良事件的潜在风险,麻醉管理起来相当困难,因此目前已基本不选择椎管内麻醉实施人工气腹腹腔镜手术。诊断性检查,或短小手术,可考虑选择椎管内麻醉。

2.免气腹腹腔镜手术麻醉方法选择

(1)局麻:如前所述,时间短小的免气腹腹腔镜检查术是采用局麻的适应证。

(2)椎管内麻醉:由于免气腹腹腔镜手术没有人工气腹操作导致一系列的生理学改变,但是要求腹肌松弛度良好,以便腹壁得到充分悬吊,为手术创造良好视野;椎管内麻醉镇痛确切、肌松效果好,术后恢复快,术后恶心呕吐发生率低,因此椎管内麻醉尤其是腰硬联合麻醉是妇科免气腹腹腔镜手术的理想麻醉选择。

(3)全身麻醉:虽然椎管内麻醉可以满足妇科免气腹腹腔镜手术的麻醉要求且有前述的很多优点,但是由于妇科患者大多数存在恐惧、焦虑等情况,很多患者自己选择全身麻醉实施手术,这些患者就是实施全身麻醉的适应证。

(三)妇科腹腔镜手术麻醉实施

虽然妇科腹腔镜手术以手术创伤小、对患者生理功能影响小为特点,但我们不可否认的是妇科腹腔镜手术的麻醉并不简单。虽然妇科腹腔镜手术的器械日新月异,随着科技的发展不断地为妇科医师实施手术创造条件,但是我们的麻醉设备和技术却仍然保持其基本面貌没有太大的改变。这就要求麻醉医师认真准备,努力以既往娴熟的技术来满足现代手术的需要。

(四)妇科腹腔镜手术麻醉监测与管理

1.妇科腹腔镜手术麻醉监测

妇科腹腔镜手术麻醉过程中在选择了合适麻醉方法的基础上必须进行合理的监测来及时发

现异常情况和减少麻醉并发症。妇科腹腔镜手术麻醉时通常需要常规监测心电图、无创动脉血压、脉搏血氧饱和度、体温、气道压、$PETCO_2$、肌松监测、尿量等项目。对于肥胖患者、血流动力学不稳定患者以及心肺功能较差患者,术中需要实施动脉穿刺置管严密监测血压变化、定时监测血气分析。

(1)$PETCO_2$监测是妇科腹腔镜手术麻醉期间最常用的无创监测项目,用以代替$PaCO_2$来评价人工气腹期间肺通气状况。然而应该特别注意的是人工气腹时由于通气/血流不相匹配致使$PETCO_2$与$PaCO_2$之间浓度梯度差异可能增加,此时两者的浓度梯度差已不是普通手术全身麻醉时的两者之间相差$0.4\sim0.7$ kPa($3\sim5$ mmHg),而是因患者心肺功能状态、人工气腹IAP大小等因素而异。因此,我们无法通过$PETCO_2$来预测心肺功能不全患者的$PaCO_2$,故在这种情况下就需要进行动脉血气分析来评价$PaCO_2$以及时发现高碳酸血症。对于肥胖患者、术中高气道压、低氧血症或$PETCO_2$不明原因增高患者,也需要监测动脉血气分析。

(2)妇科腹腔镜手术机械通气时术中监测气道压的变化有利于及时发现IAP过高。当IAP升高时,由于膈肌抬高,胸肺顺应性降低,导致气道压升高,故当术中发现气道压较高时,排除气道梗阻、支气管痉挛等情况后,应当提醒术者注意IAP是否太高。

(3)妇科腹腔镜手术期间应当监测患者肌松状态,术中肌肉松弛,以使腹壁可以有足够的伸展度,令腹腔镜有足够的操作空间,且清楚的视野,同时可以降低IAP;另一方面,足够的肌松状态也可以确保患者术中不会突然运动,导致意外损伤腹腔内组织器官。

2.妇科腹腔镜手术麻醉管理要点

妇科腹腔镜手术的特点决定了麻醉的特点,除遵循常规的麻醉原则外,尚需针对妇科腹腔镜手术的特点注意相应的特殊问题。一般地,腹腔镜手术麻醉过程中首先要维持手术时适宜的麻醉深度,合适的肌肉松弛状态,以防术中患者突然运动造成腹腔内组织器官损伤。其次,CO_2人工气腹腹腔镜手术时,要适当过度通气,以维持体内酸碱平衡状态。第三,妇科腹腔镜手术时体位改变也可能对患者造成一定的影响,应当注意防止体位改变引起的损伤。这里主要叙述CO_2人工气腹腹腔镜手术时全身麻醉的管理要点。

(1)麻醉维持:提供适当的麻醉深度,保障循环和呼吸平稳,适当的肌松状态并控制膈肌抽动,慎重选择麻醉前用药和辅助药,保证术后尽快苏醒,早期活动和早期出院。妇科腹腔镜手术时间一般较短,因此要求麻醉诱导快、苏醒快、并发症少。适合于此类手术麻醉维持的药物及方式有:①丙泊酚、芬太尼、罗库溴铵静脉诱导,吸入异氟烷、七氟烷维持麻醉,术中适量追加肌松剂。②丙泊酚、芬太尼、罗库溴铵静脉诱导,静脉靶控输注丙泊酚、瑞芬太尼或者可调恒速输注丙泊酚、瑞芬太尼维持麻醉,术中适量追加肌松剂。③吸入七氟烷麻醉诱导,吸入或者静脉麻醉维持。

(2)妇科腹腔镜手术麻醉循环管理:腹腔镜手术人工气腹IAP在1.96 kPa(20 cmH$_2$O)以下时,中心性血容量再分布引起CVP升高,心排血量增加。当IAP超过1.96 kPa(20 cmH$_2$O)时,则压力压迫腹腔内血管影响右心充盈而使CVP及心排血量降低,麻醉过程中应当考虑这些因素对循环的影响,采取相应的措施。当人工气腹头低位时,要注意由于头低位可能引起回心血量增加,前负荷增加,引起血压升高,并非是麻醉深度不足的表现,不要一味加深麻醉而致麻醉药过量。腹腔镜手术过程中可能由于人工气腹压力升高、手术操作牵拉腹膜等因素,引起迷走神经反射,导致心动过缓,应当及时发现,对症处理。术中根据手术出血量情况适当输血补液,维持患者血容量正常。

（3）妇科腹腔镜手术麻醉呼吸管理：目前，腹腔镜手术多数是在 CO_2 人工气腹下实施的，腹内压升高可致膈肌上抬而引起胸肺顺应性下降，潮气量下降，呼吸无效腔量增大，FRC 减少，$PETCO_2$ 或 $PaCO_2$ 明显升高，BE 及 pH 降低，$PaCO_2$ 增加，加之气腹时腹腔内 CO_2 的吸收，造成高碳酸血症，上述变化在头低位时可更显著。人工气腹后，腹式呼吸潮气量降低，胸式呼吸潮气量与总潮气量比值增加，均说明腹部呼吸运动受限，因此要求人工机械通气实施过度通气。常规实施 $PETCO_2$ 监测，及时调节呼吸参数，使 $PETCO_2$ 维持在 4.7～6.0 kPa（35～45 mmHg）之间。

（4）苏醒期管理：妇科腹腔镜手术结束后早期，即使是已经停止了 CO_2 人工气腹，由于手术过程中人工气腹的作用，患者仍然有可能存在高碳酸血症，这种状态一方面可以刺激患者呼吸中枢，使患者呼吸频率增快，通气量增加，另一方面也导致患者 $PETCO_2$ 升高。如果在此期间由于麻醉药物残留患者呼吸功能尚未完全恢复，通气量不足，更加容易加重高碳酸血症状态，导致严重后果，此时就需要延长机械通气时间，等待患者通气功能完全恢复后方可停止机械通气。术前患有呼吸系统疾病的患者可能无法排出多余的 CO_2 导致高碳酸血症甚至呼吸衰竭。患有心脏疾病的人可能由于腹腔镜人工气腹导致的高碳酸血症而引起血流动力学状态不稳定。麻醉医师必须关注这些腹腔镜手术结束时特有的情况，并且予以及时处理。

（5）术后镇痛：虽然与开腹手术相比，腹腔镜手术后患者的疼痛程度相对轻，持续时间也没有开腹手术疼痛时间长，但是腹腔镜手术后也是相当痛的，因此也需要预防和处理。通常可以使用局麻药、非甾体抗炎药和阿片类镇痛剂来进行处理，可以手术开始前非甾体抗炎药等实施超前镇痛，使用也可以这几种药物联合应用。

3.妇科腹腔镜手术麻醉常见问题及处理

（1）妇科腹腔镜手术过程中可能会出现低血压、心动过缓、心动过速等心律失常、CO_2 蓄积综合征和 CO_2 排出综合征等并发症。气腹后 CVP 升高，肺内分流量增大，下腔静脉受压回流减少，心排血量下降，可致血压下降，CO_2 吸收入血可致总外周阻力增加，通气/血流比例失调，因而可增加心肺负荷。人工气腹吹胀膈肌、手术操作牵拉腹膜，都可能引起迷走神经反射，高碳酸血症心肌对迷走神经的反应性增强，引起心动过缓。气腹压和术中头低位所致的血流动力影响，对心功能正常者尚能代偿，但心血管系统已有损害者将难以耐受。患者存在高碳酸血症可能引起 CO_2 蓄积综合征，使患者颜面潮红、血压升高、心率增快。在 CO_2 快速排出后容易导致 CO_2 排出综合征，使患者血压急剧下降，甚至可能导致心搏骤停。另外，手术期间由于呼吸性酸中毒、缺氧、反应性交感神经刺激都可能导致心律失常。如果术中发生低血压，首先要分辨低血压原因，如果是由于 IAP 过高导致静脉回流减少所致，应提醒妇科医师调整 IAP，如果是由于麻醉深度过深导致低血压则需降低麻醉药用量，在没有查清原因前，可以对症处理。对于心动过缓者，给予阿托品静脉注射对症处理。术中监测 $PETCO_2$，调整呼吸参数，防止 CO_2 蓄积，一旦出现 CO_2 蓄积，在处理时要逐步降低 $PETCO_2$，以防出现 CO_2 排出综合征。

（2）气管导管移位进入支气管：由于人工气腹期间腹腔内压力增加，膈肌上升，肺底部肺段受压，头低位时引起腹腔内脏器因重力而向头端移位，使胸腔长径缩短，气管也被迫向头端移位，从而使绝对位置固定的气管导管与气管的相对位置发生改变，原本位于气管内的导管滑入了支气管内，导致单肺通气，患者表现为低氧血症、高碳酸血症、气道压上升，故当人工气腹建立后、体位改变后都要重新确认气管导管位置，以及时发现气管导管进入支气管。相反地，当头低位时，也可能由于重力的原因导致气管导管滑脱，这种情况相对少见。

（3）胃液反流：人工气腹后，因胃内压升高可能致胃液反流，清醒患者常有胃肠不适的感觉，全麻患者则有吸入性肺炎之虑。因此，要求术前常规禁食至少 6 小时，禁水 4 小时，术中经胃管持续胃肠减压。术前应用抗酸药和 H_2 受体阻滞药可提高胃液 pH，以减轻误吸的严重后果。气管插管选用带气囊导管，气腹过程中常规将气囊充足。

（4）术后恶心呕吐：由于女性患者容易发生恶心呕吐、腹腔镜手术人工气腹牵拉膈肌、术中以及术后使用阿片类药物等因素，所以妇科腹腔镜手术后恶心呕吐发生率较高。所以妇科腹腔镜手术以后可以预防性使用止呕药，尤其是术后使用阿片类药物镇痛者更应该使用。甲氧氯普安、氟哌利多以及 5-HT 受体阻滞剂昂丹司琼、阿扎司琼、托烷司琼等均可以降低术后恶心呕吐的发生率。

四、妇科腹腔镜手术并发症

与妇科腹腔镜手术有关的并发症因手术的不同和术者的经验而异，麻醉医师必须清楚可能出现的潜在风险，及时发现并处理这些问题，以避免不良后果出现。因此这里有必要叙述妇科腹腔镜手术相关的并发症。

(一)周围神经损伤

周围神经损伤主要是由于患者长时间被动体位，而患者处于麻醉状态下无法感觉到损伤刺激导致。妇科腹腔镜手术常见神经损伤有臂丛神经、桡神经、坐骨神经、闭孔神经和腓总神经等。臂丛神经损伤多由上臂过度外展所致，桡神经损伤主要是手臂受压所致，预防主要注意手臂外展要适度，使用软垫保护患者肢体，术者操作时身体不能倚靠在外展的手臂上。坐骨神经损伤多数是由于截石位时患者神经受到牵拉引起，腓总神经损伤是由于截石位支架压迫下肢引起，因此手术摆截石位时要使用保护垫，先使膝关节弯曲后再弯曲髋关节，防止髋关节过度外展外旋，避免牵拉神经。

(二)皮下气肿

皮下气肿是腹腔镜手术最常见并发症之一，多见于年龄大、手术时间长、气腹压力高的患者。主要原因是充气针或穿刺套管于经过皮下组织过程中，有大量 CO_2 弥散入皮下组织所致或气腹针没有穿透腹壁而进行充气所致；另外，腹内压过高、皮肤切口小而腹膜的戳孔较松弛致气体漏进皮下也是其另一诱因；在建立人工气腹时操作不当在气腹针尚未进入腹腔就开始充气，也可能导致气体注入腹膜外间隙，形成气肿。因此，腹内正压应保持适度，以维持在 $1.1\sim2.0$ kPa（8～15 mmHg）为佳［因为腹内压保持在 1.8 kPa（13.5 mmHg）时，正好与毛细血管压力相等，而且可以防止空气进入血管形成致命的空气栓塞，同时也可减少出血］。麻醉中一旦发现皮下气肿，应立即观察呼吸情况，首先应排除气胸。如已出现气胸，请术者立即解除气腹，施行胸腔穿刺和胸腔闭式引流术，并通过腹腔镜迅速查看膈肌是否有缺损。发生皮下气肿后体格检查可以发现捻发音，主要最常见于皮肤松弛处，一般不用特殊处理，但应该注意严重的皮下气肿可致高碳酸血症、纵隔气肿、喉头气肿，最严重者可导致心力衰竭。

(三)气胸、纵隔积气和心包积气

在腹腔镜手术中较易出现气胸，气胸多与手术操作损伤膈肌或先天性膈肌缺损有关，但也有并不存在上述问题而仍然发生气胸的实例，气体通过完好的膈肌进入胸腔的机制目前尚不清楚。也可能人工气腹过程中患者原来患有肺气肿肺大疱破裂导致气胸；头颈部皮下气肿也可能弥散入胸膜腔、纵隔内或者心包形成气胸、纵隔积气或者心包积气。人工气腹过程中，气体也可能经胸主动脉、食管裂孔通过膈脚进入纵隔导致纵隔积气。

气胸表现：气道压升高，不明原因的低氧血症，无法解释的低血压、CVP上升，听诊患侧呼吸音减弱或者无法听到，X线辅助检查可以看到患侧肺压缩。一旦术中发现气胸形成，应当立即停止气腹，行患侧胸腔穿刺抽气或者胸腔闭式引流，如果患者生命体征平稳，可以继续实施手术。如果手术结束发现气胸，解除气腹后胸腔内 CO_2 会很快被吸收，如果气体不多，可以严密观察下保守治疗。

纵隔或心包积气表现：清醒患者常感胸闷不适，憋气，胸骨压痛，甚至呼吸困难或发绀，血压下降，颈静脉怒张，心浊音界缩小或消失，胸部X线片可以发现纵隔两旁有透明带。单纯的纵隔、心包积气如果对循环系统影响不大，则不需特殊治疗，可使之自行吸收。如果症状较严重，则需要穿刺抽气或切开减压。

(四)血管损伤、胃肠损伤、泌尿系统损伤

妇科腹腔镜手术过程中由于各种原因导致腹腔镜器械意外接触、牵拉腹腔内脏器，导致腹腔内血管、组织器官的损伤。此类损失多由于术者在手术开始置入穿刺套管或人工气腹针时不慎引起，也可能是由于术者使用器械方法不当或对组织分辨不清便贸然操作导致的。伤及大血管后可发生危及生命的大出血，伤及内脏器官可引起一系列严重后果，应当予以重视。

(五)气体栓塞

气体栓塞是人工气腹腹腔镜手术时最严重的并发症之一，妇科宫腔镜手术时的发病率也较高。气体栓塞的主要原因是高压 CO_2 气体经破损静脉血管进入循环系统所致，此时往往伴有穿刺部位出血或手术操作部位出血。出现气栓必须具备三大条件：①有较大的破裂静脉血管裂口暴露在气体中。②静脉破裂口周围有气体存在且气体压力较高。③大量气体主动或者被动地快速进入血管内。

1.形成气体栓塞的途径可能

(1)开始手术建立人工气腹时气腹针不慎置入患者静脉内导致大量气体直接进入血管内。

(2)手术过程中在分离器官周围组织时撕裂了静脉。

(3)手术操作导致腹腔内脏器损伤，气体进入腹腔内脏器血管。

(4)既往有腹腔内手术史患者，手术过程中实施腹腔内粘连松解时撕裂粘连带内血管，气体进入血管内。

2.临床症状与体征

由于气体栓塞的气体量、栓塞部位及栓塞后时间不同，临床表现也各异，主要症状表现在心血管系统、呼吸系统和中枢神经系统。

(1)静脉气体栓塞的症状：主要表现为头晕、心慌气短、胸痛、急性呼吸困难、持续咳嗽、发绀、血压下降等；常见体征有气促、发绀、肺部湿啰音或哮鸣音、心动过速、心前区听到"磨轮音"是典型的临床特征，但一般属于晚期征象，持续时间也很短，多数不到5分钟，只有不到半数的患者才有该项体征；常规监测可能发现的特点：$PETCO_2$ 可能会出现一过性急剧升高，随后急剧下降；心电图出现非特异性的ST段和T波改变及右心室劳损的特点，患者可以出现心律失常，甚至是心搏骤停。临床上气体栓塞患者的症状体征多数是不典型的，并非都能表现出来。

(2)反常气体栓塞：临床上发现气体栓塞时气体可以进入左心房和左心室进而出现在体循环动脉系统内，引起动脉气体栓塞，称反常气体栓塞。其原因可能有：①右心内气体由于压力过高可能导致卵圆孔开放而使气体进入左心。②急性大量气体进入静脉后，大量气体跨过毛细血管

网进入肺静脉而到达左心。③气体通过肺内动静脉分流通路直接进入左心。进入体循环动脉的气体可能会导致全身各处器官气体栓塞,引起器官缺血梗死,最容易受累的器官是心脏和脑,因为只有脑和心脏对缺氧最为敏感。

3.气体栓塞的诊断

气体栓塞的诊断极其困难,临床上发现时多数已经处于晚期,需要立即抢救。临床上根据术中是否存在静脉气体栓子来源的高危因素、肺栓塞的临床表现、相关的监测手段等综合判断,可得出气体栓塞的诊断。术中突发呼吸困难、心律失常、意识丧失、不明原因的低血压、肺水肿和动脉氧饱和度下降,特别是 PETCO$_2$ 迅速下降时,应充分考虑气体栓塞的可能。经食管超声心动图(TEE)能直接监测发现心房、心室存在的气体,而从中心静脉导管中抽出泡沫性血液则是栓塞的明确证据。TEE 被认为是诊断术中气体栓塞的金标准,证实了许多疑为气栓的病例。但 TEE 设备昂贵、操作复杂,不便于在临床普及。而 PETCO$_2$ 则可在日常麻醉中常规使用,对提示或证实肺栓塞的存在具有高度的可靠性和实用性。获得静脉内存在气体的确切证据是确诊气体栓塞的必要条件,但是未发现静脉内存在气体也不能排除发生过气体栓塞,因为气体尤其是溶解度较高的 CO$_2$ 在体内分布后很快被组织吸收,但是气体栓塞后的一系列病理改变却仍然存在。临床上诊断气体栓塞不能迟疑,一旦怀疑某些表现有可能是气体栓塞引起的,就要及早诊断并作出处理决定,以便提高抢救成功率。

临床上各种监测气体栓塞的手段敏感性不同。①高敏感的监测方法:TEE、心前多普勒超声和经颅多普勒超声可以检测到静脉内尚未引起临床症状的少量气体,肺动脉压监测也是比较敏感的指标,肺动脉压升高可能是静脉气体栓塞首先引起的病理改变。②PETCO$_2$ 是中等敏感的指标,气体栓塞使患者肺循环血量急剧下降,PETCO$_2$ 也急剧下降,这在尚未出现心搏骤停前就会表现出来,但是 PETCO$_2$ 监测并没有特异性,因为休克患者、肺部疾病、术中突然大量失血致低血压都可能引起 PETCO$_2$ 下降,这种情况使麻醉医师难以确定诊断。③心电图、血压、SpO$_2$、心前区听诊以及主观观察患者变化等监测手段发现气体栓塞的敏感性和特异性都很低,依靠这些手段发现患者异常时,气体栓塞已经极其严重,需要立即实施抢救措施。

4.气体栓塞的预防与处理

预防措施:①加强责任心,避免腔镜设备装配错误或排气不彻底;手术操作时谨慎小心,避免粗心操作导致器械损伤腹腔内组织、血管;严格控制 IAP,防止高压气体通过受损血管大量进入静脉;手术操作时按常规操作,避免损伤腹腔内血管。②术中维持麻醉平稳,要做到患者术中不能突然运动,以防引起意外损伤腹腔内脏器、血管,加强术中监测,警惕可能引起气栓的高危手术、麻醉或穿刺操作的影响,并做好处理预案。③一旦发现气体栓塞的症状时,如 PETCO$_2$ 降低、不明原因低血压、呼吸困难等,应及时排查并积极妥善处理。

及时处理对气栓的预后有明显影响。小范围、病情轻的栓塞经积极处理后可自行好转,反之则会遗留神经系统后遗症,甚至导致死亡。由于没有特效的抢救方法,故应采取综合的治疗措施,包括以下几方面。

(1)找出栓塞的原因,立即采取措施阻止气体栓子继续进入体内。停止手术、排尽腹腔内CO$_2$ 气体,患者左侧卧位或头低位,将栓子局限在右心房或心房与腔静脉的接合处,减少气栓进入肺循环的机会,若有中心静脉导管可经此将气体抽出,但是能够从中心静脉导管抽出气体的成功率是很低的。

(2)对症治疗:吸氧、镇静、控制呼吸,解痉平喘,抗休克、抗心律失常,心力衰竭时给予快速的洋地黄制剂,心律失常给予抗心律失常药物,积极补液,避免血压降低,但需注意不应输液过度,以免导致或加重肺水肿。应用正性肌力药物、强心药物和血管活性药物,如多巴胺、肾上腺素等。使用呼吸末正压通气,以改善氧合状况,纠正缺氧。

(3)抗凝及溶栓治疗。①抗凝:肝素 5 000 U 加入 5% 葡萄糖液 100 mL 中静脉滴注,每 4 小时 1 次。亦可选用东菱克栓酶或速避凝等。口服药有噻氯匹定、华法林等。②溶栓治疗:链激酶 50 万 U 加入 5% 葡萄糖液 100 mL 中,30 分钟内静脉滴毕,此后每小时 10 万 U 持续滴注 24 小时;或尿激酶 4 万 U 24 小时内滴毕或每天 2 万 U,连用 10～20 天。

(4)及时采取高压氧治疗:可以减少气体栓子的体积,从而缓解病情,减轻栓塞后并发症,即便对病情较差,甚至气体栓塞较久的病例也应考虑高压氧治疗的可能性。

(5)手术治疗:适用于溶栓或血管升压素治疗仍持续休克者。

(孙玉玲)

第二节　妇科宫腔镜手术麻醉

一、宫腔镜手术的特点

宫腔镜检查是采用膨宫介质扩张宫腔,通过纤维导光束和透镜将冷光源经宫腔镜导入宫腔内,直视下观察宫颈管、宫颈内口、宫内膜及输卵管开口,以便针对病变组织直观准确取材并送病理检查,同时也可在直视下行宫腔内的手术治疗。目前比较广泛应用的宫腔镜为电视宫腔镜,经摄像装置把宫腔内图像直接显示在电视屏幕上观看,使宫腔镜检查更方便。

检查适应证:①异常子宫出血的诊断。②宫腔粘连的诊断。③节育环的定位及取出。④评估超声检查的异常宫腔回声及占位性病变。⑤评估异常的子宫输卵管造影(HSG)宫腔内病变。⑥检查原因不明不孕的宫内因素。

治疗适应证:①子宫内膜息肉。②子宫黏膜下肌瘤。③宫腔粘连分离。④子宫纵隔切除。⑤子宫内异物的取出。

宫腔镜有两种基本操作技术接触镜和广角镜,分别取决于镜头的焦距。接触镜通常不需扩张宫颈和宫腔,供诊断用,检查简便但视野有限,亦不需麻醉和监测,可在门诊实施。广角宫腔镜应用复杂精细的设备,通过被扩张的宫颈并需使用膨胀宫腔的膨宫介质,视野满意,便于镜检诊断及手术治疗,因扩张宫颈及宫腔及手术治疗,都需麻醉和监测。

宫腔镜有直的硬镜和纤维光学可弯软镜,前者有镜鞘带有小孔供膨胀宫腔的膨宫介质或灌流液流通,硬镜主要管道可容手术器械通过,如剪刀、活检钳、手术镜以及滚动式电切刀等。纤维光镜外径细,适用于诊断及活组织检查,尤适用于非住院患者的诊断应用。

二、宫腔镜麻醉处理

宫腔镜手术刺激仅限于宫颈扩张及宫内操作。感觉神经支配前者属 $S_{2\sim4}$,后者属 $T_{10}\sim L_2$。

麻醉选择取决于:①诊断镜或手术治疗镜用光学纤维镜或是硬镜。②是否为住院患者。③患者的精神心理状态能否合作,患者的麻醉要求。④手术医师的要求和熟练程度。

麻醉可分别选择全身麻醉、区域麻醉(脊髓麻醉、硬膜外麻醉或由手术医师行宫颈旁阻滞)。区域麻醉最大的优点是一旦发生 TURP 综合征和穿孔时便于患者提供主述症状并监测其特有的体征,尤其是稀释性低钠血症时可能发生的意识改变,硬膜外麻醉和宫颈旁阻滞适用于非住院患者,对中老年患者可选择脊髓麻醉,脊髓麻醉后头痛发生率低于青年女性,脊髓麻醉阻滞效果完善,阻滞速度优于硬膜外麻醉。

宫腔镜麻醉和监测一如常规,但更重要的是基于麻醉医师应知晓宫腔镜手术可能发生的不良反应(如 TURP 综合征)和手术操作的并发症,通过分析监测生理参数及其变化,为尽早诊治提供依据,并为手术医师对并发症的进一步手术处理(如腹腔镜手术诊治内出血,必要的剖腹探查等)提供更好的麻醉支持和生理保障。

术中应监测与评估体液平衡情况,有主张在膨宫液中加入乙醇,监测呼出气中乙醇浓度可提示膨宫液吸收程度。对泌尿科应用 5% 葡萄糖为冲洗液或进行妇科宫腔镜检查时用膨宫液的患者,术中输液仅用平衡液,定时快速测定血糖浓度(one touch 血糖测定仪),遇血糖升高提示冲洗液或膨宫液吸收,继而测定床边快速生化(I-stat 生化测定仪),测定血液电解质,可早期检出稀释性低钠血症,为防治急性水中毒提供可靠诊断依据。

宫腔镜手术一般耗时不长,被认为是普通手术,而忽视正确安放手术体位——截石位。长时间截石位时膝关节小腿固定不妥可致腓骨小头受压使腓总神经麻痹,术后并发足下垂,妥善的体位安置避免组织受压亦应作为麻醉全面监测项目之一。

新型的宫腔镜已采用高亮度纤维冷光源,通过微型摄像头将宫腔图像借助电视屏幕显示。手术关键是为了宫腔镜能窥视宫腔,常需扩张宫颈,同时应用气体(CO_2)或液体作膨宫介质扩张宫腔。随之在术中可能引发关不良反应和严重并发症。麻醉人员对此应有所认识,除麻醉处理外应进行相应的监测,以行应急治疗。

三、宫腔镜的并发症

(一)损伤
(1)过度牵拉和扩张宫颈可致宫颈损伤或出血。

(2)子宫穿孔:诊断性宫腔镜手术子宫穿孔率为 4%,美国妇科腹腔镜医师协会近期报道,宫腔镜手术子宫穿孔率为 13%。严重的子宫粘连、瘢痕子宫、子宫过度前倾或后屈、宫颈手术后、萎缩子宫、哺乳期子宫均易发生子宫穿孔。有时子宫穿孔未能察觉,继续手术操作,可能导致严重的肠管损伤。穿孔都发生在子宫底部。同时应用腹腔镜监测可减少穿孔的发生。一旦发生穿孔,应停止操作,退出器械,估计穿孔的情况,仔细观察腹痛及阴道出血。5 mm 的检查镜穿孔无明显的后遗症,而宫腔镜手术时穿孔,则需考虑开腹或腹腔镜检查。近年来使用的电凝器或激光器所致的穿孔,更应特别小心。宫腔电切手术时,通过热能传导可能损伤附着于子宫表面的肠管,或者电凝器穿孔进入腹腔,灼伤肠管、输尿管和膀胱。宫腔镜电切手术时,同时用腹腔镜监测,可协助排开肠管,确认膀胱空虚,减少并发症的发生。宫腔镜下输卵管插管可能损伤子宫角部,CO_2 气体膨宫可致输卵管积水破裂,气体进入阔韧带形成气肿。

(二)出血
宫腔镜检术后一般有少量阴道出血,多在 1 周内消失。宫腔镜手术可因切割过深、宫缩不良或术中止血不彻底导致出血多,可用电凝器止血,也可用 Foly 导管压迫 6~8 小时止血。

（三）感染

感染发生率低。掌握好适应证和禁忌证，术前和术后适当应用抗生素，严格消毒器械，可以避免感染的发生。

1.膨宫引起的并发症

膨宫液过度吸收是膨宫常见的并发症，多发生于宫腔镜手术，与膨宫压力过高、子宫内膜损伤面积较大有关。膨宫时的压力维持在 13.3 kPa（100 mmHg）即可，过高的压力无益于视野清晰，反而促使液体经静脉或经输卵管流入腹腔被大量吸收。手术时间长，也容易导致过度吸收，导致血容量过多及低钠血症，引起全身一系列症状，严重者可致死亡。用 CO_2 做膨宫介质，若充气速度过快，可引起静脉气体栓塞，可能导致严重的并发症甚至死亡。目前采用专用的充气装置，充气速度控制在 100 mL/min，避免了并发症的发生。CO_2 膨宫引起术后肩痛，系 CO_2 刺激膈肌所致。

2.变态反应

个别患者对右旋糖酐过敏，引起哮喘、皮疹等症状。

（黄彬斌）

第三节　妇科肿瘤手术麻醉

妇科肿瘤根据病理性质分为良性肿瘤和恶性肿瘤，根据肿瘤的发生部位又可分为外阴肿瘤、阴道肿瘤、子宫肿瘤、卵巢肿瘤、输卵管肿瘤、滋养细胞肿瘤等。子宫肌瘤是最常见的妇科良性肿瘤，宫颈癌、子宫内膜癌和卵巢癌则是常见的妇科恶性肿瘤。一般良性肿瘤如外阴乳头状瘤、卵巢囊肿、子宫肌瘤等，手术涉及范围较小，但恶性肿瘤如宫颈癌等根治性手术，手术范围除切除子宫及附件外，还可涉及盆腹腔的其他器官，如直肠、膀胱、输尿管、尿道、大网膜、淋巴结等盆腹腔内的器官组织，这类手术时间长、范围广、创伤大、出血多，对机体内环境干扰大，加之恶性肿瘤患者术前存在严重贫血、营养不良、晚期出现恶病质，某些恶性肿瘤患者术前还可能进行化疗、放疗，患者全身状况差，因此，增加了麻醉的难度和风险。本节主要介绍几种常见妇科肿瘤的病理解剖学特点、手术主要步骤及麻醉特点。

一、子宫肌瘤

子宫肌瘤是女性生殖器中最常见的良性肿瘤，也是人体最常见的良性肿瘤之一。多见于30～50 岁妇女，以 40～50 岁女性发病率最高。子宫肌瘤主要由子宫平滑肌组织增生而成，其间有少量纤维结缔组织，故又称为"子宫纤维肌瘤""子宫纤维瘤"或"平滑肌瘤"。

（一）子宫肌瘤的分类及其病理解剖学特点

子宫肌瘤按其生长位置与子宫壁各层的关系可分为壁间肌瘤、浆膜下肌瘤、黏膜下肌瘤 3 种类型。

1.子宫肌壁间肌

子宫肌壁间肌最为常见，占总数的 60％～70％，肌瘤位于子宫肌层内，周围被肌层所包围。壁间肌瘤常使子宫增大，宫腔弯曲变形，子宫内膜面积增加。

2.浆膜下肌瘤

浆膜下肌瘤约占总数的 20％,肌瘤向子宫体浆膜面生长,突起于子宫表面。瘤体继续向浆膜面生长时,可仅有一蒂与子宫肌壁相连,成为"有蒂肌瘤",营养由蒂部血管供应。当血供不足时可变性、坏死。或蒂部扭转、断裂,肌瘤脱落至腹腔或盆腔,可两次获得血液供应而形成游离性或寄生性肌瘤。肌瘤还可贴靠邻近的组织器官如大网膜、肠系膜等。有时,可使在大网膜随行部分扭转或阻塞而发生组织液漏出,形成腹水,子宫肌瘤的症状因肌瘤生长的部位、大小、生长速度、有无继发变性及合并症等而异,浆膜下子宫肌瘤多以腹部包块为主要症状,极少出现子宫出血、不孕症等。当肌瘤发展增大到一定程度时,可产生邻近脏器压迫症状。

3.黏膜下肌瘤

黏膜下肌瘤占总数的 10％～15％,肌瘤向子宫黏膜方向生长、突出于宫腔。常为单个,易使宫腔变形增大,多不影响子宫外形。极易形成蒂,在宫腔内犹如异物,可以刺激子宫收缩,将肌瘤推出子宫口或阴道口。

子宫肌瘤常为多发性,并且以上不同类型肌瘤可同时发生在同一子宫上,称为多发性子宫肌瘤。

(二)子宫肌瘤的手术方式及其特点

手术治疗是有症状的子宫肌瘤患者的最佳治疗方法。经腹全子宫切除术、次全子宫切除术及子宫肌瘤剔除术是传统的子宫肌瘤手术方式。随着微创外科的发展,近几年国内腔镜手术治疗子宫肌瘤也得到迅速发展,成为治疗子宫肌瘤的手术方式之一。可根据肿瘤的大小、数目、生长部位及对生育的要求,采取相应的手术方式。

1.全子宫切除术适应证

(1)子宫出血较多,经药物治疗无效且造成贫血。

(2)子宫达妊娠 3 个月大小,或有明显的压迫症状,如大小便困难、尿频尿急、下肢水肿、腰腿酸痛等症状日趋严重。

(3)子宫肌瘤可疑肉瘤变性。

(4)附件触诊不满意。

2.子宫切除的方式

(1)经腹全子宫切除术:经腹全子宫切除术(total abdominal hysterectomy,TAH)是传统的手术方式,适用于肌瘤较大数目较多的患者,可选用下腹部横切口或纵切口。

TAH 操作简单直接,容易掌握,技术及理论成熟且肉眼判断肌瘤恶变可立即扩大手术,减少转移,但 TAH 容易出现一些术后并发症,在处理子宫血管、主韧带、骶骨韧带时,有可能直接损伤膀胱、输尿管、直肠等盆腔脏器。此外,交感和副交感神经经骨盆神经丛到达膀胱,穿过主韧带到 Fran Kenhauser 神经丛,子宫全切术在宫颈旁分离时易损伤这些神经,术后膀胱和肠发生感觉神经整合性改变。

(2)经腹次全子宫切除术:次全子宫切除术又称宫颈上子宫切除术,是将子宫体部切除保留子宫颈的手术,手术适应证大体上同全子宫切除术。做全切或次全切除有时要在开腹探查或手术进行中才能做最后决定,如探查发现子宫颈周围组织有严重粘连,向下剥离时可能损伤直肠、膀胱及输尿管,或引起出血者可行次全子宫切除术。根据病情需要,在不影响切除子宫病灶的情况下,对年轻妇女也可做高位子宫部分切除,能保留部分子宫的生理功能。次全子宫切除术易于操作,出血较少,能保持阴道的解剖学关系,对术后性生活影响较少。

（3）经腹筋膜内全子宫切除术：筋膜内全子宫切除术与全子宫切除术的主要差别在于前者保留包绕和固定子宫颈的韧带、血管、筋膜组织。该术式的优点是：①不需要充分分离膀胱，避免了膀胱损伤。②不切断子宫骶、主韧带及宫旁和阴道组织，维护了盆底支持结构，缩短了手术时间。③保持了阴道完整供血系统，对性功能影响小。手术成败的关键是正确分离宫颈筋膜。

（4）经阴道子宫切除术（trans-vaginal hysterectomy，TVH）：即从阴道切除子宫，关闭阴道断端。经阴道子宫切除术的优点。①TVH 使用特制的专用器械，对手术步骤进行如下简化及改进：一是在分离子宫间隙时采用组织剪尖端紧贴宫颈筋膜向上推进、撑开；二是处理子宫骶主韧带及子宫血管时采用一次钳夹处理；三是处理圆韧带和输卵管、卵巢固有韧带时将过去的分次钳夹改为用固有韧带钩形钳一并钩出，在直视下一次钳夹处理，加上阴式手术无须开、关腹，明显缩短手术时间。②经阴道子宫切除术具有创伤小、手术时间快、术后疼痛轻、肠功能恢复早、术后并发症发生率低、住院时间短及腹壁无切口瘢痕等优点。

（5）子宫肌瘤的内镜手术：近十年来，妇科手术已从经典的剖腹术转向最小损伤的内镜手术。包括宫腔镜黏膜下肌瘤切除、子宫内膜切除和腹腔镜子宫切除等。

宫腔镜下黏膜下肌瘤切除术：宫腔镜下子宫肌瘤挖除术适用于有症状的黏膜下肌瘤、内突壁间肌瘤和宫颈肌瘤。肌瘤的大小、瘤蒂的有无、肌瘤的位置、宫腔的深度都会影响镜下手术的时间，在临床上综合以上因素恰当选择病例和手术方式。宫腔镜手术的优点是不开腹，缩短了术后恢复时间。子宫无切口对未生育者，大大减少了以后剖宫产率。对出血严重又不要求再生育的妇女，可同时行子宫内膜切除术。缺点是手术技术要求高，目前尚不能在基层普及。对于无蒂肌瘤，手术需分期进行，一次难以切除干净。对于壁间肌瘤、浆膜下肌瘤不适用。手术有一定的并发症，可导致子宫穿孔及引起肠管、膀胱的损伤。术中应用膨宫液，液体吸收导致体液超负荷，可能引起肺水肿和电解质紊乱等并发症。

腹腔镜下子宫切除术：随着腹腔镜器械的更新及手术操作技巧的提高，应用腹腔镜行子宫切除有普及的趋势，一些适于阴式子宫切除的病例可借助腹腔镜完成手术。手术类型包括腹腔镜全子宫切除术、腹腔镜阴道上子宫切除术及腹腔镜筋膜内子宫切除术。腹腔镜手术的优点是避免了腹部大切口，并发症少，住院时间短，恢复快。缺点是对手术者技术要求高，手术时间长、费用高；如在术中发现严重盆腔粘连、出血、视野显露困难、恶性病变、膀胱损伤等则需中转开腹，以及术后出现气腹、感染等不良反应。

（6）子宫肌瘤剔除术适应证：①单个或多个子宫肌瘤，影响生育。②子宫肌瘤引起月经失调、痛经。③宫颈肌瘤需保留生育功能。此术式的优点：保留生育功能。黏膜下肌瘤或突向阴道的宫颈肌瘤可经宫腔镜或经阴道摘除。对生理影响小。此术式缺点：术后复发率高。子宫肌瘤剔除术后妊娠，发生子宫破裂的风险增加。

（三）子宫肌瘤手术的麻醉

1.术前评估与准备

子宫肌瘤是最常见的妇科疾病，子宫切除术也是妇科最常采用的手术方式。麻醉医师麻醉前访视应重点了解患者有无贫血及其程度，是否合并内科疾病，如瓣膜性心脏病、高血压、冠心病、糖尿病。对于重度贫血的患者，术前应将血红蛋白升至 70 g/L 以上。对伴有风湿性瓣膜疾病、冠心病、高血压等患者，应详细了解心血管系统情况，必要时请专科医师会诊，指导术前治疗，改善心脏功能。对糖尿病患者，应详细了解血糖水平、有无酮症酸中毒、水电解质失衡，以及有无心、肾功能受损，还应了解采用的治疗方案，尤其要了解胰岛素的使用情况。肥胖患者应充分评估气道和呼吸功能,对于评估为困难气道者,无论是采用全身麻醉或椎管内麻醉,均应按困难气道患者处理,做好困难气管插管的各种准备。

2.常用的麻醉方法及管理要点

(1)局部麻醉和区域阻滞麻醉:可用于浆膜下小型肌瘤的切除术。经腹或腹腔镜子宫肌瘤手术宜选用椎管内麻醉或全身麻醉。

(2)蛛网膜下腔阻滞(腰麻):单次腰麻(0.50%～0.75%丁哌卡因)持续时间为2～3小时,可用于子宫肌瘤剔除术、估计手术难度不大、手术时间2小时内可完成的子宫全切除术,但为了保证足够的麻醉时间及术后镇痛之需要,目前大多数以腰麻联合硬膜外麻醉取代单次腰麻。伴有高血压、冠心病及心功能差的患者慎用腰麻。

(3)硬膜外阻滞:硬膜外阻滞是子宫切除术传统的麻醉方法,一点法($L_{2\sim3}$向头端置管)或两点法($T_{12}\sim L_1$向头端置管加$L_{2\sim3}$或$L_{3\sim4}$向尾端置管)连续硬膜外阻滞均可满足手术要求,但麻醉阻滞不全发生率较高,可达10%,需辅助应用镇静镇痛药。两点法硬膜外阻滞要注意避免局麻药过量所引起的局麻药中毒。

(4)腰麻联合硬膜外阻滞:腰麻联合硬膜外阻滞(CSEA)作为一点穿刺达到两种麻醉效果的技术,操作简便、对患者损伤小、起效迅速、麻醉确切且可行术后镇痛等优点,尤其术中仅需给予少量镇静药,易于保持呼吸通畅。但CSEA的应用应注意以下两点:①当硬膜外腔常规注入试验量时,因患者已出现腰麻平面,给硬膜外导管是否误入蛛网膜下腔的判断带来一定的障碍,故置入硬膜外导管后必须回抽有无脑脊液,同时仔细观察麻醉平面的扩散及患者的生命体征。CSEA针内针技术一个潜在不利因素是硬膜外导管可能通过腰穿针孔进入蛛网膜下腔。②采用CSEA时腰麻宜选择低浓度小剂量的局麻药,选择0.375%～0.500%丁哌卡因7～10 mg,既保留了腰麻起效快、麻醉效果确切、骶神经阻滞完善的优点,又尽量避免了腰麻的各种不良反应如低血压、恶心、呕吐及术后头痛等。随后辅以亚剂量的硬膜外腔局麻药,加强延续了麻醉效果,并可通过硬膜外进行术后镇痛。

(5)全身麻醉:适用于严重高血压、心肺功能较差、凝血功能障碍或椎管有病变的患者。腹腔镜下子宫切除术应首选全身麻醉,以确保麻醉效果和安全。但对患有糖尿病的患者尽可能不采用全麻,因为与椎管内麻醉相比,全麻对患者的血糖及术后恢复的不利影响较大。全麻可采用静吸复合麻醉或者全凭静脉麻醉。对伴有高血压、冠心病等心脏病的患者,尽量避免应用对心肌抑制明显的药物,力求麻醉诱导平稳,避免血流动力学剧烈波动。肥胖患者或其他原因而存在困难气道的患者,无论采用何种麻醉方式,均必须严格按照困难气道的处理原则实施麻醉。

二、宫颈癌

宫颈癌是全球妇女中仅次于乳腺癌的第2个最常见的恶性肿瘤,在发展中国家的妇女中尤为常见。在1990－1992年我国部分地区女性常见肿瘤死因构成中占4.6%,发病率为3.25/10万,仍居女性生殖系统恶性肿瘤第1位。

(一)宫颈癌的病理分类及临床分期

宫颈癌的组织类型主要有鳞状细胞癌及腺癌两种。

宫颈癌随着浸润的出现,可表现为四种类型。

1.糜烂型

环绕宫颈外口有较粗糙的颗粒状糜烂区,或有不规则的溃破面,触之易出血。

2.外生型

癌一般来自宫颈外口,向外生长成息肉、乳头或菜花状肿物。肿瘤体积大,但浸润宫颈组织表浅。可侵犯阴道,较少侵犯宫颈旁组织,预后相对较好。

3.内生型

内生型多来自颈管或从外口长出后向颈管内生长。浸润宫颈深部组织,使宫颈增大成桶状或浸透宫颈达宫颈旁组织,预后较差。

4.溃疡型

内生或外生型进一步发展,合并感染坏死后可形成溃疡。尤其是内生型,溃疡可很深,有时整个宫颈及阴道穹隆部组织可溃烂、完全消失。

(二)宫颈癌的治疗

1.微小浸润癌

只有在宫颈锥切活检边缘阴性,或子宫颈切除或全宫切除后才能做出宫颈癌Ⅰa1或Ⅰa2期的诊断。如果是宫颈上皮瘤样病变(CIN)Ⅲ级宫颈锥切边缘阳性或浸润癌,需要再做一次宫颈锥切或者按Ⅰb1期处理。

在确定治疗前应该做阴道镜检查排除相关的阴道上皮内瘤变(VAIN)。

Ⅰa1期:推荐经腹或经阴道全子宫切除术。如果同时存在阴道上皮内瘤变,应该切除相应的阴道段。如患者有生育要求,可行宫颈锥切,术后4个月、10个月随访追踪宫颈细胞学抹片。如两次宫颈细胞学抹片均阴性,以后每年进行一次宫颈抹片检查。

Ⅰa2期:Ⅰa2期宫颈癌明确有淋巴结转移可能,治疗方案应该包括盆腔淋巴结切除术。推荐的治疗是改良广泛子宫切除术(Ⅱ型子宫切除术)加盆腔淋巴结切除术。如果没有淋巴血管区域浸润,可以考虑行筋膜外子宫切除术和盆腔淋巴结切除术。

要求保留生育功能者,可选择:①大范围的宫颈锥切活检,加腹膜外或腹腔镜下淋巴结切除术。②广泛宫颈切除术,加腹膜外或腹腔镜下淋巴结切除术。

2.浸润癌

Ⅰb1和Ⅱa期(肿瘤直径<4 cm):①早期宫颈癌(Ⅰb1、Ⅱa<4 cm)采用手术或放疗的预后均良好。②手术和放疗联合应用并发症将增加。为了减少并发症的发生,初始治疗方案时应该避免联合应用广泛手术和放射治疗。③手术治疗:Ⅰb1和Ⅱa期(肿瘤直径<4 cm)宫颈癌的标准手术治疗方法是改良广泛子宫切除术或广泛子宫切除术和盆腔淋巴结切除术。年轻患者可以保留卵巢,如果术后需要放疗,应将卵巢悬吊于盆腔之外。对于特殊病例,可以行经阴道广泛子宫切除术和腹腔镜下盆腔淋巴结切除术,加放射治疗或术后辅助治疗。

Ⅰb2和Ⅱa期(肿瘤直径>4 cm),初始治疗措施包括:①放化疗。②广泛子宫切除术和双侧盆腔淋巴结切除术,术后通常需要加辅助放疗。③新辅助化疗(以铂类为基础的快速输注的三疗程化疗),随后进行广泛子宫切除术和盆腔淋巴结切除术加或不加术后辅助放疗或放疗,手术加辅助放疗。新辅助化疗后广泛子宫切除术加盆腔淋巴结切除术。

3.晚期宫颈癌(包括Ⅱb、Ⅲ、Ⅳa期)

标准的初始治疗是放疗,包括盆腔外照射和腔内近距离放疗联合同期化疗。

(三)宫颈癌各种手术及麻醉特点

1.宫颈锥形切除术

宫颈锥形切除术是由外向内呈圆锥形的形状切下一部分宫颈组织。此手术适用于:①原位癌排除浸润。②宫颈重度非典型增生,进一步明确有无原位癌或浸润癌同时存在。③宫颈刮片持续阳性,多次活检未能确定诊断者。此手术尤其适用于要求保留生育能力的年轻患者。全身情况差、不能耐受大手术、病变局限者,也可采用宫颈锥形切除术。

宫颈锥形切除术可选用腰麻、硬膜外麻醉。理论上,完全阻滞骶神经丛即可满足手术要求,但如果为了减轻或消除手术牵拉子宫引起的牵拉反射,阻滞平面应达到 T_6 或适当使麻醉性镇痛药以消除牵拉痛。

2.次广泛性全子宫切除术和广泛性全子宫切除术加盆腔淋巴结清除术

次广泛性全子宫切除术适用于宫颈癌Ⅰa期,子宫内膜癌Ⅰ期以及恶性滋养细胞肿瘤,经保守治疗无效者。有严重心、肝、肾等重要器官疾病不能耐受手术者禁施行此手术。

手术范围:切缘距病灶大于 2 cm,必须游离输尿管、打开输尿管隧道,向侧方分离,切除宫旁组织、韧带及阴道壁 2~3 cm。

广泛性全子宫切除术主要适用于宫颈癌Ⅰb~Ⅱa期,Ⅰa期中有脉管浸润及融合性浸润者,子宫内膜癌Ⅱ期。此手术禁忌证有:①年龄 65 岁以上,又有其他伴发不良因素。②体质虚弱或伴有心、肝、肾等脏器疾病不能耐受手术者。③盆腔有炎症或伴有子宫内膜异位症,且有广泛粘连者。④宫颈旁有明显浸润,或膀胱、直肠已有转移的Ⅱa期以上患者。⑤过分肥胖者。

3.子宫颈癌次广泛性全子宫切除和广泛性子宫切除术加盆腔淋巴结清除术的麻醉

手术切口在脐上 3~5 cm 到耻骨联合,腹腔探查范围广及全腹、盆腔,涉及中胸、腰、骶段脊神经支配区,因此,根据患者情况、手术要求、患者的意愿、麻醉条件及麻醉者的技术水平,可选用全身麻醉、硬膜外阻滞或腰硬联合麻醉。腹腔镜下施行的广泛性全子宫切除术、高龄患者或合并严重心血管疾病的患者,采用全身麻醉较椎管内麻醉更易于维持血流动力学的稳定及充分的氧供。目前尚无足够的临床证据说明全身麻醉与椎管内麻醉对术后患者康复的影响存在差异。椎管内麻醉完全无痛平面要求上至 $T_{5~6}$,下达 $S_{3~4}$。硬膜外阻滞采用两点法(T_{12}~L_1 向头端置管加 $L_{2~3}$ 或 $L_{3~4}$ 向尾端置管)更能确保麻醉平面满足手术要求。麻醉平面小于此范围切皮可以完全无痛,然而腹腔内脏牵拉反应往往较严重,除恶心、呕吐、低血压及心动过缓外,甚至腹肌紧张、鼓肠、牵拉痛,影响术野暴露。遇腹壁厚、骨盆深患者更增加手术困难。测试麻醉平面时如果耻骨联合区皮肤有痛感,常提示骶神经阻滞不完善,牵拉子宫尤其涉及宫颈旁组织时有大、小便感及酸胀不适,致使患者不能安静。盆腔淋巴结清除术野达闭孔,此处神经支配来自 $L_{1~2}$ 脊神经,因此,只要子宫提拉时无反应,手术解剖此区时麻醉效果也应满意。

盆腔血管由盆侧壁向正中集中,除子宫动脉外在腹膜外与盆腔之间有丰富的静脉丛,其特点是管腔大、壁薄,因此易发生渗血。麻醉者应注意吸引血量及血染纱布数,粗略估计出血量,及时输血输液,维持有效循环血量。对于高龄、全身情况差的患者,既要维持足够的血容量,但又要避免容量过多而损害心肺功能,此类患者应行中心静脉压监测,以指导液体治疗。

三、子宫内膜癌

子宫内膜癌又称子宫体癌是指发生于子宫内膜腺上皮的癌,包括腺癌、棘腺癌、腺鳞癌及透明细胞癌等类型,是女性生殖道常见的恶性肿瘤之一。约占女性总癌症的 7%,占女性生殖道恶性肿瘤的 20%~30%,近年发病率有上升趋势,多见于老年妇女。

(一)子宫内膜癌的大体病理解剖与病理分级

1.子宫内膜癌的大体病理解剖

按腺癌的生长方式,病变主要表现局限型和弥漫型。局限型病变局限于一个区域,多位于宫底或宫角处,后壁比前壁多见。肿瘤形成局部的斑块、息肉或结节、菜花,向肌层侵犯较深,有时病灶较小而浅,可于刮宫时被刮去,手术切除子宫标本检查,注意多在宫角处取材。弥漫型肿瘤累及宫腔内膜大部或全部,病灶呈息肉状、乳头状瘤组织,脆灰白,表面可有溃疡坏死,肿瘤可侵及肌层或向下蔓延累及宫颈甚至突出于宫颈外口处。

2.病理分级

根据细胞分化程度,子宫内膜癌又可分为 G_1、G_2、G_3 三级。

I 级(G_1):高分化腺癌。

H 级(G_2):中等分化腺癌。

M 级(G_3):低分化腺癌。

子宫内膜癌发展缓慢,局限在子宫内膜的时间较长,可通过直接蔓延、淋巴道或血行侵犯邻近器官或转移远处器官。

(二)子宫内膜癌的治疗及手术的麻醉特点

1.治疗原则

子宫内膜以手术治疗为主,以放射治疗、孕激素治疗及化疗为辅。手术是 Ⅰ、Ⅱ 期子宫内膜癌的主要治疗手段,选择性地辅加放疗。对晚期患者,多数学者倾向于尽量切除病灶,缩小瘤体,再辅加放疗或孕激素治疗。复发性癌可行综合治疗。

2.子宫内膜癌的手术治疗

手术方式:有常规的全子宫切除术常规切除双附件、次广泛性全子宫切除术、广泛性全子宫切除术及盆腔淋巴结清扫术 3 种。目前,人们对子宫内膜癌术式的选择有不同意见。应用最广的是次广泛性全子宫切除术,切除子宫同时,切除一部分宫旁组织和约 2 cm 长阴道穹隆部分。如病变很早,且年龄较大,或合并其他脏器病变,手术耐受性差,可以选择子宫全切加双附件切除术,缩短手术时间。对早期年轻患者,可保留一侧卵巢,但须做楔形切除活检,以排除癌瘤侵犯的可能性。第 3 种手术方式一般用于细胞分化不好,肌层浸润较深或癌瘤已侵及子宫外的病例,因这些情况下,淋巴转移率较高。病变属于临床早期,且仅有浅肌层浸润者,一般不考虑第三种手术,但手术中须探查淋巴结。

3.子宫内膜癌手术的麻醉特点

子宫内膜癌多见老年妇女,因此,对于子宫内膜癌的老年患者,麻醉医师应在麻醉前了解患者的全身情况,尤其要注意患者有无合并重要的心、肺、肝、肾等重要系统疾病。此类患者可能因全身情况差,对手术和麻醉耐受的能力差,因此,选择麻醉时应作出全面的评估。对于情况良好的患者可选用椎管内麻醉,情况差或合并有严重系统疾病患者,采用全身麻醉则更容易维持稳定的血流动力学和充分的氧供。

四、卵巢良性肿瘤

卵巢肿瘤是妇科常见病。占女性生殖道肿瘤的 32%,可以发生于任何年龄,但多见于生育期妇女。实性肿瘤较少见,囊性肿瘤多为良性。目前无法预防卵巢肿瘤的发生,但早期发现及时处理,对防止其增长、恶变、发生并发症及保留卵巢功能有重要意义。

（一）卵巢良性肿瘤常见类型

良性卵巢肿瘤占卵巢肿瘤的75％，多数呈囊性，表面光滑，境界清楚，可活动。常见类型有以下几种。

1.浆液性囊腺瘤

浆液性囊腺瘤约占卵巢良性肿瘤的25％，常见于30～40岁患者，以单侧为多。外观呈灰白色，表面光滑，多为单房性，囊壁较薄，囊内含淡黄色清亮透明的液体，有部分病例可见内壁有乳头状突起，群簇成团或弥漫散在，称乳头状浆液性囊腺瘤。乳头可突出囊壁，在囊肿表面蔓延生长，甚至侵及邻近器官，如伴有腹水者，则多已发生恶变。

2.黏液性囊腺瘤

黏液性囊腺瘤占卵巢肿瘤的15％～25％，最常见于30～50岁。多为单侧。肿瘤表面光滑，为蓝白色，呈多房性，囊内含藕粉样黏液，偶见囊壁内有乳头状突起，称乳头状黏液性囊腺瘤，若囊壁破裂，瘤细胞可种植于腹膜及内脏表面，产生大量黏液，称腹膜黏液瘤。

3.成熟畸胎瘤

成熟畸胎瘤又称囊性畸胎瘤或皮样囊肿。占卵巢肿瘤10％～20％，占畸胎瘤的97％，大多发生在生育年龄。肿瘤多为成人拳头大小，直径多小于10 cm，单侧居多，约25％为双侧，外观为圆形或椭圆形，呈黄白色，表面光滑，囊壁较厚，切面多为单房，囊内常含皮脂及毛发，亦可见牙齿、骨、软骨及神经组织，偶见甲状腺组织。

（二）卵巢良性肿瘤的手术治疗

卵巢肿瘤不论大小，一经确诊，原则上一律行手术治疗。年轻或要求保留生育功能且肿瘤不大者，可行肿瘤剔除（剥出）术，较大肿瘤行患侧附件切除术，术前须排除卵泡囊肿、黄体囊肿、黄素囊肿、巧克力囊肿（即卵巢的子宫内膜异位囊肿）、输卵管伞端积液及输卵管卵巢囊肿（炎症性）等卵巢的瘤样病变。

卵巢良性肿瘤合并蒂扭转、囊内出血、感染、盆腔嵌顿或囊壁破裂者，一经确诊，应立即手术。

大型卵巢囊肿手术时，应尽可能将囊肿完整取出。如有粘连，应仔细分离，避免撕破囊壁。如延长切口仍不能取出时，可穿刺放出部分液体，但必须注意保护，勿使囊液流入腹腔，以防瘤细胞在其他组织上种植或引起化学性腹膜炎。

卵巢良性肿瘤常用术式有以下几种。

1.卵巢良性肿瘤剔除术

卵巢良性肿瘤剔除术是指将肿瘤从卵巢中剔除，保留正常卵巢组织，保留其功能的手术。缝合卵巢包膜重建卵巢组织，剔除肿瘤时切忌挤压，以防肿瘤破裂引起瘤细胞种植。

2.患侧附件切除术

患侧附件切除术适用于单侧卵巢良性肿瘤，对侧卵巢经查正常，或患者年龄较大（45岁以上），如浆液性乳头状囊腺瘤可行患侧附件切除术。

3.全子宫及附件切除术

发生于围绝经期或绝经期妇女患一侧或双侧卵巢肿瘤，则行全子宫及附件切除术。

4.双侧附件切除术

绝经期前后的妇女患一侧或双侧卵巢肿瘤而患者全身情况不能耐受手术或子宫周围严重炎症患者，可行此手术。

(三)卵巢囊肿蒂扭转

卵巢囊肿蒂扭转是卵巢囊肿的一种常见并发症。多数患者过去在下腹部有中等大小、能活动的肿块,扭转后,突然下腹一侧剧烈疼痛(多为持续性或发作性绞痛),或恶心、呕吐,疼痛有时可恢复。不能恢复的瘤蒂扭转,时间过长,瘤蒂内静脉闭塞,肿瘤充血,继而发生间质出血,且流入囊肿腔内,使囊肿呈紫茄色,还可继发感染或破裂,故一经确诊,应立即手术。

手术特点:主要是蒂的处理与卵巢囊肿有区别。在切除前,应先用弯止血钳夹住扭转蒂的根部正常组织,再行转回扭转的瘤蒂。因为卵巢囊肿扭转后、蒂内静脉淤血,可形成血栓,如不先夹住就复位,有可能造成血栓脱落,引起栓塞危及生命。也可先钳夹根部,不用复位,直接切除。手术步骤按输卵管卵巢切除处理。

(四)巨大卵巢囊肿手术

卵巢囊肿过大(如近足月妊娠大小)者,完整切除肿瘤要做很大的切口,从大切口突然托出巨大肿物,可因腹内压骤减而使血压下降,甚至休克。经探查无恶性征象时,可先做穿刺放液,然后再手术。用盐水棉垫隔开肠管,在囊壁较厚处先做一个荷包缝合,勿穿透囊壁,在其中心用刀或穿刺器刺入囊腔,连接吸管,吸出囊内液。待瘤体缩小后,将荷包缝合线抽紧结扎,防止液体继续外溢。如无吸引设备,也可用100 mL空针连续抽取囊内液,以缩小囊肿体积。抽液后以中弯止血钳夹住穿刺部位的囊壁,将囊肿托出切口外,进行切除。这样可避免延长腹壁切口,防止腹压骤降所引起的休克。巨大卵巢囊肿可能会压迫腹腔血管,引起仰卧位低血压综合征,这为实施麻醉增加了一系列需要处理的问题。在麻醉手术过程中,应当保证上肢静脉通路通畅。囊肿切除步骤同输卵管、卵巢切除术。

(五)卵巢良性肿瘤手术的麻醉特点

1.术前评估与准备

卵巢囊肿可发生于任何年龄,其囊肿的大小亦相去甚远,巨大的卵巢囊肿由于腹内压升高而出现相应的脏器受压症状,对心肺功能均构成一定威胁,术前访视应加以重视。卵巢囊肿发生蒂扭转,起病急骤需施行紧急手术,此时患者全身情况及术前准备难以达到通常的要求,所以麻醉医师术前访视应根据患者的特点,给予适当的调整,做好麻醉前的准备。

(1)一般卵巢囊肿的手术:对比较小的囊肿,患者往往因其他疾病就诊时被发现,或在妇科普查时才被发现,此类患者以年轻人居多,无明显的症状。中等大小的囊肿,患者因腰围增粗而被发现,患者多无压迫症状,全身情况较好。此类患者的手术,按麻醉常规准备即可。

(2)巨大卵巢囊肿的手术:巨大卵巢囊肿病程较长,全身状况较差,心肺功能受累较严重,巨大的囊肿充盈整个腹腔内,压力增高致膈肌上升胸腔内容积缩小,潮气量减少,故术前应进行肺功能检查和血气分析。下腔静脉受压,回心血容量减少,下腔静脉回流受阻,导致腹水和下肢水肿。术前应了解心脏功能,常规检查心电图,超声心动图。全身情况较差的如贫血、低蛋白血症,术前应积极纠正。

(3)卵巢囊肿蒂扭转:发生蒂扭转的囊肿一般为中等大小,可以是急性扭转,也可以是慢性扭转。发生急性扭转的患者,起病急骤,腹痛的同时伴恶心呕吐。卵巢囊肿在妊娠及产褥期由于子宫位置的改变也易发生蒂扭转。此类患者饱胃的比例较大,麻醉医师对此类患者应及时进行访视,重点了解患者循环、呼吸、神志及肝肾功能,是否进食,进食时间,做好饱胃患者麻醉的防治措施。

2.麻醉前用药与麻醉选择

麻醉前用药:对于巨大卵巢囊肿患者,术前避免使用阿片类镇痛药,以免加重呼吸抑制。对蒂扭转的急症患者,镇痛、镇静药要避免药量过大,以保持患者的意识和反射,对呕吐严重的给予抗吐药。

麻醉方式应根据患者的情况及手术要求进行选择。

(1)局部麻醉:适用于腹腔镜的检查,或在腹腔镜的检查中进行治疗,如腹腔镜下卵巢囊肿的穿刺,或剔除术。

(2)腰麻:适用于囊肿比较小而又年轻的患者,其手术范围不大,手术需时较短如卵巢囊肿除术,或一侧的输卵管、卵巢切除术。

(3)硬膜外阻滞或腰硬联合麻醉:对切口在脐以下的中等大小囊肿,可采用连续硬膜外麻醉或腰硬联合麻醉。对囊肿较大的患者,因囊肿长期压迫腔静脉,可使硬膜外腔血管扩张,在硬膜外穿刺及置管时易损伤血管,应予以注意,同时硬膜外的局麻药用量应减少。

(4)全身麻醉:对巨大卵巢囊肿,麻醉处理比较困难,采用全身麻醉比较稳妥。全麻药物的选择可根据患者心肺情况来决定。

3.术中管理

对于非巨大卵巢肿瘤情况良好的患者,麻醉则按常规管理即可。对蒂扭转的饱胃患者,术中慎用辅助用药,积极防止呕吐误吸。较大的囊肿,麻醉管理的难易与囊肿的大小直接相关。要注意患者平卧时可出现仰卧位低血压综合征,一旦发生立即手术床向左侧倾斜 15°～30°,必要时静脉注射适量麻黄碱。巨大卵巢囊肿,由于腹压升高,胃受压,麻醉诱导易导致反流误吸。麻醉前应置入胃管进行胃肠减压。全身麻醉诱导宜采用表面麻醉下清醒插管或慢诱导气管插管,如采用快速麻醉诱导插管,麻醉前应高流量8 L/min,吸氧 3～5 分钟,然后采用快速序贯法进行麻醉诱导插管,避免大潮气量辅助呼吸,以防气体进入胃内,增加反流误吸的风险。

术中探查及吸除囊内液时,要注意心率、血压、中心静脉压的变化。防止由于减压过快致腹压骤减,回心血量突然增加而发生肺水肿,故吸放囊液要分次,缓慢减压。当囊肿搬出腹腔时要立即给予腹部加压,可以将囊肿暂放在腹腔或用沙袋给腹部加压,患者采取头低位,以防腹内压骤然消失,腹主动脉的压迫突然解除造成血压骤降。注意术中输液的调整,囊肿减压前后应适当加快输液速度,补充血容量,同时根据中心静脉压随时调整输液速度,适当增加胶体的输入。

因巨大囊肿难以平卧的患者,如诊断明确,可以考虑术前 B 超引导下行囊肿穿刺,缓慢放液减压后再施行麻醉。

五、卵巢恶性肿瘤

恶性卵巢肿瘤是妇科多见的肿瘤之一,其发病率占女性全身恶性肿瘤的 5%(仅次于乳腺癌、皮肤癌、胃肠癌、宫颈癌和肺癌),居第 6 位。在妇科恶性肿瘤中,发病率仅次于宫颈癌和恶性滋养细胞肿瘤,占第 3 位。由于卵巢位于盆腔深处,故对恶性卵巢肿瘤缺乏早期特异性诊断方法,又无特殊症状,所以当出现症状就诊时多数已达晚期,故其病死率超过宫颈癌和子宫内膜癌病死率的总和,居妇科恶性肿瘤病死率之首。

恶性卵巢肿瘤常见转移部位主要在盆腔器官,其次是腹膜、大网膜及肠壁,远处转移的器官有肝、胆囊、胰、胃肠道、肺、膈肌等。淋巴转移主要在腹主动脉旁及盆腔淋巴结等处。

(一)卵巢肿瘤的临床分期

在妇科癌瘤中,宫颈癌及宫体癌首先是局部浸润,继而远处扩散,而卵巢癌的转移,很早就出现盆腔或腹腔内扩散种植,或淋巴结转移。这些部位的转移,在早期无症状和体征,单凭临床检查不易发现。其转移部位及累及的范围也不易确定。因而卵巢癌的准确全面分期需要依靠手术所见和手术时详细探查的结果,而且还要配合病理组织学及细胞学的检查。国际妇产科联盟(FIGO)为取得一个卵巢癌完善的分期标准,曾对不同分期的定义多次反复修改。

(二)卵巢恶性肿瘤的手术治疗

目前对恶性卵巢肿瘤多数仍处于确诊晚、治疗效果差的状况,手术治疗仍是恶性卵巢肿瘤首选的方法,无论肿瘤属于早期或晚期都应行手术探查。原则上应尽量将癌瘤切除,强调首次手术的彻底性,但不宜进行不必要的扩大手术范围,术后辅以化疗或放疗。太晚期的患者以姑息性手术为妥。

1.手术适应证

卵巢恶性肿瘤的手术治疗几乎不受限制,初次接受治疗者,都应给予 1 次手术切除的机会。但对有大量胸腹水、不能耐受 1 次手术者,应于胸腹水基本控制后再手术;经探查,腹腔广泛种植,原发灶很小或大部分肠管包裹在肿瘤之中、肠系膜缩成一团已分不清,则不宜立即行手术切除。

2.各期卵巢恶性肿瘤的手术范围

一般根据手术分期、患者全身情况、年龄等来决定手术范围。

(1)对Ⅰ、Ⅱa期癌原则上行全子宫、双侧附件、阑尾、大网膜切除。

(2)对Ⅱ期以上的中晚期患者,初治病例应行肿瘤缩减术或细胞灭减术。

肿瘤细胞灭减术是将肉眼所见的肿瘤,包括全子宫和双侧附件、大网膜、阑尾、肠段、腹膜等转移病灶全部切除,还包括腹膜后淋巴结切除。

(三)卵巢恶性肿瘤手术的麻醉特点

卵巢恶性肿瘤患者年龄及全身情况个体差异悬殊。30%患者腹部肿块巨大或有大量腹水,近半数患者有化疗、激素或手术治疗史。近半数患者可出现心电图异常,其中心律不齐最为常见。一般病例全身情况尚好,肿瘤亦不太大,手术单纯行全子宫及附件切除或包括部分大网膜切除者,硬膜外麻醉或腰硬联合麻醉基本满足手术的要求。对于需清除腹主动脉旁淋巴结者,如果清除范围只达髂总动脉分叉处,椎管内麻醉平面亦无特殊。但如果若清除范围达肾门区,麻醉平面需相应提高达 $T_{4\sim5}$ 水平,此时可考虑采用两点穿置管($T_{10\sim11}$,$L_{1\sim2}$),推荐采用全身麻醉。

晚期患者全身情况很差,常出现营养不良、贫血、低蛋白血症、腹部膨隆,腹腔内脏受压,肠曲被推向横膈,膈面抬高,膈肌活动受限,肺下叶受压发生盘状肺不张,肺容量减少,顺应性降低。呼吸浅速甚至呼吸困难,不能平卧。心脏被推移,活动受限,可能影响每搏量和心排血量。下腔静脉受压迫致腹壁静脉怒张,甚至波及胸壁静脉,回心血量减少,脉搏细速。反复放腹水可加重低蛋白血症和水电解质的紊乱。有的患者可伴有发热、低血容量。这些状态都给实施麻醉提出了挑战,麻醉前必须充分了解患者病情、准确评估麻醉风险,麻醉过程中必须处理好这些变化与麻醉的关系,尽可能保障麻醉安全。

对于腹腔肿块巨大,伴有大量腹水或呼吸困难不能平卧的患者,麻醉方式宜选用全身麻醉,以确保血流动力学的稳定和充分的氧供,防止低氧血症和高碳酸血症的发生。对曾用化疗药者,要了解用药及剂量,注意化疗药物对心肺等脏器功能的影响以及麻醉药与化疗药的协同作用。术前曾用皮质激素治疗者,麻醉前及术中、术后均需补充用药,以免引起肾上腺皮质功能低下,导致严重低血压。肿块巨大或伴有大量腹水的患者,在手术吸除腹水或搬出瘤体时,注意维持循环稳定,避免输液过多或过少。输入液体过多过快或麻黄碱多次反复使用,可导致心脏前负荷增加而诱发肺水肿。

六、外阴癌

外阴癌是最常见的外阴恶性肿瘤,占外阴恶性肿瘤的 95%,平均发病年龄 60 岁,但 40 岁以前也可发病。

(一)外阴癌的病理解剖

外阴是特殊的皮肤区域,可发生性质不同的肿瘤,最常见的是鳞状细胞癌,其次是恶性黑色素瘤、基底细胞癌及腺癌。发生部位以皮肤较黏膜多见,外阴前部较后半部多见。外阴受侵部位以大阴唇最常见,其次是小阴唇及阴蒂。癌瘤可多灶性或在两侧大阴唇对称性生长,称"对称癌",这不是直接接种,而是属于多灶癌或经淋巴转移。根据镜下结构分类如下。

1.外阴原位癌

外阴原位癌有时与宫颈原位癌同时存在,属多灶癌。基底完整,无间质浸润。镜下表皮增厚过度角化,棘细胞层排列紊乱,失去极性。外阴原位癌包括 3 类特殊原位癌:外阴鲍文病、外阴帕哲特(Paget)病及增生性红斑。

2.外阴镜下浸润癌

上皮内少数细胞侵入间质,侵入深度不超过 5 mm,局部基底膜断裂或消失,周围有淋巴细胞浸润。容易继发感染,流脓发臭,触及出血。镜下绝大多数为分化好的棘细胞癌,可见癌巢向间质浸润。分化差的鳞癌生长快,转移早且远。分化良好者生长慢易治愈。

3.外阴浸润癌

外阴浸润癌可继发于白斑、外阴原位癌或没有先驱病变。肉眼见溃疡、结节或菜花型。早期外阴鳞癌小结节状,表面有光滑的皮肤或黏膜。以后皮肤水肿与癌块粘连,继续发展表面破溃坏死脱落形成溃疡,表现为外凸或内陷。

4.基底细胞癌

基底细胞癌早期为表面光滑圆形斑块,表皮菲薄,也可有边缘隆起的侵蚀性溃疡。除个别病例外,一般不发生转移。镜下特征性改变为细胞核大而呈卵圆形或长形,胞质较少,各细胞质界线清,胞核无细胞间桥,无间变,大小不一,无异常核分裂象。

5.外阴腺癌

外阴腺癌一般起源于前庭大腺。

(二)转移方式

转移方式以局部蔓延与淋巴转移为主,极少血行转移。

1.局部蔓延

外阴部逐渐增大,可沿黏膜向内侵及阴道和尿道,并可累及肛提肌、直肠与膀胱。

2.淋巴转移

外阴有丰富的、密集的毛细淋巴网,错综复杂、互相吻合。大阴唇的淋巴管均沿大阴唇本身向前经阴阜外下转向腹股沟淋巴结。会阴部的淋巴管沿大阴唇外侧斜横向流经大腿部到达腹股沟淋巴结,且一侧癌肿可经双侧淋巴管转移。经腹股沟浅淋巴结转向腹股沟下方的股管淋巴结(Cloquet 淋巴结),并经此进入盆腔淋巴结。阴蒂部癌可直接至 Cloquet 淋巴结,而外阴后部及阴道下段癌可绕开直接转移到盆腔淋巴结,所以该处癌应清扫盆腔淋巴结。淋巴系统的转移主要是癌栓的转移,而不是渗透作用。外阴癌即使到晚期也很少血行远处转移,少数病例可以转移到远处器官脏器。

(三)外阴癌的手术治疗

1.癌前病变——白斑

外阴白斑剧烈瘙痒,经常搔破,治疗效果不佳者,应预防性切除。

2.原位癌

由于原位癌多灶性或隐性浸润,应行外阴广泛切除术,术后若浸润,应加双腹股沟淋巴结清扫。

3.镜下浸润癌的治疗

当肿块小于 2 cm,间质浸润<5 mm,无脉管浸润者,可以行外阴广泛切除术。否则应行外阴广泛切除加双腹股沟淋巴结清扫。

4.浸润癌

浸润癌应行外阴广泛切除加双腹股沟淋巴结清扫术。当腹股沟管淋巴结(cloquet 淋巴结)转移时,应加盆腔淋巴结清扫术。对侵犯尿道直肠患者,可行部分尿道、直肠切除术。

(四)外阴癌手术的麻醉特点

根据患者情况及手术要求,外阴手术的麻醉方式可选用椎管内麻醉或全身麻醉。椎管内麻醉应根据手术范围选择相应的穿刺点。如作外阴广泛切除术加双腹股沟淋巴结清扫术,硬膜阻滞平面上达 T_{10},下达 S_5 即可。若需行腹膜外盆腔淋巴结清扫术则阻滞平面需达 $T_{8\sim9}$,方可阻滞腹膜刺激反应。全膀胱切除回肠代膀胱、直肠切除、人工肛门等需同时开腹者,麻醉平面要求与子宫内膜癌相同。如手术广泛、时间冗长,患者难以配合者,可考虑采用全身麻醉,且必须加强呼吸循环的管理。

(孙玉玲)

第十章 产科手术麻醉

第一节 剖宫产手术麻醉

近年来,国内剖宫产率显著增高($25\%\sim50\%$),剖宫产麻醉是产科麻醉的主要组成部分。麻醉医师既要保证母婴安全,又要满足手术要求、减少手术刺激引起的有害反应和术后并发症,这是剖宫产手术麻醉的基本原则。剖宫产麻醉的特点:其手术与其他专科手术比较相对简单、时间短小,如果不出现并发症则恢复较顺利,但由于麻醉医师面对的是产妇特殊的病理生理改变以及孕妇、胎儿的双重安危,不恰当的麻醉处理可导致严重的甚至致死性的后果,因此,剖宫产手术对麻醉的要求很高,我们对围麻醉期的每一个环节都必须予以高度的重视,如采用的技术方法和药物在使用前应反复权衡,避免或减少使用可能透过胎盘屏障的药物,麻醉方法的选择应力求做到个体化。

剖宫产麻醉要点:①麻醉医师应有足够的经验和预防、处理并发症的能力与条件,以最大限度保证母婴安全。②在妊娠期间孕妇的病理生理发生了一系列明显的变化,必须针对这些变化考虑麻醉处理,做好紧急处理失血、栓塞、呼吸循环骤停等严重并发症的应对措施。③一些妊娠并发症如先兆子痫、子痫、产前与产后出血等增加了麻醉风险,麻醉医师应拓宽知识面,能事先考虑到并有效处理围生期的各种问题。因此,做好剖宫产麻醉的关键是必须通晓产妇的病理生理改变,掌握各种麻醉技术,了解麻醉药物对胎儿的影响,合理选择麻醉方法,并注重围术期麻醉医师、产科医师及相关人员及时有效的沟通与协作,这样才能最大限度地保证母婴安全。

一、择期剖宫产麻醉

(一)麻醉特点

目前,造成择期剖宫产率升高的原因是多方面的。

(1)选择性剖宫产比率的上升是使剖宫产率增高的原因之一。国外把以社会因素为指征的剖宫产称为选择性剖宫产,即指母体无合并症,缺乏明显的医学指征而患者积极要求的剖宫产。

(2)母婴有异常者,为了确保母婴安全,临床工作中常常放宽了剖宫产的指征,如:①头位难产,包括骨盆狭窄、畸形、头盆不称、巨大胎儿、胎头位置异常等。②瘢痕子宫。③胎位异常,包括臀位、横位等。④中重度妊娠高血压综合征。⑤前置胎盘。⑥妊娠合并症。

(3)剖宫产手术技术和麻醉安全性的提高,使剖宫产率有了不断上升的趋势。

其麻醉特点为：①麻醉医师、产科医师、患者三方都有充足的准备时间，利于术前准备，包括满意的禁食水，良好的术前评估，合理的麻醉选择等。②没有发动宫缩的产妇剖宫产后易出现宫缩乏力，应备好促进子宫收缩的药物及做好补液、输血的准备。

（二）麻醉前准备及注意事项

麻醉医师必须深刻地认识到产科麻醉的风险，高度的警惕性与合理的防范措施可确保产科麻醉的安全。

1.术前评估

麻醉医师应全面了解孕产妇有关病史，包括既往史、药物过敏史、实验室检查结果，同时在麻醉前产科医师应监测胎心，预测手术的紧迫程度及胎儿的风险，并同麻醉医师积极沟通母胎的情况，产妇是否合并有严重并发症，如妊娠高血压综合征、先兆子痫、心肝肾功能不良等，并了解术前多科会诊结果、术前用药的效果以指导术中用药，对凝血功能障碍或估计有大出血的产妇应做好补充血容量和纠正凝血障碍的各种准备。麻醉前必须评估凝血功能状态，对凝血功能的评估以及麻醉方法的选择可能是年轻麻醉医师的难点。许多行剖宫产的产妇往往合并凝血功能异常，如妊娠期高血压疾病、子痫、HELLP综合征（妊娠高血压综合征患者并发溶血、肝酶升高和血小板减少，称为HELLP综合征）、预防性抗凝治疗等。评估凝血功能的方法包括实验室检查及临床观察是否有出血倾向的表现，其中实验室检查方法主要有出血时间（BT）、凝血酶原时间（PT）、部分凝血酶原激活时间（APTT）、血小板计数（PC）、国际标准化比率（PT-INR）、血栓弹性图描记法等。只有通过对多种检查结果的综合分析，才能全面评估产妇的凝血功能情况。产妇的血小板由于高凝状态的耗损往往较低，美国麻醉学会（ASA）曾建议血小板计数$<100\times10^9$/L的产妇尽量避免椎管内麻醉而选择全身麻醉。但国内学者认为血小板计数$<50\times10^9$/L或出血时间>12分钟应禁忌椎管内麻醉。血小板计数在$(50\sim100)\times10^9$/L且出血时间接近正常者应属相对禁忌，预计全麻插管困难者可谨慎选用椎管内麻醉，但需注意操作轻柔。另外，如果各项凝血功能的实验室检查结果都正常而且临床上无任何易出血倾向表现者，只要血小板计数$>50\times10^9$/L，也可谨慎选用椎管内麻醉。当然，麻醉方法的选择还与麻醉医师的熟练程度密切相关。

2.术前禁食禁饮

由于产妇胃排空延迟、不完全，对于择期剖宫产产妇必须禁食固体食物6～8小时，对于无并发症的产妇在麻醉前2小时可以进清液体。由于产妇糖耐量下降，考虑到胎儿的糖供应，术前可补充适量的5%葡萄糖液。

3.术前用药

目前，剖宫术前镇静药的应用并不常见，但对于某些具有合并症的产妇，如：先兆子痫或其他原因引起的癫痫样发作、抽搐等，必须给予镇静剂加以控制。对于合并精神亢奋、焦虑过度的产妇在耐心劝解效果不良时可以在严密监测母胎情况下静脉注射咪达唑仑1.0～2.5 mg。

对于可以选择椎管内麻醉的产妇，不常规给予抗酸剂，选择全麻的产妇为了降低胃内容物的酸度，可在麻醉前给予抗酸剂，临床常用H_2受体拮抗剂，如西咪替丁、雷米替丁以减少胃酸的分泌，需要注意的是H_2受体拮抗剂不能影响胃内容物本来的酸度，需在麻醉前2小时前应用才有效。或者术前30分钟内口服枸橼酸钠液30 mL，效果更佳。

对于易恶心、呕吐的产妇可以麻醉前静脉注射5-HT受体拮抗剂如格雷司琼、恩丹西酮等，以预防术中各种原因导致的恶心、呕吐，减少反流、误吸的发生率。

4.麻醉方法的选择及准备

择期剖宫产术的麻醉选择主要取决于产妇的情况,大多数可以选择椎管内麻醉,包括硬膜外麻醉,蛛网膜下腔麻醉或腰麻-硬膜外联合麻醉。对于椎管内麻醉有禁忌证或合并精神病不能合作的患者,可选择全身麻醉。

麻醉前,麻醉医师必须亲自检查麻醉机、氧气、吸引器、产妇及新生儿的急救设备、药物,以便随时取用。根据术前的评估状况,向巡台护士口头医嘱患者所需的套管针型号及穿刺部位,以便输血、补液。备好各项监测手段,包括血压、心电图、脉搏氧饱和度。对于心肺功能障碍、凝血功能障碍等高危产妇应进行有创监测,动态观察动脉压及中心静脉压,以指导术中容量补充,并可以及时进行血气分析,合理调节产妇的内环境稳态。

5.术前知情同意

麻醉医师经过认真的术前评估后,拟定麻醉方案,向产妇简述麻醉过程,以征得其信任与配合,并客观地向患者及其家属交代麻醉风险,以获得理解与同意并签写麻醉同意书。对于选择性剖宫产者,要特别注意意外情况的告知,如麻醉的严重并发症,围生期大出血等。

6.关于预防性扩容

剖宫产麻醉大多数选择椎管内麻醉,椎管内麻醉后,由于交感神经阻滞,血管扩张,相对血容量不足而引起低血压;加之产妇仰卧位时下腔静脉受压,使回心血量下降而发生仰卧位低血压综合征。产妇低血压又会导致子宫血流量下降,引起胎儿缺氧,所以为了减少椎管内麻醉所致低血压的发生,在实施椎管内麻醉前进行预防性扩容治疗是十分必要的。

(1)晶体液的选择:生理盐水虽为等张液,但除含钠离子和氯离子外不含其他电解质,且氯离子含量高于血浆,大量输入可造成高钠血症和高氯血症,现已被乳酸钠林格液取代。

乳酸钠林格液:林格液是在生理盐水的基础上增加了 Ca^{2+}、K^+ 等电解质,属等张溶液。乳酸钠林格液在此基础上又增加了乳酸钠 28 mmol/L,更接近于细胞外液的组成,但为低 Na^+、低渗液。乳酸钠林格液又称为平衡盐溶液,主要用于补充细胞外液容量。输入后在血管内存留时间很短,且还有稀释血液,对红细胞的解聚作用,妊娠末期,产妇自身血容量增多,常合并有稀释性血细胞降低,因此,椎管内麻醉引起的低血压不能完全通过乳酸钠林格液来纠正,相反,大量输注可以降低携氧能力,使剖宫产后肺水肿与外周水肿的危险性增加。

葡萄糖液:葡萄糖液是临床上常用的不含电解质的晶体液,然而,麻醉与手术期间由于应激反应会使血糖增高,若术中输入葡萄糖液,产妇和胎儿都可能发生高血糖,并且出现相关的不良反应,可降低脐动静脉血的 pH 和胎儿的血氧饱和度,出现新生儿反应性低血糖和大脑缺血引起的神经系统功能损伤。因此,剖宫产术中基本不用葡萄糖液扩容。

(2)胶体液的应用:剖宫产麻醉前应用胶体液主要是预防低血压,在 Ueyama 的研究中用晶体液(乳酸林格液)与胶体液(中分子羟乙基淀粉)做了扩容效应的比较:当快速输注 1 500 mL 晶体液后 30 分钟,仅 28% 的输注量留在血管内,只增加血容量 8%,而心排血量无显著变化。当输注胶体液后,100% 留在血管腔内,输入 500 mL 和 1 000 mL 胶体液可分别增加心排血量 15% 和 43%,同时降低腰麻引起的低血压发生率达到 17% 和 58%。这一研究结果表明若想有效降低低血压的发生率,预防性扩容必须足量到使心排血量增加,选择胶体液可以达到事半功倍的效果。

在剖宫产术中目前常用的胶体液有羟乙基淀粉、琥珀酰明胶。临床一般选择晶体液与胶体液的容量比为 2∶1～3∶1,既可有效减少低血压的发生,对产妇和新生儿又不会带来任何不良影响,但研究显示明胶的类变态反应发生率较羟乙基淀粉明显增高。

7.围术期的用药

(1)术前应用地塞米松:择期剖宫产,尤其是选择性剖宫产,多数是在产程未发动、无宫缩情况下进行,容易引起新生儿湿肺等并发症,应用地塞米松预防可减少并发症的发生。地塞米松为糖皮质激素类药物,能刺激肺表面活性物质基因的转录,上调肺表面活性物质 mRNA 的表达,并维持其稳定性,从而增加肺表面活性物质产生。此外应用地塞米松可以增加肺表面活性物质 mRNA 的水平,提高肺泡Ⅱ型细胞对表面活性物质激动剂如 ATP 的敏感性,且随地塞米松浓度升高敏感性升高。另外它还可通过多种途径促进肺成熟,如通过增加肺组织抗氧化酶活性,增加肺组织抗氧化损伤的能力,上调肺内皮型一氧化氮合成酶表达,增加上皮细胞钠离子通道活性等。而且静脉注射地塞米松有预防恶心、呕吐的作用,研究显示,此作用的最低有效剂量为 5 mg。

(2)预防性应用葡萄糖酸钙:妊娠时子宫肌组织尤其是子宫体胎盘附着部的肌细胞变肥大,胞质内充满具有收缩活性的肌动蛋白和肌球蛋白,进入肌内的钙离子与肌动蛋白、肌球蛋白的结合,引起子宫收缩与缩复,对宫壁上的血管起压迫结扎止血作用,同时由于肌肉缩复使血管迂回曲折、血流阻滞,有利血栓形成血窦关闭。另外钙离子是凝血因子Ⅳ,在多个凝血环节上起促凝血作用。尤其是对于术前没发动宫缩但要行选择性剖宫产的患者,由于术后部分患者子宫平滑肌细胞不能及时收缩致产后出血量增多。有研究报道,妊娠晚期选择性剖宫产术前静脉滴注葡萄糖酸钙能有效预防产后出血、降低产后出血发生率。

(3)预防性应用抗生素。关于预防性应用抗生素问题一直有争议,提倡应用者认为:正常孕妇阴道和宫颈内存在着大量细菌,各种菌群保持着相对稳定性,当剖宫产时子宫切口的创伤,手术干扰和出血等可使机体免疫抵抗力下降,为阴道内细菌上行入侵和繁殖创造了机会。细菌一旦入侵后即大量繁殖,其倍增时间为 15～20 分钟。因此选择性剖宫产术后感染实为阴道内潜在病原菌的内源性感染。鉴于选择性剖宫产术前患者并无感染存在,抗生素的使用完全是预防手术创伤而引起的感染,故抗生素应在细菌污染或入侵组织前后很短时间内达到局部组织。术前 30 分钟应用抗生素能把大量的细菌消灭在手术前,当手术时药效在血液中已达到高峰。但麻醉医师须了解抗生素与麻醉药物的关系,避免围术期药物的相互作用对母婴安全造成影响。

总之,应高度重视剖宫产麻醉的术前评估与准备工作,产科医师、接产护士、麻醉医师必须训练有素,各负其责并能积极配合,从而避免人为因素、设备因素等造成严重并发症。

(三)麻醉方法的选择

择期剖宫产最常用的麻醉方法为椎管内麻醉(腰麻、连续硬膜外麻醉、腰麻-硬膜外联合麻醉)和全身麻醉,只有在极特殊的情况下,选用局部浸润麻醉,每种麻醉方法都有其优缺点,麻醉方法的选择应根据产妇的身体状况、预计剖宫产手术时间、麻醉医师对麻醉技术的熟练程度等来决定。尽可能做到因人施麻,在保证母婴安全的前提下个体化地选择麻醉方法、麻醉药物的种类和剂量。

1.椎管内麻醉

因具有镇痛完善、肌松满意、便于术后镇痛、对胎儿影响小等特点,适用于大多数择期剖宫产手术患者。

(1)连续硬膜外阻滞(continuous epidural anesthesia,CEA):具体如下。

1)连续硬膜外阻滞的特点:①硬膜外阻滞在剖宫产术中镇痛效果可靠,麻醉平面易于控制,一般不超过 T_6。②局麻药起效缓慢,血压下降缓慢易于调节,仰卧位低血压综合征的发生率明显低于蛛网膜下腔阻滞。③并发症少,便于术后镇痛。④对母婴不良影响小,由于阻滞区的血管扩张,动静脉阻力下降,可减轻心脏前后负荷,对心功能不全的产妇有利;区域阻滞后可增加脐血流而不增加其血管阻力,对胎儿有利。⑤与全麻相比降低了静脉血栓的发生率。

2)连续硬膜外阻滞的方法。硬膜外隙穿刺采取左侧卧位(或右侧),常用的 CEA 有两种。①一点法:$L_{1\sim2}$ 或 $L_{2\sim3}$ 穿刺置管的连续硬膜外麻醉,麻醉平面上界控制在 $T_{6\sim8}$。优点:减少多点穿刺所造成的穿刺损伤;不足之处在于麻醉诱导潜伏期较长,延长了胎儿娩出时间,对急需娩出胎儿者不利。②两点法:$T_{12}\sim L_1$,$L_{2\sim3}$ 或 $L_{3\sim4}$ 穿刺分别向头尾侧置管进行双管持续硬膜外麻醉。优点在于用药量小,阻滞作用出现快于一点法,但 $L_{2\sim3}$ 或 $L_{3\sim4}$ 易置管困难,可在备好急救药品、静脉通路的前提下行 $T_{12}\sim L_1$ 穿刺向头侧置管,$L_{2\sim3}$ 或 $L_{3\sim4}$ 不置管,单次推入适量局麻药,平卧后了解麻醉平面情况后于 $T_{12}\sim L_1$ 再注入适量局麻药。其优点是用药量小,麻醉阻滞作用出现快,无置管困难发生。通过我们大样本的临床研究显示:硬膜外导管置入的顺畅程度、注入试验量以后导管内是否有回流均与硬膜外麻醉效果有显著的相关性。

3)常用局麻药的选择:由于酰胺类局麻药渗透性强,作用时间较长,不良反应较少,普遍用于产科麻醉。我国目前最常用的局麻药为利多卡因、丁哌卡因、罗哌卡因。①利多卡因:为酰胺类中效局麻药。剖宫产硬膜外阻滞常用 1.5%～2.0%溶液,起效时间平均 5～7 分钟,达到完善的节段扩散需15～20 分钟,时效可维持 30～40 分钟,试验量后应分次注药,总量因身高、肥胖程度不同而应有所差异。可与丁哌卡因或罗哌卡因合用,增强麻醉效果、延长麻醉时间。1.73%碳酸利多卡因制剂,渗透性强,起效快于盐酸利多卡因,适于产科硬膜外麻醉,但其维持时间亦短于盐酸利多卡因。②丁哌卡因:为酰胺类长效局麻药。0.5%以上浓度腹部肌松尚可,起效时间约18 分钟,镇痛作用时间比利多卡因长2～3 倍,由于其与母体血浆蛋白的结合度高于利多卡因等因素,相比之下丁哌卡因不易透过胎盘屏障,对新生儿无明显的抑制作用,但丁哌卡因的心脏毒性较强,一旦入血会出现循环虚脱,若出现严重的室性心律失常或心搏骤停,复苏非常困难。因此剖宫产硬膜外麻醉时很少单独使用丁哌卡因,可与利多卡因合用,增强麻醉效果,减少毒性反应。③罗哌卡因:是一种新型的长效酰胺类局麻药,神经阻滞效能大于利多卡因,小于丁哌卡因。起效时间5～15 分钟,作用时间与丁哌卡因相似,感觉阻滞时间可达4～6 小时,与丁哌卡因相当浓度、相同容量对比,罗哌卡因起效快、麻醉平面扩散广、运动阻滞作用消退快、感觉阻滞消退慢、肌松效果略弱,但神经毒性、心脏毒性均小于丁哌卡因。在剖宫产硬膜外麻醉中其常用浓度为0.50%～0.75%的溶液,总量不超过150 mg,可与盐酸利多卡因合用,但不可以与碳酸利多卡因合用(避免结晶物的产生)。

(2)常见并发症及处理:具体如下。

1)低血压:硬膜外阻滞后引起交感神经阻滞,其所支配的外周静脉扩张,导致血容量相对不足,易发生低血压;如平面高达 $T_{1\sim5}$ 时则阻滞心交感神经,迷走神经相对亢进,出现心动过缓,分钟心排血量下降,进一步引起血压下降;有 90%临产妇在仰卧位时下腔静脉被子宫压迫,使回心血量减少,即出现仰卧位低血压综合征,表现为血压降低、心动过速或过缓、并伴恶心、呕吐、大汗。如不及时处理,重者会虚脱和晕厥,甚至意识消失。持续低血压将影响产妇肾与子宫胎盘的灌注,对母胎都会带来不良影响,应高度重视,积极防治。

预防性的扩容会减低硬膜外麻醉下低血压的发生率;由于子宫压迫下腔静脉,其回流受限,下肢静脉血通过椎管内和椎旁丛及奇静脉等回流至上腔静脉,使椎管内静脉扩张,硬膜外间隙相对变窄,因此临产妇硬膜外腔局麻药的容量应少于非产妇,且应根据身高、体重做到个体化,少量分次注入直到满意的阻滞平面可降低低血压的发生率;产妇在硬膜外穿刺后向左倾斜 30°体位可避免仰卧位低血压综合征的发生。在扩容的基础上如血压下降大于基础值的20％,可使用血管活性药物,目前常用静脉注射麻黄碱5～10 mg,但研究显示,麻黄碱在维持血流动力学稳定的同时却减少了子宫胎盘的血流。《ASA产科麻醉的指南》中指出对于不存在心动过缓的患者可以优先使用去氧肾上腺素(0.1毫克/次),因为它可以改善胎儿的基础酸状态。如出现心动过缓,可静脉注射阿托品0.3～0.5 mg。麻醉中除连续监测心率血压外,产妇应持续面罩吸氧。

2)恶心呕吐:硬膜外麻醉下剖宫产时的恶心、呕吐主要源于血压骤降,脑供氧减少,兴奋呕吐中枢;其次,迷走神经功能亢进,胃肠蠕动增加也增加了此并发症的风险。处理上应首先测定麻醉平面和确定是否有血压降低,并采取相应措施;其次,暂停手术,以减少迷走神经刺激,一般多能收到良好效果。若不能控制呕吐,可考虑使用止吐药氟哌啶醇,甲氧氯普胺或5-HT$_3$受体拮抗剂恩丹西酮、格雷司琼、阿扎司琼、托烷司琼等。

3)呼吸抑制:硬膜外麻醉下剖宫产时的呼吸抑制多数是由于局麻药误入蛛网膜下腔,或局麻药相对容量过大,使药物扩散广泛引起,由此导致麻醉平面过高,胸段脊神经阻滞,引起肋间神经麻痹、呼吸抑制,表现为胸式呼吸减弱,腹式呼吸增强,严重时产妇潮气量不足,咳嗽无力,不能发声,甚至发绀。因此,再次强调注入局麻药时应少量多次给予到满意平面,严密观察心率、血压变化及麻醉平面的扩散范围,能及时避免此并发症的发生。一旦出现呼吸困难处理原则同全脊麻,应迅速面罩辅助或控制通气,直至肋间肌张力恢复为止,必要时行气管内插管机械通气。同时静脉注射血管活性药来维持循环的稳定。

4)寒战:与其他手术相比,剖宫产产妇的寒战发生率较高,可高达62％。其机制可能为:①妊娠晚期基础代谢率增高,循环加快,阻滞区血管扩张散热增加。②在胎儿娩出后,因腹内压骤降,使内脏血管扩张而散热增多。③羊水和出血带走了大量的热量。④注射缩宫素后,血管扩张等因素而使寒战更为易发。寒战使产妇耗氧量增加,引起产妇不适,重者可导致胎儿宫内窘迫。目前,尚未发现决定寒战反应的特定解剖学结构或生理药理作用部位,可能是神经内分泌及运动等系统共同调节寒战的发生、发展过程。

建议椎管内麻醉下剖宫产产妇应采取保温措施,维持适当的室温,尽可能使用温液体输注,最大限度地减少产妇寒战的发生。寒战发生后,应当常规面罩吸氧,避免因产妇缺氧而导致胎儿宫内窒息的发生,并且及时采取有效的治疗措施。有研究表明,μ受体激动剂对术后寒战有一定的治疗效应,其中镇痛剂量的哌替啶具有独特的抗寒战效应;有研究证实硬膜外麻醉前静脉注射1 mg/kg曲马朵可防治剖宫产产妇的寒战,而曲马朵的镇静作用较弱且极少透过胎盘,对新生儿基本上无影响,现已有静脉注射曲马朵施行分娩镇痛的报道。

5)硬膜外阻滞不充分:剖宫产麻醉在置管时发生异常感觉及阻滞效果不全的发生率显著高于一般人及同龄女性,当硬膜外麻醉后,阻滞范围达不到手术要求,产妇有痛感,肌松不良,牵拉反应明显,其原因有以下几点。硬膜外导管位置不良:包括进入椎间孔、偏于一侧、弯曲等;产妇进行过多次硬膜外阻滞致间隙出现粘连,使局麻药扩散受阻;局麻药的浓度与容量不足。

对于局麻药的浓度与容量不足,可追加局麻药量,静脉使用阿片类药最好在胎儿娩出后给予。Milon等发现,硬膜外使用1 μg/kg或0.1 mg芬太尼,可以使产妇疼痛有所改善,芬太尼剂量<100 μg时对母婴未见不良影响。如经以上处理后产妇仍感觉疼痛时可视母胎状况改换间隙重新穿刺或改成蛛网膜下腔阻滞或全麻完成手术。

6)局麻药中毒:临产产妇由于下腔静脉受压、回流受限,硬膜外间隙内静脉血管怒张,穿刺针与导管易误入血管,一旦局麻药注入血管后会引发全身毒性反应。早期神经系统表现为头晕、耳鸣、舌麻、多语；心血管系统表现为心率加快、血压增高；呼吸系统表现为深或快速呼吸。血浆内局麻药浓度达到一定水平会出现面肌颤动、抽搐、意识丧失、深昏迷；心血管毒性反应：血压下降、心率减慢、心律失常，甚至心脏停搏。

硬膜外穿刺置管后，给药前应常规回抽注射器，看有无血液回流；给局麻药开始就密切观察产妇以早期发现中毒反应。一旦可疑毒性反应立即停止给药，面罩吸氧的同时注意观察产妇或试验性的再次给予并观察产妇的反应，如确定为全身毒性反应，应拔管重新穿刺。若没有及时发现，出现抽搐与惊厥应立即面罩加压给氧，静脉注入硫喷妥钠、咪达唑仑或地西泮中止抽搐与惊厥。同时边准备心肺复苏边继续行剖宫产术立刻终止妊娠，并做好新生儿复苏准备。

7) 全脊麻：全脊麻是硬膜外麻醉中最严重的并发症，若大量局麻药误入蛛网膜下腔，可迅速麻痹全部脊神经与脑神经，使循环与呼吸中枢迅速衰竭，若处理不及时则为产妇致死的主要原因。临床表现为注药后，出现迅速广泛的感觉与运动神经阻滞，意识丧失、呼吸衰竭、循环衰竭。

预防措施：麻醉医师熟练操作技巧，按常规细心操作，以免刺破硬膜，一旦穿破可向上改换间隙，但需注意注入局麻药用量减少，必要时改全麻完成手术。同时要求规范的操作程序，如试验剂量 3~5 mL 后的细心观察，置管、给药前的常规回抽，以及少量间断注药。

处理原则：一旦发现全脊髓麻醉，应当立即按照心肺脑复苏程序实施抢救处理，维持产妇呼吸及循环功能的稳定，若能维持稳定对产妇及胎儿没有明显不利影响。争取同时实施剖宫产术，尽快终止妊娠娩出胎儿。如果心搏骤停发生，施救者最多有 4~5 分钟来决定是否可以通过基本生命支持和进一步心脏生命支持干预使心脏复跳。娩出胎儿可能通过缓解对主动脉、腔静脉的压迫来改善心肺复苏产妇的效果。

（3）腰麻（SA）：具体如下。

1) 腰麻的特点：①起效快，肌松良好，效果确切。②与硬膜外阻滞相比，用药量小，对母胎的药物毒性作用小。

2) 腰麻的方法：左侧（或右侧）卧位，选择 $L_{3~4}$ 为穿刺部位。

3) 常用局麻药及浓度的选择：①轻比重液，0.125％丁哌卡因 7.5~10.0 mg（6~8 mL），0.125％罗哌卡因 7.5~10.0 mg（6~8 mL）。②等比重液，5％丁哌卡因≤10 mg，0.5％罗哌卡因≤10 mg。③重比重液，0.75％丁哌卡因 2 mL（15 mg）＋10％葡萄糖 1 mL＝3 mL，注药 1.0~1.5 mL（5.0~7.5 mg），0.75％罗哌卡因 2 mL（15 mg）＋10％葡萄糖 1 mL＝3 mL，注药 2.0~2.5 mL（10.0~12.5 mg），临床中轻比重与重比重液常用。

4) 常见并发症及处理。①头痛：腰麻常见的并发症，由于脑脊液通过硬脊膜穿刺孔不断丢失，使脑脊液压力降低、脑血管扩张所致。腰麻后头痛与很多因素有关：穿刺针的直径、穿刺方法以及局麻药中加入辅助剂的种类均会影响到头痛的发生率，如加入葡萄糖可使头痛发生率增高，而加入芬太尼（10 μg）头痛发生率则降低。典型的症状为直立位头痛，而平卧后则好转。疼痛多为枕部、顶部，偶尔也伴有耳鸣、畏光。预防措施：尽可能采用细穿刺针（25 G、26 G 或 27 G）以减轻此并发症；新型笔尖式穿刺针较斜面式穿刺针占有优势；直入法引起的脑脊液漏出多于旁入法，所以直入法引起的头痛发生率也高于旁入法。治疗方法主要有去枕平卧；充分扩容，避免应用高渗液体，使脑脊液生成量多于漏出量，其压力可逐渐恢复正常；静脉或口服咖啡因可以收缩脑血管，从而用于治疗腰麻后头痛；硬膜外持续输注生理盐水（15~25 mL/h）也可用于治疗腰麻后头痛；硬膜外充填血法，经上述保守治疗后仍无效，可使用硬膜外充填血疗法。80％~85％脊麻后头痛患者，5 天内可自愈。②低血压：单纯腰麻后并发低血压的发生率高于硬膜外阻滞，其机制与处理原则同前所述,麻醉前进行预扩容,麻醉后调整患者的体位可能改善静脉回流,从而增加心排血量,防止低血压。进行扩容和调整体位后血压仍不升,应使用血管加压药,麻黄碱是最常用的药物,它兼有 α 及 β 受体兴奋作用,可收缩动脉血管以升高血压,也能加快心率,一次常用量为 5～10 mg。③平面过广:腰麻中任何患者都可能出现平面过广,通常出现于脊麻诱导后不久。平面过广的症状和体征包括恐惧、忧虑、恶心、呕吐、低血压、呼吸困难、甚至呼吸暂停、意识不清,治疗包括给氧、辅助呼吸及维持循环稳定。④穿刺损伤:比较少见。在同一部位多次腰穿容易损伤,尤其当进针方向偏外侧时,可刺伤脊神经根。脊神经被刺伤后表现为 1 根或 2 根脊神经根炎的症状。⑤化学或细菌性污染:局麻药被细菌、清洁剂或其他化学物质污染可引起神经损伤。用清洁剂或消毒液清洗脊麻针头,可导致无菌性脑膜炎。使用一次性脊麻用具既可避免无菌性脑膜炎,也可避免细菌性脑膜炎。而且局麻药的抽取、配制应注意无菌原则。⑥马尾综合征:通常用于腰麻的局麻药无神经损伤作用,但是目前临床有腰麻后截瘫的报道。表现为脊麻后下肢感觉及运动功能长时间不恢复,神经系统检查发现鞍骶神经受累、大便失禁及尿道括约肌麻痹,恢复异常缓慢。

由于腰麻的并发症多且严重,近年来单独腰麻应用得较少。

(4)连续腰麻:随着微导管技术的出现,使得连续腰麻成为可能。连续腰麻的优点主要是使传统的腰麻时间任意延长;但是连续腰麻不仅操作不方便,而且导管置入蛛网膜下腔较费时、腰麻后头痛的发生率也随之增加,目前在临床上还很少应用。

(5)CSEA:具体如下。

1)CSEA 的特点:CSEA 是近年来逐渐受欢迎的一种新型麻醉技术。其优点:①起效快、肌松满意、阻滞效果好、镇痛作用完善。②麻醉药用量小,降低了药物对母体和胎儿的不良影响。③可控性好,灵活性强,可任意延长麻醉时间,并可提供术后镇痛。④笔尖式穿刺针对组织损伤小,脑脊液外漏少,头痛发生率低。

2)CSEA 的方法。常用的 CSEA 有两种。①单点法(针内针法):左侧(或右侧)卧位,选择 $L_{3～4}$ 进行穿刺,穿刺针进入硬膜外隙后,将腰麻针经硬膜外针内腔向前推进直到出现穿破硬脊膜的落空感,拔出腰麻针芯,见脑脊液流出,将局麻药注入蛛网膜下腔,然后拔出腰麻针,再经硬膜外针置入导管。其不足之处是当发生置管困难时,可能在置管时其麻醉固定于一侧或放弃置管则会出现麻醉平面不够。②双点法:常用 $T_{12}～L_1$ 间隙行硬膜外穿刺置管,$L_{3～4}$ 间隙进行腰麻。优点在于麻醉平面易控性好,硬膜外穿刺和腰穿不在同一椎间隙,减少硬膜外注入的局麻药进入蛛网膜下腔的量及导管进入蛛网膜下腔的机会。

3)常用局麻药及浓度选择:常用局麻药的比重、浓度与药量同腰麻所述。

CSEA 在临床应用中的地位及注意事项:①由于其阻滞快速、肌松完善等特点,使 CSEA 优于 CEA,尤其在紧急剖宫产时。②由于其头痛发生率、局麻药的用量、低血压发生率均低于 SA,使 CSEA 的临床应用多于 SA。③CSEA 在临床中应用的比例越来越高,但应注意硬膜外导管可经腰麻针穿破的硬脊膜孔误入蛛网膜下腔,硬膜外给药进行补充阻滞范围或进行术后镇痛时均应先注入试验量。④鉴于 CSEA 的患者有截瘫等神经损伤的发生率,建议选择 $L_{3～4}$ 间隙实施腰穿。

2.全麻

(1)全麻的特点:剖宫产全身麻醉最大的优点是诱导迅速,低血压发生率低,能保持良好的通气,便于产妇气道和循环的管理。其次,全身麻醉效果确切、能完全消除产妇的紧张恐惧感、产生理想的肌松等都是区域麻醉无法比拟的,尤其适用于精神高度紧张与椎管内麻醉有禁忌的产妇。其不足在于母体容易呕吐或反流而致误吸,甚至死亡。此外,全麻的操作管理较为复杂,要求麻醉者有较全面的技术水平和设备条件,麻醉用药不当或维持过深有造成新生儿呼吸循环抑制的危险。

在我国,全麻在产科剖宫产术中应用不多,但近几年随着重症产妇的增多,为确保产妇与胎儿的安全,在全麻比例上升的同时,全麻的质量也逐渐在提高。

择期剖宫产采用全身麻醉的适应证:①凝血功能障碍者。②某些特殊心脏病患者,因心脏疾病不能耐受急性交感神经阻滞,如肥厚型心肌病,法洛四联症,单心室,Eisen-menger综合征,二尖瓣狭窄,扩张型心肌病等。③严重脊柱畸形者。④背部皮肤炎症等不宜行椎管内麻醉者。⑤拒绝区域麻醉者。

全身麻醉对胎儿的影响主要通过3条途径。①全麻药物对胎儿的直接作用:目前所用的全麻药物几乎都会对胎儿产生不同程度的抑制作用,其中镇静、镇痛药的作用最明显。决定全麻药物对胎儿影响程度的关键因素除了用药种类和剂量外,主要是麻醉诱导至胎儿娩出时间的长度。Datta等认为,全麻下胎儿娩出时间>8分钟时就极有可能发生低Apgar评分,因此,应尽量缩短麻醉诱导至胎儿娩出时间,提高手术者的操作水平以缩短切皮至胎儿娩出时间,使全麻对胎儿的影响降到最低点。②全麻引起的血流动力学变化特别是子宫胎盘血流的改变对胎儿氧供的影响:在全麻时,尽管低血压发生率较低,但我们也应该意识到90%的临产产妇平卧时子宫都会对腹主动脉、下腔静脉造成压迫,我们在手术前应考虑到体位的问题,避免仰卧位低血压综合征的发生,减少血管活性药物的使用,因为这些药物虽然可以维持血流动力学的稳定但是他们却减少了子宫胎盘的血流。③全麻过程中通气、换气情况的改变所致的酸碱变化及心排血量的变化对胎儿的影响:因产妇的氧耗量增加,功能残气量减少,氧储备量下降,在麻醉诱导前先用面罩吸纯氧或深吸气5分钟,以避免产妇及胎儿低氧血症的发生。而且在全麻中应维持动脉二氧化碳分压在$4.27\sim4.53$ kPa($32\sim34$ mmHg),在胎儿娩出前避免过分过度通气,因由此产生的碱血症会使胎盘和脐带的血流变迟缓,并使母体的氧离曲线左移,减少氧的释放,影响母体向胎儿的氧转运。

(2)麻醉方法:产妇进入手术室后,采取左侧卧位或垫高右侧臀部30°,使之稍向左侧倾斜。连续监测血压、心电图、脉搏血氧饱和度,开放静脉通路,准备吸引器,选择偏细的气管导管(ID $6.5\sim7.0$ mm)、软导丝、粗吸痰管及合适的喉镜,做好困难插管的准备。同时手术医师进行消毒、铺巾等工作准备,开始诱导前,充分吸氧去氮3~5分钟。静脉快速诱导,硫喷妥钠($4\sim6$ mg/kg)或丙泊酚($1.0\sim2.0$ mg/kg)、氯琥珀胆碱($1.0\sim1.5$ mg/kg)静脉注射,待产妇意识消失后由助手进行环状软骨压迫(用拇指和中指固定环状软骨,示指进行压迫),待咽喉肌松弛后放置喉镜行气管内插管。证实导管位置正确并使气管导管套囊充气后才可松开环状软骨压迫,此法可有效减少呕吐的发生。麻醉维持在胎儿娩出前后有所不同,胎儿娩出前需要浅麻醉,为满足产妇与胎儿的氧供可以吸入1:1的氧气和氧化亚氮,并辅以适量吸入麻醉药(恩氟烷、异氟烷、七氟烷),以不超过1%为佳,肌松剂选用非去极化类(罗库溴铵、维库溴铵、顺阿曲库铵),这些药通过胎盘量少。阿片类药对胎儿异常敏感,宜取出胎儿,断脐后应用以及时加深麻醉。娩出胎儿后静脉注射芬太尼(100 μg)或舒芬太尼(10 μg),同时氧化亚氮浓度可增至70%。手术结束前5~10分钟停用吸入药,用高流量氧"冲洗"肺泡以加速苏醒。待产妇吞咽反射,呛咳反射和神志完全恢复后才可以拔除气管内导管。

总之,剖宫产全麻应注意的环节:①仔细选择全麻药物及剂量。②有效防治仰卧位低血压综合征。③断脐前避免过度通气,以防止子宫动脉收缩后继发胎盘血流降低,对胎儿造成不利影响。④认真选择全麻诱导时机(待消毒,铺巾等手术准备就绪后再诱导),以尽力缩短胎儿娩出时间。通过注意各环节,全麻对胎儿的抑制是有可以避免的。

(3)全身麻醉的并发症及处理:具体如下。

1)插管困难:由于足月妊娠后产妇毛细血管充血,体内水分潴留,致舌、口底及咽喉等部位水肿;另一方面脂肪堆积于乳房及面部。这些产妇特有的病生理特点使困难气管插管的发生率大为提高。产妇困难插管的发生率约为 0.8%,较一般人群高 10 倍,Mallampati 气道评分 Ⅳ 级和上颌前突被认为是产妇困难气道的最大危险因素。产妇死亡病例中有 10% 没有进行适当的气道评估,随着椎管内麻醉比例的增加,产妇总的病死率有所下降,但全麻病死率几乎没有改变。1979-1990 年的一项麻醉相关的产妇死亡的研究显示,因气道问题死亡占全麻死亡的 73%。问题在于没有足够时间评估气道;意料外的气道水肿;急诊手术;操作者水平所限;对插管后位置确认不够重视等。对策:根据实际情况尽可能全面的评估气道;除常规备齐各型导管、吸引器械等设施外,可能尚需备气道食管联合导管、喉罩等气道应急设施,并做好困难插管的人员等准备,当气管插管失败后,使用面罩正压通气,或能使口咽通畅的仪器保证通气,如果仍不能通气或不能使患者清醒,那么就应该实施紧急气管切开了。

2)反流误吸:反流误吸也是全麻产妇死亡的主要原因之一,急诊手术和困难插管时更容易出现。不做预防处理时,误吸综合征的发生率为 0.064%。在美国,大多数医院碱化胃液已作为术前常规。尽管没有一个药物能杜绝反流,但 30 mL 的非颗粒抗酸剂可显著降低反流后的风险。H_2 受体阻滞剂(如雷尼替丁)虽能碱化胃液但不能立即起效,需提前 2 小时服用,其余对策包括术前严格禁食水;麻醉前肌内注射阿托品 0.5 mg;快速诱导插管时先给小剂量非去极化型肌松药如维库溴铵 1 mg 以消除琥珀胆碱引起的肌颤,避免胃内压的显著升高;诱导期避免过度正压通气,并施行环状软骨压迫闭锁食管;给予 5-HT 受体拮抗剂如格雷司琼预防呕吐。

3)术中知晓:术中知晓是产科全身麻醉关注的另一个问题,部分全麻剖宫产者主诉术中做梦或能回忆起术中的声音,但全麻剖宫产术中知晓的确切发生率目前尚无统计。术中知晓并不一定导致显性记忆,但即便是在没有显性记忆的情况下,隐性记忆也可产生不良影响,甚至是创伤后应激反应综合征。有研究发现,单纯 50% 的氧化亚氮(笑气)并不能提供足够的麻醉深度,术中知晓的发生率可高达 26%。有学者对 3 000 例孕妇辅以低浓度的强效挥发性麻醉药(如 0.5% 的氟烷、0.75% 的异氟烷或 1% 的恩氟烷或七氟烷),可使知晓发生率降至 0.9%,同时不增加新生儿抑制。娩出后适当增加笑气和挥发性麻醉药的浓度,给予阿片类或苯二氮䓬类药物以维持足够的麻醉深度也可降低知晓的发生率。

4)新生儿抑制:除某些产前急症外,很多原因都可导致新生儿抑制,已证实,臀位和胎儿娩出时间延长是导致全麻下剖宫产新生儿抑制和窒息的重要因素。有研究显示,全麻和椎管内麻醉下行择期剖宫产时,新生儿酸碱状态、Apgar 评分、血浆 β 内啡肽水平、术后 24 小时和 7 天行为学均无明显差异,但全麻下胎儿娩出时间与 1 分钟 Apgar 评分存在显著相关。胎儿娩出时间<8分钟,对新生儿的抑制作用有限;胎儿娩出时间延长,可减少 Apgar 评分,但只要防止产妇低氧和过度通气、主动脉压迫和低血压或是控制胎儿娩出时间<3 分钟,新生儿的酸碱状态可不受影响。

5)宫缩乏力:挥发性吸入麻醉药呈浓度相关性抑制宫缩,这在娩出前是有益的,但术后可能导致出血。有人分别用 0.5 MAC 的异氟烷和 8 mg/(kg·d) 丙泊酚持续输注维持麻醉(两组都合用 67%N_2O 和 33%O_2),结果异氟烷组产妇宫缩不良比例较高。如果能将挥发性吸入麻醉药浓度控制在 0.8 MAC 以下,子宫仍能对缩宫素有良好的反应。氧化亚氮对子宫张力无直接影响。氯胺酮对宫缩的影响各家报道不一。

6)产妇死亡和胎儿死亡:尽管全麻下剖宫产的相对危险度较高,但考虑到全麻在高危剖宫产术中的地位,全麻剖宫产母婴病死率高居不下也不足为奇。美国麻醉护士协会(AANA)对1990—1996年有关产科麻醉的内部资料进行回顾:新生儿死亡和产妇死亡是最常见的严重并发症,分别占27%和22%,产妇死亡病例中有89%是在全麻下实施剖宫产的,不能及时有效控制气道是导致产妇死亡最主要原因。

二、紧急剖宫产麻醉

紧急剖宫产是指分娩过程中母体或胎儿出现异常紧急情况需快速结束分娩而进行的手术,是产科抢救母胎生命的有效措施之一。常见原因为胎儿宫内窘迫、前置胎盘、胎盘早剥、脐带脱垂、忽略性横位、肩难产、子宫先兆破裂、产时子痫等,以急性胎儿宫内窘迫因素手术者为多见。由于手术是非常时刻临时决定的,以最快的速度结束产程、减少手术并发症、降低新生儿窒息率、保证母婴安全,高质量地完成手术是最终目的。故急诊剖宫产麻醉的选择非常重要。

紧急剖宫产时通常选择全麻,或静脉麻醉辅助下的局麻,也可通过原先行分娩镇痛的硬膜外导管施行硬膜外麻醉。美国妇产科学会(ACOG)指出,对于因胎心出现不确定节律变化而行剖宫产者,不必要将椎管内麻醉作为禁忌,腰麻-硬膜外联合麻醉使麻醉诱导时间缩短,镇痛及肌松作用完全,内脏牵拉反应少,避免了应用镇静镇痛药对胎儿造成的不良影响,减少新生儿窒息和手术后并发症,提高了剖宫产抢救胎儿的成功率,对减少手术后并发症起到很大的作用,是多数胎儿宫内窘迫可选择的麻醉方式。而且如果事先已置入硬膜外导管,通过给予速效的局麻药足以应付大多数紧急情况。如遇到子宫破裂、脐带脱垂伴显著心动过缓和产前大出血致休克等情况仍需实施全麻。

注意要点:①对急诊或子痫昏迷患者需行全麻时,宜按饱胃处理,留置胃管抽吸,尽可能排空胃内容物。术前给予 H_2 受体阻滞药,如西咪替丁以减少胃液分泌量和提高胃液的 pH,给予5-HT受体拮抗剂如格雷司琼预防呕吐。②快速诱导插管时先给小剂量非去极化型肌松药以消除琥珀胆碱引起的肌颤,避免胃内压的显著升高,插管时施行环状软骨压迫闭锁食管,以防反流误吸。③常规备好应对困难气道的器具,如小号气管导管、管芯、喉罩、纤支镜等。④由于氯胺酮的全身麻醉效应及其固有的交感神经兴奋作用,故对妊娠高血压综合征、有精神病史或饱胃产妇禁用,以免发生脑血管意外、呕吐误吸等严重后果。

三、特殊剖宫产麻醉

(一)多胎妊娠

一次妊娠有两个或两个以上的胎儿,称为多胎妊娠。多胎妊娠属高危妊娠,与单胎妊娠相比较,具有妊娠并发症发生率高,病情严重等特点,并易导致胎儿生长受限,低体重儿发生率高,其围产儿病死率是单胎妊娠的3~7倍,随着辅助生育技术的提高和广泛开展,多胎妊娠发生率近年来有上升趋势,故如何做好多胎妊娠的分娩期处理十分重要。而多胎妊娠的分娩方式选择又与新生儿窒息密切相关,所以选择正确的分娩方式尤为重要。分娩方式对新生儿的影响:研究表明,第一胎儿出生后新生儿评分在剖宫产与阴道分娩两组间并无差异,而第二、三胎经阴道分娩组新生儿窒息率显著高于剖宫产组。因此,对于手术前已明确胎位不正、胎儿较大、产道狭窄或阴道顺产可能性不大的多胎妊娠以及前置胎盘、妊娠高血压综合征、瘢痕子宫及有母体并发症的产妇等应以剖宫产为宜。

1.多胎妊娠,妊娠期和分娩期的病理生理变化

(1)心肺功能易受损:多胎患者,宫底高,可引起腹腔和胸腔脏器受压,心肺功能受到影响,血流异常分布。胎儿取出后腹压骤减,受压的腹部脏器静脉扩张,双下肢血流增加,循环血容量不足引起血压下降;或胎儿取出后腹压骤减使下肢淤血回流,血压上升加重心力衰竭。因此在取胎儿时严密观察血压、心率、呼吸的变化,进行补液和使用缩血管药或扩血管药维持循环稳定。

(2)易并发妊娠高血压综合征:由于子宫腔过大,子宫胎盘循环受阻造成胎盘缺氧,如合并羊水过多,使胎盘缺血更甚,更易发生妊娠高血压综合征,比单胎妊娠明显增多,发生时间更早,而且严重并发症如胎盘早剥、肺水肿、心力衰竭多见。

(3)易并发贫血:多胎妊娠孕妇为供给多个胎儿生长发育,从母体中摄取的铁、叶酸等营养物质的量就更多,容易引起缺铁性贫血和巨幼红细胞性贫血;另外,多胎妊娠孕妇的血容量平均增加 50%~60%,较单胎妊娠血容量增加 10%,致使血浆稀释,血红蛋白和血细胞比容低、贫血发生程度严重,使胎儿发育受限。贫血不及时纠正,母体易发贫血性心脏病。

(4)易并发早产:多胎妊娠子宫过度膨胀,宫腔内压力增高,易发生胎膜早破,常不能维持到足月,早产儿及低体重儿是围产儿死亡的最主要因素,也是多胎妊娠最常见的并发症之一。

(5)易并发产后出血:多胎妊娠由于子宫腔容积增大,压力增高,子宫平滑肌纤维持续过度伸展导致其失去正常收缩功能,且多胎妊娠有较多的产前并发症。妊娠高血压综合征者因子宫肌层水肿,及长期使用硫酸镁解痉易引起宫缩乏力导致产后出血。此外,多胎妊娠子宫肌纤维缺血缺氧、贫血和凝血功能的变化、胎盘附着面大,使其更容易发生产后出血。准备好常用的缩宫剂,如缩宫素、卡孕栓等,以及母婴急救物品、药品;术中建立两条静脉通道,做好输血、输液的准备。

2.多胎妊娠的麻醉处理要点

(1)重视术前准备:合并心力衰竭者一般需经内科强心、利尿、扩血管、营养心肌等综合治疗以改善心功能。妊娠高血压综合征轻、中度者一般不予处理,重度者给硫酸镁等解痉控制血压,以提高麻醉和手术耐受性。

(2)椎管内麻醉是首选方法:因其止痛效果可靠,麻醉平面和血压较易控制。宫缩痛可获解除,对胎儿呼吸循环几乎无抑制。

(3)充分给氧:妊娠晚期由于多胎子宫过度膨胀,膈肌上抬可出现呼吸困难等压迫症状。贫血发生率达 40%,还有严重并发症如心力衰竭。氧疗能提高动脉血氧分压,对孕妇和胎儿均有利,故应常规面罩吸氧。

(4)合适体位:仰卧位时手术床应左倾 20°~30°,以防仰卧位低血压综合征的发生。有报道 90%产妇于临产期取平卧位时出现仰卧位低血压综合征。多胎妊娠发生率更高。

(5)加强术中监护:常规监测心电图、血压、脉搏血氧饱和度、尿量,维持术中生命体征平稳。血压过低、心率过缓者,给麻黄碱、阿托品等心血管活性药。心力衰竭、妊娠高血压综合征者,随着硬膜外麻醉起效,血管扩张,血压一般会有所下降,只有少数患者才需降压处理。注意补液输血速度,特别是重度妊娠高血压综合征者,往往已使用大量镇静解痉药及降压利尿药,注意预防术中、术后循环衰竭的发生。

(6)促进子宫收缩减少产时出血:多胎妊娠剖宫产中最常见并发症是产后出血,主要原因是子宫收缩力差。子宫肌层注射缩宫素 10 U,静脉滴注缩宫素 20 U,多能获得理想的宫缩力量,促进子宫收缩减少产后出血。

(7)重视新生儿急救处理:由于双胎妊娠子宫过度膨胀,发生早产可能性明显增加,平均孕期260天,有一半胎儿体重<2 500 g。多胎妊娠的新生儿中低体重儿,早产儿比例多,应做好新生儿抢救保暖准备,尽快清除呼吸道异物。重度窒息者尽早气管插管,及时建立有效通气。心率过缓者同时胸外心脏按压,并注射血管活性药物和纠酸药品等。

(8)术后镇痛:适当的术后镇痛可缓解高血压,心力衰竭,有利于产妇康复。

(二)畸形子宫

畸形子宫类型有双子宫、纵隔子宫、双角子宫、单角子宫、弓形子宫等。畸形子宫合并妊娠后,在分娩时可发生产程延长,胎儿猝死以及胎盘滞留等。为挽救胎儿,畸形子宫妊娠的分娩方式多采用剖宫产。但就麻醉而言,无特殊处理,一般采用椎管内麻醉均可满足手术。

(三)宫内死胎

宫内死胎指与孕期无关,胎儿在完全排出或取出前死亡。尽管围生期病死率下降,宫内死胎的发生率一直持续在0.32%,宫内死胎稽留可引起严重的并发症——"死胎综合征",这会引起潜在的、渐进的凝血障碍,纤维蛋白原浓度下降<120 mg/dL,血小板计数减少<100 000/μL,APTT延长大多在纤维蛋白原浓度下降<100 mg/dL时才出现。凝血障碍发生率(平均10%~20%)首先取决于死胎稽留的时间:在宫内胎儿死亡最初10天内这种并发症很少出现,时间若超过5周,25%~40%的病例预计发生凝血障碍病。因为从胎儿死亡到开始治疗的时间大多不明,确诊死胎后,为排除凝血障碍的诊断必须立即进行全套凝血检查:纤维蛋白原浓度、抗凝血酶Ⅲ浓度、血小板计数、APTT、凝血活酶值以及D-二聚体。对血管内凝血因子消耗有诊断意义的是纤维蛋白原浓度下降至120 mg/dL以下,抗凝血酶Ⅲ的明显下降,血小板计数减少至100 000/μL以下,APTT延长以及D-二聚体浓度升高。治疗应在止血能力降低时(如纤维蛋白原<100 mg/dL),及时给予新鲜冰冻血浆,给予浓缩血小板的绝对适应证是血小板计数降至20 000/μL以下。凝血障碍严重者均采用全麻完成手术。

(四)产妇脊柱畸形

产妇脊柱畸形,伴随不同程度的胸腔容量减小,加上妊娠中晚期膈肌上抬,严重者可出现肺纤维化、肺不张、肺血管闭塞或弯曲等,引起肺活量降低和肺循环阻力增加,导致肺动脉高压和肺源性心脏病。如发生肺部感染,更增加通气困难,易致心肺功能不全。此外,妊娠期血容量比非孕时血容量增加约35%,至孕32~34周达高峰,每次心排血量亦增加20%~30%,心脏负荷明显加重。因此脊柱畸形合并妊娠常引起呼吸循环衰竭,严重者威胁母儿生命。脊柱畸形孕妇对自然分娩的耐受力极低,一旦胎儿成熟,应择期行剖宫产终止妊娠,以孕36~37周为宜。临床麻醉医师应依据脊柱畸形部位、严重程度以及自身的麻醉技术水平来选择麻醉方式。

（王　磊）

第二节　妊娠合并心脏病孕产妇麻醉

一、概述

妊娠合并心脏病的发病率高达0.4%~4.1%,是产妇死亡的第二大原因。妊娠及分娩过程中机体发生了一系列病理生理改变,心血管系统的变化尤为显著。因此,妊娠合并心脏病产妇的麻醉选择和实施,对于麻醉医师来说是一个巨大的挑战。麻醉医师必须通晓妊娠期心血管系统、血流动力学的变化,掌握心脏病的本质特别是不同心脏病的病理生理特点,了解各种麻醉药物对心血管系统的影响以及处理各种术中并发症的常用方法。

(一)妊娠期心血管系统的变化

妊娠期间心血管系统主要发生四方面改变。首先,血容量增加,在妊娠晚期可增加50%左右。第二,体循环阻力(SVR)进行性下降,虽然心排血量增加30%~40%,但平均动脉压仍维持正常,收缩压略下降。第三,心脏做功增加,在分娩过程中,由于疼痛及应激,心排血量可增加50%以上,对于有病变的心脏可能发生严重后果。而且,强烈的子宫收缩可导致"自体血液回输",使心排血量再增加10%~15%。第四,产妇往往处于高凝状态,对于一些高血栓风险的患者(瓣膜修补术后)容易导致血液栓塞。

(二)妊娠合并心脏病的分类

1.风湿性心脏病

随着医疗技术的发展,风湿性心脏病的发病率有所下降。但是风湿性心脏病仍然是妊娠期间最常见的心脏病。主要是瓣膜性心脏病,包括二尖瓣狭窄、二尖瓣关闭不全、主动脉瓣狭窄、主动脉瓣关闭不全,以及三尖瓣病变。

2.先天性心脏病

大部分先天性心脏病在妊娠前都已实施了心脏手术,只有少部分患者未进行手术。先天性心脏病主要分为左向右分流(房间隔缺损、室间隔缺损、动脉导管未闭);右向左分流(法洛四联症、艾森曼格综合征);先天性瓣膜或血管病变(主动脉瓣狭窄、主动脉瓣关闭不全、肺动脉狭窄)等。

3.妊娠期心肌病

妊娠期或产后6个月内出现不明原因的左室功能衰竭被称为妊娠期心肌病(也有人称之为围生期心肌病)。其发病率有上升趋势,有报道称7.7%的妊娠相关性孕妇死亡是妊娠期心肌病所致。

4.其他

其他包括冠状动脉性心脏病、原发性肺动脉高压、不明原因性心律失常。

(三)麻醉的总体考虑

1.术前评估

对妊娠合并心脏病的孕妇实施麻醉前必须进行充分的评估,包括心脏病的类型、心脏病的解剖特点、病理生理改变特点。重点评估心功能状态以及对手术、麻醉的耐受程度。必要时联合心血管专家、产科专家一同会诊,以便作出正确的判断。

目前对妊娠合并心脏病的功能状态及风险等级评估常采用Siu和Colman推荐的方法。

2.麻醉选择

麻醉医师在选择麻醉方式时,除了重点考虑心脏病性质和风险分级,还应考虑以下问题:①患者对手术过程中疼痛的耐受程度。②子宫收缩引起的自体血液回输对患者的影响。③子宫收缩剂的影响。④胎儿娩出后解除了下腔静脉的受压所引起的血流动力学急剧改变。⑤产后出血。到目前为止尚没有一种麻醉方法是绝对适用或不适用的。常用的麻醉方法及其优缺点如下。

（1）全身麻醉：其优点为能提供完善的镇痛和肌松；保证气道通畅及充分的氧和；避免椎管内麻醉所致的体循环血压下降等。但也存在一些缺点：若麻醉深度不当，气管插管和拔管过程易导致血流动力学剧烈变化；麻醉药物对心功能的抑制作用；增加肺循环阻力；增加肺内压，导致右心后负荷增加；插管困难发生率高；易发生反流误吸；全身用药对新生儿的影响等。

全身麻醉可用于绝大多数妊娠合并心脏病，特别适用于右向左分流的先天性心脏病如法洛四联症和艾森曼格综合征、原发性肺动脉高压、肥厚型心肌病等。而对于其他类型心脏病患者，全身麻醉不如连续硬膜外麻醉更理想。

（2）椎管内麻醉：连续硬膜外阻滞麻醉是目前妊娠合并心脏病的主要麻醉方法，在高风险的心脏病患者中也有应用。若采用间歇、缓慢追加局麻药，能保持较稳定的血流动力学状态；避免全麻所致的各种不良反应等优点。但是，硬膜外阻滞也存在阻滞不全的可能，以及神经损伤、全脊髓麻醉和椎管内出血等风险。

虽然对于一些病变较轻而且代偿完全的心脏病患者，单次蛛网膜下腔阻滞（腰麻）也可应用，但大多数学者并不主张单次腰麻用于妊娠合并心脏病患者，因为其可导致剧烈的血流动力学变化。

近年来较时髦的方法是连续腰麻，通过留置蛛网膜下腔微导管分次加入微量局麻药，从而达到镇痛完善、血流动力学扰乱轻的效果。已有较多的文献正面报道了该方法在妊娠合并心脏病患者中的应用。

（3）局部麻醉：目前已很少采用。只有在一些麻醉设施较差的小型医院偶尔被采用。

3.术中麻醉管理

（1）妊娠合并心脏病患者的麻醉管理的基本原则：①维持血流动力学稳定，避免或尽量减少交感神经阻滞。②避免应用抑制心肌功能的药物。③避免心动过速或心动过缓。④根据心脏病的不同类型，选择合适的血管活性药物。⑤避免腹主动脉、下腔静脉受压，保证子宫胎盘的血液灌注。⑥预防反流误吸。⑦对产妇和胎儿实行严密监护。

（2）术中监护首选无创性的方法，常规的检测项目包括血压、心电图、脉搏血氧饱和度、呼吸等。至于是否需要进行有创性监测取决于患者心脏病的类型及其严重程度。如患者心功能较差、临床症状明显者可施行有创监测。但有些类型的心脏病，如右向左分流、严重的主动脉瓣狭窄、原发性肺动脉高压等，即使症状不明显或没有症状也有必要进行有创监测，包括 CVP、桡动脉置管测压等。肺动脉导管测压需要较高的技术，而且有较高的风险，但在严重的心脏病患者进行此项监测还是很有必要的。但近来有人对肺动脉监测提出疑议，认为此项监测风险过大，得不偿失。故建议使用无创性的经食管心脏超声作为首选的监测方法。

（3）术中应用子宫收缩剂的问题：对于妊娠合并心脏病患者，如果子宫收缩尚可，应尽可能避免使用缩宫素。即使有时必须使用，也应通过静脉缓慢滴注，切忌静脉注射。因为缩宫素能降低体血管阻力和血压，减少心排血量，增加肺血管阻力，外周血管总阻力的下降可引起快速性心律失常。合成的前列腺素 F2α 是一个强效子宫平滑肌收缩剂，可引起严重高血压、支气管痉挛、肺血管和体血管收缩等，因此也禁用于妊娠合并心脏病患者。米索是 PGE_1 的类似物，已成功用于产后出血。但对于有冠心病或高血压患者应慎重，因为它可导致血压的剧降。近来有学者建议使用一种称为 B-Lynch 的压力缝合器缝合子宫切口来避免使用子宫收缩剂。

（4）术中应用血管活性药物的问题：术中有许多情况都需要使用血管活性药物。但对于心脏病患者，合理选择血管活性药物尤为重要。麻黄碱、肾上腺素因兼有 α 受体和 β 受体激动作用，可引起心动过速、增加心脏做功,同时增加肺血管阻力。因而不适用于大多数心脏病患者。纯α受体激动剂如去氧肾上腺素、间羟胺可引起反射性心率下降,可用于多数心脏病患者特别是有瓣膜狭窄或肥厚型梗阻性心肌病的患者,但对于有反流性病变的患者可能不利。

4.术后管理

产后头 3 天内,由于子宫收缩缩复,胎盘循环不复存在,大量血液从子宫回输至体循环,加之妊娠期过多的组织间液的回吸收,使血容量增加 15%～25%,特别是产后 24 小时内,心脏负荷增加,容易导致心脏病病情加重,甚至发生心力衰竭或心脏停搏。因此,妊娠合并心脏病的患者在产后 72 小时内必须予以严密监护,对于合并有肺动脉高压者需持续监护到术后 9 天。

另外,有效的术后镇痛对于妊娠合并心脏病患者极为重要。可优先选择患者自控硬膜外镇痛(PCA)。

二、各种类型心脏病的麻醉要点

(一)瓣膜性心脏病

瓣膜性心脏病分为先天性或继发性,风湿热是继发性病变的主要病因。总体上说,妊娠期间由于血容量增加及体循环阻力降低,反流性瓣膜性心脏病患者对妊娠的耐受性高,而狭窄性瓣膜病变因为不能随着前负荷的增加同步增加心排血量,对妊娠的耐受性差。

1.二尖瓣狭窄

二尖瓣狭窄占妊娠期风湿性心脏病的 90%,大约 25% 的患者在妊娠期间才出现症状。二尖瓣狭窄可以是独立性病变也可伴有其他瓣膜病变。

(1)病理生理改变:二尖瓣狭窄的最主要病理生理改变是二尖瓣口面积减小导致左房向左室排血受阻。早期,左房能克服瓣膜狭窄而增加的阻力,但随着疾病的发展,左室充盈负荷不足,射血分数降低,同时左房容量和压力增加,并导致肺静脉压和肺毛细血管楔压升高,从而发生肺间隙水肿、肺顺应性下降、呼吸功增加。最终可发展为肺动脉高压、右心室肥厚扩张、右心衰竭。妊娠能加重二尖瓣狭窄,解剖上的中度狭窄可成为功能性的重度狭窄。而且妊娠合并二尖瓣狭窄发生肺充血、房颤、室上速的发生率增加。

(2)麻醉注意事项。妊娠期合并二尖瓣狭窄患者麻醉时应重点关注:①避免心动过速。因为心动过速时,舒张期充盈时间缩短较收缩期缩短更明显,导致心室充盈减少。若术前存在房颤,尽量控制室率在 110 次/分以下。②保持适当的血容量和血管容量。患者难以耐受血容量的突然增加,术中过快过量输液、强烈子宫收缩等都可导致心脏意外如右心衰竭、肺水肿、房颤等。③避免加重已存在的肺动脉高压。正压通气、CO_2 蓄积、缺氧、肺过度膨胀、前列腺素类子宫收缩剂等都可增加肺动脉阻力,应予以重视。④保持体循环压力稳定。对于重度二尖瓣狭窄,全身血管阻力下降时可被心率增快(心搏量固定)所代偿,但这一代偿很有限。所以,术中应及时纠正低血压,必要时用间羟胺静脉滴注。

至于术中监护,足月妊娠而无症状者,一般不建议有创监护。对于症状明显的高风险患者,可给予有创监护包括 CVP、肺动脉楔压(PAWP)等。

麻醉选择:经阴道分娩者,建议优先选择连续腰段硬膜外阻滞镇痛,能较好保持血流动力学稳定。但近年有学者认为腰麻-硬膜外联合阻滞也是较好的镇痛方法。药物可采用局麻药加阿片类药,加用阿片类药能降低局麻药浓度又不增加交感神经阻滞。在产程早期,可硬膜外或蛛网膜下腔单独应用阿片类药物,也能取得很好的镇痛效果。对于椎管内麻醉禁忌者还可采用阴部神经阻滞的方法。

剖宫产麻醉的选择应考虑麻醉技术导致的体液转移、术中出血等问题。优先选择是硬膜外麻醉,通过缓慢注药来避免血流动力学波动。切忌预防性应用麻黄碱和液体预扩容。对于有症状者,术中补液应根据有创监测结果慎重进行。有些患者术前限制补液、应用β受体阻滞剂和利尿剂等,硬膜外麻醉时可发生严重低血压,此时可小心使用小剂量去氧肾上腺素(不增加心率、不影响子宫胎盘血流灌注)及适当补液来维持血压。房颤患者若出现室率过快,可予以地高辛或毛花苷 C 控制室率在 110 次/分以下,也可使用电复律(但在胎儿娩出前慎用),功率从 25 W/s 开始。窦性心动过速者可用普萘洛尔或艾司洛尔静脉注射。

某些重度二尖瓣狭窄者、或硬膜外阻滞禁忌者需行全身麻醉。只要麻醉深度适当,较好抑制喉镜置入、气管插管、拔管等操作所致的应激反应,全麻能够维持较稳定血流动力学。诱导药物避免应用对血流动力学影响较大的药物,建议使用依托咪酯。诱导前最好预防性应用适量β受体阻滞剂如艾司洛尔及阿片类镇痛剂。避免使用能导致心动过速的药物如阿托品、哌替啶及氯胺酮等。瑞芬太尼也是值得推荐的麻醉维持药物。缩宫素应慎用。

2.二尖瓣关闭不全

二尖瓣关闭不全在妊娠合并心瓣膜病变中位居第 2 位。年轻患者中,二尖瓣脱垂是二尖瓣关闭不全的主要原因。单纯的二尖瓣关闭不全患者能很好耐受妊娠。但后期容易出现房颤、细菌性心内膜炎、体循环栓塞以及肺动脉充血。

(1)病理生理学改变:二尖瓣关闭不全,左室收缩期血液反流入左房,导致左房扩大,由于左房顺应性好,早期不易出现肺充血的表现。但随着病程进展,左房心肌受损,以及左房和肺毛细血管楔压升高及肺充血。由于左室慢性容量负荷过多,一部分血液反流入左房,心室需要通过增加做功才能泵出足够的血液进入主动脉,会导致左室心肌肥厚,晚期左室扩大。另外,通过主动脉瓣的前向血流可减少 $50\%\sim60\%$,这取决于血流通过主动脉瓣和二尖瓣之阻力的比率。因此,降低左室后负荷可增加二尖瓣关闭不全患者射血分数。

在妊娠期,左室受损的患者难以耐受血容量增加,容易发生肺充血。不过妊娠时的外周血管阻力降低可增加前向性血流,相反分娩时或麻醉不完善时的疼痛、恐惧以及子宫收缩都可增加儿茶酚胺的水平而导致体循环阻力增高。

(2)麻醉注意事项。妊娠合并二尖瓣关闭不全麻醉时应重点关注:①保持轻度的心动过速,因为较快的心率可使二尖瓣反流口相对缩小。②维持较低的外周体循环阻力,降低前向性射血阻抗可有效降低反流量。③避免应用能导致心肌抑制的药物。

麻醉选择:分娩时提供有效镇痛能避免产痛所致的外周血管收缩,从而降低左室后负荷。连续硬膜外阻滞和腰硬联合阻滞是首选的镇痛方法。

剖宫产麻醉也优先选择连续硬膜外或腰硬联合阻滞麻醉,因为这种麻醉能阻滞交感神经,降低阻滞区域的外周血管阻力,增加前向性血流,有助于预防肺充血。但需缓慢注药,避免血流动力学剧烈波动。

如果选择全麻,氯胺酮、泮库溴铵是值得推荐的药物,因为两者都能增加心率。如果术中出现房颤应及时处理。其他注意事项及术中监护也同二尖瓣狭窄。

3.主动脉瓣狭窄

主动脉瓣狭窄是罕见的妊娠合并心脏病,发病率仅 $0.5\%\sim3.0\%$。临床症状出现较晚,往往需经过30～40年才出现。因正常主动脉瓣口面积超过 3 cm²,只有当瓣口面积小于 1cm² 时才会出现症状。但一旦出现症状,病死率高达50%以上。妊娠不会明显增加主动脉瓣狭窄的风险。

(1)病理生理学改变:主动脉瓣狭窄导致左室排血受阻,使左室慢性压力负荷过度,左室壁张力增加,左室壁向心性肥厚,每搏心排血量受限。正常时心房收缩提供约20%的心室充盈量,而主动脉瓣狭窄患者则高达40%,因此保持窦性心律极为重要。左室心肌肥厚及心室肥大导致心肌缺血,加之左室收缩射血时间延长降低舒张期冠状动脉灌流时间,最终发生左室功能不全,肺充血。

主动脉瓣狭窄的风险程度取决于瓣膜口的面积及主动脉瓣口两端的收缩期压力梯度。收缩期压力梯度>6.7 kPa(50 mmHg)表明重度狭窄,风险极大。妊娠期由于血容量增加及外周阻力下降可增加收缩期压力梯度。

(2)麻醉注意事项。妊娠合并主动脉瓣狭窄的麻醉应重点关注:①尽量保持窦性心律。避免心动过速和心动过缓。②维持充足的前负荷,特别要避免下腔静脉受压,以便左室能产生足量的每搏输出量。③保持血流动力学稳定,只允许其在较小的范围内波动。

对于收缩期主动脉瓣口两端的压力梯度大于6.7 kPa(50 mmHg)者或者有明显临床症状者,建议给予有创监护(如前)。

麻醉选择:经阴道分娩者建议行分娩镇痛。连续硬膜外阻滞或腰硬联合阻滞用于分娩镇痛存在争议。因为主动脉瓣狭窄患者不能耐受交感神经阻滞引起的前负荷和后负荷的下降。尽管有文献报道成功地将CSEA用于主动脉瓣狭窄产妇的分娩镇痛,但并不主张其作为常规应用。蛛网膜下腔或硬膜外单纯注射阿片类镇痛药用于分娩镇痛值得推荐,因为其对心血管作用轻,不影响心肌收缩,不影响前负荷,不降低SVR等。

对于合并主动脉瓣狭窄患者行剖宫产的麻醉,区域麻醉和全身麻醉都可谨慎选用。但到底哪种麻醉方式更适合,存在争论。最近在Anesthesia上的两篇关于该类产妇麻醉方式选择的编者按,认为区域阻滞特别是椎管内麻醉存在深度的交感神经阻滞引起低血压、心肌和胎盘缺血的缺点。故有人提出,传统的硬膜外麻醉禁用于此类患者,但国内外大多数学者认为可谨慎使用。而全身麻醉可避免这些不良反应,提供完善的镇痛,而且在发生临床突发心脏意外时,保证气道通畅、充足氧供、使紧急心脏手术成为可能。因此,相对而言,全身麻醉更可取。全身麻醉的注意点参照二尖瓣狭窄。药物可选择对血流动力学影响较轻的依托咪酯联合适量阿片类药物及肌松药琥珀胆碱。应避免使用挥发性麻醉剂,但可应用氧化亚氮。同时尽量避免使用缩宫素。术中低血压可用间羟胺或去氧肾上腺素。

4.主动脉瓣关闭不全

主动脉瓣关闭不全可以先天性或后天性的。约75%的病例是由风湿热所致。该类患者往往有较长的潜伏期,因此常在40~50岁才出现症状。大部分主动脉瓣关闭不全的患者都能安全度过妊娠期,但仍有3%~9%的患者可能出现心力衰竭。

(1)病理生理学改变:主动脉瓣关闭不全时,左心室长期容量超负荷,产生左室扩张、心肌肥厚、左室舒张末期容量降低以及射血分数降低等。病变程度取决于反流口的面积、主动脉与左心室间的舒张压梯度以及病程的长短。随着疾病的进展,可发生左心衰竭,肺充血及肺水肿等。妊娠可轻度增加心率,因此可相对缓解主动脉瓣关闭不全的症状。

(2)麻醉注意事项。妊娠合并主动脉瓣关闭不全的麻醉应重点关注:①避免体循环阻力增加。需要提供完善的镇痛,避免儿茶酚胺增加而导致SVR上升,术中可用硝普钠或酚妥拉明来降低SVR。②避免心动过缓。该类患者对心动过缓耐受性很差,因心动过缓延长心室舒张期的持续时间,主动脉的反流量也增加,应维持心率在 80~100 次/分。③避免使用加重心肌抑制的药物。

(3)麻醉选择:经阴道分娩者建议优先选择硬膜外或腰硬联合行分娩镇痛。因为其降低后负荷、预防 SVR 上升和急性左室容量超负荷。剖宫产的麻醉选择及处理与二尖瓣关闭不全基本相同。

5.瓣膜置换术后

随着经济的发展和医学技术的提高,妊娠合并瓣膜性心脏病患者有许多都在产前施行了瓣膜置换术。对于此类患者,应了解是否有血栓形成、瓣膜流出口大小、有否心内膜炎及溶血等情况。但重点应关注抗凝剂的使用情况。为了避免双香豆素对胎儿的致畸作用,妊娠期间应用肝素代替进行抗凝治疗。因此,对此类患者实施椎管内麻醉时应评估凝血功能,以免硬膜外血肿、蛛网膜下腔出血等不良反应的发生。近来,也有人应用低分子肝素来抗凝。由于低分子肝素的半衰期长,除非停用 12~24 小时,否则对此类患者不得使用硬膜外或蛛网膜下腔阻滞麻醉。

(二)先天性心脏病

1.左向右分流心脏病

左向右分流心脏病主要有房间隔缺损、室间隔缺损及动脉导管未闭等。

(1)室间隔缺损:发病率占成人先天性心脏病的 7%。病情严重程度取决于缺损口的大小及肺动脉高压的程度。大部分无肺动脉高压者都能很好耐受妊娠。但少数较大缺损合并有肺高压者,病死率高达 7%~40%。妊娠期间血容量、心排血量增加可加重左向右分流及肺动脉高压。

1)病理生理学改变:血液从左室分流至右室,增加肺血流,早期可通过代偿性肺血管阻力降低而保持正常的肺动脉压。晚期,特别是较大缺损的 VSD,分流量大,肺血管阻力不能代偿,可导致肺动脉高压,加上左室做功过度而发生左心衰竭,肺动脉高压加剧,最终致右心衰竭,当左右心室压力相等时,可出现双向分流或右向左分流。

2)麻醉注意事项。VSD 患者的麻醉应重点关注:①避免体循环阻力增加。但对于伴有肺高压者,也不应过度降低体循环阻力。②避免心率过快。③避免肺循环阻力升高。以免发生分流反转。关于麻醉选择,剖宫产和分娩镇痛都可优先选择硬膜外或腰硬联合阻滞麻醉。必要时也可选择全身麻醉。

(2)房间隔缺损:最常见的先天性心脏病。病情进展缓慢,即使存在肺血流增加,也能较好耐受妊娠。但妊娠引起的血容量、心排血量增加可加重左向右分流以及右室做功增加,心力衰竭发生率增加。其病理生理学改变也类似于 VSD。麻醉注意事项。ASD 患者麻醉时应重点关注:①避免体循环阻力增加。②避免肺循环阻力下降,但对于肺动脉高压者应避免肺循环阻力增加。③防止并及时纠正室上性心律失常。麻醉选择可参照 VSD。

(3)动脉导管未闭:较大分流的 PDA 患者往往已接受手术治疗。而较小者临床发展缓慢,能较好耐受妊娠。

1)病理生理改变:主要是主动脉血液直接向肺动脉分流。增加肺血流量,最终形成肺动脉高压、右心衰竭。严重者也可致右向左分流。

2)麻醉注意事项:基本与 ASD 患者的麻醉相同。

2.右向左分流的心脏病

(1)法洛四联症:对妊娠的耐受性很差,孕妇合并该心脏病的病死率高达 30%~50%。这种心脏病包括右心室流出道梗阻、室间隔缺损、右心室高压及主动脉骑跨等 4 个解剖及功能异常。

1）病理生理改变：右心室流出道梗阻导致通过室间隔缺损的右向左分流，分流程度取决于室缺的大小、右室流出道梗阻的程度及右室收缩力。因此保持右室收缩力对于保持肺动脉血流和外周血氧饱和度很重要。但对于存在有动脉圆锥高压者，增加心肌收缩力可加重梗阻。另外，体循环压下降可加重分流及发绀。妊娠增加肺血管阻力、降低体循环阻力而加重分流。

2）麻醉注意事项。法洛四联症患者麻醉时应重点关注：①保持血流动力学稳定，避免体循环阻力下降。②避免回心血量减少。③避免血容量降低。④避免使用能引起心肌抑制的药物。

3）麻醉选择：阴道分娩者建议分娩镇痛。可以选择阿片类药物全身用药、椎管内应用阿片类药物及谨慎使用连续硬膜外阻滞（如果 SVR 能很好维持的话）。第一产程椎管内单纯应用阿片类镇痛药是最安全的方法。第二产程骶管阻滞较硬膜外安全。小剂量氯胺酮在产钳术中应用被证明是安全的。

剖宫产麻醉应优先选择全身麻醉，虽然小剂量低浓度的硬膜外麻醉也可谨慎使用，甚至近来有人报道了成功地使用连续腰麻，但血流动力学变化难以预料，风险较大。麻醉诱导应缓慢，避免过剧的血压下降，可复合采用阿片类药、依托咪酯及肌松药。术中维持可采用瑞芬太尼、卤族类吸入麻醉剂（如异氟烷可维持正常或轻微升高右心室充盈压）。建议行有创监护，一旦出现体循环压下降，应予以及时处理。

（2）艾森曼格综合征：约占先天性心脏病的 3%。该病包括肺动脉高压、原有的左向右流出道由于肺动脉高压而发生右向左分流、动脉低氧血症。各种左向右分流的心脏病晚期都可发展成艾森曼格综合征。该病的病死率极高，达 50% 以上。其病理生理学改变与法洛四联症相似，右向左分流程度取决于肺动脉高压程度、分流孔大小、体循环阻力、右心收缩力等。妊娠可显著加重分流程度。麻醉注意点同法洛四联症。

（三）妊娠期心肌病

妊娠期心肌病又称围生期心肌病，是指既往无心脏病史，又排除其他心血管疾病，在妊娠最后一个月或产后 6 个月内出现以心肌病变为基本特征和充血性心力衰竭为主要临床表现的心脏病。该病发病率为 1/15 000～1/3 000。其病因不明，可能与病毒感染、自身免疫及中毒有关。高龄、多产、多胎、营养不良的产妇中发病率较高。随着治疗技术的提高以及心脏移植的开展其病死率有所下降，但仍然在 15%～60%，更有报道其病死率高达 85%。

1.病理生理学改变

病理生理学改变主要是心肌受损，心肌收缩储备能力下降。分娩和手术应激都可增加心脏做功如心率增快、心搏量增加、心肌收缩加强等，导致心肌氧耗增加，进一步加剧心肌损害，舒张末期容量增加、心排血量下降，最终导致心室功能失代偿。

2.麻醉注意事项

1）PPCM 患者麻醉时应重点关注：①避免使用抑制心肌的药物。②保持窦性心律和正常心率。③避免增加心肌氧耗的各种因素。④谨慎使用利尿剂和血管扩张剂，注意控制液体输入量。⑤注意预防术中血栓脱落。

2）麻醉选择：经阴道分娩的产妇行分娩镇痛时可优先选用连续硬膜外阻滞镇痛。该方法有助于避免产痛所致的后负荷增加。对有心功能失代偿的患者，可缓慢注射局麻药加或不加阿片类镇痛药以降低心脏前后负荷。不主张硬膜外阻滞前常规给予预防性扩容或预防性使用血管活性药物。第二产程避免过度使用腹压，必要时可采用产钳或头吸器助产。产后慎用缩宫素。

3）剖宫产麻醉：全身麻醉和区域阻滞麻醉都可选用。虽然全身麻醉具有完善的气道管理、充分的氧供和完善的镇痛,但多种全麻药物都有加重心肌抑制的作用以及全麻插管和拔管过程增加心脏负荷。因此,PPCM 患者选用全身麻醉的比例正在下降。若区域阻滞禁忌,可谨慎选用全身麻醉。全麻时可选用氧化亚氮、依托咪酯、瑞芬太尼等对心血管影响较小的药物。有人主张用喉罩来代替气管插管,以避免插管所致的过剧应激反应。区域阻滞可优先选择硬膜外麻醉,但需避免过快建立麻醉平面,导致血流动力学过剧改变。另外,腰硬联合麻醉也非常适用于该类患者,但需控制腰麻药物剂量。近年报道较多的、也被多数专家接受的方法是连续腰麻,采用小剂量局麻药加阿片类镇痛药缓慢注射,从而避免血流动力学过剧波动,又有较完善的镇痛和麻醉效果。术中若出现明显的心力衰竭,可使用血管扩张剂硝酸甘油和利尿剂如呋塞米,谨慎使用强心剂毛花苷 C。若哮喘症状明显,必要时使用沙丁胺醇。

总之,该疾病风险较大,需做好充分的术前准备,必要时联合心内科医师会诊,做出正确判断,制定合理预案。严密术中监护,特别是有创监测。

(王　磊)

第三节　妊娠合并肝炎孕产妇麻醉

病毒性肝炎为多种病毒引起的以肝脏病变为主的传染性疾病,目前已发现甲肝病毒(HAV)、乙肝病毒(HBV)、丙肝病毒(HCV)、丁肝病毒(HDV)、戊肝病毒(HEV)以及新的肝炎病毒庚肝病毒(HGV)、输血传播性病毒(TTV)、微小病毒 B19(parvovirus B19)等均可引起病毒性肝炎,但以 HAV、HBV、HCV、HDV 为常见。我国属于乙型肝炎的高发国家,同时妊娠合并病毒性肝炎有重症化倾向,是我国孕产妇死亡的主要原因之一。

一、妊娠与病毒性肝炎的相互影响

(一)妊娠分娩对病毒性肝炎的影响

由于妊娠期肝脏可发生一些生理变化,如由于母体胎儿的营养及排泄,母体新陈代谢旺盛,肝脏负担增大;肝血流从非孕期占心排血量的 35% 降到 28%,胎盘激素阻碍肝脏对脂肪的吸收转运及胆汁的排泄;肝功能也与非孕期略有变化,如血清蛋白降低、α、β 球蛋白升高、A/G 比值下降、甘油三酯可增加 3 倍、胆固醇增加 2 倍、血浆纤维蛋白原升高 5%、血清丙氨酸氨基转移酶(ALT)增高 2 倍等,这些生理变化可改变病毒性肝炎的病理生理过程和预后,如出现黄疸、肝功能损害较重,比非孕期容易发展为重症肝炎和肝性脑病,其病死率很高。

(二)病毒性肝炎对母体的影响

慢性肝炎者妊娠可使肝炎活动,诱发为慢性重型肝炎。慢性肝炎合并肝硬化的孕妇则18%～35%发生食管静脉曲张出血,病死率高。早孕期病毒性肝炎可加重妊娠反应,常与正常生理反应相混淆而延误诊断,妊娠晚期的病毒性肝炎患者由于醛固酮的灭活能力下降,妊娠高血压综合征发病率增高,而且由于凝血因子合成障碍致产后出血,增加其病死率。在肝功能衰竭的基础上,以凝血功能障碍所致的产后出血、消化道出血、感染等为诱因,最终导致肝性脑病和肝肾综合征,直接威胁母婴安全。

(三)病毒性肝炎对围生儿的影响

妊娠早、中期肝炎患者流产率可达 20%～30%；妊娠晚期肝炎患者早产率可达 35%～45%，死产率为 5%～20%，胎膜早破率达 25%，新生儿窒息率高达 15%，而正常妊娠组上述各病的发生率均明显低于肝炎组。多重感染(即有两种或以上病毒复合感染)者比单一感染者预后更差。目前，尚无病毒性肝炎致先天性畸形的确切证据。母婴传播致宫内及新生儿肝炎病毒感染，乙、丙型肝炎多见，甲、戊型肝炎少见，围生期感染的婴儿有相当一部分转为慢性病毒携带状态，以后容易发展为肝硬化或原发性肝癌。

二、病毒性肝炎的分类与诊断

病毒性肝炎按临床表现可分为急性、慢性和重症肝炎 3 种类型，此外还有一特殊类型，即妊娠急性脂肪肝(acute fatty liver of pregnancy，AFLP)。各型诊断标准。①急性肝炎：近期内出现消化道症状和乏力，ALT 升高，胆红素升高，病原学检测阳性。②慢性肝炎：肝炎病程超过半年，或原有乙型、丙型、丁型或 HBsAg 携带史，本次又因同一病原再次出现肝炎症状、体征及肝功能异常。本型中根据肝损害程度，可分为轻度、中度和重度肝炎。轻度患者临床症状体征轻微或缺如，肝功能指标仅 1～2 项异常。重度患者有明显或持续肝炎症状，如乏力、食欲缺乏、尿黄、ALT 持续升高、血清蛋白降低，A/G 比值异常，血清胆红素升高≤正常值 5 倍，凝血酶原活动度小于 60%，胆碱酯酶＜2 500 U/L。③重症肝炎：起病 2 周内出现极度乏力、消化道症状和精神症状，黄疸急剧加深，血清胆红素≥正常值 10 倍，或每天上升≥10 μmol/L，凝血酶原活动度小于 40%。④妊娠急性脂肪肝：为多发生于妊娠晚期的特殊类型肝损害。病因不甚明确，主要临床表现具重症肝炎的特点，不同的是病原学检查均阴性，病情发展更为迅速和凶险。

妊娠合并肝病的临床表现和预后主要取决于肝细胞损害程度。轻度慢性肝炎肝细胞损伤轻，孕期提高认识，加强监测，注意保肝和营养治疗，预后一般均较好，多数临床无明显症状，在严密观察肝功能、凝血指标及胎儿生长发育下继续妊娠，多数可达到妊娠晚期或足月自然临产，有阴道分娩条件者阴道分娩是安全的。重度或重症以及 AFLP 临床症状明显，多数有消化道症状，如恶心、厌食、上腹部不适及萎靡不振，临床上易当成一般的不适。尤其是重症或 AFLP 患者，病情多在 2 周内迅速恶化，其中 AFLP 由于无肝炎病史，血清学检查阴性，往往更不易得到及时认识，在出现胃肠道症状时多错当成胃肠炎治疗，影响早期诊断和治疗，这类患者应根据病情及时或尽早终止妊娠，终止妊娠的指征：①黄疸重，血清胆红素持续升高＞100 μmol/L 或每天上升≥10 μmol/L。②转氨酶进行性升高，胆酶分离。③凝血指标变化：PT、APTT 延长，血小板计数减少，凝血酶原活动度＜40%，纤维蛋白原下降等出血倾向。此三项指征中任一项明显加剧，均可为终止妊娠的指征。

三、合并重症肝炎产妇剖宫产的麻醉处理

(一)麻醉选择

在妊娠合并重症肝炎剖宫产的麻醉方式选择时，应根据患者的凝血功能及血小板综合考虑。麻醉要点在于维持呼吸循环的稳定，改善凝血功能及尽量应用对肝功能损害少的药物。

目前，一般的观点认为，在血小板数＞60×10⁹/L，PT＜20 秒，APTT＜60 秒，PT 和 APTT 不大于正常值 1.5 倍的情况下，可慎重选用椎管内麻醉，它能减少全麻用药，在无血压下降的情况下，对肝脏无明显影响。

当血小板数＜$60×10^9$时,则选用全身麻醉。因肝功能损害严重,在麻醉用药中应尽量选用对肝功能和肝血流影响小的药物,剂量也应酌减。此外还应考虑用药的时机,即药物对胎儿的影响。丙泊酚和氯胺酮可以应用于重症肝炎孕妇。琥珀胆碱脂溶性很低,且易被胆碱酯酶迅速分解,难以快速通过胎盘,在常用剂量时极少向胎儿移行,破宫前给予适量的琥珀胆碱,可使子宫充分松弛,有助于胎儿的快速取出。阿曲库铵通过 Hofmann 降解,代谢不依赖于肝肾功能,有利于术后拔管。有报道对重症肝炎孕妇采用氧化亚氮(笑气)与异氟烷维持麻醉,术前后肝功能改变未发现显著性差异,说明上述药物在短时间内对肝功能的影响不大。

(二)麻醉管理

术前避免加重或诱发肝性脑病的因素,保护尚存的肝功能及胎儿,治疗肝性脑病,保护肾功能,补充凝血因子、血小板、新鲜血,防止出血及纠正低蛋白血症等,维持循环稳定,纠正低血压。术中管理应保持呼吸道通畅和持续给氧,维持循环稳定,避免发生低血压,因为缺氧和低血压可造成肝细胞损害加重。术中酌情使用血小板及纤维蛋白原和凝血酶原复合物,改善凝血机制障碍与 DIC。有分析认为胎儿娩出后子宫大出血,行子宫切除不仅能有效制止子宫出血本身,同时也减少了子宫内促凝物质继续释放入血,是治疗 DIC 的有效措施。人工肝支持系统是近年来出现的新技术,即用人工的方法清除血循环中因肝功能衰竭而产生有害物质的一系列装置,可使肝代谢功能得到一定代偿,从而为肝细胞的再生赢得时间,度过危险期获得康复。

（王 磊）

第四节 妊娠期糖尿病孕产妇麻醉

妊娠可引起机体能量代谢复杂变化,包括胰岛素分泌过多和抗胰岛素效应增加、空腹血糖低、对酮体易感等。胰岛素通过调节血糖、脂肪和蛋白质代谢对母婴健康起关键作用。妊娠糖尿在妊娠妇女中发病率高达 2%～4%,其中 90% 的病例是妊娠期糖尿病(GDM)。GDM 被分为两型:A_1 型糖尿病空腹和餐后 2 小时血糖分别低于 5.2 mmol/L 和 6.67 mmol/L,可通过控制饮食治疗,不需要胰岛素。A_2 型糖尿病空腹治疗和餐后 2 小时血糖分别高于 5.2 mmol/L 和 6.67 mmol/L,需要胰岛素治疗。

非妊娠期糖尿病分为 1 型和 2 型,其中 1 型糖尿病由于自身免疫破坏胰腺胰岛细胞引起,该类型患者依赖外源性胰岛素。2 型糖尿病与 GDM 相似,都是由于胰岛素抵抗引起的。90% 以上的 GDM 产妇在分娩前病情会有所发展,30%～50% 的 GDM 产妇在未来 7～10 年可能发展成为 2 型糖尿病。

一、糖尿病对妊娠的影响

(一)对孕妇的影响

GDM 主要由于对胰岛素抵抗增加引起胰岛素分泌相对不足,糖不能进入外周组织及糖利用下降,糖原分解增多,血糖增高。脂肪降解增多,游离脂肪酸释放过多引起酮体增多,酮体在体内聚集到一定程度会发生代谢性酸中毒如酮症酸中毒。另外,高血糖还可引起细胞内外渗透压发生变化,继发于尿糖的渗透性利尿使体内水分和电解质丢失增加,如果不及时治疗将引起血容量减少、酮体聚集、酸中毒和电解质紊乱。血浆高渗状态还可使细胞内钾外流,酸中毒加重细胞内钾外流。高血糖同时还可以使机体对感染的抵抗力下降,不利于伤口愈合。

在糖尿病孕妇中,高血压和先兆子痫的发生率高于正常人群,有肾病和高血压的糖尿病孕妇更易患肺水肿和左心室功能不全。

(二)对胎儿及新生儿的影响

糖尿病产妇所生新生儿病死率增加的主要原因有先天发育异常、胎儿宫内窘迫、巨大儿、早产和新生儿低血糖等。

巨大儿在糖尿病产妇中很常见,可能的机制是在糖尿病未控制的产妇存在胎儿高血糖症和高胰岛素血症。其确切机制还不清楚。糖尿病产妇的胎盘因绒毛扩大而稠密,这些扩大的绒毛通过减少绒毛内间隙使子宫胎盘血流减少 35%～45%,合并有心血管病变和肾功能不全的糖尿病产妇其子宫胎盘血流减少更加明显,宫内生长迟缓和新生儿代谢并发症同样与脐动脉血流减少有关。糖尿病未控制产妇还可引起胎儿血糖的慢性波动,由于葡萄糖胎盘通过率大于胰岛素,加上胎儿的胰岛素抵抗性,可引起新生儿低血糖。

二、麻醉前准备

对不同类型与不同阶段的患者采用不同的治疗措施,包括饮食疗法,口服降糖药和胰岛素治疗等,改善全身状况,增加糖原贮备,提高患者对麻醉、手术的耐受性。

(一)择期手术患者的麻醉前准备

糖尿病产妇理想的饮食控制为 126～209 J(30～50 cal)/kg 体重。糖类食物应占总热量的40%～50%,剩余的热量由脂肪和蛋白质提供。

麻醉手术前对糖尿病产妇血糖控制标准为:①空腹血糖控制在 5.6 mmol/L 或更低,餐后2 小时血糖低于 7.8 mmol/L。②无酮血症、尿酮体阴性。③尿糖测定为阴性或弱阳性(＋或＋＋)。患者经过饮食控制疗法及口服降糖药物达上述标准,为避免术中发生低血糖,术前不要求血糖降到正常水平。已用长效或中效胰岛素的患者,最好术前 2～3 天改用普通胰岛素,以免麻醉与手术中发生低血糖。对酮症酸中毒患者,术前应积极治疗,纠正酮症酸中毒,待病情稳定后再进行手术。同时注意心、肝、肾等重要器官功能及各项化验检查结果。

(二)急诊手术的术前准备

糖尿病产妇行急诊手术时,首先应急查血糖、尿糖、尿酮体,做血清钾、钠、HCO_3^-、pH 等测定。如患者血糖高伴有酮血症时,权衡酮症酸中毒的严重性和手术的紧迫性,如果非紧迫性急诊应先纠正酮症酸中毒。酸中毒的主要原因是胰岛素的分泌不足所致,因此应以补充胰岛素为主纠正酸中毒。如血糖＞22.2 mmol/L、血酮增高达(＋＋＋＋)以上,第 1 小时给普通胰岛素100 U,待血糖下降至13.8 mmol/L时,每小时给普通胰岛素 50 U,静脉注射葡萄糖 10 g。同时严密监测血糖和尿糖;每 4～6 小时给普通胰岛素 10～15 U,维持血糖 8.3～11.1 mmol/L。pH＜7.1 时应给 5% 碳酸氢钠 250 mL,根据血气及 pH 结果调整剂量。最好待尿酮体消失、酸中毒纠正后再行手术,如果是紧迫性急诊可边手术边纠正酮症酸中毒。

三、麻醉方法的选择

尽可能选择对糖代谢影响最小的麻醉方法和麻醉药物。硬膜外阻滞对糖代谢影响小,可部分阻滞交感肾上腺系统,减少母体儿茶酚胺的分泌,有助于对血糖的控制,还可能有利于胎盘灌注,对糖尿病产妇尤为有利,应作为首选方法。但对糖尿病产妇剖宫产实施硬膜外阻滞容易引起低血压,糖尿病产妇的胎儿比非糖尿病产妇的胎儿更易发生低氧血症及低血压,这对胎儿宫内生长迟缓和胎儿宫内窘迫者有很大危害。低血压的预防比治疗更为重要,可在麻醉前预防性快速输注林格液1 000 mL,麻醉完成后将手术台左倾15°使子宫左侧偏移可有效预防低血压的发生。治疗低血压可通过快速输注液体和血管加压药。如果糖尿病产妇能很好地控制或分娩前不用含糖液体充分扩容,避免发生低血压,对于糖尿病产妇剖宫产实施腰麻也是安全的。全麻对机体的代谢影响较大,且该类患者可能出现插管困难,故不作为首选麻醉方法。对需要全麻的产妇应选择对血糖影响最小的全麻药如安氟醚、异氟醚、氧化亚氮及麻醉性镇痛药,麻醉深度适宜,麻醉期间加强对循环、呼吸、水电解质及酸碱平衡的管理。不论选用何种麻醉方法,应避免使用肾上腺素等交感兴奋药,局麻药中不加肾上腺素,可用麻黄碱代替。

四、围术期处理

(一)术中葡萄糖和胰岛素的应用

术中血糖、尿糖的监测应作为常规监测项目,一般术中每2小时测定一次,以控制血糖在5.00～6.94 mmol/L,尿酮阴性、尿糖维持在(±)的程度为宜。

术中一般应用短效普通胰岛素。应根据血糖及尿糖结果给予胰岛素。糖尿病产妇分娩时,小量的胰岛素就可以维持血糖接近正常水平。

椎管内麻醉患者清醒时诉心慌、饥饿感、眩晕、出冷汗可考虑有低血糖。全麻期间患者出现不明显原因的低血压、心动过速、出汗、脉压增大或全麻停药后长时间不苏醒,也应考虑有低血糖可能,最好及时抽血查血糖,如低于2.7 mmol/L,可明确诊断。治疗通过静脉注射50%葡萄糖20～40 mL即可。

(二)麻醉管理

在麻醉与手术期同应尽量避免严重缺氧、CO_2蓄积、低血压等可使儿茶酚胺释放增加、导致血糖升高的不利因素。加强对呼吸管理,维持适宜的麻醉深度,保持血流动力学稳定,对糖尿病患者尤为重要。糖尿病患者胃排空时间延迟,术中注意预防呕吐误吸的发生。糖尿病患者对感染的抵抗力较差,在应用局麻或椎管内麻醉时,穿刺应严格无菌操作,如穿刺部位有感染应改其他麻醉方法,或避开感染部位,以防感染扩散。围术期感染的防治很重要,除生殖道感染外,术后留置导尿管易发生泌尿道感染,应常规应用抗生素3～5天,使母婴安全渡过围术期。术后由于胎盘排出后胰岛素的抵抗激素迅速下降,因此需根据血糖监测结果、调整胰岛素用量、同时注意酮症酸中毒、电解质平衡,防止低血钾。

(王　磊)

第五节　免疫功能紊乱孕产妇麻醉

免疫系统导致免疫损伤时通过四种经典途径实现的:速发型超敏反应、细胞毒反应、循环免疫复合物性疾病、迟发型超敏反应。以下就常见的几种免疫疾病进行探讨。

一、速发型超敏反应

速发型超敏反应的临床症状取决于个体对抗原的易感性、接触抗原的量和暴露的情况,症状可以轻微,也可能危及生命,炎症介质可引起血管舒张和通透性增加,导致低血压和组织水肿;刺激呼吸道平滑肌收缩导致支气管痉挛;刺激神经导致瘙痒、皮肤红肿。

变态反应的处理首先要终止接触致敏原,保持气道通畅、支持呼吸和循环。气道必须能够满足呼吸的需要。如果上呼吸道阻塞并伴有喘鸣与发绀,应立即行气管内插管或气管切开术。对于非心源性肺水肿和支气管痉挛的患者,人工通气时应延长通气时间并加用 PEEP。胎盘屏障使胎儿避免暴露于炎症介质,因此变态反应对胎儿的影响限于胎盘灌注和氧和不足,严重的低血压和低氧能够引起胎儿窒息。对产妇低血压和支气管痉挛可以使用最小有效剂量肾上腺素同时纠正子宫右倾并快速补液。幸运的是,在严重的过敏病例中大剂量使用肾上腺素,由于立即分娩胎儿,母体与胎儿的病死率也未见升高。肾上腺素的常用剂量是 $1\sim2~\mu g/kg$ 或每次 $200\sim500~\mu g$,肌内注射,每 $10\sim15$ 分钟重复一次直至静脉通道建立,如果症状持续,则需要静脉内滴注 $1\sim4~\mu g/min$。抗组胺药对血管神经性水肿和荨麻疹特别有效,皮质醇可以减少复发和变态反应延长的危险,沙丁胺醇和氨茶碱可用于治疗顽固性支气管痉挛。

如需行剖宫产,患者血流动力学稳定,无胎儿宫内窘迫征象,可采取局麻。但局麻后患者可能产生严重的咽喉水肿,这就使全麻变得困难。

二、特发性血小板减少性紫癜

特发性血小板减少性紫癜(ITP)是自身免疫机制使血小板破坏过多的临床综合征。文献报道大多数妊娠使病情恶化或处于缓解期的 ITP 病情加重,但不影响其病程和预后。ITP 对妊娠的影响主要是出血和围生儿血小板减少。

由于胎儿可能有血小板数减少,经阴道分娩有发生颅内出血的危险,因此 ITP 产妇剖宫产的指征为:产妇血小板数低于 $50\times10^9/L$;有出血倾向;胎儿头皮血或胎儿脐血证实胎儿血小板数低于 $50\times10^9/L$。ITP 产妇剖宫产的最大危险是分娩时出血,选择常规全麻,术前应用大剂量肾上腺皮质激素减少血管壁通透性,抑制抗血小板抗体的合成及阻断巨噬细胞破坏已被抗体结合的血小板,备好新鲜血和血小板悬液。

三、风湿性关节炎

风湿性关节炎是一种累及活动关节的慢性疾病,常合并有其他系统器官功能不全,多见于女性且可发生于任何年龄阶段,病因不明。通常先累及手足部小关节,由关节轻微炎症、滑膜增厚至关节软骨破坏、关节强直活动受限,任何活动关节都可受累,包括颈椎、颞下颌关节、寰枢关节、腰椎的椎间关节等。

术前应测定关节的活动范围,评价椎管内穿刺和全麻气管插管的困难程度。一些患者因皮质醇治疗和缺乏活动引起骨质疏松,应特别小心发生骨折。对病情轻微无复合型畸形或无须药物治疗者,分娩止痛的方法同正常产妇一样。对服用非甾体抗炎药者产后出血率增加,应准备好静脉通路并备血。对上呼吸道和颈椎畸形患者首选椎管内麻醉。严重上呼吸道畸形患者行全麻时,气管插管困难程度很大,可以考虑清醒插管、纤支镜等辅助插管,确保呼吸道通畅。如果条件允许,诱导前头颈部应放在合适的位置以避免神经系统后遗症。

四、系统性红斑狼疮

系统性红斑狼疮(SLE)是一种多发于青年女性，累及多脏器的自身免疫性结缔组织病。国外报道孕妇发病率为1/5 000。

一般认为妊娠不改变SLE患者的长期预后。妊娠后母体处于高雌激素环境，可诱发SLE活动，10%～30%的SLE患者在妊娠期和产后数月内病情复发或加重，合并胸膜炎、心包炎、狼疮肾炎、凝血功能障碍、关节炎和神经系统病变等。SLE不影响妇女的生育能力，但对胚胎和胎儿会产生不良影响，反复流产、胚胎胎儿死亡、胎儿生长受限、围生儿缺血缺氧性脑病发生率均较高。

SLE麻醉前应重点关注重要脏器的累及情况，如肾功能、心功能、凝血功能等。而且，SLE患者往往长期服用肾上腺皮质激素，应注意其肾上腺皮质功能及有无骨质疏松等情况。在无凝血功能异常及骨质异常时，可优先选择椎管内麻醉用于剖宫产。否则，选用全麻。SLE患者血浆内存在多种抗体会引起交叉配血异常，应提前准备好几个单位的相容性血。加强监测呼吸和循环功能。

（王　磊）

第十一章 特殊患者的麻醉

第一节 糖尿病患者的麻醉

糖尿病是因胰岛素绝对或相对缺乏而引起的以高血糖为特征,并由此引起机体的代谢紊乱、大小血管及相应器官受累、神经末梢病变等的一种慢性疾病。

一、糖尿病的病理生理

胰岛素对代谢的主要作用是促进葡萄糖和钾转运进入细胞膜,增加糖原合成,抑制脂肪分解。胰岛素分泌绝对或相对不足,将导致外周组织细胞摄取、利用葡萄糖障碍,从而引起其他代谢途径活跃,导致此类患者血管、神经病变的加重。目前认识到糖尿病患者的血管内皮细胞是主要受损部位,导致此类患者大、小血管广泛病变,累及各靶器官(如心脏、肾脏)。围术期患者血糖增高和异常代谢产物的增多,引起高渗性利尿,导致水、电解质和酸碱失衡及免疫失调。高渗状态下可出现血液黏滞度增高,血栓形成,诱发心、脑血管意外。外科手术与麻醉可致应激性激素分泌及活性增加,并伴有胰岛素分泌减少,使糖尿病患者脂肪分解增加,糖异生和糖原分解增加,表现为胰岛素抵抗、高血糖甚至酮症。通常中、小手术可使糖尿病患者的血糖升高 0.11 mmol/L 左右,大手术可使血糖升高 0.33~0.44 mmol/L。

二、糖尿病的分型

根据最新糖尿病指南,主要分为以下 4 型。

(一)1 型糖尿病

1 型糖尿病是由于胰岛中 β 细胞损害或由于自身免疫因素引起的胰岛素绝对缺乏。可发生于任何年龄,多见于 25 岁以下的青少年。通常症状明显,表现为中度至重度的临床症状,包括体重下降、多尿、烦渴、多饮、体形消瘦、酮尿或酮症酸中毒等。对小剂量胰岛素十分敏感,易发生酮症,多数需终身依赖胰岛素治疗。包括免疫介导性(ⅠA 型)和特发性(ⅠB 型)两种类型。

(二)2 型糖尿病

2 型糖尿病最多见,占糖尿病患者的 90% 左右。病因尚不明确,与基因多态性、免疫改变致外周组织对胰岛素抵抗有关。胰岛素抵抗和 β 细胞功能衰竭是其发病的主要机制。中老年起病,但近来有年轻化趋势。肥胖者多见,常伴血脂紊乱及高血压。多数起病缓慢,半数无任何症状,常在体检、术前检查中发现。发病初大多数患者不需要用胰岛素治疗。此类患者一般不发生酮症,老年患者在应激状态下可出现高渗性非酮症昏迷。

(三)继发性糖尿病

继发性糖尿病即由其他原因致 β 细胞功能障碍或胰岛素作用的遗传性缺陷、胰腺外分泌疾病(如胰腺炎、创伤和/或胰腺切除术后、胰腺肿瘤、胰腺囊性纤维化等)、内分泌疾病(如肢端肥大症、库欣综合征、嗜铬细胞瘤、甲状腺功能亢进症等),以及药物(如糖皮质激素、甲状腺激素、噻嗪类利尿剂、苯妥英钠等)或化学原因(如治疗 AIDS 或器官移植后)引起的使拮抗胰岛素作用的激素增多,胰岛细胞数量减少而继发的外周组织糖利用障碍而引起糖尿病,共有 8 个亚型。

(四)妊娠期糖尿病

妊娠期间内环境改变引起糖利用障碍、血糖升高,诊断为妊娠期糖尿病。

三、临床表现及诊断

(一)糖尿病的常见临床表现为"三多一少"

(1)多尿:由于血糖升高,超过肾糖阈[血糖 10 mmol/L(180 mg/dL)]时,出现的渗透性利尿作用。

(2)多饮:由于体内水分丢失,产生口渴,多饮水,如在应激情况下,不能及时补充水分,会产生高渗状态,甚至昏迷。

(3)多食:血糖虽然升高,但不能被外周组织和细胞所利用,产生"细胞内饥饿"现象,患者食欲增强,进食量增多。

(4)体重减轻:胰岛素不能促使细胞有效利用葡萄糖供能,造成细胞转向,从脂肪、蛋白质分解产物中获取能量,导致患者体重减轻。

此情况多见于 1 型糖尿病患者,2 型糖尿病患者早期进食量增多,运动量减少,可处于肥胖、超重、高血压状态。

(二)诊断

凡有糖尿病症状,空腹血糖 ≥ 7.0 mmol/L(126 mg/dL);OGTT 试验 2 小时后血糖 ≥ 11.1 mmol/L(200 mg/dL);或随机血糖水平 ≥ 11.1 mmol/L(200 mg/dL),即可诊断糖尿病。2010 年初美国糖尿病协会新增了一项诊断标准:糖化血红蛋白 ≥ 6.5% 时,可诊断糖尿病。

四、术前病情评估

围术期糖尿病的主要危险因素来自糖尿病所致靶器官的损伤,围术期麻醉医师须了解这些并发的疾病,并谨慎处理。

(1)心、脑血管疾病:糖尿病患者的冠心病、高血压发病率增高,患者围术期发生心肌缺血的危险性增高,如伴有自主神经病变,可形成"无症状性心肌缺血",心肌梗死的发生率与病死率增高。糖尿病患者左心室舒张功能减退,易发生全舒张性心力衰竭。脑梗死也多见。

(2)糖尿病性肾病:有资料表明,1 型糖尿病患者终末期肾病发生率为 30%,2 型糖尿病为 4%~20%。

(3)外周神经病变:以四肢感觉神经受累最多,肢端麻木、针刺样痛、烧灼样或闪电样痛、感觉减退或过敏。术前应了解这些已有病变,术中加以保护,防止神经病变处受压导致损伤加重。

(4)自主神经病变:胃肠神经受损后,表现为胃软瘫,术中、术后易致反流、误吸;心交感神经受损后,可出现无症状性心肌缺血和传导阻滞。在体位改变或容量丢失时,心血管代偿能力降低,易致血流动力学不稳定。

(5)关节强直综合征:在 1 型糖尿病患者中可见,尤其是颞下颌关节、寰枕关节和颈椎关节强直,导致气管插管和气道管理困难。

糖尿病患者围术期风险因素众多,较重要的风险因素:①术前空腹血糖增加,平均 ≥13.3 mmol/L;②年龄≥65 岁,病程≥5 年;③糖尿病合并高血压和冠心病;④手术时间 ≥90 分钟;⑤糖化血红蛋白≥8.5%等。

五、麻醉前准备

(一)麻醉前评估

应对患者的病情和分型做出全面的评估,了解糖尿病的治疗情况、并发症的控制程度。术前力争达到:①空腹血糖在 6.8~11.0 mmol/L(120~200 mg/dL);餐后血糖<11.1 mmol/L;②无酮血症,尿酮体阴性;③尿糖测定为阴性或弱阳性。

(二)术前控制血糖的措施

1.择期手术

对未接受胰岛素治疗的 2 型糖尿病患者,如果术前血糖控制良好,拟施行微创或小手术,可于手术日晨停服降血糖药物和停食早餐。如果为大、中手术,血糖控制欠佳者,可于术前 2~3 天停用口服降糖药物,改用胰岛素(RI)稳定血糖。既往如接受精蛋白锌胰岛素治疗者,术前 1~2 天也应改用普通胰岛素,以便术中调整 RI 剂量稳定血糖水平。RI 的剂量从 4~6 U 开始,3~4 次/天,餐前 30 分钟皮下注射。根据血糖、尿糖情况调整 RI 用量,原则上要维持尿糖(±),尿糖每增加一个"+",给 RI 2~4 U。

2.急诊手术

糖尿病患者行急诊手术时,首先查血糖、尿糖、尿酮,并测定血清钾、钠、氯、HCO_3^-、pH 等。如果患者血糖高且伴有酮症时,说明糖尿病病情未控制,应先纠正酮症酸中毒,可先用 RI 10~20 U静脉注射,再以生理盐水 500 mL+RI 20 U,根据血糖浓度以 0.5~5.0 U/h 的速度静脉滴注或泵注,将血糖控制在14 mmol/L 以下,酮体消失,水、电解质紊乱有所纠正之后,方可手术。对手术刻不容缓者,在手术的同时,积极纠正酮症酸中毒。

(三)并发症准备

对术前有糖尿病并发症,尤其是糖尿病性高血压、心脏病或肾病,应做相应治疗和准备。

(四)术前用药

为避免患者焦虑、紧张和应激性血糖升高,宜选用咪达唑仑,成人 2~5 mg,术前 30 分钟肌内注射。吗啡可致血糖升高,避免应用。并发青光眼者禁用抗胆碱药物。

六、麻醉管理

(一)麻醉方法的选择

结合手术的性质、大小、患者的具体情况,尽可能选择对糖代谢影响最小的麻醉方法和麻醉药物。下肢、下腹部手术采用椎管内麻醉较为适合,但需牢记以下几点:糖尿病患者的局麻药需要量较小;神经损伤的概率较高;局麻药中加入肾上腺素可能增加神经缺血和/或神经水肿的风险;糖尿病患者自主神经受损,易致低血压,平面过广时易致循环虚脱。全麻虽对机体代谢有一定影响,但如能熟悉全麻药的药理作用,选择对血糖影响最小的药物,麻醉深度适宜,麻醉期间加强对呼吸功能、循环功能,以及水、电解质和酸碱平衡的管理,全麻不失为一种可供选择的方法。麻醉过浅、缺氧或高碳酸血症易致应激性血糖升高,应予以避免。全麻时适量使用阿片类药物、异氟烷、七氟烷均有助于降低应激反应,改善机体糖代谢状况。近年来的国内外研究均表明,全麻与硬膜外麻醉联合应用于上腹部大、中手术时,有利于改善术中糖耐量,缓解血糖增高。术后患者 PCA 的应用,多途径镇痛技术的推广均有利于控制术后高血糖反应。

(二)常规监测

因糖尿病患者常伴有高血压、冠心病,应重视监测血压、心电图和全身氧合情况变化。每1～2小时监测1次血糖水平,根据血糖水平,决定胰岛素用量,以实现胰岛素用量的个体化。

(三)术中血糖的控制

对短小手术和术前血糖控制较好的患者,术中可以不输含糖液体。为满足安静状态下热量需要,成人可每小时静脉滴注 $5\sim10$ g 糖(5% 葡萄糖注射液 $100\sim200$ mL)。对大、中手术或血糖控制不理想的患者,或术前已用 RI 治疗的患者,术中给予 RI 治疗。一般主张以 $3\sim5$ g 葡萄糖加 RI 1 U,并监测血糖,根据监测结果,调整胰岛素与葡萄糖比例,可按患者不同病情给予不同用量。也有学者主张使用如极化液(GIK)(10% 葡萄糖注射液 500 mL,100 mL/h),其中胰岛素用量参见表 11-1。尿量 $\geqslant40$ mL/h 时,在 10% 葡萄糖注射液 500 mL 中加入氯化钾 1g,如血钾 <3.5 mmol/L 时,可加入氯化钾 1.5 g。近年来多有学者主张将 RI 50 U 加入生理盐水500 mL中静脉滴注,或 RI $20\sim50$ U 与 50 mL 生理盐水混合后泵注,开始速率为 $0.5\sim1.0$ U/h,以后根据血糖水平,调整 RI 注入速度。值得强调的是,低血糖比一般性高血糖的危害性更大,术中、术后均需将血糖维持在略高于正常的水平。当遇有出虚汗、心率增快、血压降低等情况时,应急查血糖,注意鉴别低血糖休克与出血性休克。

表 11-1 GIK 溶液中胰岛素用量

血糖浓度(mmol/L)	胰岛素(U)	每小时胰岛素滴入量(U)
5～8	5	1
8～12	10	2
12～20	20	4
＞20	25	5

最近多项前瞻性、大样本、多中心研究结果说明,强化血糖治疗易发生低血糖,给老年糖尿病患者带来更大危害;同时,强化血糖治疗并没有明显降低治疗终点心血管事件的发生率。因此,近期美国糖尿病协会建议围术期血糖控制的目标范围:一般患者的血糖目标控制在 7.78 mmol/L(140 mg/dL)以下即可,重症患者的血糖目标控制在 10 mmol/L(180 mg/dL)以下。

七、麻醉后糖尿病并发症的防治

(一)麻醉苏醒延迟

在分析糖尿病患者全麻苏醒延迟的原因时,除应特别注意有无与糖尿病有关的酮症酸中毒、高渗性非酮症昏迷、低血糖昏迷等情况(表 11-2)外,尚须注意有无脑血管病变(如脑出血、脑栓塞)等因素存在,从而根据不同病因给予相应处理。

表 11-2　糖尿病患者昏迷的实验室鉴别诊断

病因 检查	尿		血		
	葡萄糖	丙酮	葡萄糖（mmol/L）	HCO₃⁻	丙酮
低血糖	—	—～±	<2.8	正常	—
糖尿病酮症酸中毒	++++	++++	16.7～33.3	↓	++++
非酮症高渗性昏迷	++++	—	多>33.3	正常或↓	—
乳酸中毒	—～+	—～±	正常或↑	↓	—～±

（二）酮症酸中毒

围术期 1 型糖尿病患者易发生酮症酸中毒，常见诱因为感染、创伤、心肌梗死、降糖治疗不当等，此时胰岛素明显不足和/或升糖激素的明显升高导致糖、蛋白质、脂肪代谢的严重障碍，以高血糖、高渗、脱水及酮体过多和代谢性酸中毒为特征。

酮症酸中毒患者血糖多呈中等程度升高（>16.67 mmol/L），除伴有肾功能不全外，一般血糖不超过 27.78 mmol/L。由于高血糖引起的渗透性利尿，蛋白质和脂肪分解加速，大量的酸性代谢产物排出，加重了水分的丢失；加之厌食、恶心、呕吐等胃肠道症状及过度通气，在酮症酸中毒症状开始出现时，就可造成 3～5 L 的容量丢失。脱水发展到一定程度可致肾前性氮质血症、急性肾小管坏死、低血压和休克。

临床表现为全身乏力、高热、脱水、精神症状、库氏呼吸、呼出气中有"烂苹果"味；消化道症状为恶心、呕吐、腹痛。随着病情进一步发展，出现严重脱水、尿量减少，皮肤弹性差，眼球下陷，脉细速，血压下降，至晚期时各种反射迟钝甚至消失，嗜睡以至昏迷。鉴于发生酮症酸中毒的患者中约 20% 在以往未被诊断为糖尿病，故遇有高血糖和代谢性酸中毒患者都应考虑到酮症酸中毒发生的可能性。

抢救酮症酸中毒的首要关键措施是补液，这是由于患者的重度脱水可达体重的 10%，只有在有效组织灌注改善后，胰岛素的生物效应才能充分发挥，单纯注射胰岛素而无足够的液体时细胞外液可进一步移至细胞内，加重组织灌注不足。

脑水肿是酮症酸中毒处理中可能发生的严重并发症，多在第一个 24 小时内发生。脑水肿与脑缺氧、补碱过早、血糖下降过快、液体输入速度过快及输入量过多等因素有关。酮症酸中毒经治疗后，血糖有所下降，酸中毒改善，但昏迷反而加重，或虽然一度清醒，但烦躁、心率快、血压偏高、肌张力增高时应警惕脑水肿的发生。

（三）糖尿病非酮症高渗性昏迷

糖尿病非酮症高渗性昏迷多见于中、老年患者，约半数并无糖尿病，但多数有肾功能减退病史。其诱因包括感染、静脉过度营养、利尿剂、出汗及补液不足等。胰岛素绝对或相对不足时，血糖显著升高，强烈的渗透性利尿致水和电解质大量经肾丢失，导致患者出现严重脱水、高渗和高血糖，通常脱水 7～10 L，渗透压高过 325 mOsm/L，血糖超过 33.3 mmol/L，血钠>145 mmol/L；严重氮质血症，尿素氮（blood urea nitrogen，BUN）明显升高，BUN/Cr 可>30；酮症酸中毒不明显，但可有酮症和轻、中度酸中毒。严重的糖尿病非酮症高渗性昏迷（血清渗透压>340 mOsm/L）可导致意识障碍及昏迷，乳酸性酸中毒可继发于严重脱水及组织灌注不足。故糖尿病非酮症高渗性昏迷患者无库氏呼吸，呼出气中无"烂苹果"味。

糖尿病非酮症高渗性昏迷的处理措施与酮症酸中毒相似，但以液体治疗为其主要手段，补液扩容,降低高渗状态。这类患者脱水严重,一般需液体 120 mL/kg 左右,其中液体的 1/3 于初始 4 小时内输入,其余的 2/3 在 20 小时内补充完毕。低血压者应先输入生理盐水,直到低血压纠正,尿量增多,继之用 0.45% 盐水来补充水分的丢失;血压正常者,用 0.45% 盐水纠正脱水;血钠过高时,可用 5% 葡萄糖加小剂量胰岛素予以纠正。有关糖尿病非酮症高渗性昏迷处理过程中使用胰岛素存在分歧,由于患者对胰岛素非常敏感,故多建议使用的剂量为治疗酮症酸中毒的一半,特别警惕医源性低血糖的发生。降血糖的速度以每小时降低 3.33~5.56 mmol/L 为宜。

在治疗时,患者脑水肿的发生率高于酮症酸中毒患者,故应平缓地降低高血糖和高渗状态,第 1 个 24 小时血糖不应低于 14 mmol/L(250 mg/dL),渗透压不宜低于 330 mOsm/L。

(王　建)

第二节　精神障碍患者的麻醉

一、麻醉前准备与评估

(一)病情特点

精神障碍指的是大脑功能活动发生紊乱,导致认知、情感、行为和意志等精神活动不同程度障碍的总称。常见的有情感性精神障碍、脑器质性精神障碍等。致病因素有多方面:先天遗传、个性特征及体质因素、器质因素、社会环境因素等。许多精神障碍患者有妄想、幻觉、错觉、情感障碍、哭笑无常、自言自语、行为怪异、意志减退,绝大多数患者缺乏自知力,不主动寻求医师的帮助。常见的精神障碍有精神分裂症、躁狂抑郁性精神障碍、更年期精神障碍、偏执性精神障碍及各种器质性病变伴发的精神障碍等。精神障碍患者不是都有危险行为的,只有重症精神障碍患者中的 10% 有暴力倾向,通过干预也是可以控制的。

(二)麻醉前访视

1.充分了解既往病史及目前情况

大部分精神障碍患者一般均具有一定的理解能力,术前详细了解患者既往病史及抗精神病药物的使用情况,切忌轻率终止精神类药物的使用,以防止患者既往精神症状的复发或加重。良好的沟通对平稳地麻醉会有很大的帮助,术前与患者进行良好的沟通,对抑郁症患者要耐心解释,减轻其思想负担,一般可配合手术麻醉。术后给予良好的镇痛、镇静药物,可预防围术期患者精神疾病的发作。

2.患者处理

对躁狂兴奋等发作期不能配合的患者,应请专科医师会诊。必要时采用保护带等保护措施,以防意外,并加大镇静药用量,同时尽量保证有足够的工作人员在场。

(三)麻醉前准备

1.纠正全身情况

精神障碍患者因兴奋躁动消耗较大,加之少食、拒食,术前应注意纠正水和电解质紊乱。少食、拒食患者应根据血钾测定值积极纠正低钾血症。

2.长期服用精神药品的患者

术前应了解重要脏器功能及血液系统的情况,部分患者存在肝肾功能障碍、心律失常及血小板计数减少。

(四)抗精神病药与麻醉药的相互作用

精神障碍患者有其用药特点:由于抗精神病药物起效时间较慢,需要2周以上,一般不建议术前停药,抗精神病药包括抗躁狂药、抗抑郁药及抗焦虑药,精神障碍患者服用抗精神病药物时间长、剂量大、不良反应多,必须询问患者及家属使用抗精神病药物史,应注意这些药物的不良反应及合用麻醉药的相互作用。越来越多的精神障碍患者开始接受正规的药物治疗,通过肝酶的作用,许多精神类药物都可以加速麻醉药物在体内的降解而降低麻醉药的血药浓度,因此,在麻醉诱导和麻醉维持过程中,可在麻醉镇静深度监测仪器监测帮助下适当加大麻醉药的剂量,同时注意麻醉药和精神类药可能存在的协同呼吸功能、循环功能抑制作用,防止不良事件的发生。另外需注意,由于社会的偏见,精神障碍患者及家属可能会隐瞒病史,有相当多的患者或家属会隐瞒自己或家人的病史,这部分精神障碍患者的围术期处理可能就得不到重视。

1.吩噻嗪类药

长期服用氯丙嗪等吩噻嗪类药物的患者,因该类药为中枢多巴胺受体的拮抗剂,氯丙嗪有明显阻断α肾上腺素能受体的作用,抑制血管运动中枢,而大多数全麻药及镇静镇痛药均有不同程度的血管扩张作用,椎管内麻醉时血管扩张作用更加明显,可出现严重的低血压。此外,氯丙嗪可强化其他麻醉药的作用,可能会引起全麻后苏醒延迟。

2.三环类抗抑郁药

三环类抗抑郁药(如阿米替林、去甲替林、地昔帕明、丙米嗪和多塞平)具有抑制去甲肾上腺素和5-羟色胺再摄取的作用,使其药物效应更强。由此所致的不良反应,诸如直立性低血压、镇静、口干、尿潴留及心动过速等,限制了其在治疗抑郁症方面的长期应用。应用三环类抗抑郁药的患者,麻醉和电休克治疗(electroconvulsive therapy,ECT)常诱发心电图改变,包括PR间期延长、QRS波群增宽及T波改变。

3.单胺氧化酶抑制剂

长期使用单胺氧化酶抑制剂,可增加细胞内胺类神经递质(多巴胺、肾上腺素、去甲肾上腺素和5-羟色胺)的浓度,并可提高去甲肾上腺素在突触后受体的利用率。此类药物的不良反应有血流动力学不稳定。饮食中的胺与其相互作用可导致高血压危象或直立性低血压。因此长期使用单胺氧化酶抑制剂的精神障碍患者,术中应禁用哌替啶,多巴胺、肾上腺素和降压药用量宜小,以免发生高血压危象。

4.精神障碍者慎用氯胺酮

因氯胺酮可能会引起大量错觉、幻觉。另外精神障碍患者可能对血管活性药物的反应有较大的差异。

(五)精神障碍患者的麻醉方法

1.以采用气管插管全麻为主

能合作的缓解期患者如手术方式允许,也可选择椎管内麻醉及神经阻滞,但需保证麻醉效果,适当加大镇静药量,使患者安静入睡。

2.请精神专科医师会诊

对术前患者的精神状况进行准确评估,如使用的精神药与麻醉镇静药有协同叠加作用,麻醉前用药及术中诱导应减少类似药品用量。如单胺氧化酶抑制剂与哌替啶合用可增加其毒性;服用三环类抗抑郁药的患者在吸入麻醉时(吸入恩氟烷时最易出现)可引起惊厥和心律失常。

长期服用抗精神病药物的患者,各种保护性反射功能减退,全麻拔管时尤应注意,防止引起反流误吸。喉罩通气应格外谨慎。

二、ECT 麻醉

ECT 是用短暂适量的脉冲电流刺激中枢神经系统,造成中枢神经系统特别是大脑皮质的电活动同步化,同时引起患者意识短暂丧失全身抽搐发作(癫痫大发作),以达到控制精神疾病症状的一种治疗方法。

(一)ECT 特点

(1)ECT 自 1938 年从罗马引入开始一直被应用至今,已有 70 多年历史。1941 年引用南美箭毒作为肌松药,扩大了 ECT 适应证,1951 年应用氯化琥珀胆碱替代南美箭毒,使 ECT 治疗更为安全,1955 年将静脉麻醉药硫喷妥钠用于 ECT 治疗即无抽搐电休克治疗,使治疗时消除了单用肌松药后患者的窒息感和恐惧感,使得治疗更加安全舒适。MECT 是目前精神科广泛应用的一项先进有效的电刺激物理治疗方法,对抑郁症、精神分裂症等多种精神疾病具有显著的治疗效果,也是目前对精神疾病有确切治疗效果的物理治疗方法之一。

(2)MECT 对抑郁症和重度精神病的症状如木僵、严重拒食、躁狂、冲动危险行为的治疗有效率达 90%;对于躁狂症的有效率为 90%;对具有急性症状的精神分裂症的有效率为 75%;对于氯丙嗪治疗无效的难治性强迫症,加用 MECT 能取得较为理想的临床疗效,显效率为 71.4%。

(二)ECT 作用机制

ECT 的原理是通过一次电刺激使大脑神经元发生去极化从而形成一次广域的癫痫大发作。脑血流和脑代谢率增多,导致颅内压增高。开始时迷走神经张力增高,表现为心动过缓和轻度低血压。继而交感神经系统被激活,引起高血压和心动过速,心电图常发生变化,主要有 PR 间期和 QT 间期延长、T 波倒置,以及房性或室性心律失常。发作后不久,有可能会出现第二次迷走神经张力增高,表现为心动过缓及各种心律失常,其中包括异位搏动。当患者从麻醉中清醒过来时,又会因交感神经进一步兴奋,出现心率加快和血压升高,同时伴有。

ECT 治疗虽然疗效确切,然而,到目前为止对其作用机制仍缺乏明确的认识。其机制可能与以下三方面有关。

1.神经递质假说

类似于三环类抗抑郁药,增加乙酰胆碱等神经递质的释放,可能与多巴胺、5-羟色胺、γ-氨基丁酸、去甲肾上腺素、脑源性神经营养因子的释放增加以及乙酰胆碱等神经递质的释放、受体功能等有关。

2.内分泌激素变化假说

内分泌激素变化假说提出 ECT 引发下丘脑或者脑垂体激素释放减少从而产生抗抑郁效果,ECT 能引起催乳素、促甲状腺激素、促肾上腺皮质激素以及脑内啡肽分泌的减少。

3.抗惊厥假说

抗惊厥假说认为 ECT 对大脑有很强的抗惊厥作用。此假说依据 ECT 治疗后出现脑电发作阈值提高及一些癫痫患者 ECT 治疗脑电发作大部分不理想。

(三)麻醉管理

1.麻醉前访视

麻醉在 ECT 治疗中的目标是使患者消除紧张焦虑、遗忘和意识迅速恢复,预防强直、阵挛收缩引起的损伤和骨折,控制血流动力学反应。麻醉前先应确定患者是否符合施行 ECT 的指征,包括病史、体格检查、精神状态检查,以及常规的实验室检查(包括心电图、全血常规、生化、肝功能检查和胸部 X 线片)。

2.ECT 的禁忌证

(1)绝对禁忌证是颅内占位性病变或其他情况所致的颅内压增高。相对禁忌证包括颅内占位(ICP 正常)、颅内动脉瘤或畸形、近期心肌梗死史、心绞痛、充血性心力衰竭、未经治疗的青光眼、骨折、血栓性静脉炎、嗜铬细胞瘤、妊娠及视网膜剥离等。

(2)应用苯二氮䓬类或锂制剂维持治疗的患者行 ECT 治疗前最好减量或者停药。苯二氮䓬类药具有抗惊厥作用,可消除或减弱 ECT 所诱发的癫痫大发作。锂制剂治疗常引起 ECT 治疗后意识障碍和谵妄。如有特殊情况,临床医师担心患者病情反复或加重而不会停用或减量苯二氮䓬类或锂制剂时,需要适当加大 ECT 刺激电量方能达到预期的治疗效果。

(3)麻醉处理。①由于精神障碍患者大多长期服用镇静类药物,故治疗前不必再给镇静药。②常规监测心电图、SpO_2 和血压。③建立静脉通路,静脉注射抗胆碱药,减少分泌物,麻醉诱导多采用丙泊酚(1～2 mg/kg)或依托咪酯(0.2～0.3 mg/kg)和琥珀胆碱(0.5～0.8 mg/kg),用 100%氧过度通气(过度通气可以使脑电发作时间延长 20%)。④放置牙垫,防止牙龈和嘴唇咬伤。应用单侧或双侧电极刺激。⑤应用脑电图监测诱发的癫痫大发作的性质和持续时间。⑥面罩供氧维持通气直至恢复自主呼吸。ECT 治疗后躁动和高血压应予对症治疗。⑦常用于控制 ECT 引起的心血管反应的药物有拉贝洛尔 10～20 mg 或艾司洛尔 40～80 mg 缓慢静脉注射。⑧其他的麻醉诱导药有时也可供选用。然而,硫喷妥钠会延长苏醒时间,咪达唑仑会提高癫痫大发作阈值,异丙酚会缩短癫痫大发作的持续时间。⑨患有某些其他疾病的患者,ECT 前需行特殊处置:患有食管裂疝并有反流的患者应防止误吸,应行快速气管插管;严重心功能不全的患者,需行有创监测;有颅内疾病的患者应桡动脉穿刺置管直接测压,严格控制血流动力学变化,在 ECT 前应行过度通气;妊娠患者需行气管内插管,监测胎儿情况并将子宫移向左侧。

三、抑郁症患者麻醉

抑郁症是一种常见的心理障碍,可由各种原因引起,流行病学研究显示我国抑郁症的患病率达 6%以上,以显著而持久的心境低落为主要临床特征,且心境低落与其处境不相称,严重者可出现自杀念头和行为。多数病例有反复发作的倾向,每次发作大多数可以缓解,部分可有残留症状或转为慢性。对于有严重消极自杀、抑郁性木僵的抑郁症患者,ECT 是首选治疗方法,对难治性抑郁症 ECT 也可起到良好的治疗效果。即使对于以往药物治疗效果不佳的患者仍有高达 48%的缓解率。抑郁症的许多症状可能与中枢神经系统中两种递质——去甲肾上腺素和 5-羟色胺的功能异常有关。在治疗上往往也从增加此两种递质的有效量着手来选用药物,目的是使中枢神经系统神经元内的递质浓度增高,从而促进情绪恢复正常。

(一)抗抑郁药

1.三环类抗抑郁药

三环类抗抑郁药为治疗抑郁症的首选药,主要抑制肾上腺素和 5-羟色胺的再摄取。三环类

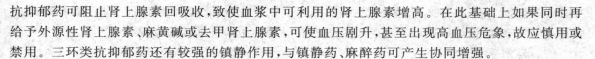

抗抑郁药可阻止肾上腺素回吸收,致使血浆中可利用的肾上腺素增高。在此基础上如果同时再给予外源性肾上腺素、麻黄碱或去甲肾上腺素,可使血压剧升,甚至出现高血压危象,故应慎用或禁用。三环类抗抑郁药还有较强的镇静作用,与镇静药、麻醉药可产生协同增强。

2.单胺氧化酶抑制剂

单胺氧化酶抑制剂是最早使用的抗抑郁药,其作用在阻止外源性和内源性单胺的氧化脱氢,使多巴胺、去甲肾上腺素、肾上腺素和5-羟色胺等胺类神经递质在神经元内浓度增高,从而改善情绪。但因其不良反应较多,逐渐被三环类抗抑郁药所代替,但仍适用于对三环类抗抑郁药治疗无效的患者和轻型抑郁症患者。

(二)麻醉管理

1.麻醉前准备

已用三环类抗抑郁药的患者,择期手术前不需要停用三环类抗抑郁药,但在围术期选用其他药物时,需作适当的考虑。由于单胺氧化酶抑制剂对单胺氧化酶的抑制作用属不可逆性质,因此对已用单胺氧化酶抑制剂治疗者,择期手术前应停用单胺氧化酶抑制剂14~21天,以让新的单胺氧化酶有足够的时间再生。

2.麻醉方法选择

对抑郁型的精神障碍患者只要耐心说服,做好心理护理及向其宣讲配合麻醉的注意事项,减轻其心理负担,一般尚可配合麻醉。

3.麻醉管理

(1)对服用三环类抗抑郁药治疗的患者:当需用血管加压药时,可选用直接作用于血管的药物,而不宜用麻黄碱、肾上腺素等。对应用三环类抗抑郁药者,麻醉期间除常规监测血压、心电图及氧饱和度外,还需严密监测有无房室传导阻滞,一旦出现可用阿托品治疗。麻醉期可能出现呼吸抑制延长,需面罩吸氧并做好呼吸控制,直至呼吸恢复正常。

(2)对服用单胺氧化酶抑制剂治疗的患者:在麻醉手术期间,原则上要做到无交感神经系统刺激,因此要从预防着手,采取相应的措施尽量避免刺激交感神经的各种因素,如低氧血症、高碳酸血症、低血压、高血压和低血容量等;另一方面,此类患者容易出现药物相互不良反应,故对每一种药物的使用,必须谨慎。术后镇痛,应用吗啡的剂量必须减小至最小有效剂量,但仍可能出现不良反应,故宜采用替代措施,如局部神经阻滞止痛或经皮电刺激镇痛等。

四、精神分裂症患者麻醉

精神分裂症患者的主要特点:思维情感障碍,不能配合术前准备和麻醉,可能有狂躁冲动、自伤、伤人、毁物、妄想和幻觉等症状,感知综合障碍及紧张综合征等;服用抗精神病药物时间长,剂量大,不良反应多。

(一)抗精神分裂症药

1.典型抗精神病药

典型抗精神病药物包括氯丙嗪、氟哌啶醇等。氯丙嗪镇静作用强,不良反应明显,对心血管和肝脏毒性较大,治疗剂量较大;氟哌啶醇抗幻觉妄想作用突出,镇静作用较弱,对心血管和肝脏毒性小,治疗剂量较小。

2.非典型抗精神病药

非典型抗精神分裂症代表药物包括氯氮平、利培酮、奥氮平、喹地平等。非典型抗精神病药

在阻断多巴胺 D_2 受体基础上,还通过阻断脑内 5-羟色胺受体,增强抗精神病作用,同时有效地减少其不良反应,治疗剂量较小,对精神分裂症的疗效较传统的好,但价格昂贵。

(二)麻醉管理

1.麻醉前准备

仔细询问患者病史,了解抗精神病治疗的药物种类、用药效果、用药时间以及目前精神症状控制情况。访视时,与患者交谈时应亲切温和,以防患者由于恐惧而产生过激反应。术前一般不主张停用精神类药物。长期服用抗精神病药物如氯氮平会引起肝肾功能损害,应注意患者的肝肾功能情况;精神分裂症患者易罹患肥胖,对于肥胖患者,应注意评估气管插管的困难程度,对于潜在的困难气道,麻醉诱导应做好充足准备。

2.麻醉方法选择

精神分裂症患者常不能很好合作,且由于长期服用氯丙嗪等药物而导致循环不稳定,因此一般选用全麻;对患精神分裂症的产妇行剖宫产术,目前临床上考虑选用硬膜外麻醉,辅用小剂量氯胺酮和氯丙嗪。

3.麻醉管理

如前所述,抗精神病类药物都能够阻断外周肾上腺素受体,表现为外周血管扩张,血压下降,大剂量时可引起直立性低血压。因此,在精神障碍患者全麻诱导或椎管内麻醉后出现低血压时,应注意选择合适的药物进行纠正,在纠正有效循环血容量不足的基础上,谨慎选用直接缩血管为主的去氧肾上腺素;如高血压发作,则应使用酚妥拉明。长期服用抗精神类药物可对肝肾功能有不同程度的损害,因此术中麻醉药物应选用对肝肾功能影响较小且半衰期较短的药物,如丙泊酚、瑞芬太尼、顺阿曲库铵等。精神障碍患者术后常出现苏醒延迟,但此类患者一般不主张使用催醒药物,应在维持其镇静、镇痛的基础上,缓慢逐级递减麻醉深度,使其平稳苏醒。

(王　磊)

第三节　肥胖患者的麻醉

肥胖对人类的健康危害极大。在工业发达国家,肥胖已成为影响公众健康最重要的疾病之一。美国最新数据显示,30%的人口为肥胖,其中 4.9% 为病理性肥胖。随着我国经济的发展、生活水平的提高、饮食习惯的改变,肥胖人数天趋上升,因肥胖引起的相关疾病发病率亦逐年增加。由于肥胖者容易出现严重生理改变及并发相关疾病,麻醉意外及围术期并发症和病死率明显增加,故应引起高度重视。

一、肥胖的定义及生理改变

(一)肥胖的定义

1.衡量肥胖的标准

肥胖意味着脂肪组织过多,如何界定"过多"却很难明确,通常认为估计的理想体重(kg)IBW(Broca 指数)=身高(cm)−[100(男性)或 105(女性)]。也有学者认为身高²(m²)×22 为标准体重(kg)。这些指数仅将身高作为衡量肥胖的唯一参数,而缺乏体重与身高之间的相互关系,现已很少应用。体重指数(body mass index,BMI)是近年来公认的衡量肥胖的指标。体重指数为体重(kg)除以身高(m)平方,即 BMI(kg/m²)＝体重(kg)/身高(m²)。

我国肥胖研究人员大多采用超过标准体重的百分比判定肥胖的程度。亦有采用测皮脂厚度的方法。肥胖程度采用肥胖度衡量,肥胖度＝(实测体重－身高标准体重)/身高标准体重×100%。

肥胖除了用体重超重来判断外,还必须考虑其他因素。由于引起体重增加的原因不只是脂肪组织增多,肌肉发达或重度水肿者的体重都可能超过正常范围,但并不属于肥胖。相反,体重没有达到超重范围,并非就不是肥胖者。因其生活安逸,缺乏运动,热能不及时消耗,脂肪在体内积聚,肌肉相对减少,其功能性的细胞组织减少,肌肉组织被脂肪组织与结缔组织所代替,而使其身体的脂肪超过正常,也属于肥胖。此外,局部脂肪堆积过多者,如亚洲人,其肥胖模式与欧洲人不同,脂肪更易积聚于腹部,虽然体重未超过标准,可称之为"腹型肥胖"。

近年来有按脂肪沉着的分布部位来判断肥胖的性质,更具临床意义。如利用 CT 在患者脐水平处测定内脏脂肪面积(V)与皮下脂肪面积(S)的关系,两者比值(V/S)≤0.4 称为皮下脂肪型肥胖;V/S＞0.4 称为内脏脂肪型肥胖。前者仅心排血量比常人增加,后者常有胰岛素敏感性低下合并高血压及动脉硬化等征象,心血管意外的发生率相应增加。亦有采用腰围与臀围之比(W/H)的方法,如果 W/H≥0.85 即为上半身肥胖型或腹部肥胖型,相当于内脏脂肪型肥胖,多并存糖尿病、高脂血症、高血压及缺血性心脏病;W/H＜0.85 为下半身肥胖型,相当于皮下脂肪型肥胖。英国和荷兰的一项联合研究认为腰围比体重更能反映个体的肥胖程度。研究人员对年龄在 20～59 岁的 5 800 名男性和 7 000 名女性进行了调查。他们把这些志愿者分为 3 组:男性腰围＜94 cm 和女性腰围＜80 cm 的志愿者为小腰围组;男性腰围在 94～102 cm 和女性腰围在80～88 cm 的志愿者为中腰围组;男性腰围＞102 cm 和女性腰围≥88 cm 的志愿者为大腰围组。结果显示,小腰围和中腰围组一般健康状况良好,而大腰围组中高血脂和高血压病患者比例比中小腰围组高 2～4 倍,糖尿病患者的比例高 4.3 倍,心脏病患者高 3.5 倍。

2.肥胖的定义

所谓肥胖,系指构成身体成分中的脂肪组织比率(体脂肪率)超出正常范围者,男性占体重25%以上,女性占体重 30%以上。

标准体重男性的 BMI 为 22 kg/m²,女性为 20 kg/m²。BMI≤25 kg/m² 属正常,BMI 26～29 kg/m² 为超重,相当于体重超过标准体重 20%。BMI≥30 kg/m² 而体重尚未超过标准体重100%或 45 kg 者为肥胖,BMI＞40 kg/m²,体重超过标准体重 100%者,为病态肥胖。大部分病态肥胖患者的动脉 CO_2 分压($PaCO_2$)仍在正常范围,属单纯肥胖;但有 5%～10%患者可出现低通气量及高 CO_2 血症,即所谓肥胖性低通气量综合征或匹克-威克综合征。

亚洲人遗传基因、体型及生活方式不同于欧美国家人群,在 BMI 较低时,因肥胖所致继发疾病发病率并无减少,因此 2 000 年 2 月亚太区专家委员会公布了一份题为"亚太展望:重新定义肥胖及其治疗"的文件,重新界定了亚太区人口肥胖标准。其定义为,BMI 23～25 kg/m² 者为过重,BMI≥25 kg/m² 者为肥胖。

按照超过标准体重百分比判定肥胖程度,把肥胖分成轻、中、重 3 个等级:实测体重超过标准体重,但＜20%者称为超重;实测体重超过标准体重 20%以上,脂肪百分率(F%)超过 30%者称为轻度肥胖;体重超过标准体重的 50%,脂肪百分率超过 45%者称中度肥胖;超过标准体重50%以上,脂肪百分率超过 45%以上者称为重度肥胖。

3.肥胖的分类

肥胖有多种不同的分类方式,通常可将其分为单纯性肥胖、继发性肥胖和药物性肥胖。①单纯性肥胖:单纯性肥胖是各类肥胖中最常见的一种,占肥胖人群的95%左右。这类患者全身脂肪分布比较均匀,没有内分泌紊乱现象,也无代谢障碍性疾病,其家族往往有肥胖病史。主要与遗传和某些内分泌因素有关,亦与饮食习惯和生活习性有关。②继发性肥胖:是由内分泌紊乱或代谢障碍引起的一类疾病,占肥胖患者的2%~5%。肥胖只是这类患者的主要表现之一,同时还伴有其他多种临床表现。常继发于某些疾病,如皮质醇增多症、甲状腺功能减退、胰岛β细胞瘤、性腺功能减退、多囊卵巢综合征以及颅骨内板增生症等。③药物性肥胖:系因应用某些药物所致。如应用肾上腺皮质激素类药物治疗过敏性疾病、风湿病、类风湿病、哮喘病等,可导致肥胖。治疗精神病的吩噻嗪类药物,可使患者产生性功能障碍及肥胖。这类肥胖患者占肥胖病的2%左右。

亦可将肥胖分为生理性肥胖和病理性肥胖。①生理性肥胖系指在正常生理情况下,由于人体自身的需要,使脂肪暂时蓄积过多的状态。这种肥胖对机体是有利的,如婴儿期通常要相应胖一些,因为出生后需要大量消耗脂肪。寒冷地区婴儿脂肪的增多可减少新生儿硬肿症的发生。妊娠期和哺乳期肥胖可为婴儿积蓄更多母乳。此种肥胖者仅极少数会出现胸闷、气短、出汗等症状,一般可自然恢复到正常体重水平。②病理性肥胖系指因某种疾病引起的肥胖,如库欣综合征、甲状腺功能减退性肥胖、肝炎后肥胖等。单纯性肥胖出现较严重的并发症,也属病理性肥胖。生理性肥胖与病理性肥胖是可以相互转化的,生理性肥胖进一步加重会产生病理性的改变,成为病理性肥胖;病理性肥胖经过治疗,也可转为生理性肥胖,逐渐恢复到正常的体质状态。

(二)肥胖对健康的影响

1.肥胖对病死率和并发症发生率的影响

体重超重产生机械性和物理性的应力,加重或导致某些疾病的发生,严重威胁健康。常见的并发疾病有非胰岛素依赖性糖尿病(2型糖尿病)、高血压、冠心病、癌症及猝死。超重60%以上者的并发率及病死率较非肥胖者增加一倍。体重超过60%可作为临界阈值,即可开始出现无诱因的猝死、通气障碍、循环淤滞及日常生活功能受限等威胁健康的征象,所以体重超重60%(阈值)以上危险体征的发生率呈指数上升。肥胖对青年的威胁更大,45岁以下的超重成人并发高血压、2型糖尿病及高胆固醇血症者较45~75岁者为多,病死率也较年老超重者为高。对200例平均体重143.5 kg、年龄42岁的病理性肥胖男性患者,随访7.6年的结果是:25~34岁的病死率较普通人群高12倍;35~44岁的病死率较普通人群高6倍。这说明病理性肥胖可加速器官退行性疾病,加剧疾病的进展,并在早年出现致命性心功能障碍。

据统计,目前死于心血管、肿瘤和呼吸系统疾病的老年人占全部死亡人数的75%。而无论是遗传性肥胖或后天营养过剩造成的肥胖,都与上述3种疾病,特别是与心血管疾病有密切关系。肥胖者冠心病发生率为正常体重的5倍;患肥胖症的人,在45岁以后,死于心功能不全者比正常体重者几乎高出1倍。据报道,仅单纯性肥胖者的平均寿命就比正常体重者明显缩短。研究发现,45岁以上超过体重标准10%的男子,每超过0.45 kg寿命缩短29天。另一项研究曾调查了26.3万人,发现超过正常体重4.5 kg的人,病死率平均增加8%;体重超过9 kg者,病死率增加18%;体重超过13.5 kg和22.7 kg者,病死率分别增加28%和56%。这说明随着肥胖程度的增加,病死率相应增高。北美33%的人群属肥胖,其中5%属病理性肥胖,病理性肥胖患者的病死率是非肥胖患者的3.9倍。

2.肥胖自身的并发症

肥胖本身常并存临床疾病,主要有冠状动脉疾病、高血压、脑血管病、卒中、糖尿病、血脂蛋白异常症、胆石症及肝功能障碍等。还有较少被注意的并存症如肝脂肪变性、肺功能损害、内分泌及肾功能异常。超重还可引起关节创伤、痛风、皮肤病、蛋白尿、血红蛋白浓度增高,并可能损害免疫机制。美国癌症学会的统计报告指出,超重与癌症及其他疾病的病死率有关,如超重男性的结肠、直肠及前列腺癌,超重女性的子宫内膜、胆囊、卵巢、乳腺及宫颈癌的病死率均显著升高。肥胖并存的高胰岛素血症、低糖耐量、高甘油三酯血症及高血压均已确认是心血管病的危险因素。这类危险因素已证实好发于腹型肥胖患者,而与肥胖的绝对程度关系不大。

(三)肥胖对生理的影响

1.呼吸系统

肥胖者腹部膨满,导致胸椎后凸、腰椎前凸,从而限制肋骨运动而致胸廓相对固定。胸部大量脂肪堆积,致使胸廓顺应性降低,同时肺顺应性也因肺血容量增加及小气道关闭而降低。膈肌升高,限制了呼吸动作。随着肺-胸包括膈肌顺应性降低及肺泡通气量降低,加剧了呼吸做功。为降低呼吸做功,肥胖者常取较低肺容量呼吸,使补呼气量(ERV)、肺活量(VC)及肺总量(TLC)减少,功能余气量(FRC)也随之减少。FRC减少主要是由于补呼气量(ERV)减少的结果,而余气量(RV)并未改变,这对功能余气量和闭合容量(CC)之间的关系产生不利的影响。闭合容量是小气道开始关闭时的肺容量,肥胖人的闭合容量并未发生改变。当远端无通气肺泡仍有灌注时,便产生通气/血流比值灌注(V/Q)失调,静脉血掺杂增加,氧分压降低(PaO_2)。

脂肪组织代谢活跃,肥胖者的大量脂肪组织必然增加氧耗量及CO_2的产生。由于代谢与体重和体表面积呈线性相关,所以肥胖者基础代谢仍在正常范围。为了呼出增多的CO_2以维持体内正常的CO_2分压($PaCO_2$)、驱动厚重的胸腹部,肥胖者在静息时必须维持较大的分钟通气量。异常增多的胸壁和腹壁脂肪降低了胸廓动度,加之膈肌上抬,呼吸做功自然增加,呼吸氧耗量也随之增加,使呼吸系统始终在超负荷状态下工作。此种状况在应激状态下愈加严重。

肥胖者的体位变化对肺容量的影响非常明显。直立位时,补呼气量和功能余气量都减少,FRC的降低,导致在正常潮气量通气时的肺容量低于闭合容量,随之产生肺通气/灌注异常,或明显的右向左分流,甚至发生低氧血症。仰卧位时,肺顺应性进一步降低,功能余气量进一步减少,通气/血流灌注比值失衡更加严重,呼吸系统只有通过增大肺泡通气量及呼吸做功方可满足机体需求,因此,呼吸系统负荷愈重。麻醉后功能余气量进一步减少,故加大通气量、控制呼吸对肥胖患者围术期低氧血症的预防是很有必要的。

多数肥胖者的低氧血症通过增大通气量及增加心排血量可得以代偿。因此,如无肺内疾病、无肌肉脂肪浸润、呼吸中枢无药物影响,肥胖患者直立位时不会产生通气不足。但随着肥胖程度的增加,机体处于失代偿状态,呼吸储备不足以增加肺泡通气量,心脏储备不足以增加心排血量,则表现为肺淤血及低氧血症。继而引起中枢性呼吸控制机制反应性降低,而导致低通气量、高CO_2血症及呼吸性酸中毒。这些变化引起肺血管阻力增高,血管外肺积水增加,肺顺应性降低及呼吸做功增加,并逐渐形成恶性循环。此种患者手术和麻醉的风险非常高,甚至可因变动体位(仰位)而猝死。如果有坐位睡觉病史,更应引起高度重视。但这类患者经过哪怕轻度的减肥就会大大改善其生理状况,所以对于择期手术的肥胖患者应强调术前减肥。

如上所述,肥胖者动脉血氧分压(PaO_2)低下主要因低通气量(V)不能与肺血流灌注相匹配所致。肥胖患者可通过增加心排血量及循环血量使肺灌注量上升,但肺泡通气量由于小气道闭合、ERV 显著下降反而减少,因此 V/Q 分布更加不均,致使肺内分流增加或静脉血掺杂增多。脂肪代谢亢进,增加耗氧量也是 PaO_2 显著下降的原因之一。Buckley 报告,肥胖者坐位时 PaO_2 仅 10.7 kPa(80 mmHg)。Vaughan 报道吸空气时(FiO$_2$=0.2)的 PaO_2 变化与年龄有关:①非肥胖者,PaO_2(mmHg)=107$-$0.43×年龄(岁)。②肥胖者,仰卧位 PaO_2(mmHg)=105.1$-$0.9×年龄(岁);坐位 PaO_2(mmHg)=83.7$-$0.29×年龄(岁)。

根据肥胖患者 $PaCO_2$ 的变化可分为 3 型:①$PaCO_2$ 为 4.7 kPa(35 mmHg),多见于轻度肥胖患者,因低氧致肺泡过度通气所致;②$PaCO_2$>5.3 kPa(40 mmHg),多见于老年或病态肥胖患者,为肺通气量减低所致;③$PaCO_2$ 白昼正常或稍低,夜间显著升高,多见于睡眠呼吸暂停综合征患者。

2.心血管系统

不同解剖部位的脂肪组织可以引起不同的生理和病理生理的改变。男性肥胖患者的脂肪主要分布于躯干部位,这种肥胖可增加氧的消耗和心血管疾病发生率。而女性肥胖患者的脂肪主要分布于臀部和两股,这些脂肪的代谢活性较低,与心血管疾病的关系不大。另有研究认为,分布于腹内的脂肪与心血管疾病和左心室功能不全的关系较密切。

因体重增加,机体代谢需求和氧耗量增加,肥胖者的循环血量、血浆容量和心排血量也随之增加,但体液相对较少,血容量占体重百分比是下降的,甚至可以低至 45 mL/kg。脑和肾血流与正常人相似,通常并无改变。内脏血流比正常体重的人增加 20%,所增加的心排血量主要供应脂肪组织。通常每千克脂肪含有血管近 300 m,静息状态下,脂肪的血流量为 20~30 mL/(kg·min),体重(脂肪组织)每增加 1 kg,心排血量增加 20~30 mL/min。由于氧耗量和心排血量平行增加,因此全身的动-静脉氧差能保持在正常范围或仅轻度增加。肥胖人氧耗量增加显著降低了心血管储备功能,增加围术期的风险。肥胖人运动时心排血量的增加比正常体重的人更明显,并伴有左室舒张末压(LVEDP)和肺毛细血管楔压(PCWP)的增加。肥胖患者运动时心功能的变化与在围术期所观察到的变化相似。因此,有心血管疾病的肥胖患者围术期的风险更大。

由于肥胖患者血容量和静脉回心血量的增加,心排血量的增加主要靠增加每搏量来实现,而心率多正常或稍低。每搏指数和每搏功指数与非肥胖患者并无明显差异,而每搏量和每搏功占体重的百分比明显增加。长期的前负荷增加,使左室心肌肥厚、扩大、室壁顺应性降低,收缩功能减退,左室舒张末压和肺毛细血管楔压增高。加之长期的心排血量和血容量增加,体血管阻力增加,最终导致左室功能不全。血压正常、没有冠状动脉疾病的肥胖患者,其心功能绝大多数是正常的。尽管有约 20%病态肥胖患者的心胸比值增大,但仍有相当一部分患者的左室功能保持正常。肺血容量增加、左室舒张末压增高、慢性低氧性肺血管收缩、肺容量减少及横膈抬高等因素可导致肺动脉压增高,进而引发右室功能不全,亦应引起重视。

肥胖患者患高血压的风险是正常体重人的 10 倍,系因体重超过理想体重后,血容量及心排血量相应增加所致。血压与体重多呈正相关,是心排血量相应增加之故。病理性肥胖患者多患有高血压,其中 50%为中等程度的高血压,5%~10%的患有严重的高血压。中度肥胖不伴有冠心病的患者,即使左室功能正常,心脏前、后负荷亦均增加。血压正常的肥胖患者多有体血管阻力(SVR)降低,而 SVR 正常的肥胖患者多合并高血压。

肥胖无疑与心血管疾病的发生有着密切的联系,尤其是 50 岁以下的肥胖患者,并发冠心病、心肌梗死和猝死的概率明显增加。肥胖患者发生低氧血症时,可反射性兴奋交感神经使体血管阻力升高,重者可发生左心衰竭。慢性低氧血症和/或肺血容量增加,可致肺动脉高压甚至右心衰竭。肥胖患者需氧量的增加,降低了心血管储备并限制了对运动的耐力。另外,心肌肥厚、低氧血症、心脏传导系统脂肪组织浸润导致的传导阻滞、利尿药所致的低钾血症、冠心病发病率增加、儿茶酚胺增加、睡眠呼吸暂停综合征等,可使室性心律失常发生率增加,常常是猝死的诱发因素。研究表明,没有心脏疾病的单纯高血压肥胖患者的室性期前收缩发生率比对照组高 10 倍;伴左室离心性肥厚肥胖患者的室性期前收缩发生率是正常人的 30 倍。室性期前收缩包括无症状的三联律、四联律及室性心动过速,这些可能是肥胖患者猝死的先兆。

肥胖患者微循环有明显的异常,且随着肥胖程度增加而更加显著,突出表现在异形管袢比例增高,袢顶淤血,微循环流速减慢,血液流态呈粒流、泥流、停滞,导致微循环阻力增加,氧供减少,血管内皮损伤,血管通透性增加,血管周围组织水肿,血液浓缩,从而易发心脑血管并发症。肥胖合并高脂血症、高血压、糖尿病可进一步加重微循环的变化。微循环的变化是全身性的,可导致血管内膜增厚,管腔变窄,进而使重要生命器官功能受损。

45.2% 的肥胖者全血黏度、血浆黏度、红细胞电泳、红细胞沉降率、血小板聚集率、纤维蛋白原均明显升高,其中以全血黏度低切率值和红细胞沉降率增高最为明显。伴有糖尿病的肥胖患者红细胞沉降率、纤维蛋白原、红细胞电泳等变化更为明显。

3.内分泌和胃肠道系统

脂肪是很活跃的代谢组织,大量脂肪组织的增加必然增加绝对氧耗量及 CO_2 的产生。由于代谢与体重和体表面积呈直线相关,所以基础代谢率在肥胖患者仍在正常范围。随着脂肪的增加,肥胖者常对胰岛素反应有抵抗,可能是由于脂肪细胞产生的胰岛抵抗素所致。即使胰腺 β 细胞功能正常,亦需超负荷工作,方能分泌足够的胰岛素来抵消肥胖对胰岛素的抗性,因此,极易造成胰腺 β 细胞功能衰竭,致使 2 型糖尿病发生率成数倍增加。血脂代谢异常主要表现为甘油三酯和低密度脂蛋白-胆固醇增加,前者与胰腺疾病相关,后者与心血管疾病密切相关,而具有对心血管疾病保护作用的高密度脂蛋白-胆固醇则减少。当男性 BMI>23 kg/m²,女性 BMI>24.1 kg/m² 时,即可发生上述变化。

禁食状态下的肥胖患者仍有高容量和高酸性的胃液。有研究发现麻醉诱导期间 90% 已禁食的过度肥胖患者,其胃液量>25 mL,胃液 pH<2.5。肥胖患者腹内压增高,所以食管裂孔疝、误吸及吸入性肺炎的发生率均高于非肥胖患者。胃液 pH 低,可能与促胃液素释放增多,壁细胞分泌大量的低 pH 胃液有关;至于胃液的容量大,是否与肥胖患者胃容积增大、排空减慢有关,尚无定论。

4.肝脏和肾脏

过度肥胖患者 90% 有肝内脂肪浸润,但常规临床肝功能试验多无异常表现。细胞内甘油三酯聚集,使细胞裂解,释放肝转氨酶并可在血清中检出,进一步释出脂质堵塞胆道,可致血清碱性磷酸酶增加,最终导致肝叶裂解,并有炎性改变、局灶性坏死及肝纤维化。肝内脂肪浸润量与肥胖持续时间长短关系密切,而与肥胖程度的关系相对较小。肥胖者的肝甘油三酯浸润是肝硬化死亡的因素之一,病死率较非肥胖者大 1.5～2.5 倍。肥胖人肝转氨酶可能轻度升高,其原因可能是由于细胞内脂质聚集使肝细胞破裂,以及脂质溢出堵塞胆小管的结果。因此,严重肥胖者常并存黄疸史或胆囊疾病,并致肝功能障碍。

肥胖患者并发肾脏疾病时,多出现蛋白尿。没有临床症状的严重肥胖患者肾活体检查时,多数有局限性肾小球硬化和/或糖尿病性肾病。高血压、肾血流增多、糖耐量异常可能是引起这些病理组织学改变的因素。

二、麻醉前评估及准备要点

(一)麻醉前评估

对肥胖患者麻醉前除常规访视体检外,要着重检查呼吸系统和循环系统。

1.呼吸系统

呼吸系统的评估应常规进行呼吸道通畅程度的评估。询问与麻醉和手术有关的上呼吸道梗阻、气道暴露困难史及睡眠时有无气道阻塞的症状(经常性的夜间打鼾,有无呼吸暂停等),这些现象提示患者在意识模糊或麻醉诱导时,可能发生机械性气道梗阻或难以处理的气道暴露困难。访视患者体检时除应检查头后仰、枕寰活动、颞下颌关节活动度是否受限、张口度(正常>3横指)及甲颏距离(正常>3横指)外,还应仔细检查患者口内和咽部的软组织皱褶。此外,Mallampati分类法可帮助医师判断会厌暴露的困难程度。

肥胖患者通常应行肺功能检查,但年轻过度肥胖患者的常规肺通气功能检查多无异常,如最大呼气1秒容量(FEV_1)、肺容量(Vc)等;而老年肥胖患者或吸烟者,肺部检查时可能有支气管痉挛。胸部X线摄片及血气分析为此类患者的常规检查。血气分析有助于评估患者是否有$PaCO_2$增高,借此可初步对肥胖进行分类。病理性肥胖者还应分别行直立位和仰卧位血气分析,有助于排除肥胖性低通气量综合征(OHS)。对睡眠带鼾声者应了解有无阻塞性睡眠呼吸暂停综合征(OSAS)。

2.心血管系统

应详细了解患者的活动度及对体位改变的适应能力。ECG检查有无左右室肥厚、心肌缺血、心律失常、P波高尖等改变。有无高血压。胸部X线检查重点观察心脏大小和肺血管情况,以判断有无肺动脉高压。如果有异常发现,必要时应做进一步检查,如动态心电图、超声心动图或肺动脉导管检查等。若血红蛋白>165 g/L,术前可考虑放血及血液稀释。

3.其他

必须了解空腹血糖、糖耐量、甘油三酯及胆固醇等。如果发现有糖尿病或酮血症时,应该在手术前给予治疗。常规询问住院前6个月内及住院期间是否服用减肥药物及进行过减肥治疗(包括饮食治疗、运动治疗及手术治疗)。此外还应询问患者是否有食管反流症状。

(二)麻醉前准备要点

1.麻醉器材和监测仪器的准备

除准备常规器材外,应特别准备气管插管困难所需的用具,咽喉表面麻醉喷雾器、纤维喉镜、纤维支气管镜、不同型号的喉罩、口咽或鼻咽通气道等。估计静脉穿刺困难时,应备深静脉穿刺包、静脉切开包等。

肥胖患者一旦出现呼吸和心血管系统的紧急情况,处理极为困难,因此任何潜在的危险都必须尽可能早地被发现并进行有效的处理,所以,术中严密监测非常重要。监测无创血压时应选择大小合适的袖带,袖带长度应大于手臂周径的20%;如袖带过短,则测值偏高。肥胖患者无创伤性测压的结果常不正确,除非手术非常短小,一般应采用有创动脉压监测,也便于术中采动脉血做血气分析。所有手术患者都应监测V_5导联。对伴有心脏病、肺动脉高压、OHS的患者可适当放宽肺动脉导管或经食管超声心动图等复杂心血管功能监测技术的应用指征。肥胖患者较非肥胖患者更易丧失热量,应常规监测体温,避免因寒战进一步加重低氧血症。

低氧血症是肥胖患者围术期的主要危险,因此术中必须监测脉搏血氧饱和度和动脉血气以了解患者的氧合情况;此外,呼气末 CO_2 监测对机械通气患者也是非常重要的。

应用肌松药宜持续监测神经-肌肉阻滞程度,并尽量使用最低有效剂量,以免术后出现神经-肌肉阻滞的残余效应。采用外周神经刺激仪做肌松监测时,如果用皮肤电极,肥厚的脂肪组织使电极与有关神经隔离,达不到满意的监测效果,而用皮针电极则可避免此现象。

2.抑酸药的应用

肥胖患者易发生胃液反流,由于88%肥胖患者的胃液量在 25 mL 以上、pH<2.5。诱导期间的误吸率约 1.7%,因此麻醉前应给予抑酸药(H_2受体阻滞药)。由于此类药物吸收时间难以预计,应尽量避免肌内注射,可采用手术日晨给甲氧氯普胺 10 mg,或雷尼替丁 300 mg,麻醉前1 小时口服,也可两药合用,以减少胃液量和提高胃液 pH。既往曾采用诱导前静脉注射西咪替丁 300 mg,但由于该药可能引起某些不良反应,对重患者注射过快可能出现心动过缓、低血压、心律失常,甚至心搏骤停,因其 H_2 受体阻滞所致的缩支气管效应,可能增强组胺引起的支气管痉挛;且可出现激动、精神恍惚及昏迷等表现,现已少用。

3.麻醉前用药注意事项

病理性肥胖患者并存 OHS 者,多伴有气道解剖异常,麻醉前忌用阿片类药物,可用少量镇静药静脉注射或口服,不宜采用肌内注射。可选用小量苯二氮䓬类药物,但应严密监测呼吸。全麻或清醒插管前应给予阿托品,以减少气道分泌物。

三、肥胖患者麻醉的特殊问题

肥胖患者麻醉中可能遇到某些特殊问题,其中最困难的是气道管理。对肥胖患者选择麻醉药或麻醉方法无成规可循,全麻复合硬膜外麻醉可减少全麻药物的用量,采用平衡麻醉可减少每一种药物的总用量,有利于术后苏醒。应尽量选用短效药物,如丙泊酚、瑞芬太尼、阿芬太尼、阿曲库铵、顺阿曲库铵等,避免使用长效药物,如吗啡、泮库溴铵等。体位对肥胖患者心肺功能的影响不容忽视,肥胖患者对俯卧位的耐受性差,侧卧位则可避免体重对胸壁的过度压迫。

(一)区域阻滞

区域阻滞可能是某些部位手术的最佳选择,但肥胖患者因大量脂肪堆积和骨性标志不明显,使得区域阻滞技术的实施非常困难。近年来由于采用周围神经刺激仪辅助定位,提高了阻滞的成功率和麻醉效果。

(二)椎管内麻醉

对肥胖患者施行椎管内麻醉常遇到的问题有穿刺操作困难及仰卧位通气不足。通常仅适用于下腹部及下肢手术,麻醉平面过高会影响呼吸,导致通气困难和增加麻醉危险。

1.蛛网膜下腔阻滞

肥胖患者蛛网膜下腔阻滞比正常人困难得多,但肥胖患者腰部脊柱正中线棘突部位的脂肪要比两侧的相对少和薄一些,穿刺操作有时并不困难,若取坐位穿刺则更易成功。肥胖患者蛛网膜下腔用药量是正常人用量的 2/3,但阻滞平面不易调节,平卧后仍会继续上升,常出现平面过高。患者出现烦躁不安时,首先应考虑是否平面过广,应随时监测血压和呼吸。通常,阻滞平面低于 T_5 对呼吸功能影响不大,若超过 T_5 则可产生呼吸抑制,患有呼吸系统疾病的患者尤应避免。高平面阻滞时,自主神经的阻滞平面比躯体神经的阻滞平面更高,结果将导致心血管功能抑制,这种抑制可能在牵拉腹膜时突然加重,应引起足够的重视。也有学者主张采用持续蛛网膜下腔阻滞,可减少硬膜穿破后头痛的发生率。

2.硬膜外间隙阻滞

硬膜外间隙阻滞在肥胖患者的应用更广泛,但其穿刺操作比蛛网膜下腔更困难。某些肥胖患者椎间隙的定位有一定的困难,常规 10 cm 长的穿刺针有时过短,选择 15 cm 穿刺针较为适宜。肥胖者的腹内压较高,下腔静脉血易被驱向硬膜外间隙静脉系统,而致硬膜外静脉丛怒张,穿刺时易致硬膜外腔出血。同时,硬膜外间隙相应变窄,使脊麻阻滞平面显著升高,因此,局麻用药量同样只需 2/3 常用量即可。遇有阻滞不全或肌肉松弛不佳时,应避免辅用大量镇痛药或镇静药。椎管内麻醉易促使平卧位通气不足加重,因此,须持续监测 SpO_2,并用面罩吸氧。如选用高位硬膜外麻醉,则宜复合气管内全麻以加强通气,增加安全性,术后可保留硬膜外导管施行术后止痛。

(三)全身麻醉

1.麻醉诱导及气管插管

肥胖患者特别是病理性肥胖患者气道管理困难是围术期病死率高的原因之一。肥胖患者因颈短、胸骨上脂肪垫过厚及下颌和颈椎活动受限,常致气管插管前维持气道通畅困难。麻醉诱导可能会引起气管塌陷,导致上呼吸道梗阻。因此,诱导期至少应有 2 人协助托下颌、压紧面罩、挤压贮气囊及压迫环状软骨等操作,以保持呼吸道通畅及防止误吸。

据统计对病理性肥胖患者气管插管困难的发生率为 $13\%\sim24\%$,需清醒插管者约占 8%,主要困难在于喉镜不能显露声门。肥胖患者插管所需时间长,且功能余气量比正常人少,氧的贮备量也较少,而氧耗量又比正常人大,必须进行 3 分钟的吸氧去氮呼吸,以防低氧血症。研究表明,在 100% 吸氧去氮的前提下,施行全麻快速诱导插管时,置入喉镜及气管插管的不呼吸过程使 SpO_2 降至 90% 的时间,在正常人(BMI = 23.3 kg/m^2)为(526±142)秒,肥胖者(BMI = 49.0 kg/m^2±7.3 kg/m^2)则缩短至(196±80)秒。插管不呼吸使 $SpO_2<90\%$ 所需时间随超重程度加重而缩短:超重 20% 以下者为 364 秒,超重 $20\%\sim45\%$ 为 247 秒,超重 45.5 kg 以上者仅为 163 秒。据此,对肥胖患者施行快速诱导气管插管操作时应尽量在 2 分钟内完成。

若选择清醒插管,应随时做好紧急气管切开的准备。清醒插管还是诱导后插管主要取决于事先估计的困难气道程度。对超过理想体重 75% 的肥胖患者;张口不能看到腭垂;经表麻后放入咽喉镜看不到会厌以及有 OSAS 的患者,应选择清醒气管插管。插管前应充分吸氧,静脉注射适量抗胆碱类药、镇静药或镇痛药,在完善表面麻醉下进行气管插管。少数困难气道病例可采用纤维支气管镜引导下插管。应用插管型喉罩行气管内插管是目前一项成熟的技术,为肥胖患者的气道管理提供了一种新的可选择方法,其成功率可达 96.3%。

肥胖患者气管插管操作时,易将导管误插入食管。如果采用听诊法作鉴别,有时因胸腹部脂肪过厚而难做到及早发现,可因此导致心搏骤停。如果采用 $ETCO_2$ 监测,则是早期发现导管误入食管最为灵敏的指标。

2.全麻药物的选择

肥胖患者分布容积增加,使药物消除半衰期延长;肾小球滤过率增加,使药物原形排泄增加;脂肪含量增加,使脂溶性药物的用量及消除时间增加。肥胖患者肝脏功能多有异常,影响经肝脏代谢药物的清除,但不影响药物的Ⅰ相代谢(如氧化、还原及水解反应),而通过Ⅱ相结合途径(葡萄糖醛酸及硫酸盐结合)清除的药物,肥胖患者则似乎较正常人更快。

卤素类吸入麻醉药在肥胖者体内的代谢高于正常人,从而可能引起血浆氟离子浓度增高。肥胖患者吸入氟烷,其生物转化显著增加;偶尔可出现血清氟离子浓度显著增高达10.5 μmol/L,虽不致产生肾中毒,也不是"氟烷性肝炎"的主要因素,但仍有38%的肥胖患者在氟烷麻醉后出现不明原因的黄疸。氟烷麻醉后血浆氟离子浓度增高可能与其在肥胖患者体内的高代谢率有关。肥胖患者吸入恩氟烷2.3 MAC/h后,血清无机氟化物为22.7 μmol/L,吸入4 MAC/h后,血浆氟离子浓度峰值可达52 μmol/L,平均为22 μmol/L。与正常人比较,即使吸入恩氟烷少于2 MAC/h,肥胖患者血清无机氟化物升高速度更快、峰浓度更高、维持时间更长,虽然短时间麻醉后临床上未发现肾损害,但长时间吸入恩氟烷有可能造成肾损害(30 μmol/L)或严重的肾毒性反应(90 μmol/L)。肥胖患者吸入异氟烷2.5 MAC/h后血浆无机氟离子浓度仅为6.5 μmol/L,故异氟烷始终为肥胖患者吸入麻醉药的首选药物之一。正常人吸入七氟烷(2.5 MAC/h)后,血清氟离子浓度远低于肾毒性水平(29 μmol/L)。有报道肥胖患者和非肥胖患者吸入七氟烷1.4 MAC/h后血浆氟离子峰浓度并无差异[分别为(30±2)μmol/L和(28±2)μmol/L]。Torri等研究证实,七氟烷用于病理性肥胖患者时,其洗入和洗出曲线快于异氟烷。但另有研究发现肥胖患者吸入1.4 MAC/h七氟烷后体内氟离子浓度较正常人升高更快,其峰浓度>50 μmol/L(理论上的肾毒性阈值),且持续近2小时,而非肥胖患者的峰浓度仅为(40±2)μmol/L。提示七氟烷用于肥胖患者可能有潜在的危险。这种差异可能是试验设计的不同所致,也有可能是肥胖患者影响了七氟烷体内代谢的结果。

新型挥发性麻醉药七氟烷和地氟烷血中溶解度更低,加速了麻醉药的摄取、分布及停药后的消除,使其起效更快,恢复也更快。由于挥发性麻醉药很少在脂肪组织中分布,并在停药后迅速排出体内,故非常适合肥胖患者。

肥胖患者对挥发性吸入麻醉药生物转化率增高的确切机制目前尚不清楚。可能与肝内大量的脂肪组织浸润,增加了脂溶性麻醉药的摄取和微粒体酶的代谢作用;内脏血流增加,更多的吸入性麻醉药被带入肝脏;以及高于正常浓度的细胞色素P450酶作用等有关。脂肪组织过多可影响一些麻醉药的血浆半衰期,但并不影响脂溶性挥发性麻醉药的血浆半衰期。目前总体认为,挥发性吸入麻醉药及N_2O对肥胖患者的肝、肾功能影响尚轻,也不延长苏醒时间,即使用高脂溶性的恩氟烷或氟烷,清醒时间也不延长。研究表明,要使患者清醒延迟,脂溶性挥发性麻醉药给药时间应超过24小时。临床上极度肥胖患者常规手术时间一般为2小时左右,其清醒时间应与正常人无异。

药物血浆浓度受稳态分布容积和清除率的影响。肥胖患者脂溶性麻醉药的分布容积更大,一次给药剂量的血浆浓度低于正常人,最终消除半衰期延长。如脂溶性药物咪达唑仑的消除半衰期在肥胖患者明显长于非肥胖患者(分别是8.4小时与2.7小时)。这是肥胖患者咪达唑仑的表观分布容积较大,而清除率与非肥胖患者相似的缘故。同理,某些阿片类及巴比妥类静脉麻醉药因可存积于脂肪而药效延长。如肥胖患者应用吗啡会延长通气支持时间,给予硫喷妥钠的消除半衰期较非肥胖者延长5倍。芬太尼分布容积、消除半衰期和清除率在肥胖患者与非肥胖患者之间并无差异,按标准体重给药时,和非肥胖患者的药代动力学参数相似,是肥胖患者可选择的理想麻醉性镇痛药之一。舒芬太尼在肥胖患者的分布容积增大,消除半衰期延长,但血浆清除率与非肥胖患者相似。阿芬太尼用于肥胖患者分布容积无明显变化,但消除半衰期延长,清除率降低。肥胖患者给予负荷剂量瑞芬太尼后,其血药浓度迅即升高,提示瑞芬太尼应以理想体重为给药原则。肥胖患者和非肥胖患者丙泊酚的初始分布容积没有差别,在稳态血药浓度下,全身清除率和分布容积与体重相关,由于分布容积和清除率同步增加,因此抵消了消除半衰期的延长,故没有证据表明丙泊酚在肥胖患者体内有蓄积现象。

水溶性药物在肥胖和非肥胖患者的分布容积、消除半衰期和清除时间相似。同正常人相比，极度肥胖患者的胆碱酯酶活性较高，故琥珀酰胆碱的剂量应增加至 $1.5\sim2.5$ mg/kg。按公斤体重给药时，米库氯铵在肥胖患者和正常人的药效学相似；病态肥胖患者维库溴铵（0.1 mg/kg）的肌松恢复时间比正常人慢，TOF75％恢复时间分别为（82±30）分钟与（50±9）分钟；产生同等程度的肌松时，病态肥胖患者所需维库溴铵的剂量比正常人大，但按体表面积计算时，两者所需剂量相似。罗库溴铵和顺阿曲库铵若以公斤体重指导用药会导致作用时间延长，但若以理想体重给药则可避免。阿曲库铵按公斤体重计算剂量用于肥胖患者时，其恢复速度与用于非肥胖患者几无差异，是用于肥胖患者的理想肌松药。尽管如此，为了避免作用时间延长，原则上非除极肌松药应以理想体重指导用药。

3.全麻下的通气维持

肥胖患者全麻后，特别在仰卧位时可进一步关闭小气道，使功能余气量降低，甚至低于闭合容量，从而增加了非通气肺泡的灌注，导致静脉血掺杂增加，通气/血流比异常，PaO_2剧降。全麻时 BMI 对患者肺容量、呼吸功能和氧合状况均具有决定性的作用。吸入麻醉药和静脉麻醉药，具有不同程度的扩张血管作用和负性变力性作用，可降低心排血量，使混合静脉血氧分压（PvO_2）进一步降低，其结果是动脉及静脉血氧分压均显著下降，即使吸入 40％氧也不能维持满意的 PaO_2。75％的肥胖患者 PaO_2 在 10.7 kPa（80 mmHg）以下。术中膈肌上抬和影响下腔静脉回流的因素均可导致 PaO_2 进一步下降。因此，对肥胖患者施行全麻手术，必须重视通气。为减少肥胖患者仰卧引起的呼吸做功及氧耗增加，可采用大潮气量人工通气，按理想体重计算，$15\sim20$ mL/kg。肥胖患者用呼气末正压通气（PEEP）并不能改善动脉血氧分压，相反，可使心排血量下降而引起氧释放低下。另外，在吸气时高气道压可能阻碍肺小血管血流流入上部肺叶，即阻碍肺血流灌注通气的肺泡而导致无效腔（VD/VT）增加及 $PaCO_2$ 增加，同时受阻的血流被分配至分流区，增加分流量（Qs/Qt）及静脉血掺杂，所以对肥胖患者不宜应用 PEEP。

肥胖患者取俯卧位及头低足高位时，胸壁顺应性及氧合可进一步降低。仰卧位自主呼吸时也可出现低氧血症，甚至心搏骤停。因此，围术期持续监测 SpO_2 或血气分析具有十分重要的意义。

（四）减肥药对麻醉的影响

常用减肥药有作用于食欲中枢的芬氟拉明、右芬氟拉明和抑制食欲的芬特明、安非拉酮等。当为服用这些药物的肥胖患者实施麻醉时应高度警惕这类药物的不良反应以及与麻醉用药的相互作用。

服用减肥药的患者在麻醉诱导时可能发生持续或延迟性低血压，并且对麻黄碱无反应。芬氟拉明和右芬氟拉明均有儿茶酚胺耗竭作用，因此，血压下降时应选择直接作用的血管加压药，如去氧肾上腺素等。芬氟拉明对心脏有抑制作用，服用此药的患者若接受氟烷麻醉，麻醉危险性会明显增加。停用芬氟拉明后 6 天内尿中仍有其代谢产物和原形，因此麻醉前至少应停药一周。服用减肥药还可造成胃潴留。服用芬氟拉明后固体食物胃排空延迟约 15％，应注意反流、误吸的问题。减肥药对血糖和胰岛素有潜在的影响。芬氟拉明可增强外周摄取葡萄糖或降低肝糖原的产生，在 2 型糖尿病患者中可使禁食后的低血糖加重。该药还可增加胰岛素的敏感性，但不影响胰岛素的分泌。因此麻醉期间应监测血糖。服用芬氟拉明或右芬氟拉明可导致肺动脉高压，表现为进行性呼吸困难、坐立不安、气急、疲劳、胸痛、晕厥、心悸、水肿、体力活动下降等。此类药物所致的肺动脉高压是不可逆的,而且是致命性的。麻醉前访视患者时应注意与上述症状相关的问题。此外,减肥药可增加内源性致热源对中枢神经系统的刺激,使外周血管收缩影响热量的散发,因此有诱发高热的危险,所以麻醉期间应监测体温。

(五)肥胖的阻塞性睡眠呼吸暂停综合征患者麻醉的注意事项

低通气量综合征或匹克威克综合征主要见于严重肥胖患者在静止状态下出现低通气量及高二氧化碳血症,占严重肥胖者的 5%~10%。此综合征包括极度肥胖、嗜睡、肺泡低通气量、周期性呼吸、低氧血症、继发性红细胞增多症、肺动脉高压、右心衰竭及右心室肥厚。睡眠时有其特殊表现,即入睡后出现呼吸暂停。常见于睡眠开始后即出现舌后坠致上呼吸道梗阻,随后因缺氧及二氧化碳蓄积迫使患者苏醒而恢复呼吸,入睡后再现舌后坠。周期性发作呼吸暂停,促使患者不得安眠,以致白天嗜睡。若 7 小时的睡眠中发生 10 秒以上的呼吸暂停达 30 次以上即可诊断为阻塞性睡眠呼吸暂停综合征(OSAS)。60%~90% 的 OSAS 患者都是肥胖者(BMI>29 kg/m²)。中年人中 4% 的男性和 2% 的女性患有有临床症状的 OSAS。此类患者对缺氧及高碳酸血症刺激产生的呼吸切换反应迟钝,基础通气量减少而出现低氧血症及高碳酸血症。另外,由于机械原因可致通气-血流比例失调,促使红细胞增多、肺动脉高压、肺心病的发生。

大部分 OSAS 患者术前并未得到诊断,麻醉医师应高度警惕。术前要常规询问患者是否有夜间打鼾、呼吸暂停、觉醒和白天嗜睡的病史,是否有高血压病史或颈围>40 cm。如有夜间出汗、遗尿、夜尿增多、晨起头痛及心血管功能和神经心理功能异常等,亦高度提示肥胖患者患有 OSAS 的可能。如果确诊为 OSAS,应选择气管内插管全麻施行手术。如果患者能耐受手术体位和局部麻醉对呼吸的影响,并充分做好了控制气道的准备,手术时间短暂,局麻技术要求不高,也可考虑选择局部麻醉。但术中和术后应避免大量使用镇静和镇痛药物。必要时也可推迟手术,以进一步评估其 OSAS 的严重程度,同时让患者接受相应的治疗。

肥胖的 OSAS 患者通常比一般的肥胖患者插管更加困难,OSAS 患者气管插管失败的发生率约为 5%,为正常人的 100 倍。对高度怀疑插管困难的患者采用清醒插管还是在全麻下插管应取决于术前对气道的充分评估。对术前认为面罩通气和气管插管都有困难的患者,根据 ASA 困难气道的处理原则,插管和拔管都需在患者清醒的情况下施行。

对需清醒插管的患者术前应进行适当准备,术前可以给予镇静和镇痛药,但务必谨慎,防止发生完全性气道梗阻。充分的上呼吸道表面麻醉和神经阻滞麻醉是麻醉前准备的必要措施。经口咽通气道采用纤支镜插管技术或喉罩通气均为减少插管意外的可靠方法。

如果插管在患者睡眠状态下施行,应充分供氧,最大限度地全身预氧合,使氧气充满肺泡、动脉、静脉和组织间隙。要求患者在面罩密闭状态下吸入 100% 的氧气不少于 3 分钟。在喉镜插管期间,经细的鼻咽通气道吹入氧可延迟低氧血症发生的时间。开始麻醉诱导前使患者处于最易吸入气体的体位,通常为从肩胛部至头部成斜坡位,并且在第 1 次试插时,如发现显露不佳,应在外部以手法帮助插管。面罩通气时也应获得最佳的通气效果,即由两人协助帮助托下颌并封闭面罩,以口咽或鼻咽通气道辅助通气,保持麻醉机的 APL 阀在一定的水平使气道内产生 0.5~1.5 kPa 的 CPAP。

肥胖的 OSAS 患者拔管后发生气道阻塞的危险性非常高。一项回顾性的研究报道,135 名手术治疗 OSAS 患者术后手术室内拔管发生致命性气道梗阻的发生率为 5%。鼻部手术后局部包扎的患者亦易发生呼吸道梗阻,应在拔管前放置鼻咽通气道后再进行包扎。气道阻塞除了可引起患者死亡外,由于梗阻气道使自主呼吸的患者产生明显的气道内负压,负压性肺水肿的发生率也显著增加。这种负压性肺水肿的患者通常需要重新插管。对腭咽成形术(UPPP)和鼻部手术的患者,较为安全的方法是让患者完全清醒后再拔管。对行其他手术后的 OSAS 患者,通常应清醒拔管或带管进行一段时间的机械通气。决定患者术后是否需要进行机械通气的因素:插管时面罩通气和气管插管的难易程度、手术时间长短和手术种类、患者 BMI 及 OSAS 的严重程度等。拔管时务必确保患者处于完全清醒的状态。肌松作用的完全恢复应由肌松监测仪来判定或患者抬头试验>5 秒、有足够的肺活量和最大吸气峰压。是否有麻醉性镇痛药的残余作用,可根据带管时呼吸频率判定,通常应>12 次/分。拔管时应用局部麻醉是有益的。采用头高足低位或半卧位拔管,则可减轻由腹腔内容物引起的膈肌压迫。拔管时应放置口咽或长的鼻咽通气道,并做好有助手辅助的面罩通气准备。如果不能确定患者拔管后是否能良好地通气,而且对重新插管没有绝对把握,应通过气道交换导管或纤支镜拔除气管导管。如拔管早期患者自主呼吸良好,可考虑采用 N-CPAP 以保持口咽部气道开放,开始时选用氧气,逐步过渡到空气进行支持。除了早期使用 N-CPAP 外,只有在 SpO_2 下降时才应考虑增加 FiO_2。

肥胖的 OSAS 患者术后应用阿片类药镇痛引起上气道阻塞的危险性很大,要密切监测呼吸频率、镇静水平和打鼾等。危险性的大小取决于患者的 BMI 和 OSAS 的严重程度,以及合并的心肺疾病及术后对镇痛药的需求量等因素。根据上述因素综合评定结果,决定患者术后进入 ICU、PACU 或普通病房。

(六)产科肥胖患者麻醉的注意事项

肥胖者妊娠可诱发高血压(先兆子痫)和糖尿病,糖尿病的发病率是正常人的 2~8 倍。难产的概率、剖宫产的比例明显增加。麻醉相关的并发症发生率和病死率及新生儿的发病率和病死率亦均有所增加。椎管内麻醉所致的肋间肌功能抑制对呼吸的影响更为明显,脊麻平面更易向头侧扩散。仰卧位和头低足高位会进一步减少功能余气量,增加低氧血症的可能。若采用 PEEP 增加氧合,会显著减少心排血量,甚至可减少子宫血供。新生儿更易出现呼吸窘迫的危险。因此,在选择麻醉方法时应考虑到手术时间可能会较长,用药量应适当减少等问题。目前剖宫产手术仍以硬膜外麻醉为首选,其优点是麻醉起效较慢,可分次给药,低血压发生率较低,麻醉效果较确切,对运动阻滞较轻,便于术后镇痛。若选择气管内插管全麻,要充分评估插管条件,尽量避免快诱导,并做好插管困难的准备,包括短臂喉镜或纤支镜的准备。一旦出现插管困难,应首先考虑母亲的安全,必要时可行气管切开,紧急通气。产科肥胖患者术后低氧血症的发生率较高,纵切口可能性更大,可采用氧疗和半卧位方法预防。

四、术后并发症及处理

(一)术后并发症

肥胖患者的一些慢性生理异常在手术期间可能进一步受损,术中或术后早期可发生不明原因死亡。肥胖患者腹部手术后的病死率是非肥胖患者的 2.5 倍,部分原因可能与肥胖患者脆弱的心肺功能有关。因此,应高度重视术后并发症的防治。

1.低氧血症

肥胖患者功能余气量减少,取仰卧位后则更减少,全麻后功能余气量进一步下降。术后肠胀气、气腹、因疼痛引起的腹肌痉挛、横膈抬高等加重术后肺功能不全,所以肥胖患者术后易发生低氧血症。肥胖患者术后的低氧血症加重,往往是术后死亡的重要原因。通常术后 2~3 天内,PaO_2 可降至 8.0 kPa(60 mmHg)以下,或 SpO_2 降至 91% 以下。腹部手术后低氧血症可持续 3~

4天,肺容量的下降可持续至术后5天,有OSAS的患者易发生急性呼吸道梗阻。因此,术后4~5天内应坚持氧治疗,并监测PaO_2或SpO_2,如循环稳定,协助患者取半卧位或坐位可改善肺功能,减轻低氧血症。肥胖患者手术后呼吸功能恢复到术前水平往往需2~3周。有OSAS者,夜间应经鼻给予CPAP 1.0~1.5 kPa。

2.肺部并发症

肥胖患者急症手术时,常因呕吐或反流、误吸而导致术后肺炎,发生率最高可达10%。肥胖患者术后并发肺不张者高达10%~20%,较非肥胖者为高。以前有呼吸系统疾病的肥胖患者、伴OHS或匹克-威克综合征的患者以及施行上腹部或胸部手术的肥胖患者,术后更容易发生呼吸系统并发症。对这些患者术后最好是有选择地送入ICU,以便早期发现病情变化,积极进行预防及治疗,如吸入湿化气体、尽早进行胸部理疗、合理供氧及在护理人员帮助下早期活动等。

3.深静脉血栓形成及肺梗死

肥胖患者术后肺梗死发生率比常人高2倍,约为4.8%。这可能与肥胖患者多患有红细胞增多症、下腔静脉受腹部脂肪压迫及活动量减少致使术后深静脉血栓发生率增加有关。应主动采取预防深静脉血栓形成的措施,术后4天内,每天静脉滴注右旋糖酐-40或羟乙基淀粉500 mL。必要时于下地活动前,每天2次静脉注射肝素5 000 U或早期腿部理疗。另外,在手术中即可开始用弹力绷带包扎双下肢1周,术后应早期离床活动。

4.切口感染

切口感染是肥胖患者术后常见并发症,这可能与肥胖患者并存糖尿病、机体免疫力降低、皮下厚积脂肪抗感染能力弱、再加上术中用力牵拉致机械损伤等因素有关。故应严格无菌操作,并采取创口皮下彻底冲洗等预防措施。术前半小时静脉注射抗生素有一定的预防作用。

5.减肥手术后并发症

减肥手术包括胃空肠旁路术及胃整形术两种,前者可使体重显著减轻,但并发症较多,如严重腹泻、腹胀及肝功能衰竭,也可能并发关节炎或结肠癌。胃整形术后并发症较少,腹泻及腹胀很少见,偶尔有恶心、呕吐,但减肥效果较差。

(二)术后处理要点

肥胖患者术后处理除按常规外,更应强调以下几点。

1.气管拔管指征

肥胖患者即使无OSAS,术后也应严格掌握气管拔管指征,拔管时应做好紧急气管切开的准备。

(1)患者完全清醒。

(2)肌松药及阿片类药残余作用已完全消失。

(3)吸入40%氧时,血pH为7.35~7.45,PaO_2>10.7 kPa(80 mmHg)或SpO_2>96%,$PaCO_2$<6.7 kPa(50 mmHg)。

(4)最大吸气力至少达2.5 kPa,潮气量>5 mL/kg。

(5)循环功能稳定。拔管后仍应继续鼻导管吸氧,并监测SpO_2 1~3天。

2.术后体位对呼吸的影响

肥胖患者剖腹手术后,功能性余气量可下降25%,如取仰卧位,则下降更甚,同时气道关闭增加,静脉血掺杂增加及PaO_2降低。因此,术后肥胖患者,只要循环稳定,应尽早采用半卧位(30°~45°),功能性余气量可增加30%,低氧血症可得到改善。如能早期离床、结合胸部理疗及鼓励咳嗽、深呼吸,有防止肺不张及深静脉血栓形成的效果。

3.术后镇痛

术后镇痛有利于患者咳嗽及深呼吸,并可有效地纠正低氧血症,预防肺部并发症,这对肥胖患者尤为重要。如果用阿片类药物,宜采用 PCA 经静脉给药,这对极度肥胖患者,通常情况下是安全、有效的,但对伴有 OHS 的患者有较大的危险。如果手术前已放置硬膜外导管,可经硬膜外导管给局部麻醉药或含阿片类药物的局部麻醉药镇痛。肥胖患者硬膜外镇痛所需的局部麻醉药或阿片类药物的剂量与正常体重患者所需用量相似。由于肥胖患者呼吸道管理困难,而硬膜外阿片类药物镇痛可能出现延迟性呼吸抑制,故更需要在严密监护下进行。

（王　建）

第四节　休克患者的麻醉

一、休克的分类和发病机制

引起休克的病因很多,分类方法也不统一。依据休克的病因、血流动力学变化、始动环节和治疗效果的不同有多种分类方法。各种分类都有其特点,临床上多以病因分类法为主要依据,再结合其他分类法的特点综合分析,利于医师制订出全面有效的抢救方案。

（一）休克的分类

1.按休克的病因分类

（1）低血容量性休克:是外科最常见的一种休克类型。由于循环血容量减少,使有效循环血容量绝对不足,导致组织灌注不足和弥漫性缺血缺氧。低血容量是指有效循环血量减少,包括血液有形成分的减少,血浆量的减少或者水分的丢失。机体遭受严重创伤而导致低血容量称为创伤性休克。因烧伤引起大量血浆和体液丢失也称为烧伤性休克。剧烈呕吐和腹泻时体液大量丢失,肠梗阻可导致大量分泌和渗出的液体被隔离在肠管内,亦或腹膜炎时大量液体渗出到腹腔内也使有效循环血量减少,这些原因都可引起低血容量性休克。

（2）感染性休克:也称为脓毒性休克,是指全身感染的患者在给予足够的液体复苏后仍无法纠正的持续性低血压,常伴有低灌注状态(包括乳酸酸中毒、少尿或急性意识障碍等)或器官功能障碍。低血压是指收缩压<12.0 kPa(90 mmHg)或在无明确造成低血压的原因(如低血容量性休克、心源性休克等)情况下收缩压下降幅度>5.3 kPa(40 mmHg)。

在各种感染源所致休克中,以肺部感染、胆道感染、外伤或烧伤感染、肠道感染等最为常见。感染性休克不仅有微生物及其毒素的直接损害作用,还与许多的细胞因子及其受体有关,它实际上代表了宿主对全身性炎症的病理生理过程。

（3）过敏性休克:已致敏的机体对抗原物质产生急性全身性炎症反应,造成呼吸、循环急性衰竭,称为过敏性休克,属Ⅰ型变态反应。由 IgE 与肥大细胞表面结合引起组胺和缓激肽大量释放入血,引起血管床容量增加,毛细血管通透性增加,有效血容量相对不足,导致组织灌流和回心血量急剧减少所致。常伴有消化道症状、荨麻疹、血管性水肿、严重呼吸困难等。

（4）心源性休克:由于原发性心排血量急剧减少[CI<2.2 L/(min·m²)]而发生的一类预后很差的休克。心脏泵功能衰竭,或心脏前、后负荷过重,超过心脏的代偿能力或心脏充盈障碍,均

可致心排血量过低,有效循环血量明显减少,血压下降,使各主要器官和周围组织灌注不足。急性心肌梗死是心源性休克最常见的原因,尤其是大范围心肌梗死(超过左心室 40%)时心脏泵功能即难以维持正常循环状态。其他可引起心源性休克的少见原因还包括心肌病、心律失常、心脏瓣膜病和急性弥漫性坏死性心肌炎。

心源性休克患者的血压多在早期即显著下降,而外周阻力的变化却不一致。多数患者表现为外周阻力增高,这是因为血压下降,动脉充盈不足,使交感-肾上腺髓质系统兴奋,儿茶酚胺释放增多。少数患者外周阻力降低,可能是由于心肌梗死或心室舒张末容积增大刺激了心室壁的压力感受器,反射性地抑制了交感神经中枢所致。

(5)神经源性休克:正常情况下,血管运动中枢不断发放冲动沿传出的交感缩血管纤维到达全身小血管,使其维持一定的紧张性。当血管运动中枢发生抑制或传出的交感缩血管纤维被阻断时,小血管将因紧张性的丧失而发生扩张,结果使外周阻力降低,大量血液淤滞在微循环中,回心血量急剧减少,引起休克发生。此类型休克多发生于过深麻醉、强烈疼痛刺激后(血管运动中枢被抑制)或在高位脊麻或损伤时(交感神经传出路径被阻断)。由于发生机制比较简单,处理有针对性,预后较好。

2.按休克时的血流动力学变化分类

(1)高动力型休克:血流动力学特点是外周阻力降低,心排血量增加,又称高排低阻型休克。其临床表现为四肢温暖、皮肤潮红,其脉搏充实有力但血压降低。此型休克的真毛细血管组织灌流量仍然减少,动静脉血氧分压亦减少,主要见于轻型和早期的感染性休克。

(2)低动力型休克:血流动力学特点是外周阻力增高,心排血量减少,又称低排高阻型休克。临床特点与一般低血容量性休克相似。高动力型休克未得到及时有效治疗,必然发展为低动力型休克。

(3)低排低阻型休克:此型休克的血流动力型特点是外周阻力和心排血量都降低,故血压下降更为明显,是休克时机体失代偿的表现。

3.按休克的始动环节分类

(1)低血容量性休克。

(2)心源性休克。

(3)血液分布性休克:血管舒缩调节异常,包括感染性休克、神经源性休克、药物性休克。

(4)梗阻性休克:血流主要通路受阻,包括肺动脉栓塞、心脏压塞或缩窄、心瓣膜狭窄、静脉梗阻。

4.按休克时的病情经过与预后分类

(1)可逆性休克:休克若能早期发现并及时治疗,病情很快稳定,各主要脏器未受到明显损伤,实质上是休克的早期。

(2)难治性休克或顽固性休克:此型休克患者病情时好时坏,若病因消除,治疗有效,病情可逐渐好转甚至痊愈,也有部分患者病情进一步恶化。

(3)不可逆性休克:当上述休克未得到缓解与纠正,病情继续恶化,最后发生 DIC 和/或严重多器官功能障碍而死亡者,称不可逆型休克。

(二)休克的发病机制

1.休克发生的始动机制

尽管引起休克的病因不同,但组织器官的有效灌注不足是各类休克发生、发展的共同基础。

影响有效灌注的原因主要包括 3 个方面：①全血量减少(包括失液、失血或丢失血浆)。②血管床容量增加(即广泛毛细血管床开放)。③心脏泵功能下降。

2.休克发生的微循环机制

微循环是指微动脉与微静脉之间的血液循环。包括微动脉-后微动脉-毛细血管前括约肌-毛细血管-微静脉，也包括微动脉和微静脉之间的直接吻合支。微循环是循环系统中最基本的功能单位。毛细血管容量很大，平时只有 20%～30% 处于开放状态，正常情况下微循环血容量仅是全身血容量的 5%～10%。休克时微循环的变化大致分 3 个时期。

(1)休克早期——缺血缺氧期：微循环变化的特点是全身的小血管，包括小动脉、微动脉、后微动脉、毛细血管前括约肌和微静脉、小静脉持续痉挛，微循环内血流速度显著减慢，组织灌注量减少，微循环内血流只出不进。休克早期的代偿机制包括微静脉和小静脉收缩，加上肝储血库收缩，迅速而短暂地增加回心血量；组织液反流入血；血流重新分布。皮肤、内脏、骨骼肌和肾血管的 α 受体密度高，对儿茶酚胺的敏感性也高，而脑动脉和冠状动脉系统则无明显改变，这种微循环变化的不均一性，使血流重新分布，保证了心、脑等主要生命器官的血液供应。

(2)休克中期——淤血缺氧期：由于微静脉端血流缓慢、红细胞发生聚集、白细胞滚动及贴壁嵌塞、血小板聚集、血黏度增加，微循环内血流只进不出。

(3)休克晚期——循环衰竭期：可发生弥散性血管内凝血(DIC)或重要器官功能衰竭。机体失去了早期所有的代偿机制，微循环内血流停滞，组织完全得不到氧气和营养物质供应。微血管平滑肌麻痹，对任何血管活性药物均失去反应。休克晚期是休克发展到了极其严重的阶段，治疗非常棘手。但是如果各种治疗矛盾和难点逐个进行全面针对性的综合性处理，使一个个难点得到攻克，仍有可能使休克缓慢逆转。

临床实践中，各期临床表现并无明显界限，常是逐步移行或重叠出现。由于始动原因不一，个体反应性也有差异，所以有的休克发展十分迅速，尚未来得及全面处理，患者已进入不可逆性休克而死亡。有的发展较慢，通过有效的全面医治能使之恢复。总体来说，休克的发展是快速的，抢救措施应积极，不能有丝毫松懈。

二、麻醉前评估、准备与用药

(一)麻醉前评估

创伤和出血使患者处于高度应激状态；所有麻醉药和麻醉方法都可影响患者的生理状态稳定性；外科疾病与并存的内科疾病又有各自的病理生理改变，这些因素都将造成机体生理潜能承受巨大负担。在手术前麻醉医师应迅速了解患者基本病情，评估伤情、出血部位和失血量，有无饱胃情况，有无血气胸等与麻醉相关的其他并存情况，对全身情况和重要器官生理功能做出充分估计。

麻醉医师还应于术前与手术医师沟通，了解手术意图、手术方式、难易程度、出血量、时间长短、手术危险所在，以及是否需要专门麻醉技术(如低温、控制性低血压等)配合。此外，还需了解手术的急缓程度。非抢救性手术术前应详细了解患者病情及治疗经过，尤其注意血管活性药物使用情况，了解既往麻醉史。检查患者意识状态，呼吸、循环情况。已有气管插管患者检查导管深度是否合适，导管气囊是否漏气并予妥善固定。听诊两侧呼吸音不对称检查有否插管过深进入右侧支气管或有气胸、血胸和肺不张。抢救性手术如急性出血性休克，尽快控制活动性出血是抢救患者的关键，不应过分强调纠正术前情况而贻误手术。出血性休克患者在出血未得到有效控制前,不必过于积极地输血强行将血压恢复到正常水平,因为有些患者出血过快不可能通过输血维持正常血压,有效控制出血前维持稍低于正常的血压水平可减少血液进一步丢失,前提是要保证重要脏器功能正常。多中心回顾性研究已经表明创伤患者术前大量输血并不能提高抢救成功率。

(二)麻醉前准备

1.建立有效静脉通路

术前开放快速输血通路,建立静脉通路时注意避开患者损伤部位。严重休克患者应同时开放两条以上输液通路,外周静脉条件不好可行中心静脉穿刺置管,输液给药同时还可测定 CVP。中心静脉可选颈内静脉、锁骨下静脉和股静脉。股静脉置管深静脉血栓形成的风险高,一旦患者情况稳定应尽早拔出。颈外静脉粗大表浅,位置相对固定,紧急情况下可用做快速输液通路。

2.维持热量平衡

麻醉医师应努力维持休克患者的热量平衡。低体温可能加重稀释性凝血障碍和全身性酸中毒。此外,因寒冷导致的寒战和血管收缩作用将增加机体耗氧量,严重者可致心肌缺血。许多休克患者在入手术室前就已存在低体温,所以保温措施应尽早实施,所有的静脉液体都应预热或经加温装置输入。必要时采用温毯并调节环境温度。

3.建立完善的术前监测

尽早测定患者动脉血压、脉搏、心电图和脉搏氧饱和度有助于病情估计。有创动脉压监测可方便行血气分析并动态观察血压变化,尤其在麻醉诱导期可指导临床用药,避免循环剧烈波动,故应尽早应用。CVP 监测有助于判断容量状态,其变化趋势对容量治疗有一定的指导意义。总之,麻醉医师应尽最大的努力,调整全身情况和脏器功能,以提高患者对手术麻醉的耐受力,并在做好相应抢救准备(人员、设备和药品等),并保证血液制品储备充足后再开始麻醉。

(三)麻醉前用药

休克患者麻醉前用药取决于休克程度。循环尚稳定患者处理与常人相同,只是休克患者动脉血压常常依赖增高的交感张力维持,一旦术前用药对抗了交感张力,本来对血压心率影响很小的苯巴比妥、麻醉性镇痛药和苯二氮䓬类药物也有可能导致循环抑制。已经合并心肺功能不全患者,合并应用苯二氮䓬类药物和麻醉性镇痛药可以产生循环波动和呼吸抑制,引起或加重低氧血症。血容量尚欠缺的患者绝对禁用吩噻嗪类药,可致血压进一步下降,甚至猝死。休克常并存周围循环衰竭,低灌注下肌肉或皮下注射药物吸收速度受影响,若经皮下或肌内注射用药,药物吸收缓慢,药效受影响,麻醉前用药尽量通过静脉途径小剂量给药。总之,休克患者应减少术前用药量或不用。

饱胃的急症休克患者,可于麻醉前给予甲氧氯普胺以减少误吸的危险。甲氧氯普胺是多巴胺拮抗药,其主要作用在于刺激胃肠道规律性蠕动,促进胃排空的同时又可增加食管下端括约肌张力,且不引起胃液分泌增加,这些机制都有利于降低误吸风险。麻醉诱导前 30~60 分钟,甚至更短的时间内给药都有助于预防气管插管时误吸发生。

三、麻醉方法和药物的选择

休克患者的麻醉选择首先要强调安全,尽量选用对全身影响小,麻醉者最熟悉的麻醉方法。要防止因麻醉选择不当或处理不妥所造成的病情加重,也需防止片面满足手术要求而忽视加重患者负担的倾向。

（一）局部麻醉和神经阻滞

对轻症休克患者,若手术仅限于表浅外伤清创缝合或肢体手术,局部麻醉和神经阻滞麻醉则有一定的优越性,如全身影响小,可降低交感神经张力,减轻应激反应,减少术中出血和术后深静脉血栓形成。患者在手术期间保持清醒状态,也有利于神经和意识的判断及术后镇痛等。上肢手术最常用臂丛神经阻滞,下肢手术可在腰丛和坐骨神经阻滞下完成手术。神经阻滞一般单次用药剂量较大,而局麻药的血药浓度与血浆清蛋白含量成反比。休克患者因大量失血和输液,多存在低蛋白血症,对局麻药耐受下降,易发生局麻药中毒,要严格控制单位时间用药量。

若患者循环不稳定、存在意识障碍、呼吸困难或凝血功能差,亦或手术范围大、耗时长,不要勉强选择局麻。局麻(包括神经阻滞)可与全麻联合应用,可显著减少麻醉药用量,有利于保证休克患者麻醉期间循环呼吸管理。

（二）椎管内麻醉

在休克未纠正前禁用椎管内麻醉,尤其禁止应用蛛网膜下腔麻醉。椎管内麻醉时交感神经阻滞,外周血管阻力降低,同时血管扩张将减少静脉回流,心排血量也减少。交感神经阻滞范围决定于注药部位和药量。尽管在阻滞部位以上可以出现反射性血管收缩,但动脉血压仍会下降。T_4 以上高位阻滞时,心脏交感神经也被阻滞,使患者在外周血管扩张时不能产生代偿性心动过速,血压下降会更明显。处于代偿阶段的休克患者,其动脉血压在很大程度上依赖于血管收缩,椎管内麻醉使阻滞区域血管扩张,可导致严重低血压,无复苏准备可使患者出现灾难性后果。

下腹部以下手术,如循环功能代偿尚好可以考虑应用硬膜外麻醉,但应强调在充分补液扩容的基础上,分次小量使用局麻药。注药后密切观察循环变化,出现血压下降或改变体位时血压下降提示血容量不足,应继续液体治疗,情况紧急时先应用适量麻黄碱支持血压。严格控制麻醉平面在可满足手术需要的最低水平,切忌阻滞范围过广。麻醉平面过高,腹肌张力下降,患者不能形成有效咳嗽保护气道,可能发生误吸。少数诊断明确的低血容量性休克患者,如异位妊娠破裂出血,病变部位明确,手术时间短,若循环尚稳定,可先放置硬膜外导管,先在全麻下开始手术,待出血控制,低血容量状态基本纠正后分次注药,建立硬膜外麻醉逐渐取代全麻。

休克合并凝血功能障碍或有感染败血症患者不选用椎管内麻醉。

（三）全身麻醉

休克患者病情往往比较危重,生命体征不稳定,气管插管全身麻醉可提供充分的氧供、镇痛和满意的肌松,抑制内脏牵拉反射,降低应激反应,方便呼吸和循环管理,在很多情况下是一种安全的麻醉方法。休克患者对麻醉药耐受能力降低,少于正常用量的麻醉药即可使患者进入麻醉状态。临床上经常是吸入麻醉药与静脉药物配伍使用。

1.麻醉诱导用药

低血容量患者在应用麻醉诱导药物后出现低血压的原因与交感神经代偿性兴奋被阻断有关。以往身体健康的年轻患者在动脉压下降之前,可能已丢失了多达 40% 以上的血容量。在此情况下,无论选择何种药物,麻醉诱导均可导致严重的循环衰竭。当面临出血情况时,必须减少麻醉药的剂量,而对于低血容量危及生命的患者应当避免使用麻醉药物。

(1)咪达唑仑:咪达唑仑作为目前麻醉中最常应用的苯二氮䓬类药物,具有突出的遗忘作用,常与镇痛药联合应用于休克患者麻醉诱导。小剂量咪达唑仑应用能降低知晓的发生率,正常情况下该药对循环影响轻微,但当严重低血容量时,静脉注射后出现血压下降、心率加快、心排血量不变,提示血压下降源于外周阻力降低。咪达唑仑蛋白结合率高,在休克合并低蛋白血症时(如大量液体复苏后)其作用强度和时间也明显增加。

(2)丙泊酚:丙泊酚作为手术室内麻醉诱导的主要药物,由于它的血管扩张和负性变力作用,并不适用于临床上有明显低血容量表现的休克患者。

(3)依托咪酯:有文献表明依托咪酯用于创伤患者时较其他镇静催眠药具有更佳的心血管稳定性。该药对循环影响小,不降低心肌收缩力也不阻断交感反应,适用于并存低血容量和循环状态不稳定的休克患者。由于降低脑代谢和脑血流,尤其适用于合并颅脑损伤的休克患者。诱导用量 0.2~0.4 mg/kg,静脉注射后一个臂-脑循环时间即可入睡,心率和心排血量基本不变,依托咪酯的问题包括注射部位刺激痛和肌痉挛,可以通过静脉注射利多卡因、小剂量咪达唑仑(1~2 mg)和快速起效肌松剂来减轻或缓和这些不良反应。依托咪酯用药后偶发一过性肾上腺皮质功能抑制,可通过补充外源性激素治疗。

(4)氯胺酮:氯胺酮除直接作用于中枢神经系统导致交感介质释放外,还可抑制节后交感神经末梢对去甲肾上腺素再摄取。在正常患者,氯胺酮引起的儿茶酚胺释放掩盖了其对心脏的直接抑制作用,用药后产生血压升高和心率加快。而对处于血流动力学应激状态的患者来说,可能无法掩盖其心脏抑制作用,从而导致循环衰竭。有动物试验表明,相比于异氟烷麻醉,氯胺酮虽然能提升血压但并不增加组织灌注。

(5)阿片类镇痛药:因吗啡和哌替啶均具有组胺释放作用,故常选用芬太尼。芬太尼对血流动力学影响较小,不抑制心肌功能。芬太尼轻度扩张周围静脉,与催眠性诱导药结合使用有协同作用,故对高交感张力的患者,该药可使心率减慢和血压下降。舒芬太尼作用类似芬太尼,起效和消除更快。

(6)神经肌肉阻滞剂:琥珀胆碱仍然是目前显效最快的肌松药,1~2 mg/kg 静脉注射,1 分钟内即可提供满意肌松,循环影响轻微,是休克患者快速诱导插管的常用药物。使用琥珀胆碱能够在"既不能插管,又不能通气"的情况下,使患者在发生明显缺氧前恢复自主呼吸,但麻醉医师不能依靠自主呼吸的恢复来挽救困难气道处理的困境。琥珀胆碱重复用药或与氟烷联合使用可导致心律失常,在大范围软组织损伤、严重烧伤和截瘫患者可因严重高钾血症导致心搏骤停。可替代琥珀胆碱的药物包括罗库溴铵(1 mg/kg)和维库溴铵(0.1~0.2 mg/kg),两者均无明显心脏毒性,大剂量使用可迅速松弛全身肌肉。但此剂量下其作用持续时间可长达 1~2 小时,困难气道的患者若不能顺利完成气管插管,麻醉医师应注意保护气道通畅,避免缺氧。

2.麻醉维持用药

(1)吸入麻醉药:几乎所有的现代吸入麻醉药都有循环抑制作用,影响程度与吸入浓度有关。作用途径包括抑制心肌收缩力、改变外周血管张力和影响自主神经活动。吸入麻醉期间易于出现节性心律等室上性心律失常,心电图 P 波消失,处于代偿期休克患者可因丧失心房有效收缩而导致心排血量下降,血压降低。休克患者常见的动脉低氧血症也加重吸入性麻醉药的循环抑制作用。在吸入性麻醉药中氟烷和恩氟烷心肌抑制明显。异氟烷、地氟烷和七氟烷降低血压主要是由于外周血管扩张的结果。与其他吸入麻醉药相比,氧化亚氮心肌抑制作用最轻,吸入浓度为 25%有镇静作用,25%~50%镇痛,麻醉维持浓度30%~70%。氧化亚氮因麻醉作用较弱,常与其他药物配伍应用。但患有气胸、肠梗阻或需要吸入高浓度氧的患者不宜应用。吸入麻醉药造成的低血压可通过降低吸入麻醉药的浓度,加快液体输注速度,谨慎地使用增强心肌收缩力药物或血管收缩药迅速缓解。

休克患者由于低心排和过度换气,吸入麻醉肺泡浓度升高速度加快,肺泡浓度高导致血药浓度高,心功能抑制等药物毒不良反应也相应增加。由于多数吸入麻醉药的循环抑制作用是剂量依赖型,因此休克患者麻醉时倾向于小量联合应用,如氧化亚氮-氧-肌松药,辅以小量七氟烷或异氟烷,麻醉作用相加而循环抑制减轻。

(2)静脉麻醉药:休克患者静脉麻醉耐量减少,除低蛋白血症使血浆游离药物浓度增加外,血管内容量相对减少也使血药浓度易于升高。因此安全处理休克患者麻醉的关键是无论选择何种药物,均应小量分次用药,依据患者反应决定用药总量。

芬太尼对心血管功能差的患者能提供良好镇痛作用,可与低浓度吸入麻醉药或小剂量苯二氮䓬类药物联合用于循环欠稳定患者手术的麻醉。一般 $1\sim2\ \mu g/kg$ 用于提供镇痛;$2\sim20\ \mu g/kg$ 与吸入性麻醉药联合用于阻断手术应激反应;$50\ \mu g/kg$ 也可单独用于手术麻醉,缺点是术中有时镇静程度不足,不能完全阻断对手术刺激的交感反射,术后需要机械通气。故长时间手术使用大剂量者,手术结束时可用纳洛酮($0.1\sim0.4\ mg$)对抗,以减少术后呼吸抑制。

常选用非去极化肌松药用于麻醉维持。非去极化肌松药种类很多,可根据临床要求选择应用。中短效药物维库溴铵循环稳定,但与大剂量芬太尼联合应用时可发生心动过缓,需静脉注射阿托品对抗。阿曲库铵不依赖肝肾代谢,无药物蓄积危险,用量大或注射速度快有组胺释放作用,容易引起血压下降。顺式阿曲库铵在保留阿曲库铵代谢优点同时避免了组胺释放作用。中长效药物中泮库溴铵用药后心率增快,可对抗芬太尼心率减慢作用,罗库溴铵和泮库溴铵在临床用量不阻断交感神经节,无组胺释放作用,都可用于休克患者。

短效麻醉药在休克患者的麻醉中可能有一定的地位。持续静脉泵注丙泊酚和瑞芬太尼并通过改变输注速度可达到对麻醉深度的精确调控,也更容易维持血流动力学的平稳。

四、休克的治疗原则

对休克患者的理想化处理是在休克的临床症状明显化之前,早期发现并在其尚未发展到难治性休克前给予有效治疗,阻止病程进一步恶化。治疗应着重于改善微循环,而不是单纯追求一个"满意"的血压。很多时候麻醉医师接诊时患者已经出现明显临床症状如心率加快、血压降低、皮肤湿冷、尿量减少等,这表明休克已经发展到失代偿阶段,此时麻醉医师的首要任务是尽可能准确地判断病情,提供正确有效的治疗。

(一)病因治疗

早期发现和消除休克的病因是治疗各型休克的根本措施。如某些低血容量性休克的扩容治疗和/或手术治疗;过敏性休克的抗过敏治疗等有时均能起到立竿见影的效果。又如创伤性休克,手术止血和清创修复是最根本的治疗措施。但有的休克不容易立刻发现病因,特别是感染性休克,有时病因诊断较为困难。对这类休克,只有靠流行病学的特点和动态观察病情进行分析,选用相关的抗生素进行试验性的病因治疗。

(二)维持循环稳定和组织器官灌注

1.恢复有效循环血量-液体复苏

休克发病的中心环节是有效循环血量减少,治疗休克的第一个目的就是尽可能快速恢复有效循环血量,维持循环稳定和组织器官灌注。液体补充是急性复苏的基础。出血、缺血细胞的摄取和组织间液渗漏等因素常导致血管内血容量丢失。静脉输液可以增加低血容量患者的心排血量,升高血压。麻醉医师应努力识别休克进展的情况,使用适当的液体、以适当的容量、在适当的时间对患者进行复苏。但液体复苏不能盲目,必须分两个阶段加以考虑。

(1)早期复苏:患者仍存在活动性出血。早期液体复苏的目标:①维持收缩压于10.7～13.3 kPa(80～100 mmHg);②维持血细胞比容在25%～30%;③维持凝血时间和部分凝血活酶时间在正常范围;④维持血小板计数>50×10⁹/L;⑤维持正常的血浆钙离子浓度;⑥维持中心温度>35 ℃;⑦维持脉搏血氧饱和度;⑧防止血清乳酸增加;⑨防止酸中毒加重。

美国外科医师协会的高级创伤生命支持(advanced trauma life support,ATLS)课程提倡给所有低血压患者快速输入2 L加温的等张晶体,以恢复正常血压和尿量。但在活动性出血没有纠正之前,快速补液有一定的风险:①升高血压;②降低血液黏度;③降低血细胞比容;④降低凝血因子浓度;⑤增加输注需要量;⑥电解质平衡紊乱;⑦直接免疫抑制;⑧过早的再灌注。必须将之与持续低灌注所带来的风险进行权衡。

(2)后期复苏:出血已得到有效控制。后期复苏的目标。①维持收缩压>13.3 kPa(100 mmHg);②维持血细胞比容在输血阈值以上;③使凝血功能恢复正常;④保持电解质平衡;⑤保持正常体温;⑥恢复正常尿量;⑦通过无创或有创措施使心排血量达到最大;⑧纠正全身性酸中毒;⑨确保乳酸水平降至正常。

(3)复苏液体的选择:①等渗晶体液,可选乳酸钠林格液,反应良好应表现为心率减慢、血压升高、尿量增加、氧输送增加。等渗晶体液快速输入后大部分转移至组织间隙,每输入1 000 mL晶体液约增加血浆容量200 mL。晶体液的缺点包括无携氧能力、无凝血作用,在血管内半衰期有限。补液初期可补充休克患者细胞外液体缺乏,过量输注晶体液有可能在血容量尚未完全纠正时即出现周围组织水肿。②高渗盐水,7.5%的HS通过吸引组织间液进入血管可迅速扩容,已成为紧急情况下液体复苏的普遍选择,尤其适用于不能耐受组织水肿患者(如闭合性脑损伤)。但高渗盐水扩容和改善循环作用持续时间较短,不能反复应用,用药后产生一过性高钠血症。③胶体液,当静脉输液量受限时,胶体复苏在用量很少的情况下更好地恢复血容量,可弥补单纯晶体液的不足之处,具有扩容迅速、输液量小、作用持续时间长等优点。由于胶体溶液不能携氧还有可能影响凝血功能,对血液的稀释作用与晶体液相似。休克晚期毛细血管通透性增加,输入的胶体液渗漏至组织间隙,增加组织间隙胶体渗透压,可加重组织水肿。④血液制品,浓缩红细胞是治疗出血性休克的主力军。一个单位PRBCs平均血细胞比容为60%～70%,具有良好的携氧能力并且与任何胶体一样具有很好的扩容作用。理想的复苏效果应使患者血细胞压积不低于30%。储存在4 ℃条件下,注意要加温输注,否则会使患者体温迅速下降。

出血性休克复苏期间发生的凝血功能障碍是使用血浆的适应证。像PRBCs一样,血浆也是一种极佳的容量扩增剂,同时也必须加温输入,特别是在复苏早期。只需输注1～4 UPRBCs的患者通常不必输血浆,大多数患者有足够的凝血因子储备以补充随血液丢失的凝血因子。已达到大量输血极限(全血容量或约10 U PRBCs)的患者通常需要每单位PRBCs补充一个单位血浆。当需输注5～9 U PRBCs时,血浆需要量则不尽相同。

快速输入库存血可能给受血者带来"枸橼酸盐中毒"的危险。每个血袋内都有凝血制剂,以枸橼酸最常用,它可与体内游离钙结合,使血清钙明显减少从而减弱心肌收缩力,是复苏后容量恢复正常时持续低血压的常见原因。大失血患者应注意监测钙水平,必要时需要补充钙离子。

2.改善组织灌注

组织灌注不足是休克发生发展及导致患者死亡的重要因素,因此尽快改善组织灌注是休克治疗的主要目的之一。保证重要脏器组织灌注的基础是提供满意的心排血量和足够的有效灌注压。休克患者为偿还氧债需要保持相对高的心脏排血量,充分液体复苏后 CI 仍低于 4.5 L/(min·m²)或 MAP 低于 9.3 kPa(70 mmHg)时考虑应用正性肌力药。一般首选多巴胺,由小剂量[(2～4 μg/(kg·min)]开始,剂量过大[＞10 μg/(kg·min)]时多巴胺有 α 兴奋作用,提高血压要以牺牲组织灌注为代价,因此建议应用能维持最低可接受血压水平的最小剂量。用药后血压升高而心排血量低于目标水平时可酌情应用血管扩张药。如血压和心排血量均不能达标建议联合应用多巴酚丁胺和去甲肾上腺素。对儿茶酚胺不敏感患者应检查并纠正酸中毒和低钙血症。重要器官灌注充分的标志应是血流动力学稳定,尿量满意,血乳酸浓度下降,血气检查无明显酸中毒,混合静脉氧饱和度大于 75%。

3.保证组织氧合

保证组织灌注的目的之一就是向组织供氧以满足细胞水平的氧消耗。如果组织需氧量大于氧输送量,细胞就转入无氧代谢,结果造成乳酸酸中毒最终导致细胞死亡。因此,对休克患者应加大氧输送量以提供足够的氧供组织消耗。

组织供氧量(DO_2)是动脉血氧含量和心脏指数的乘积,表示为 $DO_2＝CI×CaO_2×10$,参考值 520 mL/(min·m²)。动脉血氧含量(CaO_2)可表示为 $Hb×1.39×SaO_2$。由此可知血液稀释时或 SaO_2 降低时动脉血携氧能力下降,维持组织供氧要靠增加心排血量来代偿。而当休克患者心排血量受限时,维持相对高一些的血细胞比容(30%～35%)即为保证组织供氧所必须。组织耗氧量(VO_2)是机体所有氧化代谢反应耗氧量的总和,相当于动静脉氧差和心脏指数的乘积,即 $VO_2＝CI×Ca-VO_2×10$,参考值 130 mL/(min·m²)。VO_2 和 DO_2 的比值代表组织氧摄取率(ERO_2),正常为 0.25。ERO_2 值升高常提示供氧不足;若患者存在动脉低氧血症而 ERO_2 无相应升高表现应考虑是否存在供氧分布异常。检查 DO_2 是否能够满足组织氧合需要,可逐渐提高 DO_2,看 VO_2 是否随之升高,升高表明存在氧债且 DO_2 相对不足,临床应通过提高心排血量、增加吸入氧分数及调节血细胞比容(维持 Hb 90～110 g/L)等方法进一步提高 DO_2 直到 VO_2 不再随之升高(达到平台相)为止。

(三)调整组织器官的代谢状态

内环境的平衡是细胞正常代谢的必要条件,也是维持各器官组织生理功能的必需条件。水、电解质代谢紊乱和酸碱失衡是休克的常见原因,也可以是各型休克发生过程中的继发性改变,如不能及时发现,予以纠正,常导致休克不可逆性发展。休克的治疗全程都应密切关注内环境的稳定。

(四)防治继发性器官功能障碍

休克晚期如出现 DIC 和器官功能障碍,除采取一般治疗外,还应针对不同器官的特点采取针对性治疗。如急性左心衰竭时,应控制前、后负荷并强心、利尿;出现休克肺,则应呼末正压通气,支持呼吸功能;发生急性肾衰竭,尽早利尿和进行血液透析等。

总之,虽然目前对休克本质有了进一步的认识,但还存在许多的争论和没有被认知的领域,休克的研究已进入细胞代谢和功能的分子水平,从代谢、功能和结构多方面进行综合性研究,随着对休克本质认识的逐步深入,对休克的防治水平也将不断获得提高。

五、休克患者的术中监测

休克患者应尽早建立基本的无创监测,包括心电图、血压、中心体温、脉搏氧饱和度和呼末 CO_2 监测等。呼末 CO_2 监测结合动脉血气分析对判断循环容量状况很有帮助。呼末 CO_2 与动

脉血 CO_2 的差值代表了肺泡无效腔的变化,而后者又可反映血容量的改变。对于循环不稳定的患者,采取有创监测,包括直接动脉穿刺测压、CVP、肺动脉楔压及尿量监测等,会对病情严重程度的判断和衡量治疗措施是否有效具有重要价值。

(一)中心静脉压和肺动脉楔压

中心静脉置管为术中补液输血提供了方便通路,对中心静脉压(CVP)的动态观察,对容量治疗具有一定的指导意义。但 CVP 零点标定的准确度对其绝对值影响很大,因此临床应用时观察 CVP 变化趋势比看绝对值更重要。CVP 难以及时反映左心功能,对整体心功能迅速变化的反应迟缓,敏感程度也低。尤其在休克治疗时常不能及时反馈治疗效果,此时放置肺动脉导管更有意义。通过肺动脉导管监测肺动脉楔压(PAWP)、心排血量,并通过计算得出每搏量和左室收缩功,这些参数可以作为心肌收缩力的指标,而且计算全身血管阻力为临床提供了左心室后负荷情况,对指导休克患者的治疗具有重要价值。PAWP 在 $2.0\sim2.4$ kPa($15\sim18$ mmHg)以下可安全使用血管扩张剂。

(二)心排血量

心排血量是临床上了解循环功能最重要的基本指标之一。可反映整个循环系统的功能状态,包括心脏机械做功和血流动力学,了解前、后负荷和心肌收缩力。通过计算血流动力学指标绘制心功能曲线,常用于危重患者和血流动力学不稳定患者,指导临床治疗并观察病情进展。监测心排血量的方法有很多,分为无创和有创两种。

(三)血气分析

可提供 pH、PaO_2 和 $PaCO_2$、钾、钠等电解质水平,血红蛋白含量和血细胞比容和乳酸水平等指标,有助于判断休克患者的酸碱失衡的类型、程度(呼吸和代谢),电解质紊乱和失血情况,从而指导临床治疗。休克患者测定血乳酸值具有重要的临床意义。休克时组织供氧不足,无氧代谢产生乳酸增加,乳酸水平是反映组织灌注和代谢情况的灵敏指标,其升高程度与休克严重程度正相关。有报道出血和创伤性休克患者乳酸浓度 7.3 mmol/L 时只有 50% 存活率。休克治疗期间乳酸浓度下降表明病情好转,持续升高提示预后不良。

(四)体温

体温升高或降低对患者均不利。休克患者常合并或易发生低体温,低体温给机体带来很多不利影响,包括降低肾小球滤过率,抑制血小板功能,减少葡萄糖利用,影响药物代谢等,故体温监测在休克患者尤为重要。体温监测电极可放置在鼻咽腔、食管、直肠或贴敷在皮肤表面。休克患者由于周围血管收缩,皮肤温度与核心温度差别较大,一般多监测体腔核心温度。食管温度接近心脏温度,测定数值可能受呼吸道气体温度影响。直肠温度当患者肠腔内有硬结粪便时也影响测定结果。最方便的测温途径是经鼻咽腔,读取数值稍低于食管和直肠温度。

(五)尿量

$0.5\sim1.0$ mL/(kg·h)是组织灌注满意的指标。尿量是反映肾脏血液灌注的可靠指标,也间接反映全身循环情况。监测方法简便,但休克患者监测尿量要求计量准确,集尿瓶中最好应有滴管,便于随时了解尿量变化及观察治疗反应。

(六)氧供需指标和混合静脉血氧饱和度(SvO_2)

休克治疗的目的是恢复细胞水平供氧,血流动力学指标满意不代表组织供氧满意。通过肺动脉导管从肺动脉抽取真正的混合静脉血氧标本,可以反映体内的氧供需状况。通过光纤肺动脉导管还可监测 SvO_2,抗休克治疗的理想 SvO_2 值是 70%。休克患者常表现为高代谢状态,保证足够的组织氧输送更为重要。组织供氧量（DO_2）表示为动脉氧含量和心脏指数的乘积，组织耗氧量（VO_2）表示为动静脉氧含量差和心脏指数乘积，氧摄取率 $ERO_2 = VO_2/DO_2$，正常为 0.25，超过 0.25 说明供氧不足。逐渐增加供氧量至耗氧量不再增加时表明组织供氧已能满足代谢需要。

测定氧供需指标需要通过肺动脉导管采血测混合静脉血氧，外周动脉取血测动脉血氧。结合心排血量计算结果。连续心排血量监测仪（CCO）在输入患者相关数据后可直接报出各种氧代谢指标。

(七)脑电双频谱指数(BIS)

如条件允许，应对所有危重患者实施麻醉深度监测如 BIS。尚无研究证实休克时 BIS 值的变化一定和麻醉深度相平行，但确有动物研究显示，低血容量性休克时脑电图呈现出频率减慢和波幅加深的变化。BIS 用于腹主动脉瘤腔内修复的患者，动脉夹释放后即刻即观察到 BIS 值下降，而生命体征的变化则 10 分钟后才显现。危重患者的麻醉药耐量是未知的且个体差异很大，应用麻醉深度监测滴定麻醉用药量，使循环更容易调控。

(八)血栓弹力图 TEG

严重休克患者常合并凝血功能障碍，TEG 不仅可提供还能全面分析凝血形成反应时间及快速的 ACT 时间、血块溶解的全过程，还可分析凝血异常的原因、动态地评估血小板与血浆凝血因子的相互作用，具有动态性、及时性和准确诊断的特点。TEG 应用于可能出现凝血障碍的患者，指导成分输血和抗凝治疗具有实用意义。

六、常见并发症的防治

(一)急性呼吸窘迫综合征

急性呼吸窘迫综合征是继发于多种疾病的，以严重的、难以纠正的低氧血症为主要特征的急性呼吸衰竭。目前一致认为 ARDS 与急性肺损伤的病变本质是相同的，不同之处在于 ALI 包括了急性肺损伤从轻到重的连续性的病理生理过程，ARDS 则是病变较为严重的 ALI。

休克引发的全身炎性反应导致弥漫性肺毛细血管内皮和肺泡上皮损伤，血管通透性增高，进一步引发肺水肿、肺透明膜形成和肺不张。炎性反应综合征时肺泡 Ⅰ 型细胞炎性反应使肺泡毛细血管膜通透性增加，跨膜渗出液体使肺泡表面活性物质减少，丧失了表面活性物质的肺泡趋于萎陷发生弥漫性肺不张，肺容量和顺应性降低，从而增加分流，产生顽固性低氧血症。休克时可造成肺泡-毛细血管损伤的其他原因还包括组织低灌注、感染、误吸、胸部创伤、长骨骨折时脂肪栓塞及由白细胞、血小板和纤维蛋白原形成的微栓损害。休克时心功能损害或因大量液体复苏导致 PAWP 升高以及血浆胶体渗透压降低也是休克后肺水肿的可能原因。临床表现常常是多因素综合作用的结果，只是休克原因不同影响因素的主次、位置可能不同。

ARDS 诊断标准包括具备引发 ARDS 的高危因素；急性发病，呼吸频数和/或呼吸窘迫；胸片双肺弥漫性浸润；低氧血症，ALI 时 $PaO_2/FiO_2 \leqslant 40.0$ kPa（300 mmHg），ARDS 时 $PaO_2/FiO_2 < 26.7$ kPa（200 mmHg）；$PAWP \leqslant 2.4$ kPa（18 mmHg）或临床上能除外心源性肺水肿。全身感染是 ARDS 的常见原因和主要危险因素，休克患者尤其是感染性休克患者出现呼吸困难，呼吸加快，进行性低氧血症，应首先考虑 ARDS。由于肺是休克时最易受到损伤的器官，也是多发性器官功能衰竭时的首发器官，因此 ARDS 常常是多器官功能衰竭的前奏。

ARDS 的治疗原则包括治疗原发病，吸氧与正压通气，维持体液平衡治疗肺水肿。有感染因素存在时先选择广谱抗生素,然后依据血培养结果调整应用有效抗生素。机械通气是治疗ARDS 的主要手段。应用气道正压(CPAP、PEEP)通气的目的在于避免肺泡在呼气相萎陷。适当的气道正压可增加肺容量、减少分流、增加顺应性、减轻低氧血症、减少呼吸做功。尽管 ARDS是弥漫性损害,但仍有正常肺组织保留,且存留正常肺组织对维持呼吸功能相当重要。为吹张萎陷肺泡应用过高气道正压会损害正常肺泡组织,这也是 ARDS 抢救成功率不高的重要原因。为防止气压性肺损伤,目前提倡采用小潮气量(6～8 mL/kg)、低正压、适度呼末正压和适当延长吸气时间的综合通气措施。提高吸入氧浓度可改善低氧血症,但尽可能应用较低浓度氧,只要维持PaO_2 8.0 kPa(60 mmHg)以上即可。长时间高浓度氧吸入应警惕氧中毒,后者造成的肺损害与ARDS 很难区别。静脉补液是初期复苏的重要手段,但在肺毛细血管通透性增加时即使 PAWP不高也会加重肺水肿。近年来,曾尝试应用吸入 NO,静脉输注前列腺素 E 和应用外源性肺表面活性物质等治疗方法,效果尚不确切。

休克后 ARDS 是可以预防的,预防比治疗要容易得多。临床分析表明,ARDS 患者在诊断成立前的主要生理改变包括:低血容量、心脏代偿功能不足(CI 升高不能达到最佳要求)、组织灌注不足(DO_2 和 VO_2 提示)和肺血管收缩增强(MPAP、PVR 升高),针对性的治疗将减少 ARDS发生,并有望改善其预后。

(二)急性肾衰竭

急性肾衰竭是指肾功能在短时间内急剧、进行性减退而出现的一组临床综合征。根据病因,ARF 可分为肾前性、肾实质性和肾后性 3 种类型。ARF 是休克的常见并发症之一,故又称为休克肾。

1.发病机制

休克后 ARF 的发病机制十分复杂,主要机制如下。

(1)肾血流降低,休克时肾脏反应先于其他器官,作为对急性血容量减少的一种保护性机制,通过血液重分配,优先灌注心、脑、肺等重要生命器官。但肾脏本身是高血流器官,血流量约占心排血量的 1/4,因此对缺血很敏感;肾动脉短粗并与腹主动脉直接相连,全身动脉血压的任何变化都会立即影响肾灌注。MAP 低于 9.3 kPa(70 mmHg)后,肾血流丧失自我调节能力,肾血流随血压下降而减少。完全性肾缺血几小时即可发展成急性器质性肾衰竭。机体血容量减少和动脉血压降低均可引起皮质肾单位的入球和出球小动脉收缩,肾血管收缩反应先于全身反应,而且当全身动脉血压恢复后,由于休克时启动的一些体液介质持续作用于入球小动脉,使动脉痉挛继续存在。肾血管收缩减少肾小球滤过率并造成肾小管缺血,是休克后急性肾衰竭早期的主要发病机制。

(2)肾小管阻塞,肾缺血后肾小管细胞肿胀,肾小管被管型和组织碎片阻塞,管内压力上升,降低肾小球有效滤过压而产生少尿。创伤和溶血后的游离肌红蛋白和血红蛋白阻塞肾小管也是造成休克肾损害的重要原因。

(3)肾小管损伤,严重肾缺血后肾小管上皮细胞广泛坏死,基膜断裂,使尿液到达肾小管时经断裂基膜弥散到间质。间质水肿压迫肾小管,加重肾小管阻塞;压迫肾小管周围的毛细血管,进一步减少肾血流,形成恶性循环加重肾损害。

(4)肾小球超滤系数降低,肾小球超滤系数即肾小球毛细血管通透性和肾小球血管滤过面积的乘积。肾缺血导致肾血管收缩减少了毛细血管滤过面积,从而降低了肾小球超滤系数,与临床少尿有关。

急性肾衰竭初期和功能性肾衰竭,肾血管收缩使肾血流减少起重要作用。但肾血管收缩是一时性的,在肾衰竭持续期并不起主要作用。当病变发展到肾小管坏死时,肾小管阻塞,尿液反流到肾间质和肾小球超滤系数降低加重肾损害就起到重要作用。

尿液分析(血、糖、蛋白)、血浆清蛋白、血尿素氮(BUN)、血清肌酐值、内生肌酐清除率、尿浓缩试验和酚磺酞试验等,是临床较有价值的肾功能测定。以 24 小时内生肌酐清除率和 BUN 为指标,可将肾功能损害分为轻、中和重度 3 类。

2.临床表现

急性肾衰竭常表现为少尿或无尿,但多尿性肾衰竭也并非少见。

典型的急性肾衰竭可表现为少尿期、多尿期和恢复期。

(1)少尿期:患者在休克发生后 1 天内出现少尿,平均每天约 150 mL,真正无尿很少。少数患者每天尿量大于 400 mL,称非少尿性肾衰竭。少尿期可出现进行性氮质血症,血浆肌酐同时升高;水钠潴留导致全身水肿;血钾逐渐升高,无外来钾摄入时血钾每天上升 0.5～1.0 mmol/L;代谢产生的固定酸引起酸中毒。少尿期患者还可引起机体各系统功能障碍。

(2)多尿期:尿量进行性增多是肾功能逐渐恢复的表现。尿量超过 400 mL/d 标志进入多尿期。早期尿量增多但肾功能尚未完全恢复,BUN 仍可继续升高,一般 5～7 天后 BUN 和肌酐开始下降,多尿期易于出现水和电解质失衡,少尿期的一些严重并发症仍然存在,约 1/4 的患者死于多尿期。

(3)恢复期:多尿期后肾功能逐渐恢复正常,多数患者肾功能都恢复到能维持正常生活并从事轻微劳动,但严格检查约 2/3 的患者残留程度不等的肾功能损害。

3.治疗

(1)首先去除引发肾衰竭的肾前因素,包括保证足够的循环血容量和血液携氧能力,维持最佳心脏充盈压和心排血量,维持满意的肾灌注。

(2)试验性输液治疗:在血流动力学指标监测下,快速输液 250～500 mL,观察排尿反应。若尿量增加提示存在肾前性低血容量因素,根据 CVP、PAWP、BP、HR 等容量指标继续调整输液量和输入速度。输液后无排尿增加,也应先调节容量指标到正常上限后开始肾衰竭的针对性治疗。对 PAWP 已经达到正常上限的少尿性肾衰竭患者慎用输液治疗。

(3)利尿治疗:甘露醇改善肾皮质血流,通过其渗透性扩容作用增加心室前负荷、心排血量、RBF、跨肾小球静水压和 GFR。渗透性对抗水吸收增加了肾小管的液体流动有助于减轻肾小管梗阻。甘露醇引起的心房容量扩张抑制缺血肾分泌肾素,有助于解除微动脉持续性收缩。高渗性还可减轻肾小管水肿。一般每次 12.5～50.0 g,有效时每 4～6 小时重复使用。甘露醇也可与呋塞米合用,小剂量(10～20 mg)开始,逐渐加量至显效,注意用量过大可引起听神经损伤。治疗期间维持尿量 0.5～1.0 mL/(kg·h)即可。少尿时应首先排除血容量不足,不适当地使用利尿剂将进一步加重低血容量和肾衰竭。

(4)多巴胺 1～3 μg/(kg·min)静脉滴注,选择性作用于 DA 受体,扩张内脏和肾脏血管,增加肾血流和 GFR,抑制远曲小管对钠的重吸收,起到排钠利尿作用。用药后改善尿量,但能否改善急性肾衰竭预后尚无定论。

(5)血管扩张药:硝酸甘油小量应用时[(<1.5 μg/(kg·min)]除非存在严重低血容量状态,否则对动脉血压影响很小,但由于解除了肾小动脉痉挛,改善肾灌注,常可达到良好治疗效果。尤其对休克早期肾脏缺血性少尿患者,用药后很快即可见到尿量增加。

（6）血液透析：药物治疗效果不明显，或出现严重高钾血症、氮质血症和肌酐升高患者，应及早开始透析治疗。

（三）弥散性血管内凝血（DIC）

DIC是许多疾病发展过程中出现的一个病理过程，是一组严重的全身性血栓-出血综合征。其特点为在严重原发病基础上首先出现短暂的高凝状态、血小板聚集、纤维蛋白沉着，在循环内有广泛微血栓形成，而致凝血因子消耗及继发性纤溶亢进。临床表现为出血、栓塞、微循环障碍及溶血。休克晚期患者出现伤口广泛渗血，实验室检查出现血小板$<10\times10^9/L$；纤维蛋白原$<1.5\ g/L$；INR>1.25；血清纤维蛋白降解产物（FDP）$>20\ mg/L$；3P试验阳性。以上5项任何3项阳性应高度怀疑发生DIC。

1.休克引发DIC原因

长时间低灌注状态与血中液体成分外渗导致血液浓缩血流缓慢，血小板与红细胞聚集成团；严重缺氧酸中毒引起血管内皮广泛损伤，激活凝血系统；休克时单核-巨噬细胞释放大量细胞肽（TNF、IL-1等）使血管内皮表现促凝性质；休克后期，肠道内毒素和细菌转移，导致内毒素血症，促进DIC发生。

2.DIC治疗

（1）处理原发病：尽快去除原发病是治疗DIC的根本措施。多数感染引起的DIC，及时有效控制感染后，DIC常自行好转。

（2）改善微循环：①扩容。早期应用右旋糖酐-40，扩容兼有抗血栓形成作用。中晚期已有出血表现患者应用FFP后5%清蛋白，既扩容又可补充凝血因子。②解除血管痉挛。应用作用缓和的血管扩张药，或具有血管扩张作用的药物如山莨菪碱，扩张血管同时还可能有抑制血小板聚集等保护作用。③纠正电解质与酸碱平衡紊乱。④呼吸支持，改善组织缺氧。

（3）针对性治疗：①抗凝治疗。肝素6 000～12 000 U/d或300～600 U/h连续静脉滴注，主张早用，调节药量到激活部分凝血活酶时间（APTT）延长到正常值1.5～2.5倍，DIC缓解后停药。晚期已经有大量凝血因子消耗，出现明显出血倾向时禁用肝素。抗凝治疗还可应用低分子量肝素、抗凝血酶Ⅲ等药物，应依据病情和条件选用。②补充凝血因子。凝血因子消耗是DIC出血主要原因，可以在抗凝治疗同时补充新鲜冷冻血浆（FFP）、新鲜全血、冷沉淀物、纤维蛋白原、血小板等凝血因子。③纤溶活性调控。DIC一般不主张应用促纤溶药，因为纤溶活性增强是DIC的必然结果。DIC早期与中期也不用抗纤溶药，只在明确纤溶是出血主要原因时，可以在肝素抗凝的基础上应用氨基己酸4～10 g/d静脉点滴，或用氨基环酸500～700 mg/d静脉点滴。

（四）多器官功能障碍综合征

器官功能衰竭是一连串病理过程的终末阶段，其之前应先出现器官功能不全。美国胸科医师学会和危重症医学会建议将多器官功能衰竭更名为多器官功能障碍综合征。MODS基本定义如下：严重创伤、休克或感染等打击24小时后，机体同时或序贯出现的、与原发病无直接关系的2个或2个以上系统或器官功能不全或衰竭。休克时出现MODS是其严重并发症之一，病死率极高。

MODS的发病机制非常复杂。目前认为机体失控的全身炎症反应可能起主要作用。多种炎症介质和细胞因子是造成这种炎症反应和器官损伤的物质基础。体液介质大量释放，炎性应激反应进行性发展，形成一个呈失控状态并逐级放大的连锁反应过程，即全身炎症反应综合征。

其本质是机体抗病的一种积极性保护反应，但若这种炎症反应过度或持续发展，则可能失去控制。

MODS的临床表现除了出现受累器官功能衰竭的表现外，还具有一些普遍特征：与创伤、休克和感染关系密切；有高代谢和高动力循环的特点；功能不全器官的特征。MODS发生后治疗十分困难，因此重在预防。目前临床上多采用对症治疗和器官支持疗法，尽可能减少器官损伤，临床上机械通气、连续性血液净化（CBP）和营养支持是目前救治MODS的三大支持手段。

（王　建）

参考文献

[1] 种朋贵.现代临床麻醉学[M].昆明:云南科技出版社,2020.

[2] 张燕岭.临床麻醉学精要[M].武汉:湖北科学技术出版社,2021.

[3] 张飞蛾.现代疼痛治疗与麻醉新进展[M].开封:河南大学出版社,2021.

[4] 吕海.现代临床麻醉与疼痛治疗学[M].天津:天津科学技术出版社,2020.

[5] 索光辉.现代临床麻醉学精要[M].天津:天津科学技术出版社,2021.

[6] 陈奇,王冬,褚立梅,等.现代临床麻醉学[M].上海:上海科学技术文献出版社,2022.

[7] 邓小明.现代麻醉学[M].北京:人民卫生出版社,2020.

[8] 谭相舰.麻醉学基础与实践[M].沈阳:辽宁科学技术出版社,2022.

[9] 胡宝吉.临床麻醉学理论与实践[M].天津:天津科学技术出版社,2021.

[10] 董学义.当代麻醉学[M].长春:吉林科学技术出版社,2020.

[11] 张中军.现代麻醉学精粹[M].济南:山东大学出版社,2022.

[12] 王群,张桂萍,程显玲.临床麻醉学实用指南[M].天津:天津科学技术出版社,2021.

[13] 李玉梅.实用麻醉学[M].北京:科学出版社,2020.

[14] 耿霞.临床疼痛与麻醉医学[M].长春:吉林科学技术出版社,2021.

[15] 李寅龙,王学亮,许增,等.临床麻醉学理论与实践[M].上海:上海科学普及出版社,2022.

[16] 李景花.麻醉学理论基础与临床应用[M].北京:科学技术文献出版社,2020.

[17] 邱德亮.实用临床麻醉学精粹[M].济南:山东大学出版社,2021.

[18] 韩丰阳.实用麻醉理论与操作[M].哈尔滨:黑龙江科学技术出版社,2021.

[19] 陈丽荣.临床麻醉与疼痛治疗学[M].南昌:江西科学技术出版社,2020.

[20] 姜开阳.现代麻醉学技术与处置要点[M].南昌:江西科学技术出版社,2021.

[21] 金娴冰.新编疼痛治疗学与临床麻醉技术[M].天津:天津科学技术出版社,2022.

[22] 徐鹏.临床疼痛与麻醉治疗学[M].长春:吉林科学技术出版社,2020.

[23] 张抗抗.现代麻醉基础与临床实践[M].昆明:云南科技出版社,2021.

[24] 于凯.临床麻醉应用与临床检验学[M].长春:吉林科学技术出版社,2022.

[25] 陈齐.实用临床麻醉新技术[M].开封:河南大学出版社,2020.

[26] 王宏月,周爱淳,杨海慧.临床麻醉技术应用[M].武汉:湖北科学技术出版社,2021.

[27] 王建立.医学麻醉技术与手术麻醉实践[M].北京:中国纺织出版社,2022.

[28] 麦振江.实用麻醉技术及并发症处置[M].开封:河南大学出版社,2020.

[29] 孔令伟.现代临床麻醉技术与疼痛治疗学[M].天津:天津科学技术出版社,2021.

[30] 谭明韬.临床麻醉技术与实用[M].长春:吉林科学技术出版社,2022.

[31] 时鹏飞.新编麻醉临床指南[M].昆明:云南科技出版社,2020.

[32] 赫赤,宗晓菲,王昭安.现代麻醉与临床实践[M].北京:中国纺织出版社,2021.

[33] 张春海,王家磊,高建国,等.临床麻醉与疼痛诊治[M].哈尔滨:黑龙江科学技术出版社,2022.

[34] 徐知菲.临床急重症与麻醉学[M].西安:陕西科学技术出版社,2021.

[35] 孙君隽,刘幸清,解小丽.新编麻醉技术与临床实践[M].开封:河南大学出版社,2021.

[36] 贺端端,张华,张江超,等.不同麻醉方案椎管内麻醉用于剖宫产手术的比较研究[J].中国微创外科杂志,2020,20(1):4-9.

[37] 赵艳,唐慧敏.靶控输注不同低效应室浓度舒芬太尼复合丙泊酚用于腹腔镜手术麻醉的效果[J].中华麻醉学杂志,2020,40(7):830-833.

[38] 李新帅,孟帆.全身麻醉和椎管内麻醉对骨科手术患者术后精神状态、认知功能的影响[J].国际精神病学杂志,2020,47(1):107-109.

[39] 胡连莲.妇科全麻手术患者麻醉复苏期并发症发生状况及危险因素分析[J].中国妇幼保健,2020,35(18):3390-3393.

[40] 侯瑞雪,尹橙,王天龙.全身麻醉或联合颈丛阻滞用于甲状腺手术术后镇痛效果的观察[J].首都医科大学学报,2020,41(2):253-256.